Fernando Cobo Martínez

ENFERMEDADES INFECCIOSAS VIRALES

[3ª Edición]

Formación Alcalá

Se terminó de imprimir en los talleres gráficos de Editorial Zumaque en
Polígono Industrial El Retamal, calle olivo 6, Alcalá la Real (Jaén)
en octubre de dos mil veinte.

Su opinión es importante. En futuras ediciones, estaremos encantados
de recoger sus comentarios sobre este libro. Por favor, háganosla llegar a través
de la web: www.faeditorial.es

Pol. Ind. El Retamal. Calle olivo 6.
23680 ALCALÁ LA REAL (JAÉN)
info@formacionalcala.es / info@faeditorial.es
www.formacionalcala.es / www.faeditorial.es
Tel. 953 58 53 30
1ª Edición: Octubre 2003
2ª Edición: Febrero 2011
3ª Edición: Octubre 2020
ISBN: 978-84-18418-06-8
DL: J598-2020
Imp.: Editorial Zumaque

Índice

Enfermedades infecciosas virales

Autores

Autor-coordinador.

Fernando Cobo Martínez
Especialista en Microbiología Clínica. Unidad de Gestión clínica de Microbiología y parasitología.
Hospital Universitario Virgen de las Nieves. Granada.

Colaboradores:

Mª Carmen Casañas Carrillo
Especialista en Microbiología Clínica.
Hospital Universitario Carlos Haya. Málaga.

Mª Dolores Castillo Sánchez
Asesor Técnico de valoración de capacidades.
Delegación de Asuntos Sociales. Granada.

Rafael Ceballos Atienza
Coordinador-editor. Doctor en Medicina y Cirugía.
Alcalá la Real. Jaén.

Natalia Chueca Porcuna
Especialista de Microbiología Clínica. Unidad de Gestión Clínica de Microbiología y parasitología.
Hospital Clínico Universitario Clínico San Cecilio. Granada.

Inmaculada de Toro Peinado
Especialista en Microbiología Clínica.
Hospital Universitario Carlos Haya. Málaga.

Jorge Díaz Navarro
Especialista en Microbiología Clínica.
Hospital Universitario Puerto Real. Cádiz.

Mª Dolores Enciso Rivilla
Diplomada Universitaria de Enfermería.
Hospital Universitario Virgen de las Nieves. Granada.

Antonio Francisco Guzmán González
Especialista en Microbiología Clínica.
Hospital Comarcal de la Axarquía. Málaga.

María Huertas Vaquero
Especialista en Microbiología Clínica.
Hospital Universitario de Ciudad Real.

Mª Teresa León Espinosa de los Monteros
Especialista en Medicina Familiar y Comunitaria.
Residente de Medicina Preventiva y Salud Pública.
Hospital Universitario Virgen de las Nieves. Granada.

Lina Martín Hita
Especialista e Microbiología Clínica.
Hospital Universitario Virgen de las Nieves. Granada.

Adriana Márquez Sanabria
Especialista en Microbiología Clínica. Unidad de Gestión Clínica de Microbiología
Complejo Hospitalario de Huelva.

José María Medina Pérez
Especialista en Medicina Familiar y Comunitaria. Experto en valoración del Daño Corporal. Granada.

Leopoldo Muñoz Medina
Especialista en Medicina Interna. Sección de Enfermedades Infecciosas.
Hospital Clínico Universitario San Cecilio. Granada.

Mª Isabel Parejo Sánchez
Especialista en Microbiología Clínica. Especialista en Medicina Interna.
Hospital Clínico Universitario San Cecilio. Granada.

Jorge Parra Ruiz
Especialista en Medicina Interna.
Hospital Clínico Universitario San Cecilio. Granada.

Mercedes Pérez Ruiz
Especialista en Microbiología Clínica.
Hospital Universitario Virgen de las Nieves. Granada.

Sara Sanbonmatsu Gámez
Especialista en Microbiología Clínica.
Hospital Universitario Virgen de las Nieves. Granada.

José Serrano Sánchez.
Especialista en Microbiología Clínica.
Hospital FAC Doctor Pascual. Málaga.

Rocío Toledano Luna
Diplomada Universitaria de Enfermería.
Hospital Santa María de Rosell. Cartagena. Murcia.

Isidro Torres Muros
Especialista en Medicina Familiar y Comunitaria.
Hospital Clínico Universitario San Cecilio. Granada.

María del Mar Gallardo García
Licenciada en Farmacia

Prólogo

Los virus son agentes infecciosos que causan multitud de enfermedades, la mayoría de ellas de carácter leve, que ocasionan un elevado gasto sanitario. En algunas de estas infecciones, como en caso de rinovirus e influenza, la consecuencia inmediata es un gran absentismo laboral con las consiguientes pérdidas económicas que ello conlleva. En otras ocasiones, las infecciones por estos virus producen procesos crónicos que finalizan con la muerte de los pacientes por complicaciones debidas a esa cronicidad padecida durante un largo período de tiempo (como es el caso de algunos tipos de hepatitis). Por otro lado, cada día se descubre mayor relación entre determinadas infecciones virales y la aparición de procesos neoplásicos en la que los virus son uno de los principales factores etiopatogénicos.

Los virus normalmente poseen una especificidad que les dirigen primariamente a un órgano tejido o célula específica. Este fenómeno está mediado por receptores específicos para el virus o la clase de virus al que pertenece que tiene un equivalente específico en la célula.

La importancia de conocer bien a estos microorganismos no reside en su capacidad de tratamiento específico, que muchos de ellos no poseen, sino en conocer sus mecanismos de transmisión y las medidas profilácticas a adoptar para impedir su diseminación con las implicaciones que conlleva en ciertos casos. Así, el ejemplo de las hepatitis nos sirve como ejemplo para afianzar este argumento.

En este libro se han tratado pormenorizadamente tanto aspectos clínicos como mecanismos inmunológicos y diagnóstico microbiológico, junto al tratamiento y a las medidas preventivas de la mayoría de las infecciones virales con interés médico para la especie humana. Hemos considerado que la infección debida al virus de la inmunodeficiencia humana (VIH), debido a su magnitud, no fuera incluida en este tratado; además, la editorial *Formación Alcalá, S.L* editó un libro monográfico sobre esta infección que por su gran repercusión social merece un estudio independiente.

Finalmente, esperamos que el acercamiento a estos organismos microscópicos, que en muchos aspectos siguen siendo los grandes desconocidos, contribuya a mejorar su conocimiento en la clínica habitual y a impulsar y promover todas las medidas preventivas pertinentes para evitar su diseminación.

Fernando Cobo Martínez
Servicio de Microbiología
Hospital El Ejido. Almería.

1. Conceptos básicos en virología.

Fernando Cobo Martínez, José Serrano Sánchez
Mª Dolores Enciso Rivilla y María del Mar Gallardo García

Una de las características de los virus es su imposibilidad de multiplicarse fuera de células vivas. Estos agentes poseen un solo ácido nucleico (ADN o ARN), y su estructura tan elemental junto a su pequeño tamaño han retrasado su conocimiento al necesitar el microscopio electrónico y técnicas de cultivo en presencia de células vivas. La reproducción vírica requiere la infección de una célula y la puesta en marcha de la síntesis de los constituyentes macromoleculares necesarios para ensamblar nuevos viriones. Por lo tanto, el virus se considera un parásito intracelular obligado.

El conocimiento de los virus en la historia de la medicina se desarrolló a mediados del s. XX cuando el Dr. Beijerinck observó que la enfermedad que causaba el mosaico del tabaco solo crecía en células vivas, lo que modificó sustancialmente el estudio de los microorganismos patógenos del momento, que se había centrado en el estudio mediante medios de cultivo de las bacterias. Esta es la característica más importante que confiere a los virus la condición de ser parásitos intracelulares obligados, es decir, que requieren de la maquinaria celular para poder generar nuevos viriones.

El descubrimiento del microscopio electrónico fue el que permitió avanzar en la ciencia de estudio de los virus, su visualización y caracterización en base a la morfología, sentaron las bases de la virología. En la actualidad, el uso técnicas clásicas, como el cultivo celular, junto con el desarrollo de técnicas de biología molecular, como la secuenciación genómica viral permiten el conocimiento de las características morfológicas, estudio de los mecanismos de penetración, replicación, etc. lo que nos acerca a la búsqueda de técnicas de diagnóstico y de fármacos antivirales. Así, en la pandemia por SARS-CoV-2, un coronavirus que se ha extendido por al menos XXX países entre los meses de diciembre de 2019 a abril de 2020, la obtención de la secuencia viral se obtuvo en pocas semanas y la posterior obtención de pruebas de PCR para el diagnóstico microbiológico y estudios de control epidemiológicos se han producido en un tiempo record de apenas días.

ESTRUCTURA DE LOS VIRUS

La partícula viral se conoce como *virión* y está formada por una molécula de ácido nucleico rodeada de una capa de proteínas llamada *cápside*. Estas dos formaciones en conjunto se denominan *nucleocápside*, que en los virus llamados envueltos está rodeada de una proteína matriz y de una membrana lipídica o envoltura, que suelen adquirir de la membrana citoplasmática de la célula infectada.

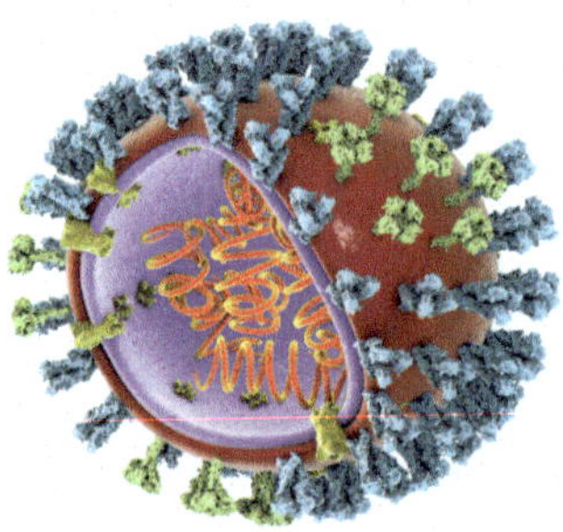

Estructura de virus donde se pueden observar sus principales componentes.

Estructura del genoma

Los virus contienen un solo tipo de ácido nucleico (RNA o DNA) en su genoma, con número de cadenas sencillo (monocatenario, kb) o doble (bicatenario, kbp), y de longitud variable, expresada en kilobases (kb). Así, los virus ARN de cadena única que suelen ser de menor longitud, y por tanto más susceptibles a sufrir mutaciones. Este genoma viral mediante su replicación producirá la síntesis de proteínas. Además la configuración de los genomas virales puede ser diversa: lineal, circular, continua o segmentada.

Estructura de la cápside

Las cápsides de todos los virus se componen de múltiples copias de una o, en la mayoría de los casos, de varias clases diferentes de subunidades proteicas con disposición cristalina. Sin embargo, la cadena polipeptídica que forma la subunidad es de forma intrínsecamente irregular.

La cápside está compuesta por una serie de subunidades repetidas más pequeñas, denominadas capsómeros, dispuestos con patrones simétricos. Estos se unen entre si formando viriones maduros. Cada capsómero se compone de varias moléculas proteicas individuales, denominadas *protómeros.*

La disposición estructural de la nucleocápside clasifica a los virus en tres tipos: virus con nucleocápside de simetría cúbica (icosaédrica), los virus con nucleocápside de simetría helicoidal, y un tercer grupo con estructura compleja.

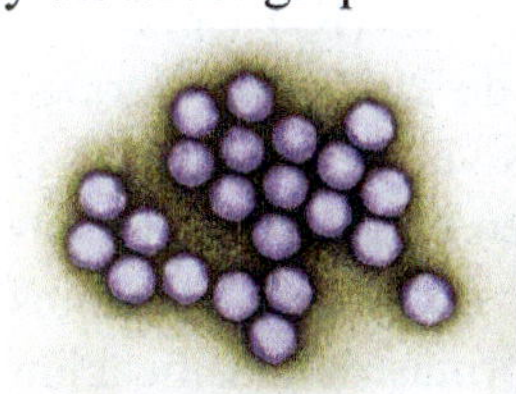

Imagen por ME teñida digitalmente de Adenovirus donde observamos la estructura Icosaédrica.

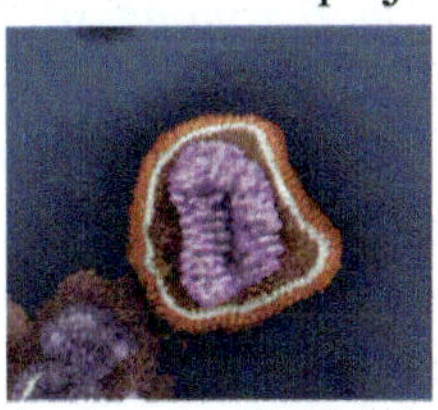

Imagen por ME teñida digitalmente de virus Influenza donde se observa la estructura helicoidal

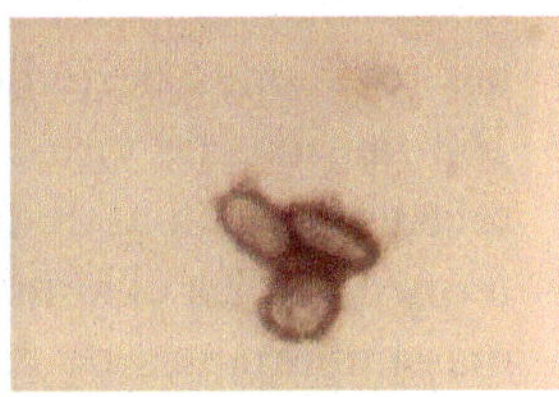

Virus Orf (género Parapoxvirus) con estructura compleja

La simetría cúbica sigue un patrón icosaédrico lo que le confiere una disposición muy eficiente que permite cubrir el genoma viral, la superficie del icosaedro está formada por, al menos, 60 subunidades idénticas en su superficie, a las que en ocasiones se unen otras subunidades proteicas adicionales. Esta configuración se presenta en la cápside de los virus que contienen ADN, y en ciertos virus ARN, y confiere rigidez y protección a genoma viral. En cambio, la estructura helicoidal es características de los ARN virus. La unión de las proteínas discurre de forma periódica al ácido nucleico conformando la característica estructura de hélice o caracol. En cambio, determinado grupo de virus, generalmente con un genoma de mayor tamaño, adquieren una estructura más complejo, no clasificable en los grupos anteriores, a los que se denomina simetría compleja. Un ejemplo de ello lo encontramos en la familia Poxviridae.

Estructura de la envoltura

Es una membrana lipoproteica en la que los lípidos proceden de la célula infectada, pero las proteínas suelen ser proteínas virales. En algunos casos, estas proteínas incluyen una proteína de la matriz (proteína M) localizada en el lado interno de la envoltura y en contacto con la nucleocápside. La mayoría de los virus con envoltura poseen unas estructuras llamadas *espículas o proyecciones de naturaleza glucoproteica*, con funciones importantes en la adsorción y penetración al interior de la célula.

CLASIFICACIÓN DE LOS VIRUS

La clasificación taxonómica de los virus está en continua evolución, en base a criterios genéticos, como el tipo y estructura del genoma (ARN o ADN monocatenario o bicatenario), y criterios físico-químicos y biológicos, como tamaño o replicación, el *International Committee on Taxonomy of Viruses* (ICTV) presentan revisiones periódicas. En la revisión de 2019 se describen 168 familias de virus, de los que podemos ver en la tabla 1.1 la relación principal de familias implicadas en el desarrollo de enfermedades en el humano, así como alguno de los representantes más importantes de cada familia. Otras formas de clasificación aluden al tipo de transmisión (arbovirus, para los virus que se propagan mediante insectos) o al tropismo por el órgano que infectan (como los enterovirus).

Los virus se clasifican según criterios genéticos, físico-químicos y biológicos. Entre ellos, el tipo y estructura del ácido nucleico (ARN o ADN monocatenario o bicatenario), estructura del virión (tamaño, simetría de la cápside, presencia o no de envoltura) y la replicación del genoma.

Esta clasificación está en continua revisión; la utilizada actualmente se detalla en la *tabla 1.*

Clasificación taxonómica virus que causan enfermedades en humanos

Genoma viral			Familia	Representante virus	Simetría	Presencia de envoltura
Virus ADN	Mc	Lineal	Parvoviridae	Parvovirus B19	Icosaédrica	
	Bc	Circular	Polyomaviridae	Virus JC, virus BK, SV 40	Icosaédrica	
			Papillomaviridaea	Virus del papiloma		
			Hepadnaviridae	Virus de la hepatitis B		Si
		Lineal	Adenoviridae	Adenovirus		
			Herpesviridae	VHS 1, VHS 2, VVZ, VEB, CMV, virus del herpes humano 6, 7 y 8		Si
			Poxviridae	Virus de la viruela, molusco contagioso	Complejo	Si
Virus ARN	Mc	lineal	Picornaviridae	Rinovirus, poliovirus, coxsackievirus, hepatitis A	Icosaédrica	
			Astroviridae	Astrovirus		
			Caliciviridae	Virus Norwalk		
			Herpeviridae	Virus de la hepatitis E		
			Togaviridae	Virus de la rubeola, virus de la encefalitis equina venezolana, virus chikungunya		Si
		lineal	Coronaviridae	SARS-CoV, MERS-CoV, SRA-CoV-2	Helicoidal	Si
			Rhabdoviridae	Virus de la rabia, , virus de la estomatitis vesicular bovina		Si
			Paramyxoviridae	Paramyxovirus (parotiditis, virus parainfluenza), morbilivirus (virus del sarampión), neumovirus (VRS)		Si
			Filoviridae	Virus Marburg y Ébola		Si
	mc (seg)	lineal	Flaviviridae	Virus Dengue, virus de la fiebre amarilla, virus del Nilo Occidental, virus de la hepatitis C	Complejo	Si
			Arenaviridae	Virus Lassa, virus de la coriomeningitis linfocítica murina	Helicoidal	Si
			Orthomyxoviridae	Virus de la gripo tipos A, B y C humanos, porcino, equino y aviar	Helicoidal	Si
			Bunyaviridae	Virus de California, virus de la fiebre del Valle del Rift y virus hanta	Helicoidal	Si
	Mc (dpl)	lineal	Retroviridae	Virus de la inmunodeficiencia humana, virus linfotrópicos T humanos	Icosaédrica	Si
	bc (seg)	lineal	Reoviridae	Virus de la fiebre de la garrapata de Colorado, rotavirus humano	Icosaédrica	

REPLICACIÓN VÍRICA

La replicación de los virus varía dependiendo de la estructura del virus y del tipo de material genómico. En general, las *etapas* necesarias para la replicación viral son las siguientes:

Adsorción

Es el primer estadio de la infección viral y consiste en la unión del virus a la superficie de la célula. La tasa de adsorción está determinada por las concentraciones de viriones y células. Esta adherencia requiere unas condiciones de pH e iónicas adecuadas, pero es independiente de la temperatura y no necesita energía.

En esta adsorción intervienen unas proteínas situadas en la superficie del virión, llamadas *proteínas de unión del virión*, y unas proteínas de la superficie celular, llamadas *proteínas receptoras.*

En los virus envueltos, la proteína de adherencia viral es una de las espículas insertadas en la superficie externa de la envoltura viral.

Penetración

Una vez adherido, el virión es transportado a través de la membrana citoplasmática de la célula. Esta penetración puede realizarse mediante diversos *mecanismos:*

- *Penetración directa:* La membrana solo permite la entrada del genoma viral; se produce en algunos virus no envueltos.
- *Endocitosis o viropexia:* Es el utilizado sobre todo por los virus no envueltos. Los viriones adsorbidos quedan rodeados por la membrana citoplasmática de la célula huésped, formándose un endosoma.
- *Fusión:* Se produce sobre todo en los virus envueltos. En algunos virus (paramixovirus), la envoltura viral se fusiona directamente con la membrana citoplásmica celular y la nucleocápside viral se libera hacia el citoplasma; en otros virus (ortomixovirus, togavirus,...), la envoltura viral se fusiona con la membrana endosómica para liberar la nucleocápside hacia el citoplasma.

Decapsidación

Es la degradación de toda o parte de la cápside viral para liberar el genoma viral. En la mayoría de los virus, la penetración y decapsidación se producen a la vez.

Síntesis macromolecular

Se produce la síntesis de todas las macromoléculas virales. Para ello, es necesario que se produzca la traducción del ARN mensajero viral a las proteínas específicas del virus. Los virus ADN bicatenarios pueden sintetizar el ARN mensajero utilizando una ARN polimerasa. En el caso de los virus ARN, deben sintetizar el ARN mensajero a partir del ARN, lo que conlleva un mecanismo diferente.

Maduración y liberación

Tras la replicación del genoma viral y la síntesis de las proteínas virales, los viriones intactos tienen que ensamblarse y liberados desde la célula huésped.

El proceso de maduración o ensamblaje consiste en la unión espontánea y ordenada del ácido nucleico y las proteínas para formar la nucleocápside dando lugar a un virión viable.

La *liberación de los virus de la célula infectada* puede ocurrir de diferente manera según tenga o no envuelta:

- En *virus no envueltos*, estos carecen de mecanismos específicos para liberarlos, y con la lisis celular se liberan partículas virales hacia el medio extracelular.
- En *virus envueltos*, la salida es mediante gemación; el sitio de la membrana donde se producirá la gemación, adquiere espículas y proteínas de la matriz primariamente, antes de formar la envuelta y liberarse al exterior.

BIOPATOLOGÍA DE LA INFECCIÓN VIRAL

Tras los procesos anteriormente expuestos, el virus se disemina hacia su tejido blanco final. Una vez en él tiene que infectar una población susceptible de células y replicarse de forma activa en ellas, produciendo lesiones en células y tejidos que se traducirán o no en manifestaciones clínicas.

La transmisión de los virus infectantes en el ser humano, puede realizarse mediante varias *vías:* respiratoria, digestiva, transcutánea, sexual, parenteral y congénita. La vía de transmisión depende fundamentalmente del tropismo del virus, y este a su vez depende de la cantidad y presencia de receptores específicos en la membrana celular del huésped y de si. El virus es envuelto o no. Lo virus con envuelta suelen ser más frágiles, pues su poder infeccioso depende de la integridad de las envueltas, que son muy sensibles a las condiciones ambientales. Los virus no envueltos son más resistentes a la acción de los agentes externos.

Las infecciones por virus suelen ser asintomáticas, y cuando se producen cuadros clínicos, la mayor parte de las veces son agudos y autolimitados. Dependiendo de la diseminación de la infección, cuando el virus se multiplica y permanece en la puerta de entrada se habla de viriasis localizada. Cuando el virus para producir la infección se disemina hacia un área alejada diferente a la zona de entrada hablamos de viriasis generalizada. La diseminación del virus se produce por diferentes vías: nerviosa, hematógena, etc.

Ciertos virus, tras producir una infección aguda, pueden permanecer en los tejidos durante mucho tiempo, produciendo infecciones crónicas (hepatitis B y C). Otros virus producen infecciones latentes, sobre todo producidos por virus ADN y los retrovirus; intermitentemente estas infecciones son capaces de producir infecciones recurrentes (herpesvirus). Finalmente, otros virus son capaces de dar como resultado de su infección la transformación de las células y producir tumores.

MECANISMOS DE DEFENSA

El huésped presenta una serie de defensas frente a las infecciones virales. Tanto la edad como los antecedentes genéticos del huésped tienen importantes implicaciones en cuanto al resultado de ciertas infecciones virales. Asimismo un estado nutricional inadecuado puede aumentar la sensibilidad a ciertas infecciones víricas.

Existen unos mecanismos de defensa inespecíficos como son la piel, acidez gástrica, y vellosidades mucociliares del aparato respiratorio.

Existe además un mecanismo de defensa inducido contra las infecciones virales que es la respuesta inmunitaria específica. La respuesta humoral es debida a los anticuerpos, muy importantes en la prevención de las reinfecciones. Existen anticuerpos neutralizantes que son capaces de proteger al huésped de la infectividad de los virus, inhibiendo ciertos pasos del ciclo de replicación.

El mecanismo de defensa inducido más importante es la inmunidad de tipo celular, pues es capaz de inhibir la patogenia de la infección viral. Esta inmunidad puede ser inespecífica debida a las células naturales citotóxicas-NK, macrófagos y células mediadoras de citotoxicidad dependientes de anticuerpos, o específica producida por células T citotóxicas y células T *helper*.

Por otro lado, las infecciones virales provocan también un mecanismo de defensa inducible, los *interferones*. Estos, son proteínas codificadas por las células del huésped cuya síntesis es inducida por virus, bacterias y endotoxinas. Los interferones inhiben la replicación viral indirectamente mediante inducción de la síntesis de proteínas celulares, cuyo resultado es la reducción al mínimo de la replicación viral. Existen tres *tipos* principales de interferones: IFN-alfa, producido por leucocitos; IFN-beta, producido por fibroblastos; IFNgamma, inducido por la activación de las células T por antígenos específicos o por endotoxinas bacterianas.

MÉTODOS DE DIAGNÓSTICO DE INFECCIONES VIRALES

El desarrollo de técnicas de diagnóstico virológico en los laboratorios de microbiología clínica ha avanzo mucho en los últimos años, si bien, en algunas de las enfermedades virales el diagnóstico solo se realiza en base a las manifestaciones clínicas que presenta el paciente, en otros casos, la detección del virus es esencial, no solo para seleccionar una estrategia terapéutica en el menor tiempo posible y poder monitorizar a pacientes infectados, sino, como se ha demostrado en la gestión de la pandemia por SARS-CoV-2, la detección de casos, el desarrollo de técnicas de diagnóstico y los estudios epidemiológicos se realizan en base al aislamiento, detección y secuenciación del virus, realizado con técnicas moleculares, antigénicas e inmunológicas.

Las *pruebas de diagnóstico virológico* van dirigidas a:

- *Aislamiento directo del virus mediante cultivo viral:* El aislamiento de virus mediante cultivo celular ha sido tradicionalmente utilizado como método estándar en el diagnóstico de las infecciones de una amplia gama de virus, como el CMV. Se emplean diferentes líneas celulares, en función del virus a detectar. Sin embargo este procedimiento presenta una serie de problemas como el tiempo de respuesta, la baja sensibilidad y la dificultad en la manipulación, y consecuentemente, el riesgo para el personal que lo manipule, en aquellos casos de virus altamente infecciosos.

El desarrollo del cultivo rápido en *Shell-vial* supuso un gran avance al acortar considerablemente el tiempo de diagnóstico en torno a las 24-48 h de inocular las muestras. El virus se puede detectar e identificar mediante la observación del efecto citopático característico que se produce en la monocapa celular o mediante la realización de otra serie de pruebas complementarias como técnicas de hibridación, técnicas de detección de antígenos específicos marcados (IF), etc.

- *Detección de antígenos:* Hay diferentes métodos basados en la detección de antígeno; aunque presentan una menor sensibilidad y especificidad frente a técnicas moleculares, suelen ser técnicas muy rápidas y sencillas de realizar, aplicándose en muchos casos su utilización a screening. Las técnicas de inmunocromatografía capilar, el enzimoinmunoanálisis de membrana o la IF, permiten la detección de virus en solo pocos minutos, y su utilización en casos de brotes epidémicos es muy conveniente.
- *Métodos de detección basados en biología molecular:* La técnica más importante es el método de amplificación genómica (PCR), en sus diferentes versiones (a tiempo real, anidada, multiplex, etc). Entre los objetivos de este procedimiento está la detección del virus, aunque dependiendo del caso, podremos cuantificarlo (carga viral presente en la muestra del paciente), tiparlo, detectar resistencias a fármacos (VIH, VHB) e identificar nuevos virus, ayudados de técnicas de secuenciación genómica. La PCR tiene la ventaja de ser rápida, y específica, lo que ofrece una gran ventaja frente a las pruebas clásicas, siendo actualmente una herramienta muy útil y asequible para los laboratorios de microbiología clínica.
- *Métodos detección serológica:* Son métodos indirectos destinados a demostrar la respuesta inmunológica del paciente, desarrollada tras la infección vírica. Se utilizan para detectar, o bien, la presencia de anticuerpos específicos IgM, generalmente presentes a los pocos días de iniciada la enfermedad, o la concentración creciente de títulos de anticuerpos frente a un virus particular, realizado en muestras de suero pareadas, la primera tomada lo cercano posible al inicio de la enfermedad, y la segunda a los 10 o 14 días después. Se considera significativa cuando se produce seroconversión, cuantificado en el incremento de hasta cuatro veces o más del título de anticuerpos.

Bibliografía

GALASSO, G.J., WHITLEY, R.J., MERIGAN, T.H.C. *Antiviral agents and viral diseases of man.* Raven Press. New York, 1990.

SCHAECHTER, M., MEDOFF, G., EISENSTEIN, B.I., GUERRA, H. *Microbiología: Mecanismos de las enfermedades infecciosas.* Ed. Médica Panamericana, 1994.

CISTERNA, R., BASARAS, M. *Virología general.* En: García-Rodríguez J.A., Picazo J.J. Microbiología Médica. Tomo 1. Microbiología Médica General. Mosby/Doyma libros, S.A., 1996; 427-437.

G. PINTO, S. JULIA. *Laboratorios de bioseguridad: diseño y gestión.* 2009.

GONZÁLEZ, D. *Cultivo y purificación de virus. Aplicaciones en el laboratorio y en la industria.* 2009.

KELLY, A. REYNOLDS, MSPH, Ph. D. *Conceptos de virologia.* 2009.

Corman VM, Landt O, Kaiser M, et al. *Detection of 2019 novel coronavirus (2019-nCoV) by real-time RT-PCR.* Euro Surveill. 2020;25(3):2000045. doi:10.2807/1560-7917.ES.2020.25.3.2000045.

AHMAD, NAFEES, LAGUNOFF, MICHAEL, BARTH, RELLER, L., DREW, W. LAWRENCE, POTTINGER, PAUL, R., STERLING, CHARLES, J., RYAN, KENNETH, GEORGEY, RAY, C., SHERRIS. *Microbiología médica* 6ED. 6. Madrid, España, McGraw-Hill, 2017. 85-114.

Collier, Leslie, Oxford, John, *Virología humana* 3ED. 3. Madrid, España, McGraw-Hill, 2014. 259-267.

www.ICTV.org consultado en mayo 2020.

PAGAROLAS AA, SUÑÉ TP. *Diagnóstico microbiológico de las infecciones virales respiratorias en el paciente adulto [Microbiological diagnosis of viral respiratory infections in the adult patient].* Enferm Infecc Microbiol Clin. 2014;32 Suppl 1:51-56. doi:10.1016/S0213-005X(14)70150-8

2. Infecciones producidas por adenovirus.

Mª Carmen Casañas Carrillo y María del Mar Gallardo García

INTRODUCCIÓN

Los adenovirus están ampliamente diseminados en la naturaleza y se han podido aislar de mamíferos, pájaros y anfibios. Las especies humanas se han aislado de prácticamente todos los órganos y se asocian con diversos síndromes.

Los adenovirus causan mayoritariamente infecciones leves del TRI (tracto respiratorio inferior), tracto gastrointestinal y en la conjuntiva, afectando principalmente a población infantil, debido a la falta de inmunidad humoral. En ocasiones, se producen brotes entre esta población, y la población adulta cercana a ellos.

Si en la mayoría de los casos, la enfermedad leve es autolimitante, en población más vulnerable, como son los pacientes inmunodeprimidos, especialmente pacientes trasplantados, esta puede complicar a grave neumonía, e incluso diseminarse, provocando un incremento en su mortalidad.

En este momento, son más de 50 los serotipos identificados y alrededor de 70 genotipos definidos por la secuencia completa de su genoma, estos presentan tropismo tisular, que se relacionan con el desarrollo de las diferentes manifestaciones clínicas. La Organización Mundial de la Salud (OMS) ha relacionado más de 20% de la infecciones causadas por adenovirus con los serotipos 7 y 14, en cambio el serotipo predominante en casos de conjuntivitis suelen ser los 8, 9 y 37, y los relacionados con complicaciones más severas, los serotipos 3, 7, 14, 21 y 55. La continua circulación por diferentes países, hace que la modificación de los serotipos predominantes sea una constante, produciéndose cambios entre virus con carácter más dominante.

DESCRIPCIÓN

Los adenovirus humanos pertenecen a la familia Adenoviridae y dentro de esta, al género Mastadenovirus. Miden 70-90 nm de diámetro, carecen de envoltura lipídica y poseen 10 proteínas estructurales. La cápside, de simetría icosaédrica, con 20 caras triangulares y 12 vértices, está constituida por 240 capsómeros hexagonales o hexones y 12 pentagonales o pentones: los hexones ocupan las caras y aristas, mientras que los pentones se sitúan en los vértices y poseen unas prolongaciones o fibras con un abultamiento de naturaleza glicoproteica en su extremo, responsable de la adhesión del virus a las células endoteliales del huésped. En el interior de la cápside se encuentra una doble cadena de ADN lineal, con secuencias repetidas e inversas en sus extremos que hacen que durante la desnaturalización forme moléculas circulares de una sola hebra no regenerables. La composición de bases G+C en el genoma de los diferentes adenovirus humanos es de 47-60%. Los adenovirus con menor contenido G+C (subgénero A) se han mostrado altamente oncogénicos en animales de experimentación.

Los adenovirus en suspensión a pH 6-9 pueden permanecer estables entre –20 y –100 °C durante periodos prolongados, mientras que se inactivan rápidamente por calentamiento a 56 °C o por exposición a dodecilsulfato sódico al 0,25 %, cloro libre (0,5 µg/ml), radiación ultravioleta o diluciones de formalina 1/400 a 1/4000. El tratamiento con éter o cloroformo no les afecta; pueden liofilizarse sin necesidad de condiciones especiales, manteniendo los liofilizados su poder infectivo por tiempo indefinido si se conservan a temperaturas por debajo de 4 °C.

CLASIFICACIÓN

El número de adenovirus humanos sigue ampliándose constantemente, actualmente se incluyen más de 100 tipos que se han dividido en 7 especies denominadas A-G. Mientras que los tipos 1 a 51 se identificaron mediante serotipificación, los tipos detectados posteriormente fueron identificados mediante técnicas moleculares de secuenciación genética.

Según los estudios realizados, los nuevos tipos de adenovirus surgen de eventos de recombinación intra o interespecie, especialmente los de la especie D.

- *Grupo A:* Incluye los serotipos 12, 18, 31 y 61. Destaca el serotipo 31 asociado a gastroenteritis en población infantil, así como a infecciones graves en receptores de trasplante de células hematopoyéticas.
- *Grupo B:* Los serotipos incluidos en este grupo se han asociado a múltiples tipos de infecciones, así los 3, 7, 11, 21, 34 y 35 se han asociado a infecciones del tracto urinario, especialmente en receptores de trasplantes, mientras que 7, 14 y 21 se relacionan con disfunción respiratoria y bronquiectasias en niños y exacerbación de EPOC en adultos.
- *Grupo C:* Especialmente destacan los tipos 1-5 relacionados al relacionarse con enfermedad respiratoria
- *Grupo D:* Es el grupo más numerosos, con más de 70 tipos asociadas a múltiples patologías, destacando especialmente la relación de los tipos 8, 19 y 37 con el desarrollo de queratoconjuntivitis.
- *Grupo E:* Solo está formado por el serotipo 4, este se relaciona con infecciones esporádicas actualmente en la población, aunque estuvo implicado en brotes epidémicos entre comunidades de militares.
- *Grupo F:* Constituido por los serotipos 40 y 41, estos se han relacionado con el desarrollo de gastroenteritis en población pediátrica, y en pacientes inmunocomprometidos, en los que puede diseminarse.
- *Grupo G:* En este grupo se encuentra el tipo 52, relacionado con infecciones gastrointestinales en coinfección con los serotipos 40 y 41.

Clasificación de adenovirus humanos	
Especies	**Tipos (serotipos/genotipos)**
A	12, 18, 31, 61
B	3, 7, 11, 14, 16, 21, 34, 35, 50, 55, 66, 68, 76-79
C	1, 2, 5, 6, 57, 89
D	8-10, 13, 15, 17, 19, 20, 22-30, 32, 33, 36-39, 42-49, 51, 53, 54, 56, 58, 59, 60, 63, 64, 65, 67, 69-75, 80-88, 90-103
E	4
F	40, 41
G	52

Clasificación adenovirus en humanos.

DETERMINANTES ANTIGÉNICOS

Durante la replicación viral se produce un exceso de antígenos solubles en el medio de cultivo con unas *propiedades* biológicas y serológicas específicas, en las cuales se basan los tests de laboratorio.

- *Antígeno de género:* Es el principal determinante del nexón, pero al estar situado hacia el interior de la cápside no estimula la síntesis de anticuerpos protectores.
- *Antígenos de subgrupo:* Se encuentran en los pentones. Producen un efecto tóxico sobre los cultivos celulares, al hacer que las células se desprendan de la superficie de crecimiento.
- *Antígenos de serotipo*: Se sitúan en la superficie del virión, concretamente en hexones y fibras. Los anticuerpos frente a ellos dan lugar a las reacciones de neutralización. Las fibras intervienen además en la reacción de hemaglutinación, que puede ser inhibida por los anticuerpos generados frente a ellas (reacción de inhibición de la hemaglutinación).

Existen asimismo determinantes antigénicos adicionales que producen una respuesta de anticuerpos heterotípicos neutralizantes e inhibidores de la hemaglutinación, generalmente específicos de subgrupo pero en ocasiones con relación entre distintos subgrupos.

La aglutinación completa de hematíes de mono rhesus o rata por adenovirus de los subgrupos B y D respectivamente se asocia con partículas virales intactas y tres tipos de hemaglutininas solubles (grupos de 12 pentones o dodecones, dímeros de pentones y dímeros de fibras); la aglutinación parcial de hematíes de rata por el subgrupo C se debe a un relativo exceso de pentones monoméricos y fibras en el medio de cultivo, los cuales producen sin embargo la aglutinación completa de hematíes de rata en presencia de un antisuero heterotípico frente al serogrupo C.

CICLO BIOLÓGICO

Los adenovirus se replican en el núcleo celular. En los medios de cultivo celulares producen un efecto citopático característico, junto con la acumulación de múltiples componentes antigénicos y ácidos orgánicos. El ciclo de replicación de los adenovirus dura alrededor de 32 a 36 horas y produce alrededor de 10.000 viriones por célula más un exceso de proteínas de la cápside que no han sido ensambladas. Consta de varias *fases*:

Infección

Cuando las fibrillas del virus contactan con los receptores de superficie de la célula huésped se activa un proceso de endocitosis que permite la entrada del virus en la célula. Este mecanismo es muy rápido (dura tan solo 10 minutos) y eficiente (el 80-85% de las partículas víricas unidas a la superficie celular consigue entrar en la célula). Debido a la acidez del endosoma el virus pierde los capsómeros de sus vértices, el ADN viral queda libre rápidamente (antes de que se forme el lisosoma) y se introduce en el núcleo celular. Muy pocos adenovirus (menos del 5%) son degradados en los lisosomas, a diferencia de otros virus que se introducen en la célula por el mismo mecanismo de endocitosis.

Fase temprana

Una vez que el ADN viral llega al núcleo comienza la transcripción y síntesis proteica. La región E1A es la primera en transcribirse; codifica una proteína reguladora que activa inicialmente la transcripción de las regiones E3 a E4, y de la región E2 a continuación. Las proteínas codificadas por estas regiones, denominadas proteínas tempranas, tienen diferentes *funciones*:

- E2: Interviene directamente en la replicación del DNA viral.
- E3: Contrarresta los mecanismos de defensa de la célula frente al virus.
- E4: Regula la expresión de genes virales y celulares durante la transcripción y posteriormente.

Fase tardía

En esta fase tiene lugar la replicación del ADN viral, unas 8 horas después de la entrada del virus en la célula. Las repeticiones invertidas terminales del ADN viral sirven de origen de replicación. Al final de esta etapa se inicia la transcripción del llamado *promotor mayor*, que genera 5 familias de ARN-mensajeros tardíos, L1-L5. La mayoría de estos codifican proteínas estructurales de los viriones, pero también otras con función proteolítica, transportadora o inhibidora del efecto del interferón. Todas ellas se denominan *proteínas tardías*.

El transporte de ARNs-mensajeros propios de la célula huésped es bloqueado por el complejo proteico E1B-E4, disminuyendo así la síntesis proteica de la célula huésped. Por el contrario, los ARN-mensajeros tardíos del virus son transportados selectivamente al citoplasma, lo que favorece la síntesis de proteínas víricas. Una vez sintetizados los hexámeros, pentámeros y fibras en el citoplasma tiene lugar su ensamblaje, formándose los capsómeros, que son acumulados en el núcleo celular, donde se llevará a cabo la encapsidación del ADN viral. La salida al exterior de las nuevas partículas víricas se ve favorecida por la degradación del citoesqueleto celular por acción de E1B y proteinasas víricas.

PATOGENIA

Cuando los adenovirus completan su ciclo biológico se produce la lisis de las células infectadas, liberándose 105-106 nuevas partículas víricas por célula, de las cuales son infectivas un 1-5%. Esto ocurre especialmente en células epiteliales. Por el contrario, también pueden dar lugar a infecciones latentes o crónicas, persistiendo durante años tras la infección inicial en amígdalas, adenoides y placas de Peyer principalmente.

En una infección latente la célula huésped cesa su síntesis proteica pero no se lisa. Las partículas víricas se van acumulando en el citoplasma formando cuerpos de inclusión eosinofílicos, visibles al microscopio electrónico; pero si por cualquier causa tiene lugar la lisis de células infectadas, las partículas víricas se liberan y producen una reinfección.

Existen diversas proteínas que facilitan la persistencia de los adenovirus, antagonizando la respuesta antiviral del organismo: E1A y los productos de los RNAs codificados por el gen VA protegen frente a los interferones a y b; los productos de la región L3 protegen a las células infectadas frente a la lisis por linfocitos T citotóxicos y el factor de necrosis tumoral; los productos del gen E3, no necesarios para el crecimiento viral, bloquean al factor de necrosis tumoral a y las interleuquinas 1 y 6, presentes tras la infiltración de linfocitos T citotóxicos en las zonas infectadas.

EPIDEMIOLOGÍA

Los adenovirus son muy ubicuos. La mayoría de los seres humanos sufre infecciones por uno o más serotipos en la primera década de su vida. Los adenovirus en humanos más prevalentes son los 1-5, 7, 21 y 41, siendo el 80% de los casos acontecidos en niños ocasionados por los serotipos1-7, la mayoría de las afecciones de estos tipos son infecciones respiratorias, mientras que los serotipos 40 y 41 se relación con patología gastrointestinal, en ocasiones en asociación con el 12, 18, 31 y 52.

Patrón epidémico

Entre los serotipos causantes de infecciones respiratorias 1, 2, 5 y 6 suelen ser endémicos, mientras que 4, 7, 14 y 21 causan pequeñas epidemias y el serotipo 3 se presenta tanto de forma endémica como epidémica. Los brotes ocurren sobre todo en comunidades cerradas, como escuelas o cuarteles. Los serotipos que producen infecciones oculares (8, 19 y 37) suelen ser endémicos en países en desarrollo, mientras que en países desarrollados suelen presentarse en brotes epidémicos, que en ocasiones son nosocomiales.

Transmisión

La infección por adenovirus se transmite por contacto directo, aerosoles, vía fecal-oral o a través del agua o instrumental contaminado, según el serotipo.

El hacinamiento o el contacto estrecho facilitan la difusión del virus. Los adenovirus se puede excretar de manera intermitente y por periodos prolongados a través de las heces, y por la faringe. Como la mayoría de las infecciones cursan de forma asintomática, el control para evitar su difusión en la comunidad es complicada.

Edad

Tanto el serotipo como el cuadro clínico están estrechamente *relacionados* con la edad del paciente:

- Los *serotipos 1, 2, 5 y 6* se aíslan frecuentemente de amígdalas y ganglios de niños asintomáticos o con infección del tracto respiratorio superior, pudiendo permanecer en estado latente en tejido epitelial y linfoide de la nasofaringe.
- Los *serotipos 3, 4 y 7* se aíslan sobre todo de adultos jóvenes con afectación aguda del tracto respiratorio superior e inferior. Los brotes por estos serotipos en cuarteles son especialmente frecuentes, probablemente debido a la concentración de individuos susceptibles, y la transmisión se produce mediante aerosoles. Los adenovirus son los prin-

cipales agentes etiológicos de neumonías víricas en meses no invernales.

- Los *serotipos 8, 19 y 37* han sido aislados frecuentemente de infecciones oculares en adultos. Los brotes de queratoconjuntivitis epidémica presentan habitualmente una fuente de infección común: consultas de oftalmología, piscinas e industrias. Cuando se trata de brotes nosocomiales el virus se disemina través de las manos del personal sanitario, toallas, instrumental o soluciones de lavado oftálmico, mientras que los producidos en industrias con una elevada cantidad de partículas en suspensión se suelen producir por transmisión ojo-fomites ojo.
- Los *serotipos 11 y 21* se han aislado en niños con infecciones de vías urinarias bajas, especialmente varones. No existe predominio estacional.
- Las gastroenteritis por adenovirus, generalmente de los *serotipos 40 y 41*, se presentan en cualquier época del año y especialmente en niños.

Factores de riesgo

Gran parte de los pacientes infectados por adenovirus son asintomáticos. Las alteraciones de la inmunidad celular se han asociado con un mayor riesgo de infecciones graves por adenovirus. La infección diseminada, a menudo fatal, se ha observado en neonatos, pacientes transplantados y pacientes con inmunodeficiencias congénitas. La infección por adenovirus es frecuente en pacientes VIH positivos, aunque suele ser leve o asintomática.

Patrón estacional

El patrón estacional depende de los serotipos, la población expuesta y el tipo de exposición. Los brotes de enfermedad respiratoria son más comunes en invierno y primavera; los de fiebre faringoconjuntival ocurren preferentemente en verano, generalmente asociados con el baño en piscinas. La gastroenteritis por adenovirus no presentan relación con la época del año.

CLÍNICA

Los adenovirus pueden causar diversos tipos de cuadros clínicos que varían en función del huésped y de los serotipos implicados.

A nivel del tracto respiratorio superior los adenovirus, sobre todo los serotipos 1-7, pueden causar faringitis o amigdalitis, especialmente en niños. Los síntomas son fiebre, tos, coriza, exudado faríngeo, mucosa de aspecto granular y nódulos cervicales blandos y aumentados de tamaño.

Los serotipos 1, 2, 5 y 6 suelen persistir en estado latente en amígdalas y adenoides en la mitad de los niños infectados y pueden detectarse adenovirus en heces durante varios meses sin recurrencia de los síntomas. Los serotipos 3, 4, 7 y 21 y, con menor frecuencia, 1, 2, 5 y 35 pueden complicar la infección por adenovirus al producir afectación del tracto respiratorio inferior con bronquitis, bronquiolitis o neumonía. En niños con neumonía por los serotipos 3, 7 o 21 puede persistir una afectación pulmonar residual. El serotipo 5 (y más raramente 1, 2 o 3) puede causar un síndrome pertusoide.

La fiebre faringo-conjuntival es producida sobre todo por los serotipos 3, 4 y 7. Cursa con fiebre, faringitis, adenopatías laterocervicales, hiperemia conjuntival, lagrimeo y conjuntivitis folicular aguda a los 5-6 días de la exposición; a menudo se observa también dolor de cabeza, diarrea y exantema. La conjuntivitis afecta inicialmente a un solo ojo, pero rápidamente se bilateraliza; cursa con ojo rojo, quemosis, edema palpebral intenso, lagrimeo y secreción fibrinopurulenta. En el 30% de los casos se desarrolla una queratitis superficial. El proceso se resuelve favorablemente en dos semanas. La excreción del virus puede perdurar hasta 10 días.

La queratoconjuntivitis epidémica (QCE) es un cuadro altamente contagioso que se manifiesta inicialmente con conjuntivitis folicular, que afecta primero a un ojo y después se bilateraliza, acompañada de adenopatía preauricular y en ocasiones dolor de cabeza, malestar general o leve afectación del tracto respiratorio superior. En más de la mitad de los casos se observa una queratitis epitelial puntiforme difusa que suele curar en dos semanas, pero que en raras ocasiones puede evolucionar hasta lesiones subepiteliales que persisten durante meses o años, produciendo alteraciones visuales. Los serotipos más frecuentemente implicados en brotes de QCE son 8, 19a y 37; también se producen casos esporádicos en los que pueden estar implicados otros serotipos. Para que se inicie la infección viral ha de existir una lesión previa del epitelio corneal, especialmente para el serotipo 8. Los serotipos 19a y 37 también pueden diseminarse al ojo desde el tracto respiratorio o genital.

La conjuntivitis hemorrágica aguda es una conjuntivitis folicular que cursa con quemosis, hemorragia subconjuntival, adenopatías preauriculares y fiebre. El principal serotipo implicado es el 11.

El serotipo 11 y más raramente 7, 21, 34 y 35 producen cistitis, generalmente hemorrágica y acompañada de fiebre y faringitis. La hematuria intensa dura una media de 3 días, pero la hematuria microscópica y la disuria persisten varios días más. También pueden producir infecciones asintomáticas.

Los serotipos 40 y 41 y, en menor grado los serotipos 2 y 31, son responsables del 5-15 % de las gastroenteritis en niños menores de 2 años. Se transmiten por vía fecal-oral y el periodo de incubación es de 8-10 días. Los síntomas, que duran 1-2 semanas, son diarrea acuosa seguida de vómitos durante 1-2 días y ligera hipertermia en los pacientes de menor edad. Raramente se produce deshidratación severa.

Los adenovirus también pueden causar afectación del sistema nervioso central (meningitis, encefalitis, síndrome de Reye), generalmente dentro de un cuadro de infección generalizada. La infección por el serotipo 7 es especialmente grave. Otros serotipos implicados con menor frecuencia son 1, 6 y 12. Los serotipos 7, 12 y 32 se han descrito en casos de meningoencefalitis crónica en pacientes con hipogammaglobulinemia.

Los serotipos 2 y 37, entre otros, se han podido aislar de lesiones genitales similares a las herpéticas, a menudo asociadas a orquitis, cervicitis o uretritis.

Adenovirus puede causar infecciones del tracto urinario (ITU), especialmente entre receptores de trasplantes de órganos sólidos, y trasplante de células hematopoyéticas. Los serotipos más frecuentemente aislados son los 11, 34, 35, 3, 7 y 21. Las principales manifestaciones que desarrollan son disuria, hematuria y cistitis hemorrágica, autolimitándose en la mayoría de los casos, y solo en algunos casos puede evolucionar a fallo renal con necesidad de diálisis.

En pacientes inmunodeprimidos es frecuente la afectación generalizada, con diarrea, exantema, afectación del tracto respiratorio superior, neumonía, hepatitis, cistitis u otitis media. Suele tener un curso fatal. Están implicados muchos serotipos, especialmente 1, 2, 5, 11, 34, 35, 43, 44, 48 y 49,

La transmisión nosocomial de los adenovirus es muy frecuente, ya que son excretados durante largos periodos en las heces, desde donde se diseminan por medio de aerosoles o fomites y causan infecciones respiratorias y oculares en otros pacientes y en el personal sanitario. El 10% de las neumonías en niños hospitalizados son producidas por adenovirus.

RECOGIDA Y ALMACENAMIENTO DE MUESTRAS

Los adenovirus son muy estables, por lo que su recuperación a partir de las muestras correspondientes no es complicada. En función de la sintomatología del paciente pueden tomarse muestras de aspirados o torundas nasofaríngeas, torundas con exudado ocular, heces o escobillones rectales, orina, exudado uretral o cervical, tejidos de biopsia o autopsia. Es preferible que la muestra se recoja al comienzo de la enfermedad y se transporte rápidamente al laboratorio, ya sea refrigerada o congelada.

Para establecer o confirmar el diagnóstico serológico pueden requerirse muestras pareadas de suero, la primera recogida lo más pronto posible al comienzo de los síntomas y la segunda, 2-4 semanas después. Los sueros han de almacenarse entre –10 y –20 °C.

DIAGNÓSTICO DE LABORATORIO

El cuadro clínico producido por los adenovirus es variable y a menudo inespecífico, por lo que en general su diagnóstico definitivo se realiza en el laboratorio mediante los métodos que se describen a continuación.

Observación directa

Los adenovirus entéricos (serotipos 40 y 41) no crecen bien en los cultivos celulares. Puesto que la morfología de los adenovirus es fácilmente identificable, la microscopía electrónica directa permite la detección de adenovirus en heces si la cantidad de partículas virales presentes es lo bastante alta.

Detección de antígenos

Para la *detección directa de adenovirus* se pueden utilizar anticuerpos monoclonales o policlonales dirigidos frente al antígeno del hexón específico de grupo:

- *Inmunofluorescencia directa (IFD):* Se aplica a células de descamación de muestras oculares, respiratorias o de vías urinarias. Estas células, obtenidas tras el lavado y centrifugación de las muestras, se resuspenden en tampón de fosfatos (PBS), se fijan sobre un portaobjetos y se tiñen con anticuerpos marcados con fluoresceína. La presencia de fluorescencia densa en los núcleos y punteada en el citoplasma indica reacción positiva para adenovirus. Es una técnica sencilla y rápida. La mayor sensibilidad se consigue con muestras de buena calidad y sueros con anticuerpos frente a antígenos comunes a todos los serotipos.

- *Enzimoinmunoanálisis (EIA):* Sobre un anticuerpo policlonal previamente adsorbido a una placa se van añadiendo sucesivamente la muestra, un segundo anticuerpo o detector, un anticuerpo frente al detector conjugado con un enzima y finalmente un sustrato cromogénico. Esta técnica detecta tanto antígenos libres como unidos a células con una especificidad del 90-95%. Se emplea en muestras respiratorias, conjuntivales y heces principalmente. Las muestras respiratorias más adecuadas son los aspirados nasofaríngeos recogidos en los 4-5 primeros días del comienzo de los síntomas, aunque en ocasiones se obtienen resultados positivos en muestras recogidas hasta 2-3 semanas después. En estas muestras el EIA tiene una sensibilidad del 75-90% en niños, superior a la IFD, aunque en adultos es mucho menor. En muestras conjuntivales obtenidas al inicio de la enfermedad el EIA tiene una sensibilidad del 70-80% respecto al cultivo. En muestras de heces se utiliza una técnica de EIA que puede ser específica de grupo o de serotipos entéricos, con una sensibilidad del 85-100%, similar a la de la microscopía electrónica.
- *Fluoroinmunoensayo (FIA):* Es una técnica similar a la anterior, pero emplea como detector un anticuerpo marcado con una sustancia fluorescente.
- *Aglutinación con partículas de látex:* Se emplea para la detección de antígenos de adenovirus entéricos. Pueden darse resultados falsos positivos cuando por reacción cruzada con otros serotipos de adenovirus presentes en las heces, por lo que se recomienda seleccionar cuidadosamente el reactivo comercial.
- *Radioinmunoensayo (RIA):* Se emplea en muestras de heces y secreciones respiratorias. Es tan sensible y sencillo como el EIA pero con el inconveniente de producir

residuos radiactivos, por lo que no aporta ninguna ventaja sobre este.

- *Contrainmunoelectroforesis (CIE):* Esta técnica es capaz de detectar adenovirus en muestras tóxicas para los cultivos celulares, como agua de piscinas, suero, colirios y heces, pero es menos sensible que el EIA.

Aislamiento viral

El tipo de muestra depende del cuadro clínico y, en parte, del serotipo de adenovirus. En general, son adecuadas las muestras de aspirado y lavado faríngeo, exudado y raspado conjuntival, orina, líquido cefalorraquídeo, sangre, biopsias y heces. No obstante, la excreción de adenovirus en heces suele persistir durante meses, por lo que su aislamiento en este tipo de muestra no es tan significativo como en muestras tomadas de las zonas afectadas (tracto respiratorio, ojo...). Las muestras deben recogerse en la primera semana de la enfermedad, ya que posteriormente la excreción viral decrece y, por tanto, también la sensibilidad. Los exudados recogidos con torunda y las biopsias deben transportarse en medio de cultivo; las heces y los líquidos cefalorraquídeos, en recipientes estériles. Aunque es preferible que las muestras se envíen a 4 °C para una mayor sensibilidad, la mayoría de los adenovirus son muy estables y se pueden aislar de muestras transportadas a temperatura ambiente.

Para el cultivo de adenovirus es preferible emplear células humanas, aunque también se utilizan las células de riñón de mono rhesus. La mayor sensibilidad se logra con células renales de embrión humano, pero al ser caras y difíciles de obtener se emplean habitualmente líneas continuas de células epiteliales: A-549, HeLa, Hep-2, KB, y MRC-5. Todos los serotipos de adenovirus, excepto el 40 y el 41, producen efecto citopático en diversas líneas celulares. Para los serotipos 40 y 41 la línea celular más sensible es la Graham-239, aunque algunas cepas pueden crecer bien en las anteriores, sobre todo en la A-549. En general se recomienda inocular dos o tres líneas celulares simultáneamente, para lograr una mayor sensibilidad.

El efecto citopático producido por los adenovirus es muy característico y a menudo comienza en los bordes de la monocapa: las células no se lisan, sino que se redondean y agrupan en racimos, separándose de la superficie de crecimiento. En las células infectadas por los serotipos 3, 4 y 7 se observan inclusiones intranucleares refráctiles que contienen ADN. Habitualmente no se detecta efecto citopático antes de una semana, por lo que se recomienda incubar los cultivos 4 semanas y dar un pase ciego a los cultivos sin efecto citopático al final de este periodo, para alcanzar una mayor sensibilidad.

Los adenovirus aislados se identifican por inmunofluorescencia, enzimoinmunoensayo o aglutinación con látex. La serotipificación se realiza mediante neutralización con antisuero específico o, en algunos casos, inhibición de la hemaglutinación.

El cultivo en *shell-vial* es una modificación del cultivo celular convencional, que permite acelerar la recuperación de los adenovirus. Consta de las siguientes *etapas*:

- Inoculación de la muestra en una monocapa de células crecidas sobre un cubreobjetos.
- Centrifugación, para aumentar la infección de la monocapa.
- Incubación durante 1-2 días.
- Tinción con anticuerpo monoclonal frente a la proteína del hexón.

El aislamiento en cultivos celulares es actualmente el método de referencia para el diagnóstico de las infecciones por adenovirus, excepto las gastroenteritis. En infecciones respiratorias tiene una sensibilidad del 85-100%. Aunque se ha aislado adenovirus a partir de heces y faringe de un 2-8% de niños sanos, en general el aislamiento de adenovirus se considera significativo y diagnóstico de infección aguda.

Para la identificación de adenovirus aislados en cultivos celulares se puede emplear cualquiera de las técnicas de detección directa anteriormente mencionadas. La identificación a nivel de especie se lleva a cabo generalmente por IFD, EIA, IFA, aglutinación con partículas de látex o fijación de complemento. La aglutinación con hematíes de mono, humanos o rata sirve para asignar el aislado a un subgrupo. Las reacciones de inhibición de la hemaglutinación y de neutralización con antisueros específicos permiten determinar el serotipo.

Serología

El diagnóstico serológico de infección aguda por adenovirus se lleva a cabo por el aumento igual o superior a 4 veces del título de anticuerpos Ig G frente al antígeno común del hexón en sueros pareados extraídos con 2-4 semanas de diferencia. El primer suero debe extraerse precozmente al comienzo de los síntomas. Los anticuerpos Ig M se detectan a los 10-20 días del comienzo de la enfermedad y persisten durante dos meses aproximadamente.

En pacientes con infección por adenovirus el diagnóstico a nivel de género se puede realizar por fijación de complemento o EIA, empleando una batería de antígenos de distintos virus. Cuando se trata de enfermedades en las que los adenovirus son con frecuencia los agentes causales, la identificación a nivel de género se debe completar con la determinación del serotipo.

La técnica de fijación de complemento tiene un 50-70% de sensibilidad y el EIA un 70-80%. En niños pequeños la sensibilidad de ambas técnicas es menor, ya que su respuesta de anticuerpos es menor que en adultos o niños mayores. Los anticuerpos de tipo Ig M se detectan en un 20-50% de las infecciones, pero los niveles son a menudo bajos y de difícil interpretación.

Los tests de neutralización e inhibición de la hemaglutinación son más sensibles que la fijación de complemento, pero miden anticuerpos específicos de serotipo, por lo que no están indicados para el diagnóstico de rutina.

Detección y amplificación del ADN

La PCR para el diagnóstico de infección por adenovirus muestra una elevada sensibilidad y especificidad. La detección de adenovirus por PCR en muestras de pacientes transplantados se ha asociado con una mortalidad reducida en comparación con el cultivo, ya que permite un diagnóstico precoz de la enfermedad invasiva y detecta no solo virus activos sino también latentes. Se están desarrollando diversos tipos de PCR: PCR convencional, aunque tiene los inconvenientes de las contaminaciones con amplificados y que solo es cualitativa; PCR en tiempo real, que aporta resultados cuantitativos y se muestra más sensible que la anterior; una multiplex RT-PCR que detecta diversos virus respiratorios; nested-PCR, con elevada sensibilidad y especificidad.

TRATAMIENTO

No existen fármacos ni medidas terapéuticas específicas para el tratamiento de las infecciones por adenovirus.

Lo más habitual es que las infecciones por adenovirus sean autolimitadas y sin complicaciones; en estos casos el tratamiento solo ha de ser sintomático.

- En las conjuntivitis se puede administrar un colirio con AINE y vasoconstrictores y/o aplicarse compresas frías. No deben administrarse corticoides, ya que disminuyen la inmunidad celular y prolongan el curso de la enfermedad. Para prevenir la sobreinfección bacteriana se puede emplear además un colirio que contenga un antibiótico de amplio espectro (oxitetraciclina, clortetraciclina).
- Las gastroenteritis víricas solo requieren rehidratación por vía oral y evitar la ingesta de leche (excepto materna), derivados lácteos y alcohol. La alimentación oral con dieta blanda se reiniciará en cuanto el paciente la tolere. Pueden administrarse fármacos como difenoxilato, loperamida o anticolinérgicos, que alivian el dolor abdominal y disminuyen la frecuencia de las deposiciones.

En el caso de pacientes con alteraciones en la inmunidad en donde la infección puede diseminarse, no está aprobado el uso de fármacos antivirales, aunque son numerosos los estudios que se están realizando para el uso de cidofovir (CDV), un nucleótido monofosfato análogo de la citosina que inhibe la ADN polimerasa, y señalan que su actividad, frente a otros fármacos antivirales, está mostrando buenos resultados. El CDV se administra solo vía intravenosa, con duración variable en base a la respuesta y persistencia en la erradicación del virus. Aunque generalmente se tolera bien, se han descrito diferentes efectos adversos como la nefrotoxicidad. El enfoque principal en el tratamiento de las infecciones por adenovirus en paciente inmunocomprometidos se ha dirigido a la reconstitución inmunológica y al seguimiento mediante monitarización cuantitativa de la viremia del paciente.

PREVENCIÓN

Las medidas más eficaces para la prevención de la infección por adenovirus son un cuidadoso lavado de manos antes y después del contacto con el paciente infectado y el empleo de guantes desechables durante la exploración. Aunque rutinariamente no se ha recomendado el aislamiento de estos pacientes la experiencia en infecciones nosocomiales lo hace recomendable para pacientes ingresados en Unidades de Cuidados Intensivos y aquellos con infecciones graves por los serotipos 3 y 7 o con queratoconjuntivitis epidémica. Ante un brote hospitalario se deben tomar medidas como: separación de los pacientes infectados y el personal sintomático; empleo de guantes, bata y gafas protectoras; las toallas han de ser desechables; las superficies se desinfectarán con hipoclorito sódico o cloramina T.

Los brotes de queratoconjuntivitis epidémica en unidades de oftalmología puede prevenirse mediante el empleo de guantes de un solo uso para la exploración, lavado de manos antes y después de examinar al paciente, una adecuada desinfección de superficies y equipos y la administración de colirios de dosis única o el desecho de las soluciones oftalmológicas administradas a pacientes con sospecha de queratoconjuntivitis epidémica.

Vacunas

Se han desarrollado diversas vacunas parenterales, tanto de virus muertos como inactivados, para prevenir la infección por adenovirus, que se emplearon sobre todo en cuarteles; sin embargo, su uso se suprimió con el descubrimiento del poder oncogénico de los adenovirus. Posteriormente se ha investigado en nuevas vacunas que contienen componentes de la cápside libres de ADN y han demostrado su efectividad en estudios realizados con voluntarios, pero estas vacunas no se encuentran de momento disponibles para la población general.

Las epidemias de enfermedad respiratoria aguda en los cuarteles pueden prevenirse en la actualidad mediante inmunización activa con vacunas orales de virus vivos de los serotipos 4 y 7, administrados en cápsulas de recubrimiento entérico. Estos virus no son atenuados, pero al ser liberados directamente en el tracto gastrointestinal no producen enfermedad. Estas vacunas se han mostrado seguras y eficaces en ensayos controlados y durante su aplicación en centros militares de EE.UU., donde han disminuido significativamente los brotes de enfermedad respiratoria aguda. Su uso no está indicado en la población civil.

ADENOVIRUS Y TERAPIA GÉNICA

Los adenovirus son uno de los vectores más extensamente empleados en estudios de terapia génica, debido a su eficiente penetración en la célula a través de endocitosis mediada por receptor y a la facilidad con que se pueden crear adenovirus recombinantes, que llevan un gen terapéutico insertado en su ADN. La eliminación del gen E1, que hace perder al virus su capacidad de replicación, y del gen E3, no necesario para la función del vector, permite la inserción del gen terapéutico junto con su correspondiente promotor de regulación fuerte en el lugar de estos genes eliminados. Cuando el vector adenoviral contacta con el receptor de la célula diana se activa un mecanismo de endocitosis y, una vez dentro del endosoma, el virus se lisa. El ADN viral, que contiene el gen terapéutico, queda libre en el citoplasma y se introduce en el núcleo, donde permanece como un ADN extracromosómico o episoma, dirigiendo la replicación del gen terapéutico.

Actualmente, adenovirus es el medio más efectivo de administrar genes in vivo, debido a que la mayoría de las células humanas expresan el receptor primario para este virus, con lo cual se consigue un alto grado de expresión transgénica. El problema que posteriormente se ha presentado tiene que ver con el estado de inmunidad previo del receptor, que puede limitar la efectividad del tratamiento, así como que la expresión efectiva de los vectores de adenovirus in vivo se limita aproximadamente a 2 semanas, lo que ha focalizado su utilidad a determinadas terapias, como el tratamiento contra el cáncer, cuyo objetivo es inducir inmunidad contra este.

Bibliografía

AMALFITANO, A., PARKS, R.J. *Separating fact from fiction: Assessing the potential of modified adenovirus vectors for use in human gene therapy.* Curr Gene Ther 2002; 2 (2): 111-133.

BAUM, S.G. *Adenovirus.* En: Mandell, G.L., Bennett, J.E., Dolin, R. Principles and practice of infectious diseases (5ª ed). Churchill Livingstone Inc. New York 2000: 1624-30.

CALICÓ, I. *Diagnóstico de las infecciones por adenovirus.*

CARTER, B.A., KARPEN, S.J., QUIRÓS-TEJEIRA, R.E., CHANG, I.F., CLARK, B.S., DEMMLER, D.J., et al. *Intravenous cidofovir therapy for disseminated adenovirus in a pediatric liver transplant recipient.* Transplantation 2002; 74 (7): 1050-1052.

CISTERNA, R., GALLEGO, L., ARRESE, E., BASARAS, M. *Poxvirus, adenovirus, papilomavirus y parvovirus.* En: García–Rodríguez, J.A., Picazo, J.J. Microbiología Médica (Vol. 1). Mosby 1996: 439-51.

GAVIN, P.J., KATZ, B.Z. *Intravenous ribavirin treatment for severe adenovirus disease in inmunocompromised children.* Pediatrics 2002; 110 (1Pt 1): e9.

HEIM, A., EBNET, C., HARSTE, G., PRING-AKERBLOM, P. *Rapid and quantitative detection of human adenovirus DNA by real-time PCR.* J Med Virol 2003; 70 (2): 228-239.

KONEMANN, E.W., et al. *Diagnóstico de las infecciones producidas por virus, Chlamydia, Rickettsia y microorganismos relacionados.* En: Diagnóstico microbiológico (5ª ed). Editorial Médica Panamericana. Buenos Aires 1999: 1145-1255.

MCLAUGHLIN, G.E., DELIS, S., KASHIMAWO, L., CANTWELL, G.P., MITTAL, N., CIROCCO, R.E., et al. *Adenovirus infection in pediatric liver and intestinal transplant recipients: Utility of DNA detection by PCR.* Am J Transplant 2003; 3 (2): 224-228.

RUUSKANEN, O., MEURMAN, O., AKUSJÄRVI, G. *Adenoviruses.* En: Richman, D.D., Whitley, R.J., Hayden, F.G. (eds). Clinical virology. Churchill Livingstone Inc. New York. 1997: 525-47.

SALCEDO, M.A., GOLDARACENA, B., ARDANAZ, M.E., MANZÓN, A., MORENO, C. Y SALVO, S. *Brote nosocomial y comunitario de queratoconjuntivitis epidémica* en Navarra en el año 1996. Rev Esp Salud Pública 1997; 71: 383-390.

WADELL, G., ALLARD, A., HIERHOLZER, J.C. *Adenoviruses*. En: Murray, P.R., Baron, E.J., Pfaller, M.A., Tenover, F.C., Yolken, R.H. (eds). Manual of clinical microbiology (7ª ed). American Society for Microbiology. Washington DC 1999: 970-982.

GALLEGO, CECILIA (2009) *Siente la tierra, virología: a descubrir el mundo de los virus.* 2009.

BAKER CAROL, J. *Red Books: Atlas de enfermedades infecciosas en pediatría.* Panamericana. 2009.

VV. AA. *Red book enfermedades infecciosas en pediatría* (27ª ED) Panamericana. 2007.

VV. AA. *Microbiología ética* (4ª ED) Mcgraw-Hill/Interamericana de México. 2004.

COLLIER. *Virología humana* McGraw-Hill/Interamericana de México. 2008.

HALABE, J. *Vacunación en el adulto* Mcgraw-Hill/Interamericana de México. 2008.

MURRAY P, ROSENTHAL K, PFALLER M. Adenovirus. Cap. 42. Microbiología Médica 8ª Ed. 2017: 419-423

CRYSTAL RG. *Adenovirus: the first effective in vivo gene delivery vector.* Hum Gene Ther. 2014; 25(1): 3-11.

LYNCH JP 3RD, KAJON AE. *Adenovirus: Epidemiology, Global Spread of Novel Serotypes, and Advances in Treatment and Prevention.* Semin Respir Crit Care Med. 2016;37(4):586-602.

AHMAD, NAFEES, LAGUNOFF, MICHAEL, BARTH, RELLER, L., DREW, W. LAWRENCE, POTTINGER, PAUL, R., STERLING, CHARLES, J., RYAN, KENNETH, GEORGEY, RAY, C., SHERRIS. *Microbiología médica* 6ED. 6. Madrid, España, McGraw-Hill, 2017: 85-114.

MYNAREK M, GANZENMUELLER T, MUELLER-HEINE A. ET AL. *Patient, virus, and treatment-related risk factors in pediatric adenovirus infection after stem cell transplantation: results of a routine monitoring program.* Biol Blood Marrow Transplant. 2014; 20(2): 250–256.

GANAPATHI L, ARNOLD A, JONES S, ET AL. *Use of cidofovir in pediatric patients with adenovirus infection.* F1000Res. 2016;5:758. Published 2016 Apr 26.

LION T. *Adenovirus infections in immunocompetent and immunocompromised patients.* Clin Microbiol Rev. 2014;27(3):441-462.

LION T. *Adenovirus persistence, reactivation, and clinical management.* FEBS Lett. 2019;593(24):3571-3582.

AHMAD, NAFEES, LAGUNOFF, MICHAEL, BARTH, RELLER, L., DREW, W. LAWRENCE, POTTINGER, PAUL, R., STERLING, CHARLES, J., RYAN, KENNETH, GEORGEY, RAY, C., SHERRIS. *Microbiología médica* 6ED. 6. Madrid, España, McGraw-Hill, 2017: 155-157.

3. *Infecciones producidas por papillomavirus.*

José Serrano Sánchez, Fernando Cobo Martínez, Rocío Toledano Luna y María del Mar Gallardo García

La clasificación taxonómica de los virus de este grupo se ha modificado, si bien antes se encontraba incluida dentro de la familia Papoviridae, actualmente esta se ha subdividido en dos familias, la familia Papillomaviridae y la familia Polyomaviridae. Los papilomavirus humanos (VPH) producen verrugas o papilomas, y varios genotipos se han asociado al desarrollo de cáncer cervical, peneano y anal.

ESTRUCTURA DEL VIRUS

Son virus desnudos de 45-55 nm de diámetro, con ADN bicatenario circular. Este genoma está rodeado por una cápside icosaédrica de 72 capsómeros que está formada por una proteína principal (56 kD de peso molecular) que constituye el 80% del peso del virión y por otra proteína de 76 kD en menor proporción. Se han podido obtener determinantes antigénicos de género ubicados en la proteína principal de la cápside y determinantes antigénicos específicos de especie ubicados en la superficie del virión. El genoma tiene aproximadamente 8.000 pares de bases y está funcionalmente dividido en dos *regiones*:

- *Región temprana:* Codifica proteínas responsables de las funciones de transformación y replicación viral.
- *Región E:* Siete u ocho genes de expresión temprana (E1 a E8), de ellos destacan por su papel en la transformación de células sanas a células malignas los que codifican la proteína E5, proteína oncogen que favorece el crecimiento

celular al activar al receptor del factor de crecimiento epidérmico (FCE); el E6 que se une a la proteína p53 (reguladora del crecimiento tumoral) y la degrada; y el E7 que antagoniza la función de la proteína supresora de retinoblastoma (Rb).

- *Región L:* Dos genes de expresión tardía (L1 y L2) codificadores de proteínas estructurales de la cápside.

NOMENCLATURA Y CLASIFICACIÓN

Se han identificado más de 100 genotipos de VPH, denominados: VPH-1, VPH-2, etc, la clasificación taxonómica, presentada por el *International Committee on Taxonomy of Viruses* (ICTV) se basa en el grado de homología de la secuencia de nucleótidos del fragmento L1.

Junto con la clasificación taxonómica, y debido a evidencias científicas de la implicación del VPH en el cáncer de cuello de útero (CCU), el grado de asociación que presentan con el desarrollo de este cáncer ha dado lugar a otro tipo de clasificación. Así, se encuadran en tres *grupos:* VPH-AR (de alto grado oncogénico), VPH-PAR (probable/posible grado oncogénico) y VPH-BR (bajo riesgo, no oncogénico). Se estima que aproximadamente el 40% de los VPH descritos, se pueden encontrar en el área genital y anal.

Clasificación de VPH en base a riesgo oncogénico (implicación en el desarrollo de CCU)	
Tipos HPV	**Localización**
VPH-AR	16, 18, 31, 33, 35, 39, 45, 51, 52, 56, 58 y 59
VPH-PAR	68, 26, 53, 64, 65, 66, 67, 69, 70, 73, 82
VPH-BR	6, 11

EPIDEMIOLOGÍA Y PATOGENIA

Estos virus están ampliamente distribuidos produciendo infecciones en el hombre, vacas, ciervos, monos, conejos, etc. Algunos tipo son especie-específicas, por ello se puede hablar de Papillomavirus humanos. El virus del papiloma se adquiere por contacto directo, una vez que infectan, replican en el epitelio escamoso de la piel, produciendo la formación de verrugas o en las membranas mucosas, en cuyo caso se forman los papilomas genitales, orales y conjuntivales. Los tipos de VPH tienen una gran especificidad tisular provocan los siguientes *cuadros clínicos:*

- Verrugas cutáneas: Muy comunes en la población general.
  - *Verrugas vulgares o comunes:* sobre todo se producen en niños en edad escolar.
  - *Verrugas plantares:* se producen sobre todo en adolescentes y adultos jóvenes.
  - *Verrugas planas:* se producen sobre todo en niños, aunque son poco frecuentes. Otro grupo de riesgo son carniceros, empacadores de carne y manipuladores de pescado.
- *Condilomas acuminados y verrugas anogenitales:* Es una enfermedad de transmisión sexual (ETS). El principal grupo de riesgo son sobre todo mujeres jóvenes, entre 15-25 años, sexualmente activas.
- *Papilomatosis respiratoria:* Se produce en niños recién nacidos, en edad escolar y también en adultos. Es poco frecuente.
- *Epidermodisplasia verruciforme:* Se produce muy raramente y tiene carácter autosómico recesivo.
- *Tumores benignos de cabeza y cuello:* El VPH al infectar las mucosas puede provocar la proliferación de papilomas en ubicaciones como la laringe, cavidad oral y en la conjuntiva.

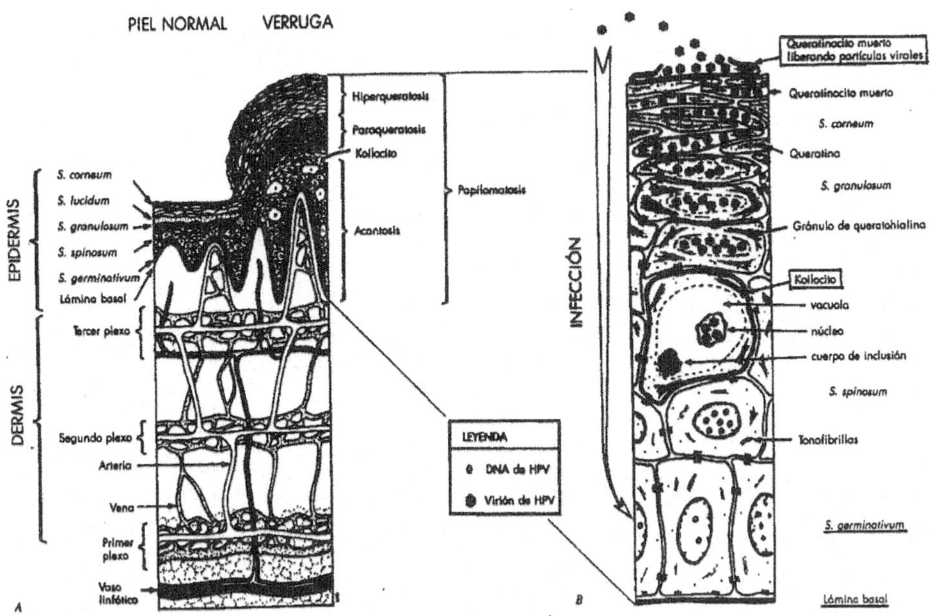

Esquema de la verruga.

Para la *transmisión* de estos virus es importante el contacto estrecho y también los fómites. Las verrugas genitales son consideradas a todas luces ETS y pueden ser concomitantes a otras ETS. La papilomatosis respiratoria parece contagiarse a recién nacidos a través del canal del parto ya que su incidencia es mayor en recién nacidos de madres con verrugas genitales. De todas formas existe controversia ya que nacen niños con papilomatosis respiratoria en cesáreas. Los traumatismos menores en el sitio de inoculación pueden favorecer la infección, así por ejemplo las verrugas laríngeas se desarrollan frecuentemente cercanas a las traqueotomías y las verrugas genitales se desarrollan con gran asiduidad en lugares muy próximos en las lesiones producidas en una ablación.

Las pruebas moleculares en vivo indican que la replicación y el ensamblaje de estos virus tiene lugar solo en las capas de diferenciación del epitelio escamoso (por esta razón no es posible cultivarlos in vitro). La localización anatómica preferente de la infección es el epitelio escamoso cutáneo o mucoso. Se expresan clínicamente en cuatro *localizaciones* anatómicas:

- Piel de extremidades y palmoplantar.
- Piel y mucosa genitales.
- Mucosa laríngea.
- Mucosa oral.

Manifestaciones clínicas y tipos de VPH que las producen				
Manifestcaiones clínicas	**Tipo más frecuentes**	**Otros tipos aislados**	**Localización**	**Asociación malignidad**
Verrugas comunes	2, 4,	1, 7 (carniceros), 26, 29	Manos, brazos	No
Verruga plantar	1	2, 3, 4, 27, 29, 57, 60, 63, 65, 66 y 69	Plantas pies	No
Verruga plana	3, 10	27, 28 y 41	Frente, brazos, tronco	Frecuente (inmunodeprimidos)
Epidermodisplasia verruciforme	5, 8, 17, 20, 36	9, 12, 14, 15, 19, 21-25, 38, 46	Frente, brazos, tronco	En tipos 5, 8, 14, 17, 20 (30% de pacientes desarrolla carcinoma)
Papilomatosis respiratoria	6, 11	2, 16	Laríngeo y TRS	Raro
Condiloma acuminado (verruga anogenital)	6, 11	1, 2, 10, 16, 30, 44 y 45	Epitelio anogenital	Raro u ocasional
Neoplasia intraepitelial cervical	16, 18, 31 y 45	33, 35, 39, 51, 52, 56, 58, 59, 66, 68, 69, 73 y 82	Epitelio anogenital	Muy frecuente

PRESENTACIONES CLÍNICAS

Algunos tipos específicos de HPV tienden a infectar diferentes epitelios y producen diferentes manifestaciones clínicas y patológicas. Este tropismo no es completamente específico, por ejemplo los tipos 6 y 11 infectan, ambos, tracto genital y laringe. Dependiendo del tipo de epitelio infectado, los tipos de HPV suelen referirse a menudo como cutáneos o mucosos. En general, los tipos que infectan regiones cutáneas suelen queratinizar el epitelio, mientras los tipos que afectan a mucosas no queratinizan el epitelio.

Verrugas cutáneas

Por lo común son asintomáticas, pueden sangrar y no suelen ser dolorosas. Muy rara vez degeneran en carcinomas verrucosos. El 50% pueden resolverse espontáneamente en cuestión de meses y el otro 50% puede permanecer muchos años.

El diagnóstico de todas ellas, en general, se hace por el aspecto macroscópico. Las verrugas de cualquier tipo tienen un aspecto característico que a continuación estudiaremos.

Verrugas vulgares o comunes

Los HPV asociados a estas patologías son sobre todo los tipos 2, 4. Casi siempre se observan en niños y adolescentes ya que la mayoría de los adultos están inmunizados. Se presentan como pápulas hiperqueratósicas del color de la piel o más blancas, bien delimitadas y llegan hasta un centímetro de diámetro. La superficie es verrucosa, rasposa al tacto y con proyecciones filiformes. Se localizan habitualmente en las manos, la zona periungueal y más raramente en los codos y las rodillas. Cuando son alargados se denominan verrugas filiformes y se localizan en la cara.

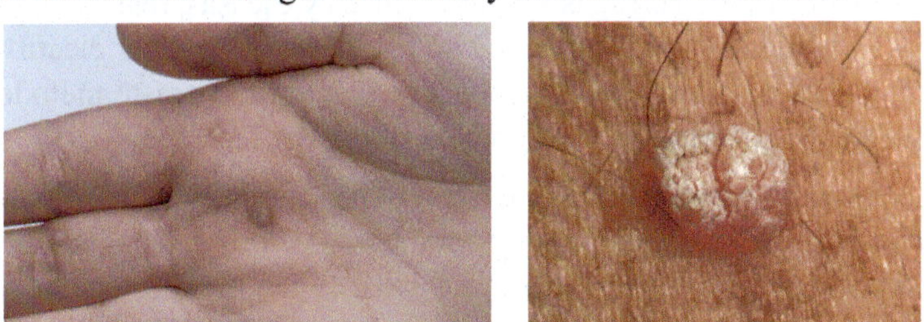

Verrugas vulgares.

Una inusual forma de verrugas comunes ocurre entre los manipuladores de carne y está asociada a los HPV tipo 7.

En las verrugas vulgares de las manos y en las periungueales se aconseja aplicar queratolíticos, compuestos habitualmente por una combinación de ácido salicílico y ácido láctico. Se protege la piel sana con vaselina, se pincela la verruga con el queratolítico, se espera que se seque y se cubre con esparadrapo de tela. La cura se hace por la noche y se deja actuar durante 24 horas. A la noche siguiente se retira el esparadrapo, se hace un baño con agua tibia durante 2 o 3 minutos y se frota con una lima de uñas o una piedra pómez con el fin de quitar la piel macerada. Una vez a la semana debe hacerse un raspado en profundidad mediante una hoja de bisturí. El tratamiento debe mantenerse durante 2 o 3 meses para conseguir la remisión de las lesiones. Con este tratamiento se consigue eliminar un 60-70% de las verrugas vulgares. Los queratolíticos no son aconsejables para las lesiones de la cara, porque es fácil que produzcan una quemadura química. También se pueden utilizar productos vesicantes como la solución de cantaridina al 1%.

Otra solución es la criocirugía con nitrógeno líquido. Si utilizamos el spray, deben hacerse unas 2 o 3 pulsaciones de unos 10 segundos. A las pocas horas se produce inflamación y puede aparecer una ampolla, que se punciona con el fin de reducir la tensión. Al cabo de unos 10 días se forma una costra queratósica que desprenderemos con una lima de uñas. En el caso de que queden restos de verrugas puede aplicarse un nuevo ciclo de crioterapia o bien puede combinarse el tratamiento con queratolíticos, realizando crioterapia cada 20 o 30 días hasta que las verrugas desaparecen.

En el caso de verrugas vulgares únicas y escasas, resistentes a los tratamientos anteriormente citados, se puede realizar electrocoagulación y curetaje de las lesiones, aunque con este método queda cicatriz residual y es preciso anestesiar la zona.

Siempre tenemos que tener en cuenta que la mayoría de las verrugas autoinvolucionarán y por lo tanto hemos de intentar evitar en lo posible tratamientos agresivos.

Verrugas plantares profundas

El HPV más frecuentemente implicado en esta presentación clínica es el tipo 1. Son frecuentes en niños y personas jóvenes.

Se contagian en piscinas y duchas públicas. Se manifiestan como pápulas queratósicas planas de tacto rasposo y color blanquecino, de pocos milímetros a un centímetro de diámetro que rompen las líneas de la piel. En superficie presentan puntos negros, son capilares trombosados, que al rasparlos con bisturí producen un sangrado puntiforme. Son dolorosas a la presión lateral y vertical. Pueden aparecer en cualquier parte de la planta y crecen en profundidad. Suele haber una o pocas lesiones aunque en algunas ocasiones confluyen formando verrugas en mosaico.

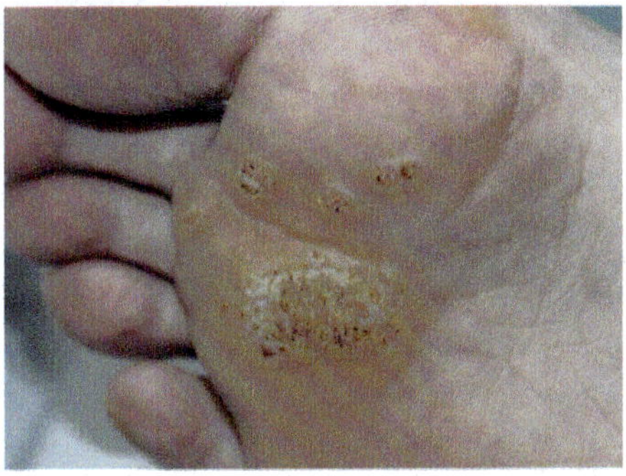

Verrugas plantares.

Una vez que se produce la infección, la evolución puede ser a resolución espontánea, fruto de la acción del sistema inmunitario, a estado de latencia o presentación clínica de la verruga plantar.

El tratamiento de primera elección suelen ser agentes queratolíticos que se aplican de manera similar a como expusimos para las verrugas comunes. Las verrugas en mosaico son muy resistentes a este tratamiento, así se puede utilizar otro tratamiento alternativo a base de vaselina salicílica al 40-50%.

También la criocirugía es aplicable a este tipo de verrugas aunque tiene el inconveniente de que es muy doloroso y deben pincharse las ampollas que se formen para que el paciente camine con más facilidad. En verrugas resistentes también se puede aplicar curetaje de las lesiones y electrocoagulación superficial. Otra alternativa para este tipo de lesiones es la infiltración intralesional con bleomicina.

Verrugas planas

Los HPV tipo 3, 10, 27, 28 y 41 son los que más se relacionan con este tipo de verrugas. Suelen presentarse en niños y adolescentes. Se manifiestan como pápulas aplanadas, algo elevadas, con contorno y distribución irregulares. Tienen superficie lisa, el color es el de la piel o marrón claro y miden de 2-4 milímetros de diámetro. Suelen ser múltiples y tienden a agruparse en determinadas zonas de la cara (frente, mejillas y mentón) y en el dorso de las manos. Es frecuente ver una siembra lineal de varias verrugas después de un traumatismo *(fenómeno de Koebner)*.

Se debe comentar con el paciente que las verrugas planas suelen autoinvolucionar en unos meses o en pocos años, por lo que en muchos casos es preferible no realizar tratamiento. Si se decide actuar, el tratamiento de primera elección es la aplicación de queratolíticos suaves como la crema de ácido retinoico al 0,025%. Se aplica una pequeña cantidad sobre una de las verrugas, se deja actuar durante media hora y luego se lava. Cada semana se incrementa el tiempo de aplicación unos 30 minutos hasta que se produce irritación. Las concentraciones pueden incrementarse al cabo de dos meses al 0,05% y al 0,1% según tolerancia. El ácido retinoico es irritante y fotosensibilizante y no se debe utilizar en párpados y región perioral, ni en verano. Del mismo modo se puede utilizar el ácido salicílico a bajas concentraciones entre el 2-4%.

También se puede utilizar la crioterapia superficial con nitrógeno líquido.

No se aconseja legrado ni electrocoagulación por la posibilidad de causar cicatrices. El láser no ofrece ventajas sobre los anteriores.

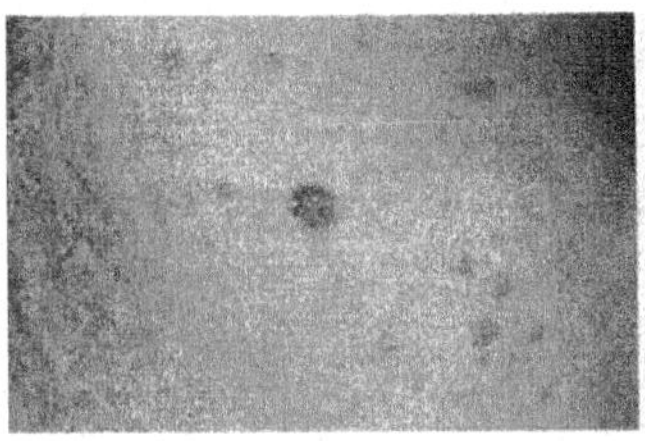
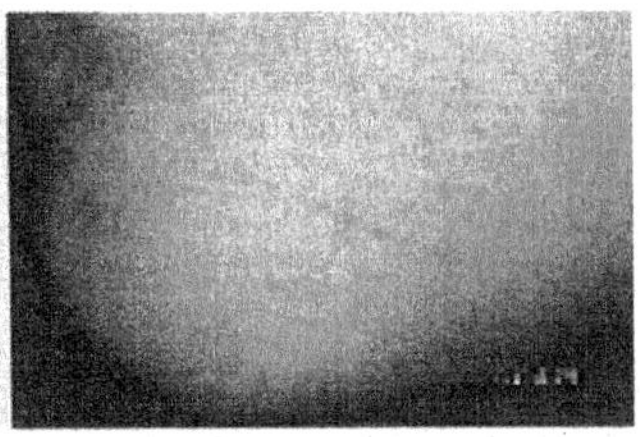

Verrugas planas (fenómeno de Koebner a la dcha).

Epidermodisplasia verruciforme

Se relacionan con esta enfermedad los tipos de HPV 5, 8, 17, 20 y 36. Se relaciona con un desorden genético autosómico dominante de inmunidad celular muy raro. Se parecen a verrugas planas, pero comúnmente son similares a la pitiriasis versicolor que cubre el torso y extremidades superiores. Al menos el 30% de los pacientes con epidermodisplasia verruciforme desarrollan carcinomas de células escamosas invasoras cuando comienzan con edad adulta temprana y hay exposición grande al sol. Hay que hacer diagnóstico diferencial ya que por ejemplo se puede confundir con pitiriasis versicolor.

Para el tratamiento deben observarse cuidadosamente las lesiones y cualquier cambio hacia la malignidad debe llevar al tratamiento con ungüento de 5-fluoruracilo o al tratamiento quirúrgico.

Papilomatosis respiratoria

Implicados en esta localización se encuentran los tipos 6 y 11. Se puede producir cuando los virus se diseminan en tráquea y pulmones, llevando a la obstrucción, infección e insuficiencia respiratoria. En los niños recién nacidos la prontitud de su desarrollo produce asfixia rápida y otros síntomas. En adultos suele ser más leve y a veces puede adquirir malignidad.

Se trata con crioterapia endoscópica o con láser. Deben evitarse las traqueotomías por posible diseminación.

Verrugas anogenitales

También llamados *condilomas acuminados*, son verrugas normalmente benignas pero que pueden evolucionar hacia la malignidad. Los tipos de HPV más prevalentes en condilomas benignos son el 6 y 11. Se ha comprobado que sus ADN son altamente homólogos y tienen el mismo efecto sobre mucosa genital y laríngea. Otros tipos de HPV implicados con estas verrugas son los tipos: 1,2, 10, 16, 30, 44 y 45. Estos tipos rara u ocasionalmente están asociados a malignidad. Los HPV productores de condilomas más frecuentemente asociados a malignidad son, sobre todo, los tipos 16 y 18, y también 33, 35, 39, 51, 52, 56, 58, 59, 66, 68, 69, 73 y 82.

Epidemiología

Aunque existe alguna otra vía de transmisión, la relación sexual es la forma más importante de contagio entre adultos, por esto se incluye entre las enfermedades de transmisión sexual (ETS). La promiscuidad sexual es el factor de riesgo más importante de la infección genital por HPV. El riesgo de infección varía con la edad, siendo el grupo de mayor riesgo el de 16-25 años, con un pico a los 19 años en las mujeres y a los 22 en los hombres.

Los condilomas acuminados son una de las ETS de mayor contagiosidad y el 60-70% de las parejas sexuales de pacientes con condilomas desarrollan la enfermedad. El contagio se produce por la efracción mucosa en zonas traumatizadas durante el coito. Las localizaciones son *variables:* vulva, vagina, cérvix, pene, escroto y ano. En ambos sexos, los condilomas anales se relacionan con coitos anales. En los niños se pueden transmitir por el canal del parto o pueden ser la expresión de abusos sexuales.

El periodo de incubación oscila desde unas semanas a 9 meses, siendo el promedio de 2-3 meses.

Factores de riesgo de infección por VPH genital
Contacto con pareja con verrugas sexuales
Contactos sexuales a edad temprana
Múltiples parejas
Historia de enfermedad de transmisión sexual
Fumadoras inmunosupresión
Trasplantado infección por VIH

Factores de riesgo de infección por VPH genital

Clínica

La localización anatómica preferente de la infección es el epitelio escamoso cutáneo o mucoso. Las lesiones cutáneas son usualmente benignas, con tendencia a la regresión espontánea. Hay diferentes *formas de presentación* de la enfermedad:

- Por métodos de detección de ADN se ha podido demostrar la existencia de HPV en piel sana del área genital en pacientes con verrugas genitales, lo que revela que el virus puede permanecer en estado latente o asintomático. Esta sería la forma asintomática de la enfermedad.
- En la clínica clásica, los condilomas aparecen como masas carnosas, rosadas o marrones, vegetantes, en forma de crestas, de superficie irregular y fisuradas. Miden desde pocos milímetros a un centímetro, aunque en ocasiones confluyen formando masas de varios centímetros en forma de coliflor. A veces aparecen como pequeñas pápulas sésiles, discretamente elevadas, en ocasiones pigmentadas, localizadas en la piel del pene o del periné. Raras veces los condilomas recuerdan verrugas vulgares, en cuyo caso se localizan en la base del pene, la vulva o en el periné. Si asientan en el meato o en la uretra distal pueden ocasionar disuria, polaquiuria o uretrorragia. La diseminación hacia

la uretra proximal o a la vejiga es rara, pero posible. Los condilomas anales son morfológicamente similares a los genitales y pueden extenderse al recto.
En el paciente inmunodeprimido las lesiones pueden alcanzar gran tamaño y ser muy resistentes al tratamiento.

- Hay condilomas que no son visibles en una inspección rutinaria, pero en la biopsia se revelan datos histológicos semejantes a los hallados en las verrugas. En el cérvix y en el pene se presentan como masas aplanadas denominadas *condilomas planos*. Esta presentación de la enfermedad se denomina infección subclínica y ha sido asociada a la edad joven, a múltiples compañeros sexuales y a un historial previo de verrugas genitales.

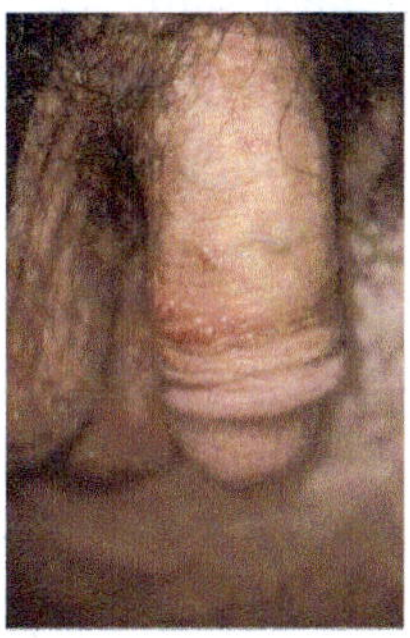

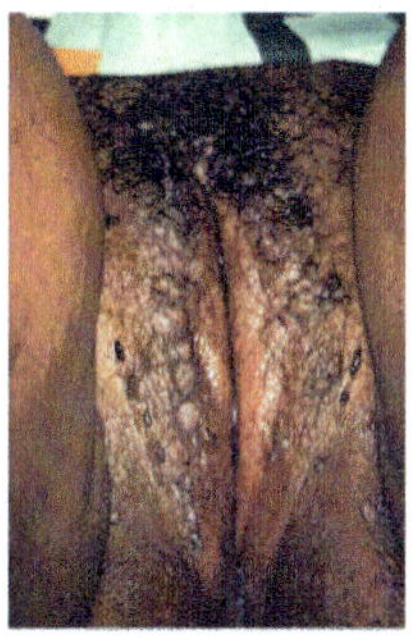

Condilomas acuminados.

- En los cambios displásicos existe anormalidad en el desarrollo y en el crecimiento celular, y es sinónimo de alteraciones premalignas. La asociación de HPV con crecimiento displásico ha sido bien estudiada en cérvix. Estos cambios se denominan *neoplasia intraepitelial cervical* (CIN), cuya graduación varía entre I-III, dependiendo del espesor del epitelio que es reemplazado por células displásicas.
- Si los HPV se asocian a alteraciones premalignas o displasias, es lógico pensar que existe relación entre HPV y carcinomas. Numerosos estudios han demostrado la presencia de ADN de HPV en células de cáncer de cérvix. Esta relación será estudiada más ampliamente en un apartado posterior.

Diagnóstico

La replicación de HPV está unida a las células diferenciadas del epitelio escamoso, con cápsides virales producidas solo en las células diferenciadas de este epitelio. Por esta razón las técnicas tradicionales para cultivar virus no pueden ser usadas para los HPV.

Tampoco se pueden utilizar los métodos serológicos para infección aguda o crónica ya que no son validos por la presencia de un antígeno común.

El diagnóstico se hace usualmente por el aspecto macroscópico. Las verrugas de cualquier tipo tienen un aspecto característico que nos permite una orientación diagnóstica. Hay que hacer diagnóstico diferencial; los condilomas acuminados rara vez se confunden con otras ETS como herpes, sarna nodular, granuloma inguinal, chancroides, etc., pero si puede confundirse algunas verrugas genitales con el moluscum contagiosum.

El diagnóstico de los condilomas es esencialmente clínico. Sin embargo, las formas genitales no acuminadas plantean diversos *problemas*:

- *Tinción de Papanicolau*: Es un diagnóstico de tipo histológico, para el que están definidas perfectamente las lesiones típicas pero no las subclínicas ni las latentes. Las lesiones típicas se caracterizan por la presencia de coilocitosis, disqueratosis, hiperplasia de células basales y discreta atipia nuclear. La citología con tinción de Papanicolau es la técnica más empleada en la detección de las infecciones cervicales por HPV. Una vez se detecta alguna alteración citológica compatible con la infección vírica, se realiza una colposcopia y una biopsia.
- *Colposcopio*: Permite la inspección estereóscopica binocular del cérvix y la vagina con un aumento de 10-20 veces. La aplicación al cérvix de ácido acético al 3-5% durante 3-5 minutos hace que el epitelio anormal tome una coloración blanca, lo que posibilita la visualización de cambios vasculares anómalos. La colposcopia permite el diagnóstico de las infecciones subclínicas, y ofrece como ventaja la observación de una mayor superficie del epitelio y la obtención dirigida de la biopsia.
- *Inmunohistoquímica*: Antígenos estructurales tardíos de HPV en muestras de biopsias de tejidos pueden ser detectados usando anticuerpo policlonal. Comparando este tipo de ensayos con la detección de ADN de papilomavirus se observa que tienen una buena especificidad (90%), pero no más del 50% de sensibilidad. Parece que se debe a que

en la mayoría de los casos la concentración de estas proteínas estructurales tardías presentadas en dichas muestras es baja.

Tratamiento

El tratamiento clásico de los condilomas acuminados consiste en la aplicación de resina de podofilino a una concentración entre el 15-25%. Se protege la piel circundante con pasta Lassar o vaselina, se pincelan las lesiones cuidadosamente y se cubren con una gasa, para evitar que toque en otras zonas. A los 30 minutos se lava con agua y jabón. El tratamiento se hace a diario o a días alternos y se dobla el tiempo de aplicación cada semana hasta dejarlo toda la noche. Como tratamiento alternativo puede utilizarse la solución de podofilotóxina al 0.5%, que se aplica sobre las lesiones 2 veces al día, 3 días a la semana durante varias semanas, hasta conseguir que las lesiones remitan. La podofilotoxina es un derivado purificado de la podofilina y por tanto actúa como un caústico. Es menos irritante del fármaco del que deriva aunque también es menos efectivo.

También puede aplicarse crema de imiquimod al 5%. Se aplica sobre los condilomas por la noche, 3 noches alternas a la semana, originando una reacción inflamatoria que elimina los condilomas en unas semanas. Es más efectivo en mujeres y tiene el inconveniente de que el coste es muy elevado.

De forma alternativa se puede utilizar: la crioterapia, el tratamiento láser (cirugía con luz de alta intensidad), el tratamiento de escisión quirúrgica por medio del asa eléctrica y la cirugía convencional.

Siempre se debe de tener en cuenta que los condilomas son una enfermedad de transmisión sexual y por ello se debe recomendar el examen de la/las parejas de los últimos 6-9 meses, que se abstengan de tener relaciones sexuales hasta que quede completamente libre de lesiones.

PAPILLOMAVIRUS Y MALIGNIDAD

La infección genital por HPV es de considerable importancia ya que en los últimos años se han acumulado una gran evidencia de la implicación de un número variable de tipos específicos de HPV como posibles agentes causales de lesiones proliferativas escamosas en cérvix, vulva, ano, pene, laringe, lengua y conjuntiva. Especialmente, se han asociado los papillomavirus con el desarrollo de carcinoma de cérvix, donde, al menos en el 92%

de los carcinomas cervicales invasivos se detecta ADN de HPV genital, lo que ha hecho pensar a la mayoría de investigadores que la infección de HPV es necesaria para el desarrollo de cáncer cervical. Los papillomavirus genitales son comúnmente *clasificados* como de alto, intermedio y bajo riesgo, dependiendo de la frecuencia con la que estos estén presentes en los carcinomas.

- Tipos de riesgo bajo: 6, 11, 42, 43 y 44.
- Tipos de riesgo intermedio: 31, 33, 35, 51 y 58.
- Tipos de riesgo alto: 16, 18, 31, 33, 34, 35, 39, 45, 51, 52, 56, 58, 59, 66, 68 y 70.

Numerosos estudios han mostrado que en torno al 70% de los CCU están asociados a la infección por VPH-16 oVPH-18.

Los tres tipos de virus de papiloma humano pueden causar el crecimiento de células anormales en el cuello del útero y otras localizaciones, pero generalmente solo los tipos de virus encuadrados en el grupo de alto riesgo progresan más a menudo hacia la malignidad.

La aparición de carcinoma de cérvix y anogenital en general, está precedido por una serie de cambios premalignos en el epitelio anal y cervical. Se han utilizado varios términos para describir estas células anormales. En el sistema Bethesda (es el sistema principal que se utiliza para informar los resultados de las pruebas de Papanicolau en los Estados Unidos), las condiciones precancerosas son divididas en lesiones intraepiteliales escamosas (LIE, o SIL en inglés) de bajo grado y de alto grado. Otros *términos* utilizados más clásicamente para describir estas células anormales son los de neoplasia intraepitelial cervical (CIN: I, II y III) y displasia.

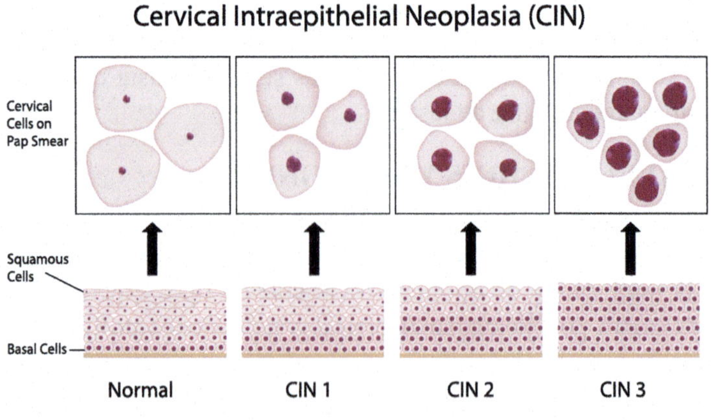

Ilustración que muestra diferentes grados de neoplasia intraepitelial cervical (CIN: I, II y III)

- Bajo el nombre de *LIE de bajo grado* se incluye el condiloma acuminado y la CIN de grado I, en las que un 20-50% de las células epiteliales del cérvix normales están reemplazadas por células inmaduras con núcleos grandes y aberrantes.
- Las *LIE de alto grado* incluyen la CIN de grado II y el carcinoma in situ o CIN III, en los que más del 50% de las células epiteliales están sustituidas por células inmaduras y existe un alto índice de actividad mitótica. La mayoría, si no todos los carcinomas anogenitales derivan de las LIE de alto grado.

Las LIE de bajo grado (displasias leves) son una condición común, especialmente en las mujeres jóvenes. La mayoría de las LIE de bajo grado vuelven a la normalidad pasados unos meses o unos pocos años. A veces, este tipo de LIE de bajo grado puede convertirse en LIE de alto grado. Estas LIE de alto grado no son cáncer, pero eventualmente pueden convertirse en cáncer y deben ser tratadas por un médico. Actualmente se ha introducido el concepto ASCUS para nombrar a estas células escamosas atípicas de significado incierto. Estas lesiones asientan, en el caso del cérvix, en la zona de transición del epitelio escamoso del exocérvix, y en el ano, en la zona comprendida entre el epitelio escamoso anal y el epitelio columnar del recto.

La infección por HPV suele ser silente y no causar síntomas. Entre las mujeres con citología normal la prevalencia de HPV cervical por PCR es del 10-20%. Muchas de las infecciones cervicales por HPV son transitorias (con una duración media de al menos 12 meses) sobre todo en mujeres jóvenes y no poseen riesgo de neoplasia cervical. Solo una minoría de pacientes será positiva de manera continuada. La infección cervical por HPV es más frecuente que las CIN y un gran número de mujeres infectadas por HPV de alto riesgo no desarrollan CIN de alto grado.

Además de una replicación activa del virus la infección por HPV puede resultar en latencia y transformación maligna. En la latencia los cambios histopatológicos son ausentes y ninguna partícula viral es producida. La integración del ADN del HPV en el genoma de la célula huésped se asocia con la progresión de una neoplasia intraepitelial de alto grado a cáncer. La integración es rara en lesiones benignas o premalignas.

Los estudios sugieren que si una mujer desarrolla cáncer o no, depende de la interacción de una variedad de factores que actúan conjuntamente con la infección de los tipos de virus de papiloma humano asociados a cáncer. Entre estos cofactores están la resistencia baja a la infección, coinfecciones con otros agentes diferentes, tabaco, dieta, número de parejas sexuales, inmunidad celular, etc. En la actualidad la infección por HPV se considera un requisito fundamental para la mayoría de los carcinomas de cérvix.

La historia natural del cáncer anogenital sugiere que la progresión de las LIE hasta el desarrollo de cáncer invasivo requiere años.

La progresión de las lesiones, la tasa de lesiones multicéntricas y la de recurrencias o de fracasos terapéuticos es más alto en pacientes con una inmunología celular dañada como ocurre en los pacientes VIH positivos. El carcinoma de cuello uterino es el cáncer más frecuentemente asociado a SIDA en mujeres, y este tiene un comportamiento más agresivo y un peor pronóstico, con afectación ganglionar, tumores de alto grado y altas tasas de recurrencias.

DIAGNÓSTICO

Las lesiones que causan los virus de papiloma humano asociados a cáncer son casi invisibles.

La citología o tinción de Papanicolau (Pap) sigue siendo actualmente considerada por los especialistas el punto de partida en el diagnóstico de cáncer cervical, a pesar de que reconocen que posee una sensibilidad muy baja como método de screening. Una sensibilidad del 80% y una especificidad del 99.4% hace de la citología un producto imperfecto para el screening de cáncer cervical. La gran baza de la citología como método de screening es su bajo coste y su facilidad de obtener.

Si en una prueba Pap se detectan cambios en las células que preocupan, el siguiente paso normalmente es una colposcopia y una biopsia de cualquier área anormal.

En la actualidad, las técnicas de biología molecular han revolucionado el diagnóstico de esta enfermedad. Se basan en la detección del ADN de papillomavirus a partir de las muestras obtenidas de las lesiones. Varias técnicas de hibridación han sido usadas, incluyendo southern blot, dot blot, sandwich, hibridación en solución. Todas estas técnicas pueden ser usadas en fresco, congeladas, en tejidos fijados o muestras de células exfoliadas, a partir de las cuales el ADN puede ser extraído. Las técnicas como la PCR, en las que existe amplificación previa a la hibridación-genotipado de los virus, han incrementado significativamente la sensibilidad. Existen algunos inconvenientes de la técnica como puede ser la contaminación durante el proceso, siendo por tanto importante la inclusión siempre en los ensayos de controles negativos y otras medidas anticontaminación. Los estudios aseguran que la detección de ADN de HPV, en muestras procedentes del cérvix de mujeres menores de 40 años y con una citología normal, es positiva para un número que oscila entre 3,8 al 50%. La mayoría de los estudios informan de las prevalencias en torno a un 20%. Con estas altas prevalencias y en tanto no se clarifique totalmente el papel de los papillomavirus en la malignidad de las lesiones, las pruebas de detección de ADN de papilomavirus tienen que ser interpretadas como una prueba que complementa al resto de las pruebas diagnósticas. El determinar la presencia de la infección por HPV y, de manera más específica, el tipo de HPV puede pronto llegar a ser fundamental en el manejo y prevención de cáncer cervical.

Precisamente, en la prevención puede tener un papel importante la detección precoz de los distintos tipos de HPV sobre muestras cervicales. En este contexto algunos estudios realizados demuestran que la presencia de células anormales en la citología con ausencia de HPV sobre el frotis cervical presenta un riesgo bajo de desarrollo de CIN (10% en el desarrollo de 4 años), aunque todavía hay mucha incertidumbre sobre el valor predictivo negativo y la seguridad de una vigilancia reducida en una mujer HPV negativa.

De igual manera, las citologías negativas que son HPV positivas deben volver a reexaminarse. Actualmente se publican trabajos donde se señala el desarrollo de cáncer cervical en mujeres con citología negativa pero positivas para HPV de alto riesgo. El factor fundamental de estos casos es la cronicidad de la infección por HPV, con desarrollo de cáncer cervical tras el mantenimiento del mismo tipo de HPV durante 5-6 años. Para detectar esta cronicidad se ha sugerido la repetición del estudio de HPV a los 6 meses en la mujer positiva para HPV de alto riesgo.

Actualmente las indicaciones para la detección del VPH son varias, entre ellas destaca el cribado de CCU, en donde la citología con una sensibilidad mucho más baja se ha sustituido o se utiliza conjuntamente con la prueba de detección del VPH. Además estas pruebas tienen un valor predictivo negativo muy alto, lo que indica que si el resultado es negativo, la probabilidad de la paciente de desarrollar lesiones premalignas en los siguientes 5 años es casi nula, lo que podría modificar la realización de cribado a periodos más amplios. En cualquier caso, también se debe considerar que las pruebas de detección molecular son ligeramente menos específicas que la citología, con lo cual, si se diese un resultado positivo, se necesitaría una segunda prueba, llamada de triaje, que estratifica a las mujeres según el riesgo de sufrir lesiones premalignas evitando la realización de colposcopias innecesarias en los casos de citología negativa y test VPH positivo.

VACUNACIÓN FRENTE AL VIRUS DEL PAPILOMA HUMANO

La incorporación de la vacuna a los sistemas sanitarios de forma global se considera actualmente la intervención más eficaz para el control de la infección, y consecuentemente para prevenir el desarrollo de lesiones malignas.

Las vacunas profilácticas frente a VPH se desarrollaron en los años 90, y se trata de vacunas que incorporan una proteína estructural del VPH (la proteína L1), capaz de inducir una respuesta inmunitaria elevada y persistente de anticuerpos neutralizantes. Son vacunas seguras con alta capacidad inmunogénica, que desde su instauración ha demostrado que la incidencia de verrugas genitales ha descendido en la población considerablemente.

La vacuna del VPH se introdujo en Andalucía en el calendario vacunal para mueres adolescentes a partir de 14 años, en el año 2007, modificándose en el 2015 a niñas de 12 años. Existen tres vacunas comercializadas en España: Gardasil® (vacuna tetravalente que incluye los tipos VPH 6, 11, 16 y 18), Gardasil 9® (vacuna nonavalente con los tipos de VPH 6, 11, 16, 18, 31, 33, 45, 52 y 58) y Cervarix® (vacuna bivalente que incluye a VPH 16 y 18). Los beneficios de la vacunación se han descrito en numerosos estudios en donde se ha demostrado la disminución en la incidencia de verrugas genitales y de lesiones precancerosas, incluyendo al grupo de varones, que aunque no estén incluidos en el grupo de vacunación, parece se benefician de la inmunidad poblacional.

Bibliografía

REESE, R.E., BETTS, R.F. *Un Planteamiento Práctico de las Enfermedades Infecciosas.* 3ª ed. Jarpyo 1991.

MURRAY, P.R., BARON, E.J., PFALLER, M.A., TENOVER, F.C., YOLKEN, R.H. *Manual of Clinical Microbiology,* 6th ed. ASM.1995: 1082-1087.

GARCÍA RODRÍGUEZ, J.A., PICAZO, J.J. *Microbiología Médica.* Ed. Mosby/Doyma 1996: 445-448.

MANDELL, G.L., BENNETT, J.E., DOLIN, R. *Principles and Practice of Infectious Diseases.* 4th Churchill Livingstone Inc. 1995.

PEREA, E.J. *Enfermedades Infecciosas y Microbiología Clínica.* Ed. Doyma 1992: 400-402.

COBO, F. *Aspectos clínicos y microbiológicos de la infección por VIH.* Ed. Formación Alcalá. 2001: 306-308.

EDWIN J. BERNARD. *Anal cancer risk high in all HIVpositive men regardless of sexual behaviour.* Ann Intern Med 2003; 138: 453-459.

RODRÍGUEZ PICHARDO, A., AZNAR, J. *Condilomas acuminados. Enfermedades de transmisión sexual.* Ed. Doyma: 1993.

CASANOVA, J.M. *Infección por papilomavirus: verrugas.* En línea: Www.udl.es. Consultado 17/07/2020.

ROMAN, A., FIFE, K.H. *Human papillomaviruses: Are we ready to type?* Clin Microbiol Rev 1989; 2: 166-190.

COREY, L., SHERRIS, J.C. *Virus DNA Tumorales.* Microbiología Médica. Ed. Doyma 1993.

KIVIAT, N.B., KOUTSKY, L.A., CRITCHLOW, C.W., LORINCA, A.T., CULLEN, A.P., BROCKWAY, J., HOLMES, K.K. *Prevalence and citology manifestations of HPV types 6,11,16,1 8,31,33,35,42,43,44,45,51,52 y 56 among 500 consecutive women.* Int J Gynecol Pathol 1992; 11: 197-203.

BURD, E.M. *Human papillomavirus and cervical cancer.* Clin Microbiol Rev 2003; 16: 1-17.

APGAR, B.S. *Colposcopia: principios y practica* (2ª ED) Editorial Masson. 2010.

SOLOMON JAMES, D., NAYAR, R., SOLOMON, D. *El sistemas Bethesda para informar la citología cervical.* Editorial Journal. 2005.

RIZZO VINUEZZA, J.M. *Condiloma acuminado-papiloma virus humano.* Revisión bibliográfica. 2009.

SUSAN STORCK, M.D., ZIEVE, D. *Verrugas genitales.* 2009.

VAN DOORSLAER K, CHEN Z, BERNARD HU, ET AL. *ICTV Virus Taxonomy Profile: Papillomaviridae.* J Gen Virol. 2018;99(8):989-990.

www.ictv.global/report/papillomaviridae. Consultado en mayo 2020

Diagnóstico microbiológico de la infección por el virus del papiloma humano. 2016. Este documento ha sido elaborado por la SEIMC (Sociedad Española de Enfermedades Infecciosas y Microbiología Clínica) y su contenido puede encontrase en la página web www.seimc.org

AHMAD, NAFEES, LAGUNOFF, MICHAEL, BARTH, RELLER, L., DREW, W. LAWRENCE, POTTINGER, PAUL, R., STERLING, CHARLES, J., RYAN, KENNETH, GEORGEY, RAY, C., SHERRIS. *Microbiología médica* 6ED. 6. Madrid, España, McGraw-Hill, 2017: 285-290.

WITCHEY DJ, WITCHEY NB, ROTH-KAUFFMAN MM, KAUFFMAN MK. *Plantar Warts: Epidemiology, Pathophysiology, and Clinical Management.* J Am Osteopath Assoc. 2018;118(2):92-105. doi:10.7556/jaoa.2018.024

JAYAPRASAD S, SUBRAMANIYAN R, DEVGAN S. *Comparative Evaluation of Topical 10% Potassium Hydroxide and 30% Trichloroacetic Acid in the Treatment of Plane Warts.* Indian J Dermatol. 2016;61(6):634-639.

Infección por virus del Papiloma Humano (VPH). *Vacunas profilácticas. Indicaciones.* Martín Peinador Y, Lupiani Castellanos MP, Jiménez Alés R. Infección por virus del Papiloma Humano (VPH). Vacunas Profilácticas. Indicaciones. Abril de 2019.

MURRAY P, ROSENTHAL K, PFALLER M. *Papilomavirus y poliovirus.* Cap. 41. Microbiología Médica 8ª Ed. 2017: 409-414.

4. Infecciones producidas por virus herpes simplex I y II.

Natalia Chueca Porcuna, Lina Martín Hita, María Huertas Vaquero, Javier Díaz Navarro, Inmaculada de Toro Peinado y María del Mar Gallardo García

INTRODUCCIÓN

El virus *herpes simplex* (VHS) fue el primer virus herpes humano identificado; las primeras descripciones de lesiones herpéticas quedan registradas en escritos de Hipócrates. El término *herpes* deriva del griego y significa arrastrarse o serpentear y se aplica el término *herpetiforme* en relación a la forma de extenderse las erupciones en la piel y sus características morfológicas (vesículas o ampollas agrupadas sobre una base eritematosa), independientemente de su etiología.

ESTRUCTURA DE LOS VIRUS

Los VHS son virus grandes, envueltos, con una cápside icosaédrica formada por 162 capsómeros que contienen ADN bicatenario en su interior.

Pertenecen a la subfamilia Alfaherpesviridae cuyos miembros están descritos en la tabla.

Alfaherperviridae				
Virus	**Nombre**	**Célula diana**	**Zona de latencia**	**Formas de contagio**
VHH-1	Herpes simple tipo 1	Neurona	Neurona	Contacto directo (ETS)
VHH-2	Herpes simple tipo 2	Neurona	Neurona	Contacto directo (ETS)
VHH-3	Virus de la varicela-zóster	Neurona	Neurona	Respiratoria y contacto directo

Características de los miembros de la subfamilia Herpesviridae

El virión del VHS tiene un tamaño típico de 180-200 nm de diámetro. Se describen cuatro *componentes* en su estructura:

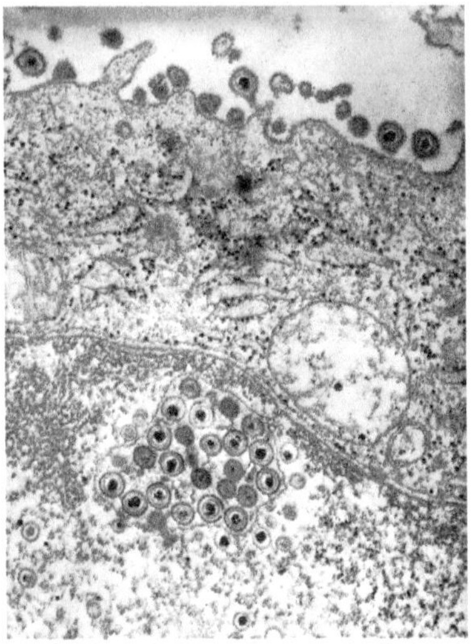

Imagen por ME con tinción negativa que muestra la presencia de numerosos viriones del VHS ubicados tanto dentro del núcleo como extracelularmente.

- *ADN viral*: Es una molécula de ADN bicatenario, lineal y localizada centralmente. Tiene 100 millones daltons de peso molecular. El ADN de VHS-1 y VHS-2 comparten el 40-60% homología de secuencia; difieren en los sitios de rotura de las enzimas de restricción y en el tamaño de las proteínas virales. El genoma es lo bastante grande como para codificar aproximadamente 70 proteínas. De ellas, la mitad se usan en la replicación viral y el resto están implicadas en la interacción con las células hospedadoras y la respuesta inmunitaria.
- *Cápside*: Es icosaédrica y está formada por 162 capsómeros.
- *Tegumento*: Espacio entre la cápside y la envoltura; contiene proteínas y enzimas virales que ayudan a iniciar la replicación.
- *Envoltura*: Se encuentra rodeando la cápsula y el tegumento y está formada por glicoproteínas, lípidos y poliaminas. Contiene 11 glicoproteínas que se designan como: gB, gC, gD, gE, gG, gH, gI, gJ, gK, gL, y gM.
    - gD se relaciona con infectividad y es inductor de Ac neutralizantes.
    - gB es necesaria para la infectividad.

- gC se une a C3b, componente del complemento.
- gE se une a la fracción Fc de IgG.
- gG da la especificidad antigénica y permite distinguir entre HSV-1 (gG-1) y VHS-2 (gG-2).
- gL parece que contribuye en al unión de gE al receptor Fc.

Como es típico de los virus envueltos, son inestables a temperatura ambiente y rápidamente inactivado por solventes lipídicos.

REPLICACIÓN

El VHS puede infectar a la mayoría de células humanas y de otras especies. En fibroblastos y células epiteliales generalmente la infección es lítica y en neuronas la infección es latente.

El VHS-1 se une a heparán sulfato primariamente y luego interactúa con una proteína receptora de la superficie celular. El HveC (mediador C de la entrada del virus) es un miembro de la familia de inmunoglobulinas presente en la mayoría de las células y neuronas. Tras la fusión del virus con la membrana de la célula, se libera una proteína que estimula el inicio de la transcripción genética viral, una proteína cinasa y proteínas citotóxicas.

La trascripción del VHS se caracteriza por la expresión de 3 *clases de genes*: alfa, beta y gamma (precoces inmediatos, precoces y tardíos respectivamente)

- *Genes alfa o precoces inmediatos:* Responsables de la iniciación de la replicación, codifican 5 productos génicos e incluye proteínas de unión al ADN que estimulan la trascripción de los genes virales precoces. La replicación viral no continúa hasta que no se activa la célula. En la infección latente la única región que se transcribe genera las transcripciones asociadas a la latencia (TAL) pero estos ARN no son traducidos a proteínas.
- *Genes beta o precoces:* Entre sus productos destaca una polimerasa ADN dependiente y una timidina cinasa, proteínas que degradan el ARN mensajero y el ADN celular. La expresión de genes precoces y tardíos provoca la muerte celular.
- *Genes gamma o tardíos*: La replicación del genoma sirve de señal para la trascripción de los genes tardíos y como resultado de ello se sintetizan las proteínas estructurales que formaran el virión.

Las proteínas de la cápside, una vez formadas, son transportadas al núcleo donde se ensamblan en procápsides vacías y se rellenan con ADN viral; las cápsides salen mediante gemación de la membrana nuclear donde están embebidas las glicoproteínas del virión. Finalmente el virión sale de la célula por exocitosis o lisis celular.

FISIOPATOLOGÍA

Los mecanismos involucrados en la patogénesis de VHS-1 y VHS-2 son similares. Desde un punto de vista patocrónico la infección cursa en varias fases representadas en la figura.

La primoinfección frecuentemente tiene lugar durante la infancia a través de la saliva (VHS-1) o después de la pubertad por contagio sexual (VHS-2). Esta primoinfección es frecuentemente asintomática, aunque en otras ocasiones aparecen datos clínicos. Una vez superada la primoinfección, los virus herpes establecen una infección latente en los ganglios nerviosos sensitivos donde permanecen inactivos; posteriormente, se pueden reactivar y acceder a la piel por vía axonal constituyendo las denominadas infecciones recurrentes. Este estado de latencia, interrumpido por las recurrencias, persiste toda la vida.

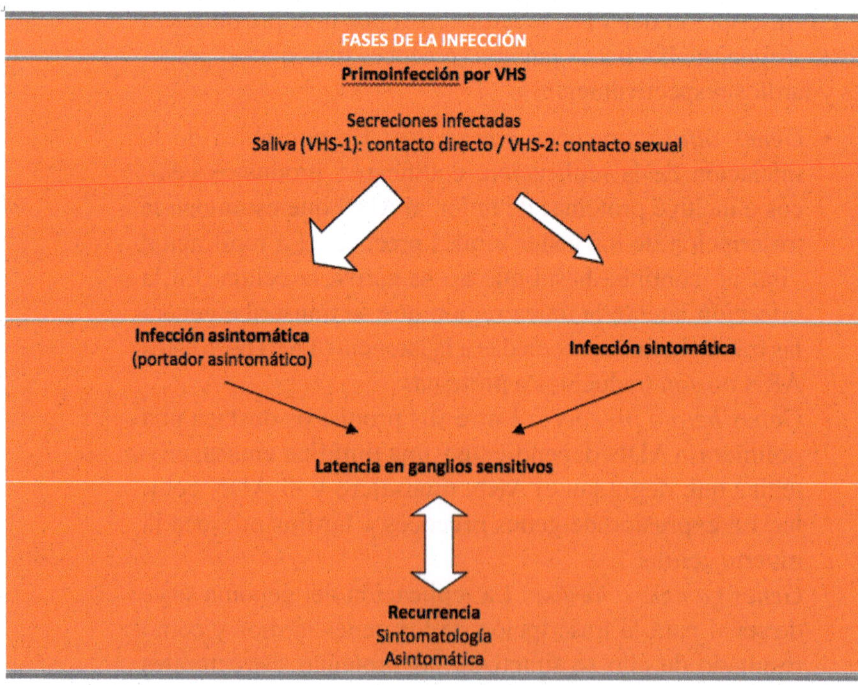

Fases de la infección por VHS.

Para la primoinfección se requiere contacto directo. Inicialmente ambos virus infectan y se replican en células mucoepiteliales para luego establecer una infección latente en las neuronas que las inervan.

Los virus causan *efectos citopatológicos directos*, siendo muy común la aparición de signos clínicos en el lugar de la infección:

- VHS-1 generalmente produce infección en la orofaringe (*encima de la cintura*).
- VHS-2 produce infección genital y congénita (*debajo de la cintura*).

Los cambios histopatológicos inducidos por la replicación del virus son similares tanto si la infección es primaria como recurrente e incluye citolisis, destrucción del citoesqueleto, condensación y marginación de la cromatina, en cuyo caso da lugar a la aparición de los llamados cuerpos de inclusión de Cowdry tipo A intranucleares acidófilos. Cuando se produce además alteración de la permeabilidad de la membrana celular se inicia entonces la formación de las llamadas *células gigantes multinucleadas o sincitios celulares* que representa la fusión de varias células (figura).

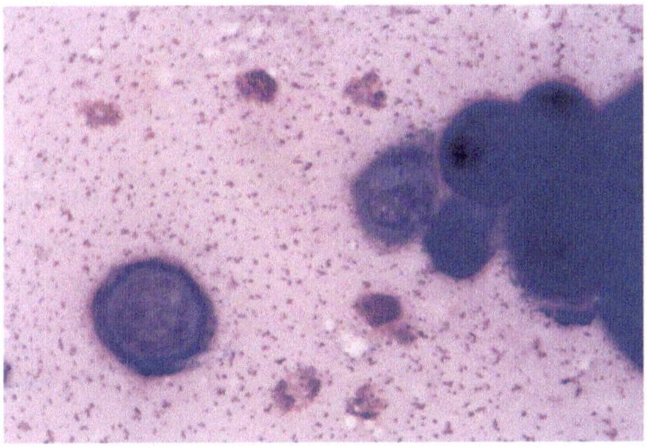

Células gigantes multinucleadas por prueba de Tzanck

Cuando el número de células lisadas es grande aparece una vesícula con líquido que contiene grandes cantidades de virus, además de células inflamatorias y a veces las células gigantes multinucleadas. En la piel se da una intensa respuesta inflamatoria entre la dermis y la epidermis; en tejido mucoso las vesículas son menos prominentes, se rompen pronto y es mas típico encontrar úlceras superficiales.

El virus se multiplica en las células mucoepiteliales y además infecta a la neurona que la inerva desplazándose por transporte retrógrado hasta el ganglio (los ganglios trigéminos en el caso del VHS-1 y el ganglio sacro en el caso del VHS-2). Después volverá al punto inicial de infección y puede pasar desapercibida o aparecer una lesión vesicular que posteriormente curará sin dejar cicatriz.

Actualmente se conoce que para detener la progresión de la enfermedad y eliminar al virus es necesaria una respuesta de hipersensibilidad retardada que incluya a linfocitos T colaboradores de tipo 1 (T-helper 1, TH1) y los mecanismos efectores de los linfocitos T citotóxicos. En algunos casos la presencia de interferón y linfocitos citolíticos naturales son suficientes para detener el avance del virus. Los anticuerpos dirigidos contra las glicoproteínas, neutralizan al virus extracelularmente limitándose así su difusión, pero el virus es capaz de evadirse de esta respuesta difundiendo de célula a célula (razón que explicaría el porqué se forman los sincitios) o bien infectando las neuronas. En ausencia de una inmunidad competente la infección es muy grave y puede extenderse a órganos vitales.

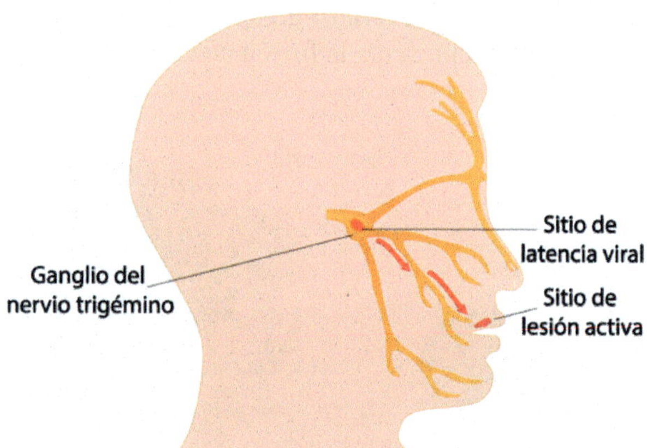

Progresión de la infección por VHS a lo largo del nervio trigémino, desde el lugar de la lesión inicial, hasta el ganglio trigémino, donde queda en estado latente.

En neuronas, la infección es latente y no provoca lesiones detectables. El VHS puede permanecer indefinidamente y la célula nerviosa realizaría sus funciones metabólicas normalmente. El virus no está realmente latente, sino que se ha demostrado que mantiene alguna actividad transcripcional a muy bajo nivel. No se conocen los factores que mantiene la fase latente, sin embargo se sabe que existen determinados estímulos capaces de activar una recurrencia: estrés, traumatismo, luz solar (ultravioleta B), en cuyo caso provoca que el virus vuelva a viajar a través del nervio hasta su dermatoma donde aparecerá o no una lesión, siempre en el mismo lugar. Todos estos estímulos se conoce que deprimen la respuesta celular y activan la replicación del virus in vitro. Aún así, las infecciones recurrentes son menos graves y de menor duración que los episodios primarios.

EPIDEMIOLOGÍA

El ser humano es el único reservorio del virus aunque experimentalmente VHS-1 y VHS-2 pueden infectar a células animales de otras especies.

Factores virales

El virus provoca una infección que dura toda la vida dado que es capaz de infectar neuronas y alcanzar un estado de latencia. En los casos de recurrencia existe la posibilidad de contagio ya que aparecen grandes cantidades de virus en la lesiones y el virus se puede eliminar de forma asintomática.

Transmisión

El VHS se transmite mediante el contacto con la saliva, secreciones vaginales y con el líquido de las vesículas. La vía de contagio puede ser oral (besos, compartir vasos u otros objetos contaminados con saliva), sexual y por contacto con otras mucosas (común en autoinoculación) y abrasiones en la piel.

VHS-1 se asocia con lesiones orales y por tanto se adquiere de forma temprana; es común en la infancia y en la cuarta década el 90% será seropositivo; en regiones subdesarrolladas es aún mayor la incidencia pues el 90% de los individuos de 2 años tienen anticuerpos contra el VHS-1.

VHS-2 se asocia con lesiones genitales adquiridas por contacto sexual y dependiendo de las prácticas sexuales del individuo pueden aparecer lesión en genitales, tejidos anorectales u orofaringe. El riesgo de adquisición de la infección es tres veces mayor en la mujer aunque en este sexo la infección previa por VHS-1 reduce el riesgo de contraer la infección por VHS-2.

La infección genital herpética constituye un factor de riesgo para contraer la infección por VIH. También es posible que una madre infectada contagie a su hijo en el momento de nacer a través de la excreción del VHS-2 por el cuello uterino o bien por una infección ascendente in útero durante una infección primaria de la madre.

El periodo de incubación tras exposición es de una semana aunque se han publicado casos de periodos de incubación de hasta 4 semanas.

Geografía/estacionalidad

El virus es de distribución mundial y no se han descrito aumentos de incidencia estacionales. *Poblaciones de riesgo:*

- Niños.
- Adultos sexualmente activos.
- Personal sanitario.
- Pacientes inmunocomprometidos.
- Recién nacidos, riesgo de enfermedad diseminada potencialmente mortal.

Seroepidemiología

El VHS-2 se asocia a cáncer cervical humano, posiblemente como cofactor del virus del papiloma humano y otros agentes infecciosos.

MANIFESTACIONES CLÍNICAS

Hay que distinguir entre primoinfección y primer episodio clínico, ya que la primoinfección puede ser asintomática y la primera manifestación clínica puede corresponder a una recurrencia. En la tabla se indican las principales formas clínicas de la infección por virus herpes simple.

VHS	
Primoinfección	Infección recurrente
Gingivoestomatitis aguda	Herpes labial
Faringoamigdalitis aguda	Queratoconjuntivitis
Queratoconjuntivitis	Herpes cutáneo recurrente
Herpes cutáneo primario: - Dermatitis herpética primaria - Herpes por inoculación - Panadizo herpético - Herpes gladiatorum - Eccema herpeticum	Herpes genital recurrente
Herpes genital primario	Encefalitis herpética
Herpes neonatal	Herpes visceral
Meningoencefalitis herpética	Herpes diseminado multisistémico
Herpes visceral	

Herpes diseminado multisistémico	

Formas clínicas de infección por VHS.

Ambos tipos de virus pueden producir todas las formas clínicas enumeradas; sin embargo las infecciones genitales y el herpes neonatal se deben con mucha mayor frecuencia al VHS-2, mientras que el herpes orofacial y la queratoconjuntivitis al VHS-1.

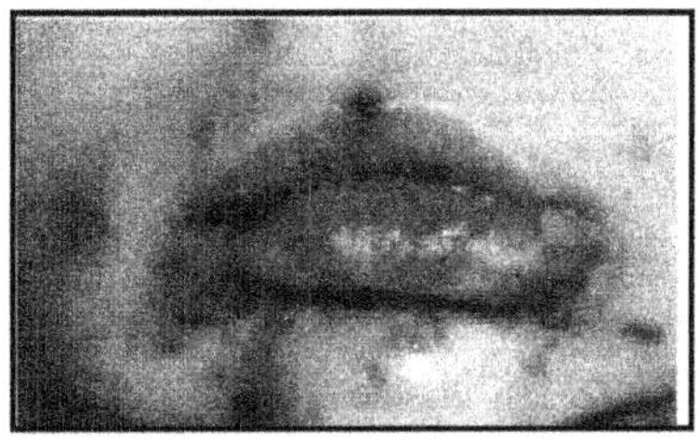

Gingivoestomatitis aguda.

La gingivoestomatitis aguda es la forma clínica más frecuente de primoinfección por el VHS-1. Afecta sobre todo a niños mayores de seis meses (durante este periodo aún conservan los anticuerpos de la madre). Se manifiesta con fiebre, malestar, inflamación y edema gingival y lesiones vesiculosas en mucosa oral que evolucionan a úlceras dolorosas que se cubren de costras, Frecuentemente hay lesiones peri bucales por autoinoculación. Otros signos son dificultad para la alimentación, sialorrea y halitosis. Hay también adenopatías cervicales y submaxilares.

La queratoconjuntivitis herpética primaria puede aparecer a cualquier edad siendo más frecuente en niños y se manifiesta por conjuntivitis aguda, generalmente unilateral, que puede ser purulenta y con blefaritis que puede progresar a queratitis superficial dendrítica y a queratitis profunda. Hay adenopatía preauricular y lesión cutánea en párpados, mejillas y nariz. En las recurrencias la queratitis predomina sobre la conjuntivitis.

La dermatitis herpética primaria se caracteriza por lesiones extensas acompañadas por síntomas constitucionales.

El *herpes por inoculación* se produce por penetración del VHS a través de heridas o erosiones cutáneas. Destaca el panadizo herpético, lesión que afecta sobre todo a falanges distales de 1° y 2° dedos de la mano. Las lesiones características son vesículas muy dolorosas que confluyen formando ampollas. En niños pequeños se da por autoinoculación a partir de una gingivoestomatitis al chuparse el dedo. Panadizo herpético se emplea tanto en los casos de primoinfección como en la infección recurrente.

El *herpes gladiatorum* se produce por infección de la piel traumatizada probablemente a través de la saliva. El eccema herpeticum es una infección cutánea diseminada por VHS en pacientes con una dermatosis previa, casi siempre dermatitis atópica.

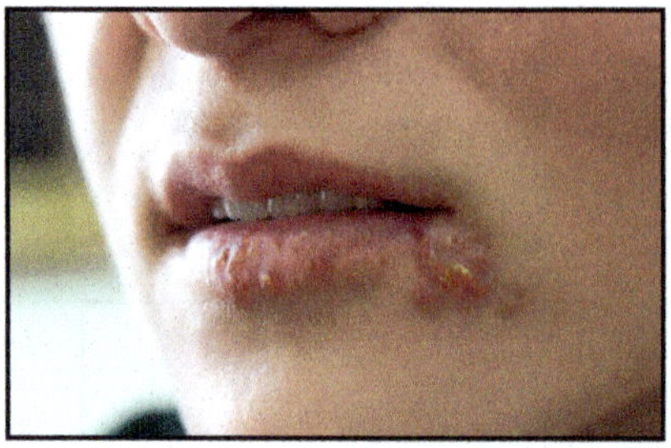

Herpes labial recurrente.

El *eccema vaccinatum* es un cuadro similar que era producido por la vacunación antivariólica *(vaccinia)*; raramente se han descrito cuadros similares producidos por virus Coxsackie A16 *(eccema coxsackium)*.

El *herpes simple recurrente* es muy frecuente y, a diferencia del herpes zóster recurrente, no indica que el paciente se encuentre en un estado de inmunodepresión general. El herpes labial es la forma más frecuente de presentación. Existen una serie de factores desencadenantes como enfermedades infecciosas (gripe), fiebre, menstruación (herpes catamenial), exposición al sol, fatiga, intervenciones quirúrgicas y los traumatismos cutáneomucosos.

El *herpes neonatal* está producido en el 80% de los casos por VHS-2. La infección se puede adquirir durante la gestación por infección ascendente (rotura prematura de membranas) o vía transplacentaria, aunque es poco frecuente y se describe en los casos en los que la madre adquiere una primoinfección con viremia. También se puede adquirir durante el parto que es lo más frecuente o en el posparto en cuyo caso sería más frecuente por VHS-1. Las lesiones cutáneas están presentes en un 70% de los niños pero solo en un 10% la enfermedad se limita a la piel. Las formas generalizadas tienen mal pronóstico incluso con tratamiento. Cuando un feto se infecta en fases precoces de la gestación se pueden producir abortos y anomalías congénitas. Ante una mujer gestante a término con herpes genital está indicado realizar una cesárea antes de la ruptura de las membranas amnióticas.

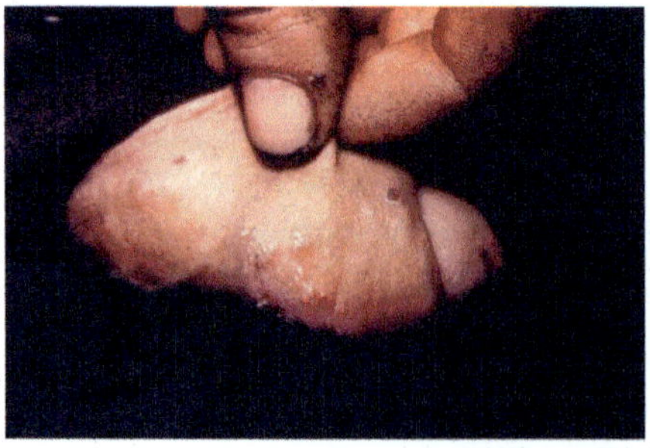

El *herpes genital* es una de las enfermedades de transmisión sexual (ETS) más prevalentes en países desarrollados. El 70-95% de los casos se debe a VHS-2. La mayoría de las infecciones genitales son asintomáticas y si existen síntomas puede ser primoinfección o recurrente. La eliminación del virus es máxima durante los tres meses posteriores al primer episodio de infección. En la primoinfección herpética además de las alteraciones locales puede aparecer un cuadro general de mialgias, cefalea y fiebre, la clínica dura más tiempo (tres semanas frente a 7-10 días que dura la recurrente) y suele darse un mayor aumento de complicaciones como faringitis herpética, lesiones por autoinoculación en otras localizaciones y sobreinfección bacteriana. Las infecciones recurrentes son más leves y tienen menor intensidad. Es de destacar que la presencia de vesículas va precedida por parestesias perineales entre 6-24 horas antes de la aparición de la lesión vesicular.

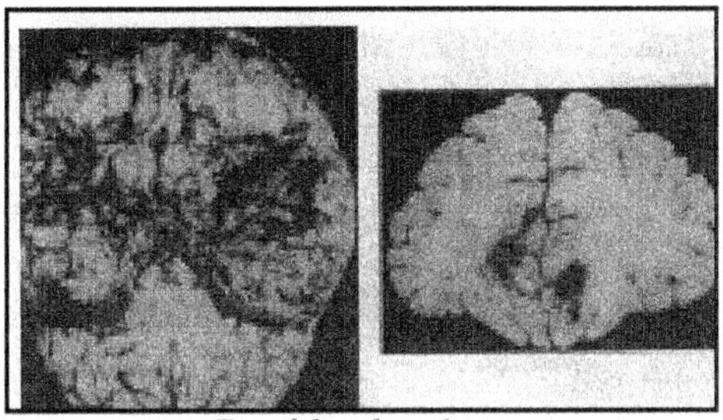

Encefalitis herpética.

La *encefalitis herpética* es una enfermedad aguda febril generalmente provocada por VHS-1 y en neonatos por VHS-2. Se cree que el virus se disemina a través del nervio olfativo de un paciente susceptible hasta alcanzar el lóbulo temporal cerebral y así las lesiones se limitan a uno de los lóbulos temporales (área inferomedial de la región fronto-temporal). La patología viral y la inmunopatología desencadenan la destrucción del lóbulo (necrosis hemorrágica, cuerpos de Cowdry de tipo A, infiltrado inflamatorio y lesión glial-neuronal) apareciendo anomalías neurológicas focales, hematíes en el líquido cefalorraquídeo y otras características de encefalitis viral. Solo el 20% de los casos presentan lesiones muco-cutáneas. Es frecuente la aparición de secuelas neurológicas. El VHS es la causa más habitual de encefalitis esporádica y es más frecuente en pacientes VIH positivos, aunque también aparece en pacientes inmunodeprimidos. La encefalitis puede resultar de la primoinfección, reactivación o reinfección. La mortalidad es elevada (70-80%), incluso con tratamiento (20-30%) y depende de la edad y la alteración de la conciencia en el momento del diagnóstico. Es difícil distinguir entre la encefalitis producida por VHS de otras etiologías de encefalitis, pues los hallazgos del LCR no son concluyentes, el virus muy raramente se aísla de cultivo del LCR aunque es rápidamente detectado usando la reacción en cadena de la polimerasa (PCR). El EEG es útil para la localización del área de inflamación. El diagnóstico definitivo se realiza mediante biopsia cerebral y cultivo, aunque debe reservarse para casos dudosos o de evolución atípica.

La meningitis por VHS es una complicación de una infección genital por VHS-2 y los síntomas desaparecen con el tiempo sin necesidad de tratamiento.

La neumonía por VHS se puede producir en pacientes inmunocomprometidos y en las unidades de quemados.

DIAGNÓSTICO

El diagnóstico de infección por VHS es generalmente sospechado cuando un paciente presenta vesículas agrupadas típicamente sobre la piel o mucosas, aunque este hallazgo no siempre está presente por lo que los resultados del laboratorio nos ayudará a establecer el diagnóstico. La encefalitis herpética debe ser considerada en el diagnóstico diferencial de cualquier encefalitis adquirida en la comunidad.

Histología y citología

Los efectos citopatológicos característicos se pueden identificar mediante un frotis de Tzanck que consiste en un raspado de la base de una lesión con posterior tinción de Papanicolau o con una muestra de biopsia.

Técnicas inmunológicas y PCR

Es posible determinar la presencia de antígeno viral mediante técnicas de inmunofluorescencia o inmunoperoxidasa o buscar el ADN del virus mediante técnicas de hibridación in situ o la reacción en cadena de la polimerasa (PCR) en el tejido o líquido vesicular.

Las técnicas de PCR especialmente son de utilidad en el diagnóstico de patologías como la encefalitis herpética, donde el tiempo de diagnóstico es vital para instaurar tratamientos adecuados en el menor tiempo posible, evitando las serias complicaciones derivadas de esta infección, especialmente en neonatos y pacientes inmunocomprometidos.

Aislamiento del virus

Es el diagnóstico definitivo de infección por VHS. El virus se puede obtener a partir de las vesículas, pero no de las lesiones con costra. Las muestras se recogen por aspiración del líquido de la lesión o aplicando un algodón sobre las vesícula y sembrando directamente los cultivos celulares.

El VHS produce efectos citopatológicos típicos en el plazo de 1-3 días en células HeLa, células Hep-2, fibroblastos embrionarios humanos y células de riñón de conejo. Las células infectadas aumentan de tamaño y tienen un aspecto hinchado y algunas cepas inducen la fusión de las células vecinas dando lugar a células gigantes multinucleadas (sincitios). Un procedimiento reciente utiliza una línea celular que expresa beta galactosidasa tras la infección por VHS; la adición de sustrato cromóforo permite la detección de la enzima de las células infectadas.

Es posible tipificar las cepas de VHS usando técnicas bioquímicas, ácido nucleico o inmunológicos; el más ampliamente aceptado es el empleo de los patrones de enzimas de restricción de la endonucleasa tras segmentación del ADN del VHS-1 y el VHS-2. Actualmente se están empleando sondas de ADN específicas, primers específicos para PCR y anticuerpos para detectar y diferenciar el VHS-1 del VHS-2.

Serología

Solo son útiles para diagnóstico de primoinfección y no para una infección recurrente pues esta no se suele acompañar de un aumento significativo de los títulos de anticuerpo.

En la tabla 3 se resumen las principales *ventajas e inconvenientes* de las distintas técnicas.

Técnica	Ventaja	Inconveniente
IFD Ac monoclonales	Diagnóstico rápido Posibilidad de tipificación	Sensibilidad limitada
Citodiagnóstico (Tinción de Tzanck)	Diagnóstico rápido	Los hallazgos citopatológicos no distinguen entre VHS-1 VHS-2 y VVZ
Biopsia lesiones	Buena sensibilidad Accesibilidad	No distingue entre VHS-1 VHS-2 y VVZ
Cultivo en medios celulares	Método de referencia ECP de VHS similar a VVZ	No disponible en la mayoría de laboratoios
PCR	Alta sensibilidad Sistemas incorporados a cada vez más laboratorios	
Serología	Solo tiene valor la seroconversión en la primoinfección	Los títulos no varían en las recurrencias

Técnicas diagnósticas en la infección por VHS.

TRATAMIENTO

- *Farmacos antivirales:* El VHS sintetiza diversas enzimas que son el objetivo de los fármacos antivirales. Los mayoría de los fármacos antiherpes son análogos de nucleótidos y otros son inhibidores de la ADN polimerasa viral. El resultado del tratamiento es acortar o abortar el curso de la enfermedad primaria o recurrente, pero ningún medicamento es capaz de eliminar una infección latente.
  El fármaco de elección es aciclovir (ACV) y es valido para VHS-1y VHS-2. El valaciclovir (éster del ACV), el penciclovir y el famciclovir tiene mecanismos de acción similares al ACV, aunque presenta distintas propiedades farmacológicas. Otro grupo de fármacos antivirales, aprobados por la FDA para el tratamiento del VHS son la vidavirina (arabinósido de adenosina), la idoxuridina (yodesoxiuridina) y la trifluridina, aunque su efectividad es menor.

  Estos fármacos son poco tóxicos, eficaces para tratar los cuadros graves y las primoinfecciones del herpes genital y también pueden emplearse en *regímenes profilácticos.*
- *Mecanismo de acción:* ACV es el fármaco de elección y es el más efectivo; su fosforilación y la de penciclovir por parte de la timidinacinasa, activa al fármaco como sustrato para la ADN polimerasa y entonces se incorpora en el ADN viral impidiendo su elongación.
- *Resistencias:* Se han descrito mutaciones en el gen de la timidinacinasa impidiéndose la fosforilación del fármaco y por tanto su pase a forma activa. También se han descrito mutaciones en la ADN polimerasa viral que producen resistencia. Sin embargo, las cepas resistentes son menos virulentas.
- *Vacunas:* Actualmente no existe ninguna vacuna contra el VHS. Sin embargo, se están desarrollando vacunas muertas y vacunas de ADN para evitar el contagio o para tratar individuos infectados. Se están realizando ensayos utilizando la glicoproteína D y también se están desarrollando vacunas de ciclo único incapaces de producir infección, utilizando virus vivos mutados que carecen de algunos genes esenciales y así tras su administración se producen viriones no infectantes.

Bibliografía

VAN TT, MONGKOLRATTANOTHAI K, AREVALO M, LUSTESTICA M, DIEN BARD J. *Impact of a Rapid Herpes Simplex Virus PCR Assay on Duration of Acyclovir Therapy.* J Clin Microbiol. 2017;55(5):1557-1565.

MURRAY P, ROSENTHAL K, PFALLER M. *Virus del herpes humanos.* Cap. 43. Microbiología Médica 8ª Ed. 2017: 428-433.

www.ICTV.org consultado en mayo 2020

MURRAY, P., ROSENTHAL, K., KOBAYASHI, C.G., PFALLER, M. *Virus herpes humanos.* Cap. 51. Microbiología Medica 4ª Edition. Editorial Mosby 2002: 468-492.

KINGSBURY, D., WAGNER, G. *DNA viruses.* Cap 21. Microbiology 2nd Edition. 1990: 239-246.

WHITLEY, R. *Herpes simplex viruses.* In: B.N. Fields, Knipe, D., Howloey, P. eds. Virology. Third Edition. 1996 2297-2331.

GIMENO, C., PÉREZ, J. *Diagnóstico de las infecciones del sistema nervioso central por virus Herpes simplex.* Control Calidad SEIMC. 2020.

PÉREZ, J.L., GARCÍA, A., MARTÍN, R. *Técnicas de laboratorio para el diagnóstico de las infecciones mucocutáneas por herpesvirus.* Piel 1994; 9: 245-251.

BÁRBARA, P. HOMEIES, M.D. *Las úlceras de virus herpes simples* (VHS-I). 2005.

COLLIER. *Virologia humana* Mcgraw-Hill/Interamericana de México. 2008.

SCHROEDER, F., ELGUETA, A., MARTÍNEZ, M.J. *Eccema herpetico por virus herpes simples tipo 2.* Revisión de la literatura a propósito en su caso. 2009.

GARCÍA-MONTESINOS DE LA PEÑA, M., OTEIZA LÓPEZ, L., ALDUNATE CALVO, S., GÓMEZ SÁNCHEZ, M.J., SAÉNZ BAÑUELOS, J.J., TIHISTA JIMÉNEZ, J.A. *Bronconeumonitis por virus herpes simple en paciente con fallo respiratorio postoperatorio.* 2010.

5. Infecciones producidas por virus varicela-zóster.

Mª Teresa León Espinosa de los Monteros, Mª Dolores Castillo Sánchez, José María Medina Pérez y María del Mar Gallardo García

INTRODUCCIÓN

La varicela es actualmente la enfermedad exantemática más frecuente en la población infantil de los países desarrollados, después de la disminución de la incidencia del sarampión y la rubéola debida a la inmunización sistemática con la vacuna triple vírica.

La varicela es una enfermedad distribuida por todo el mundo, endémica en los países desarrollados, con ondas epidémicas cada 2-3 años. En los países templados, prácticamente el 90-95% de las personas contraen la enfermedad antes de los 20 años de edad, siendo la máxima incidencia entre los 5-14 años (la mayoría de los casos se producen en niños menores de 10 años y la prevalencia es muy elevada en guarderías y escuelas). En las zonas tropicales la incidencia máxima ocurre en edades superiores, aumentando la gravedad de la enfermedad.

Es una enfermedad habitualmente benigna pero que puede tener complicaciones, a veces graves y que incluso pueden poner en peligro la vida del paciente, aunque estas son más frecuentes en poblaciones de riesgo, tales como inmunodeprimidos, neumopatías, enfermedades cutáneas crónicas, embarazadas, el embrión y el feto, durante el primer año de vida y especialmente el periodo neonatal, el adolescente y adulto. Además unido al hecho de que afecta virtualmente a toda la población y el carácter crónico de la infección por el virus de varicela-zóster (VVZ) ha llevado a replantear este supuesto. Desde hace casi 100 años se conoce la asociación entre varicela y herpes zóster, al comienzo del siglo XX se demostraron semejanzas en los hallazgos histopatológicos de las lesiones cutáneas producidas por ambos.

La enfermedad, además de los aspectos puramente sanitarios, presenta un elevado coste económico y social. Por una parte hay que considerar los costes directos originados por la enfermedad y sus complicaciones (unas leves pero que requieren tratamiento antibiótico, ya que las sobreinfecciones bacterianas son las más frecuentes, y otras graves, que necesitan hospitalización). En estos costes también hay que incluir los gastos ocasionados por las visitas médicas, los exámenes complementarios y las medicaciones prescritas por la propia enfermedad (principalmente tratamiento sintomático y aciclovir, aunque este tiene unas indicaciones concretas). Y por otra parte hay que considerar los costes indirectos, principalmente familiares, ya que la varicela origina un absentismo escolar elevado y laboral de los padres u otras personas a cargo del cuidado del niño, porque la enfermedad se presenta cada vez con más frecuencia en edades más tempranas desde que lactantes y párvulos acuden habitualmente a guarderías y a la escuela. En los costes sociales y económicos también hay que tener en cuenta el absentismo laboral cuando la enfermedad la padece un adulto y los gastos ocasionados por la otra manifestación de la infección, como el herpes zóster.

CARACTERÍSTICAS DEL VIRUS

El VVZ es un virus DNA que pertenece a la familia *Herpesviridae*, que comparten caracteres estructurales similares como una cubierta lipídica rodeada de una cápsula de simetría icosáedrica, con un tamaño total de 150-200 nm, aproximadamente y un DNA de doble cadena, situado en el centro con un peso molecular de 80 millones de daltons aproximadamente. Solamente los viriones encapsulados son contagiosos.

EPIDEMIOLOGÍA

La incidencia anual en cualquier país desarrollado es, aproximadamente, la misma que la cohorte de niños nacidos cada año. La varicela es una enfermedad muy contagiosa y prácticamente el 80-90% de los contactos domiciliarios susceptibles adquieren la enfermedad, por esta razón se considera que todos los niños que nacen la padecerán. La incidencia mundial de los casos de varicela se estima en 60 millones al año, de los que 57 millones corresponderían a niños y 3 millones a adultos.

En España, la Red Nacional de Vigilancia Epidemiológica (RENAVE) notifica los casos de varicela registrados desde 1904. Esta red de vigilancia ha analizado los datos comparativos de los periodos pre-vacunación (1998-2004) con el periodo post-vacunación (2006-2012) concluyendo que tras la introducción de la vacuna con una amplia cobertura en nuestro país, la incidencia y las hospitalizaciones por casos de varicela es claramente descendente. Así la incidencia pasa de 533,2 casos/100.000 hab. del año 1998 a 348,2 casos/100.000 hab en 2012, del mismo modo las hospitalizaciones pasan en este mismo periodo de 2,36 casos /100.000 hab a 1,94 en el año 2012.

Al analizar la distribución por edad observan que el 87% de los casos se dieron en menores de 15 años, y el 53% en menores de 5, con una disminución progresiva de casos a medida que aumenta la edad. Teniendo en cuenta los datos de hospitalización y los casos de varicela notificados se estima que por cada 1.000 casos de varicela notificados, entre 5 y 10 requieren de hospitalización.

La varicela congénita ocurre en el 1-2% de neonatos cuyas madres padecieron la enfermedad durante las primeras 20 semanas del embarazo, el riesgo es más alto cuando la infección materna tiene lugar entre las 13-20 semanas de gestación (2%) que cuando se presenta en las primeras 12 semanas (0,4%). Las personas inmunodeprimidas son otro grupo de riesgo, ya que pueden desarrollar una varicela diseminada con una letalidad de hasta el 20%. En los pacientes con infección por VIH es más frecuente que presenten recurrencias de la enfermedad en forma de varicela y, sobre todo, de zóster dependiendo del número de linfocitos CD4 en el momento de la primoinfección.

El virus es endémico en la población general, pero se vuelve epidémico en individuos susceptibles en ciertas estaciones, en España se aprecia una estacionalidad que se incia a finales de año y alcanza el pico máximo entre mayo y julio.

Se infectan por igual ambos sexos y los individuos de todas las razas. Enferman más frecuentemente niños de 5-9 años, dando cuenta del 50% de todos los casos. La mayor parte de los casos restantes ocurren en edades de 1-4 años y de 10-14 años. El reservorio del VVZ es exclusivamente humano. La transmisión se produce de persona a persona a través del contacto directo de las vesículas cutáneas que contienen el virus (la varicela es más infectiva que el zóster). También puede ser contagiado por secreciones respiratorias de individuos afectados, con una infectividad máxima al inicio de la enfermedad (unos días antes y unos días después del inicio del exantema), o transmisión aérea de las secreciones de las vesículas cutáneas y raramente a través de fómites contaminados. La infección se transmite también verticalmente de la madre al hijo (transmisión intrauterina y perinatal). La infección intrauterina de VVZ puede dar lugar a síndrome congénito de varicela, varicela clínica o zóster clínico.

En 1888, von Bokay relacionó a la varicela con el herpes zóster. El herpes zóster es una enfermedad esporádica debida a reactivación del virus latente situado en los ganglios de las raíces posteriores. Aparece a cualquier edad, pero principalmente en ancianos. La mayoría de los enfermos no tienen antecedentes de exposición a otras personas con infección por VVZ. Los enfermos con zóster transmiten la infección únicamente a través del contenido de las vesículas, con una tasa de transmisión mucho más reducida. La transmisión del virus del VVZ de los pacientes que tienen herpes zóster da lugar a la varicela en contactos susceptibles. La máxima incidencia es de 5-10 casos por 1.000 habitantes, para individuos entre el sexto y el octavo decenio de la vida. Su incidencia aumenta con la edad y se estima, que aproximadamente, el 50% de las personas que viven más de 85 años, desarrollarán por lo menos un episodio de zóster durante su vida. Un 2% aproximadamente de enfermos con herpes zóster que no reciben tratamiento inmunosupresor tendrán un segundo episodio de la infección, esta cifra es, como mínimo, 5 veces mayor en sujetos inmunodeprimidos. La infección es más frecuente en pacientes con trastornos de la inmunidad celular, por ejemplo trasplantados, linfomas, etc; se calcula que ocurre en un 22-38% de los pacientes con enfermedad de Hodgkin y/o leucemia linfoblástica aguda. En los trasplantados de médula ósea la incidencia puede llegar al 50% y se observa, especialmente, en los 6 meses posteriores al trasplante. Como factores desencadenantes del zóster, además de las enfermedades que alteran la inmunidad celular, destacan los traumatismos axiales, la radioterapia y la intoxicación con metales pesados.

Las fuentes de exposición nosocomial incluyen a pacientes, al personal del hospital y a los visitantes, en hospitales la transmisión aereotransportada de VVZ se ha demostrado cuando la varicela ha ocurrido en personas susceptibles que no habían tenido contacto directo con el caso-paciente índice.

Los pacientes con riesgo alto de complicaciones y enfermedad severa *incluyen*:

- Recién nacidos prematuros de madres susceptibles.
- Niños que nacen con menos de 28 semanas de gestación o que pesan menos o igual de 1000 gr (sin importar el estado inmune maternal).
- Personas inmunocomprometidas de todas las edades (incluyendo las que están sometidas a terapia inmunosupresora, tienen enfermedad maligna y son inmunodeficientes).

CLÍNICA

Generalmente la infección primaria por VVZ da lugar a la varicela. El periodo de incubación de la varicela oscila entre 10-21 días, pero por término medio suele ser de 14-17 días. El periodo prodrómico es breve (1 o 2 días), y su sintomatología inespecífica (febrícula, malestar general, erupción morbiliforme pruriginosa, etc.), que a menudo pasa desapercibida o está ausente. Clínicamente (periodo exantemático) se caracteriza por un exantema vesicular con distribución centrípeta (desde la cara y el tronco) con lesiones en distintos estadios (brotes que pasan sucesivamente por las fases de mácula, pápula, vesícula y costra), enantema (vesículas en mucosa oral, que se rompen dejando pequeñas úlceras, que provocan dolor y dificultades en la alimentación), fiebre moderada, malestar y prurito, que da lugar a lesiones de rascado. En las extremidades es poco marcado, de predominio proximal y no existe en la palma de las manos ni en la planta de los pies. El diámetro de las vesículas es de unos 3 mm y están rodeadas de un halo eritematoso. Además de su disposición centrípeta, el exantema destaca por su carácter policíclico y por coexistir elementos en distintas fases evolutivas, da la imagen típica de cielo estrellado. Las lesiones evolucionan en un intervalo entre 5-20 días. El periodo de declinación dura una semana, aparecen costras diseminadas por la piel, que al caer dejan una pequeña zona pigmentada.

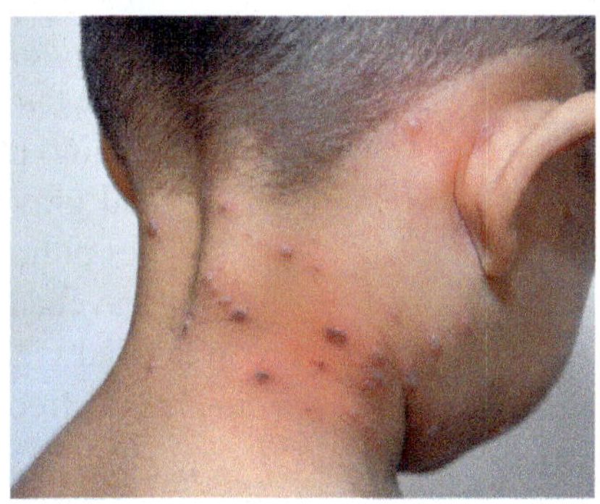

Periodo exantémico.

Otras formas clínicas de varicela, son:

- Varicela sin exantema.
- Varicela confluente.

- Varicela ampollosa.
- Varicela hemorrágica.
- Varicela gangrenosa.
- Varicela del feto y del recién nacido.
- Varicela en las inmunodeficiencias.

La varicela intrauterina puede presentarse en tres *formas clínicas:*

- *Congénita:* Aparece en el 1-2% de las gestaciones con una primoinfección materna en el 1er o 2° trimestre de gestación. Es un cuadro embriopático caracterizado por atrofia de una extremidad, cicatrices cutáneas en esa extremidad, alteración ocular y del SNC.
- *Neonatal precoz:* La presentan los hijos de madres que desarrollan la enfermedad en los 5 días anteriores al parto, presentan un cuadro de varicela precoz, en general leve, aparece exantema en la primera semana posparto, es frecuente que durante la infancia desarrollen herpes zóster.
- *Neonatal tardía:* Aparece en hijos de madres con varicela entre los 5 días antes del parto y las 48 h después del parto. El niño presenta entre el 5° y 10° día de vida una enfermedad grave de diseminación sistemática con complicaciones pulmonares y mortalidad de hasta el 30%.

La gravedad de la enfermedad y sus complicaciones aumenta con la edad y el grado de deficiencia inmunitaria. Las *complicaciones* más frecuentes son:

- *Cutáneas:* Secundarias a sobreinfección bacteriana de piel y tejidos blandos producidas en su mayor parte por *Staphylococcus* spp. y *Streptococcus pyogenes*, como impétigo, celulitis, miositis, fascitis, abscesos.
- *Neurológicas:* Cerebelitis, ataxia, encefalitis, síndrome de Guillain-Barré, parálisis de Bell, síndrome de Ramsay-Hunt.
- *Respiratorias:* Otitis, sinusitis, neumonía.
- *Hematológicas:* Púrpura de Schönlein-Henoch, trombopenia, anemia hemolitica, púrpura.
- *Otras:* Articulares, renales, cardíacas, hepáticas.
- *Asociación con el síndrome de Reye,* que se presenta en la convalecencia de la enfermedad, por la acción añadida de algún otro factor como la administración de salicilatos.

Se estima que el riesgo de contraer una complicación que obligue al ingreso hospitalario es de 2,55 ingresos por cada 100.000 habitantes, lo que supone una reducción en la tasa de hospitalización en España de entorno al 14% en los últimos años. Esta estimación varía con la edad, así en menores de 5 años, es de 40 hospitalizaciones por cada 1000 casos notificados, en el grupo de 5-9 años es de 2 por 1000, y en el grupo de 10 a 14 años de 3 hospitalizaciones por cada 1000. En mayores de 15 años hasta los 24, las complicaciones que requieren de ingreso aumentan a 7,5 casos por cada 1000 siendo el grupo más vulnerable los mayores de 25 años con 25 hospitalizados por 1.000 casos notificados.

Las complicaciones pueden aparecer antes, durante o después del exantema y afecta sobre todo a individuos inmunodeprimidos (diseminación visceral que puede producir neumonía, encefalitis, afectación hepática y renal), ancianos y lactantes. Existen pocos estudios que analicen las complicaciones en niños con bajo riesgo, aunque ocasionalmente puede causar la muerte del paciente, se estima que por cada 100.000 casos de varicela hay 170 hospitalizaciones y 2 muertos. Los neonatos que contraen la varicela en el útero unos días antes del parto tienen alto riesgo de contraer varicela complicada, el inicio de varicela materna 5 días antes del parto se asocia con el 17% de riesgo de contraer una varicela neonatal y el 31% de muerte. La mortalidad por varicela en menores de un año se considera cuatro veces mayor que en niños de 1-14 años. La letalidad en las personas adultas viene condicionada, casi siempre, por la neumonía varicelosa, que aparece hasta en 1 de cada 400 casos, siendo especialmente grave en fumadores y embarazadas. En EE.UU, la varicela es la causa más frecuente de muerte que puede ser prevenida por vacunación.

Son *factores de riesgo* para las complicaciones y letalidad:

- Edad inferior a un año (mortalidad de 6 por 100.000).
- Edad superior a los 14 años (25 muertes por 100.000 en mayores de 30 años).
- Mujeres embarazadas, suponen riesgo de varicela congénita (1-2%).
- Recién nacidos de madre con varicela durante el periodo neonatal.
- Individuos con inmunodeficiencia adquirida o congénita.
- Trasplantados o con malnutrición.
- Tratamiento sistémico con corticoides.

- Enfermedad cutánea diseminada o enfermedad pulmonar crónica.
- Tratamientos crónicos con salicilatos.

Herpes zóster

Constituye la forma localizada de la infección por el VVZ. Tras la primoinfección, el VVZ permanece en estado latente en los ganglios dorsales o craneales de los nervios sensoriales, al desarrollarse una respuesta inmunitaria humoral y celular que inhibe la replicación del virus, permanece en situación latente, pudiendo reactivarse en aquellas situaciones que suponen un descenso de la inmunidad celular. El herpes zóster es consecuencia de esta reactivación de la infección latente. Se manifiesta como una erupción vesicular dolorosa en el dermatoma inervado por una o dos raíces sensitivas. Puede aparecer a cualquier edad, pero afecta generalmente a personas de mediana edad o de edad avanzada, así como a aquellas con deficiencias en la inmunidad celular.

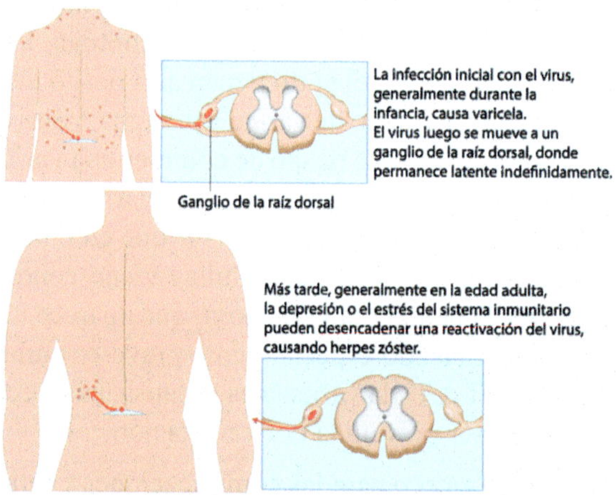

Ilustración que muestra como tras la infección inicial por VVZ que causa varicela, el virus se desplaza a la ganglios de la región dorsal donde permanece en estado latente, posteriormente, el virus puede reactivarse produciendo el herpes zóster.

El exantema está constituido por numerosas vesículas similares a la de la varicela, agrupadas sobre una base eritematosa a lo largo del trayecto de un nervio sensitivo, generalmente torácico (desde D3 a L3). Si se afecta la rama oftálmica del trigémino se produce el *zóster oftálmico* (aparecen vesículas en la cara, boca, ojos, o lengua). Al comienzo del cuadro, existe una sensación dolorosa o quemazón, limitada a la zona del exantema, que precede a la aparición del exantema en 48-72 horas, el dolor en los niños es menor que en los adultos y menos intenso cuanto más pequeño es el niño. Excepto una posible febrícula, faltan otros síntomas generales de infección. Las costras pueden tardar en formarse hasta 7 días y persistir dos a tres semanas. Las lesiones aparecen en el conducto auditivo y la lengua cuando se afecta la rama sensitiva del nervio facial (síndrome de Ramsay Hunt). Entre las complicaciones del zóster destacan la neuralgia postherpética, la sobreinfección bacteriana, las diseminaciones viscerales (fundamentalmente en inmunodeprimidos) y las complicaciones neurológicas (mielitis transversa, síndrome de Guillain-Barré, angeitis cerebral granulomatosa, hasta 6 meses después del rash).

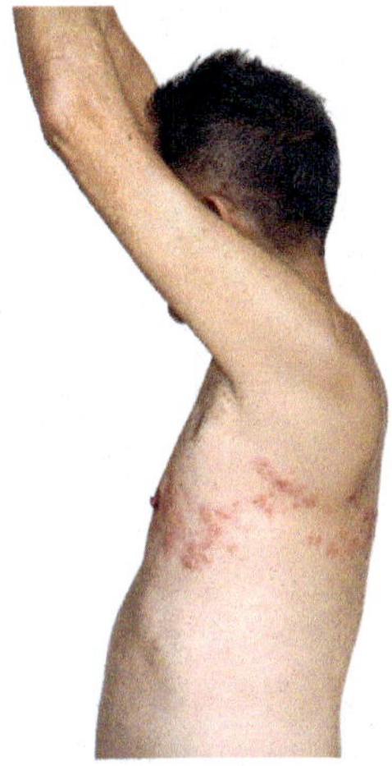

Erupción vesicular manifiesta de herpes zóster.

La neuralgia post-herpética es rara en personas jóvenes, el dolor es la complicación más debilitante del herpes zóster, tanto en huéspedes normales como en inmunodeprimidos. Un 50% de enfermos aproximadamente, de más de 50 años se quejarán de dolor en el dermatoma afectado meses después de desaparecer las lesiones cutáneas. Son frecuentes las alteraciones sensitivas dentro del dermatoma, bien como hipo o como hiperestesia.

La infección por VVZ da lugar a una respuesta de tipo humoral y celular. Los anticuerpos detectables al final del periodo de incubación, tienen actividad neutralizante, favoreciendo la lisis de las células infectadas. La respuesta humoral reduce la replicación viral, pero no juega un papel relevante para detener la progresión de la enfermedad. Esta función depende de la buena respuesta de la inmunidad celular ligada a los linfocitos T. Por ello, el pronóstico de la enfermedad es muy malo en personas con patologías que cursan con deficiencias en la inmunidad celular, mientras que apenas se observan complicaciones en personas con agammaglobulinemia. La inmunidad celular íntegra es además esencial para evitar las recurrencias de la infección en forma de zóster. Alrededor de un 15% de los infectados por el VVZ experimentan un episodio de zóster en algún momento de su vida.

DIAGNÓSTICO

El diagnóstico de la *varicela* es fundamentalmente clínico y en las formas típicas, que son la mayoría, no ofrece dificultades. El diagnóstico virológico solo está indicado en las formas graves y atípicas, así como en el caso de pacientes inmunodeprimidos.

El grupo de técnicas de las que disponen los laboratorios para la detección es amplia. El gold standard para el diagnóstico es el asilamiento del virus mediante el cultivo celular. Esta técnica, en donde se inocula de fluido de la vesícula que sobre líneas celulares, y tras ser incubado durante 3 a 7 días, se busca el efecto citopático característico de VVZ, resulta ser muy lenta y en ocasiones presentan problemas, por lo que en este momento, para el diagnóstico no es útil, aunque si se emplea para la detección de virus resistentes a antivirales.

De ahí que el procedimiento de elección actual es la amplificación del ADN del VVZ mediante técnicas de PCR. PCR puede realizar con muestras de fluido de las vesículas, muestras de piel, faríngeas, LCR, biopsias, sangre e incluso saliva, resultados que siguen siendo analizados por diferentes estudios.

Junto con la PCR, la inmunofluorescencia es un excelente método para identificar VVZ en vesículas de la lesión. Esta técnica presenta una menor sensibilidad que la PCR, pero se realiza de forma rápida, lo que resulta una evidente ventaja para el diagnóstico, en determinadas situaciones.

Las infecciones por VVZ también pueden diagnosticarse mediante pruebas serológicas a través de la determinación de anticuerpos. Una de las técnicas utilizadas es la de ELISA, que permite determinar el título de anticuerpos en el curso de la enfermedad. Se debe demostrar un incremento de hasta cuatro veces en el título entre las fases aguda y la de convalescencia. Este método de diagnóstico es lento, ya que para evaluar el incremento de anticuerpos se requerirán entre 10 y 14 días. Además se puede presentar reactividad cruzada con HSV, por lo que su uso no es demasiado concluyente. En algunos casos se puede emplear para valorar la protección de individuos que han sido vacunados, aunque algunas de las pruebas disponibles tienen una sensibilidad muy baja. Y por último, otro de los inconvenientes que debemos contemplar es que los anticuerpos de VVZ no son protectores para el herpes zóster, por lo que su determinación no será útil en el caso de pacientes de riesgo que puedan desarrollarlo.

Otra forma de realizar el diagnóstico es mediante la observación de células gigantes multinucleadas, del material obtenido por el raspado de la base de las lesiones. La coloración puede hacerse por técnica de Papanicolau o Giemsa. La sensibilidad de estos exámenes es del 50% y disminuye a medida que avanza la enfermedad siendo muy baja en el estadio de costra.

El *diagnóstico diferencial,* hay que realizarlo con las restantes enfermedades que cursan con exantemas vesiculopustulosos:

- Herpes zóster: Ya descrito.
- Sarampión: Es exantema maculopapuloso, no vesiculoso, lesiones en el mismo estadio no pruriginosas.
- Rubéola: Cursa con adenopatías, exantema maculopapuloso que evoluciona de forma escalonada.
- Síndrome boca-mano-pie: Producido por virus Coxsackie, que se localiza típicamente en la mucosa bucal, manos y pies, y no forman costras.
- Rickettsiosis pustulosa, en las zonas en que predomina se puede confundir con la varicela, habrá que buscar la mancha negra y tener en cuenta el ambiente epidémico, y el síndrome gripal.
- Acropustulosis infantil: Suele aparecer en menores de tres años; las lesiones son pruriginosas y de aspecto vesiculopustuloso, predominando en extremidades.

El diagnóstico del herpes zóster es clínico, siendo el signo más relevante la localización de los elementos vesiculosos a lo largo del trayecto de un nervio sensitivo. En el estadio preeruptivo, caracterizado por la presencia de dolor y parestesia, puede confundirse, según su localización, con distintas patologías. Cuando aparecen las lesiones, el diagnóstico es obvio. A través del examen directo y la coloración con Giemsa, hematoxilina eosina o Papanicolau del material de la base de las lesiones, pueden observarse las típicas células gigantes multinucleadas con inclusiones intranucleares en el 50-60% de los casos. Este porcentaje aumenta cuando el examen directo se realiza por inmunofluorescencia utilizando anticuerpos monoclonales, el diagnóstico definitivo puede hacerse por aislamiento del virus.

TRATAMIENTO

El tratamiento de la varicela es sintomático en el niño previamente sano y sin complicaciones. Se empleará como antitérmico el paracetamol (evitando el ácido acetilsalicíco por el riesgo de síndrome de Reye), dieta blanda si hay lesiones bucales y si es necesario se pueden emplear colutorios antisépticos. Para el prurito, es útil la aplicación de tópica de calamina o bien polvo de talco, si hay riesgo de infección secundaria de las vesículas se puede utilizar mercurocromo al 2%. Los antihistamínicos por vía oral contribuyen a la sedación y al alivio del prurito.

El tratamiento antiviral queda restringido a los inmunodeprimidos, neonatos y a los que presentan complicaciones graves. Es de elección el aciclovir, por su eficacia y tolerancia. Junto con este, el famciclovir y valaciclovir están aprobados para su utilización. El tratamiento precoz impide la generalización de la infección. Las *dosis* habitualmente indicadas son:

- Niños: 20 mg/kg/dosis 4 veces por día, vía oral, durante 5 días.
- Adultos: 800 mg, 4-5 veces por día, vía oral, durante 5 días.

En el huésped inmunocomprometido y en los pacientes con varicela que presentan complicaciones viscerales, se prefiere utilizar la vía venosa, en dosis de 30 mg/kg/día; la infusión endovenosa debe administrarse en 60 minutos y bajo adecuada hidratación.

En cuanto al tratamiento del herpes zóster, se ha demostrado a través de diferentes estudios controlados que el aciclovir en dosis de 800 mg, cinco veces al día, durante 7-10 días, permite reducir la excreción viral, acortar la progresión del rash, y disminuir el dolor durante el periodo agudo. En el zóster oftálmico si se indica precozmente reduce significativamente las complicaciones oculares. Es conveniente iniciar el tratamiento dentro de las primeras 72 horas de aparecida la erupción. En relación con la posibilidad de prevenir o evitar la neuralgia post-herpética, hay experiencia con la combinación de corticoides más aciclovir, los datos al respecto en la literatura médica son controvertidos, algunas experiencias muestran cierto valor, especialmente en mayores de 60 años, quienes presentan mayores riesgos de padecer estas neuralgias. Este cuadro requiere habitualmente un abordaje multidisciplinario, constituido por neurólogo, clínico y especialista en el manejo del dolor. El tratamiento puede esquematizarse en etapas o escalones, comenzando por un antiinflamatorio no esteroideo, antidepresivos tricíclicos, anticonvulsivantes y anestésicos locales. Si fracasa el primer escalón puede optarse por el cambio de drogas dentro del mismo grupo, y añadir otros como fenotiacina o baclofen. En el tercer escalón está la morfina oral o transdérmica (tabla).

Primer escalón	Antiinflamatorios no esteroideos (AINE)
	Antidepresivos tricíclicos (amitriptilina, desimipramina)
	Anticonvulsivantes (oxicarbamacepina, carbamacepina, difenilhidantoína, valproato)
	Local (sulfato de capsaicina, EMLA; lidocaína)
Segundo escalón	Cambiar: AINE, Antidepresivo tricíclicos, anticonvulsivantes. Agregar: Baclofen, Mexitilene-tocainida, Fenotiacinas
Tercer escalón	Opiáceos: sulfato de morfina oral, morfina transdérmica TENS (estimulación eléctrica transcutánea del nervio) 10 x min-20 x min

Manejo farmacológico escalonado de la neuralgia post-herpética en el herpes zóster

VACUNA DE LA VARICELA

Historia

La vacuna de la varicela ha sido objeto de controversia, especialmente en sus orígenes, ya que se argumentaba la benignidad de la enfermedad, el desconocimiento de la duración de la inmunidad posvacunal, la preocupación por su efectividad y seguridad, el desplazamiento de la edad de adquisición de la infección al utilizar la vacuna, hacia una enfermedad del adulto, que aumentaría las complicaciones, y una mayor incidencia de herpes zóster después de la inmunización. Diversas vacunas se han desarrollado, ensayado y utilizado desde hace casi 30 años, primeramente en Japón, y después en Europa, EE.UU, Asia y América del sur y Central, en primer lugar en niños inmunodeprimidos y posteriormente en niños sanos.

La primera vacuna fue desarrollada por Takahashi en 1974, a partir de una cepa de virus vivos atenuados (cepa OKA), obtenida de las vesículas de un niño de 3 años japonés de apellido OKA, afecto de varicela, que fue cultivada en fibroblastos de pulmón de embrión humano, en fibroblastos de embrión de cobaya y en células diploides humanas (un total de 31 pasos para la atenuación de la vacuna a baja temperatura-34° C-). BiKen (Japón), Smithkline-Beecham (Bélgica) y Merck (EE.UU) son los tres fabricantes de la vacuna de la varicela. La vacuna con la cepa OKA/Biken fue registrada en Japón (Biken) en 1986 y en Corea en 1988 para uso exclusivo en pacientes inmunodeprimidos, y en 1989 en estos dos países se autorizó su uso para la vacunación en niños sanos. En 1995, otra vacuna la OKA/Merck (Varivax), que se debe conservar a –15°c, fue autorizada en EE.UU por la FDA (*Food and Drug Administration*) y recomendada por el *Advisory Committe on Inmunization Practices* (ACIP) del CDC y el *Committee of Infectious Diseases de la American Academy of Pediatrics*, para ser administrada a niños a partir de los 12 meses de edad y a adultos sanos que no hayan padecido la varicela. Se ha calculado que un programa de vacunación frente a la varicela en niños sanos supone un ahorro de 5 dolares por cada dólar invertido, si se tienen en cuenta tanto los gastos médicos como las pérdidas de trabajo.

En algunos países de Europa, entre ellos España, se registró en 1984 la vacuna antivaricela, con la cepa Oka/SmithKline-Beecham, que es muy termolábil y debe mantenerse congelada a –20° C, para su empleo exclusivo en pacientes inmunocomprometidos. Esta vacuna se reformuló y comercializó en 1994 y se puede conservar a una temperatura entre 2°C y 8° C, como el resto de las vacunas de virus vivos atenuados. Se autorizó en primer lugar para niños sanos, a partir de los 9 meses de edad, en Suecia en octubre de 1994, y en varios países de Europa (Alemania, Austria, Finlandia, Suiza) y América es de uso libre. En 1998 se autorizó en España, pero como especialidad farmacéutica de uso hospitalario (Varilrix, SmithKline-Beecham) con unas indicaciones restringidas, para pacientes inmunodeprimidos o con enfermedades que supongan un riesgo elevado de padecer la varicela grave y de sus contactos sanos susceptibles. La vacuna comercializada en España es una preparación liofilizada de la cepa OKA/ SK B del VVZ vivo atenuado. Se prepara mediante cultivo seriado de la cepa en células pulmonares embrionarias humanas y, después en fibroblastos de cobaya. A continuación se hacen dos pases en células diploides humanas. Cada dosis reconstituida (0,5 ml) contiene un mínimo 1.350 unidades formadoras de placas (UFP) de virus atenuados. Los excipientes que contiene son sulfato de neomicina, albúmina humana, lactosa, aminoácidos para inyección, sorbitol y manitol, y como disolvente agua para la inyección.

Después de la administración de una única dosis, se produce la seroconversión en aproximadamente el 95% de los niños sanos. Desde un punto de vista logístico y epidemiológico, la edad óptima para la vacunación contra la varicela es 12-24 meses. En Japón y muchos otros países, se considera suficiente 1 dosis de la vacuna independientemente de la edad. En Estados Unidos para los adolescentes y los adultos se recomiendan 2 dosis administradas con un intervalo de 4-8 semanas. En pocos casos (menos del 5%) las personas vacunadas experimentan una afección similar a la varicela leve con exantema a las 4 semanas. La vacuna contra la varicela está contraindicada en caso de embarazo (debido a un riesgo teórico para el feto, el embarazo debe evitarse durante 4 semanas a partir de la vacunación), enfermedad grave continuada, antecedentes de reacciones anafilácticas a cualquier componente de la vacuna, e inmunodepresión.

Características de la vacuna

Inmunogenicidad y eficacia

La vacuna de la varicela es altamente inmunógena, con la vacunación se origina inmediatamente inmunidad humoral y celular de forma tan precoz que incluso puede prevenir su administración la enfermedad tras el contacto con un individuo infectado; esto se explica porque el virus se replica inicialmente en la mucosa respiratoria y en área otorrinolaringológica, y a los 4-6 días se produciría la viremia para, posteriormente, aparecer la enfermedad, paso que la vacuna evitaría, con niveles pico a las 4-8 semanas, aunque estos niveles resultan protectores son 30 veces inferiores a los que produce la infección natural. La inmunidad celular que se desarrolla es efectiva y precoz, con test cutáneos positivos a los 4 días de la inmunización en el 50% de los casos. La inmunidad obtenida es distinta según la edad y el estado inmunitario del paciente, siendo más inmunógena en niños sanos que en adultos e inmunodeficientes, en estos grupos solo seroconvierten el 80% tras una dosis de vacuna y el 90% después de dos dosis, mientras que el 97% de los niños sanos seroconvierten después de una dosis de vacuna.

La duración de la inmunidad es prolongada.

La vacuna no debe ser administrada antes de los 12 meses de edad (o de los 9 meses, según indica la ficha técnica de Varilrix) por la existencia de anticuerpos maternos; su persistencia después de esta edad no interfiere con la respuesta vacunal. La vacuna de la varicela es muy eficaz para proteger a los niños sanos frente a la infección y reducir la gravedad de la enfermedad en caso de contraerla.

La tasa de eficacia en el niño muestra una protección frente a cualquier forma de la enfermedad del 80-95% de los vacunados durante por lo menos 10 años después de la vacunación. En niños afectos de leucemia en fase de remisión la vacuna ofrece una protección algo inferior, a la obtenida en niños sanos, pero importante. Las tasas de seroconversión son similares después de la segunda dosis a los tres meses, pero los anticuerpos desaparecen antes. Un 25% de estos pacientes pierden los anticuerpos un año después de la vacunación pero, sin embargo, no desarrollan la enfermedad y seroconvierten tras sufrir un contacto con el virus. Se produce una disminución importante de la incidencia de varicela en aquellas áreas donde la vacuna se utiliza ampliamente, así como la efectividad de la vacuna en los brotes en guarderías. Estudios llevados a cabo en Japón y EE.UU demuestran que la inmunización postexposición tiene una efectividad de aproximadamente el 90% en la prevención de la varicela si se administra en los primeros tres días, y posiblemente en los primeros cinco días, después del contacto.

En relación con el herpes zóster, la capacidad de la cepa del virus vacunal de quedar latente o reactivarse es menor que la del virus salvaje. La frecuencia de herpes zóster en los vacunados es inferior a la que aparece después de la infección natural por el virus salvaje. En un estudio realizado en niños inmunocomprometidos menores de 20 años de edad la incidencia de zóster después de la infección natural es de 68 por 100.000 personas/año, mientras que después de la inmunización es de 2,6 por 100.00 dosis de vacuna distribuidas. En niños con leucemias, el zóster es también menos frecuente después de la vacunación que de la varicela y es superior en los que desarrollan un exantema como efecto secundario de la vacuna y en aquellos que únicamente han recibido una dosis.

Cuando la varicela aparece en personas vacunadas es mucho más leve (afebriles, menos lesiones vesiculares, y menor duración de la enfermedad) que la que ocurre en las no vacunadas, aunque es potencialmente infecciosa, con una tasa de ataque secundario en contactos domiciliarios del 12,2%, ocurre en un 2% de los vacunados por año. Todos los casos de varicela modificada se deben a una reinfección por el virus salvaje, mientras que los casos de herpes zóster en vacunados pueden estar causados por una reactivación de la cepa salvaje o de la vacunal.

Lo más destacable es que la vacuna tiene una eficacia del 95% frente a la varicela grave, aquella que puede dar lugar a frecuentes complicaciones.

Seguridad

La vacuna de la varicela-zóster es bien tolerada por niños y adultos, tanto sanos como inmunodeprimidos, los efectos secundarios son poco frecuentes y se resuelven en pocos días. Los datos disponibles sugieren que los niños sanos son poco probables que transmitan el virus vacunal a los contactos susceptibles y solo cuando el sujeto vacunado desarrolle un exantema vacunal, pero el riesgo para la transmisión de los vacunados que son inmunocomprometidos es más alto y se puede asociar a la ocurrencia de exantema después de la vacunación. En pacientes inmunocomprometidos, el exantema vacunal puede ser más intenso y evolucionar en más tiempo, con un mayor riesgo potencial de transmisión del virus vacunal a los contactos susceptibles, este riesgo es mínimo cuando se vacuna a sujetos sanos.

Las observaciones realizadas durante los últimos 20 años indican que el zóster en los vacunados ha sido discreto, que su tasa de incidencia ha sido menor que la observada después de la varicela natural y que algunos casos de herpes zóster en vacunados se han debido a la reinfección de los ganglios por el virus salvaje.

Al haber un menor número de casos de varicela en niños vacunados, se producirá una menor circulación del virus salvaje, lo que podría dar lugar a una desviación de la infección hacia las personas de mayor edad, en las que la enfermedad natural es más grave. Sin embargo, la experiencia con otras vacunaciones infantiles nos enseña que el efecto neto debería ser una disminución de la incidencia global de la enfermedad, tanto en los niños, como en los adultos. Por otra parte, la vacunación sistemática de la población frente a la varicela dejaría pocas oportunidades de que surgiera una cepa mutante del VVZ capaz de ocasionar algún problema médico grave.

Efectos adversos

Las reacciones vacunales son poco frecuentes y benignas. Las reacciones adversas son más frecuentes en adultos y en inmunodeficientes. Pueden ser las siguientes: reacciones locales (dolor, tumefacción), son las más frecuentes se producen en un 25-35%, fiebre, exantema. Aproximadamente un 3-5% de los niños vacunados desarrollan exantema pápulo-vesicular leve (2-5 lesiones en promedio) en las 3-4 semanas siguientes a la vacunación, los niños leucémicos vacunados presentan una incidencia superior de reacciones adversas (hasta un 20-40% de exantemas). Se ha observado que el número de linfocitos es un importante indicador de si los efectos secundarios seguirán a la vacunación. Son poco frecuentes: síntomas de vías respiratorias superiores, cefalea, astenia, convulsiones febriles. Otras reacciones adversas graves que se han comunicado (encefalitis, neumonía, trombocitopenia) no se han podido relacionar con la vacuna.

Las reacciones adversas no aumentan cuando se vacunan personas inmunes por la infección natural o por la vacunación previa. Tampoco existe evidencia de que la administración de la vacuna después de una exposición que ha dado lugar a una infección y la persona está en el periodo prodrómico incremente el riesgo de reacciones adversas de la vacuna o que en el caso de padecer la enfermedad esta sea más grave.

Eficiencia

Si bien la eficacia, la inmunogenicidad y la inocuidad son razones importantes, la rentabilidad económica suele ser el factor determinante para la realización de un programa de vacunación en nuestra sociedad.

Lieu y col. hicieron un análisis económico de la supuesta aplicación de la vacuna antivaricela en EE.UU (1994), desde el nacimiento hasta los 30 años de edad, teniendo en cuenta las secuelas graves, la incapacidad por encefalitis y la mortalidad. Considerando únicamente los costes asistenciales de la enfermedad, la aplicación universal de la vacuna antivaricela costaría tan solo 8 millones de dólares más en todo EE.UU que no vacunar, pero si se añaden los costes indirectos, del tiempo laboral perdido por los padres para poder cuidar a sus hijos enfermos, se ahorrarían 384 millones de dólares. En un análisis coste-beneficio, por cada dólar invertido en el sistema sanitario se obtienen 0,9 dólares en el sector salud, pero si se añaden los costes del tiempo laboral perdido por los padres se produce una relación de 5,4 dólares ahorrados por cada dólar gastado en la vacuna de la varicela, sin tener en cuenta además las molestias de los niños, su ausencia escolar o los efectos estéticos de las cicatrices faciales que puede dejar la varicela. En los estudios realizados en Alemania se obtuvieron similares resultados.

Se considera que la efectividad de la vacuna es del 95%, pero en un 24% será parcial apareciendo una varicela leve; varicela en vacunandos *(breaktrough)* y en el 5% restante no será eficaz y la enfermedad se comportará igual que en la población no vacunada.
El coste aplicado a la vacuna es el coste hospitalario, 34 €, sumado al coste de la administración de una dosis que son 5 €. La indicación de la vacunación a los 13 años recomienda dos dosis, luego el total por persona es de 78 €.
Los únicos gastos que se presentan en la población inmune de forma natural, son los referentes al HZ.
Se asume una cobertura del 100%, y la determinación de la IgG al 30% de la población.
Cuantificación de los costes de las diferentes ramas del árbol.
Se aplica un factor de descuento a los costes finales de cada persona en función de la edad a la que van a enfermar, basado en el principio de prioridad sobre el presente.

Costes de la varicela y el herpes zóster en las estrategias de vacunación y no vacunación

	Estrategia de vacunación		
	Número de casos	Coste total	Coste por persona
Varicela	11.139	152.255 €	14 €
Herpes Zóster	58.553	6.622.863 €	113 €
	Estrategia de no vacunación		
	Número de casos	Coste total	Coste por persona
Varicela	38.417	717.143 €	19 €
Herpes Zóster	64.029	6.831.352 €	107 €

Extraído de la página web del Ministerio de Sanidad, Política Social e Igualdad (http://www.mspsi.es).

Los resultados que aporta el estudio es que los casos evitados de varicela tanto leve como complicada con la estrategia de vacunación serán 27.278. Evitar un nuevo caso de varicela le costaría al Sistema Nacional de Salud 131 €. Los costes de las estrategias de vacunación y no se observan en la tabla siguiente:

Indicaciones de la vacunación

Las indicaciones de la vacuna de la varicela varían según cada país: en unos se ha adoptado la estrategia de la vacunación universal como en EE.UU, y en otros, como España, aunque incialmente, las recomendaciones por el Consejo Interterritorial del Sistema Nacional de Salud, en 2005, recomedarón la vacunación de la varicela solo a un grupo selecionado de personas que por sus patología de base, o condición clínica se condiera que tiene un mayor riesgo de tener complicaciones, posterioremente, entre los años 2015 y 2017, este mismo organismo modificó el calendario vacunal incluyendo la vacuna de la varicela a los 12-15 meses.

En EE.UU el CDC y la AAP han recomendado como estrategia la vacunación a todo niño sano, adolescente y adulto susceptible. estableciendo las siguientes recomendaciones en población sana:

Niños menores de 13 años de edad

- *12-18 meses de edad:* La vacunación se iniciara de forma sistemática a esta edad, con una sola dosis de vacuna, preferentemente en la misma visita que la triple vírica, con distinta jeringa y en sitios diferentes, sin importar la historia previa de varicela: sin embargo, la vacunación no es necesaria para los niños con historia confiable de varicela. Si no se administran en la misma visita, deben distanciarse, al menos 30 días.
  El número y tipo de efectos adversos no han variado en los niños que recibían la triple vírica y la varicela que los que se les administró en distintas visitas.
  No se considera necesario realizar serología para determinar la susceptibilidad del niño, ya que no hay ningún problema si se administra a niños que han padecido la enfermedad, en niños sanos no se recomienda actualmente administrar una segunda dosis de recuerdo.
- *19 meses a 12 años de edad:* Se recomienda vacunar a todos los niños susceptibles antes de cumplir los 13 años, preferiblemente en una visita rutinaria a los 11-12 años, se administra una sola dosis de vacuna.

Personas de 13 años o edad superior

Los adolescentes y adultos no inmunizados previamente y que no han padecido la varicela, se consideran susceptibles y deben recibir dos dosis de vacuna de 0,5 ml, vía subcutánea, con un intervalo de 4-8 semanas.

El cribado serológico previo a la vacunación en adolescentes y adultos que tengan historia negativa, dudosa o desconocida de varicela tiene una buena relación coste-beneficio, ya que entre el 70-90% de los adultos sin historia fiable de varicela son inmunes. En los mayores de 13 años es pues rentable realizar una serología e inmunizar a los que sean seronegativos; los menores de esta edad sin historia sugestiva de varicela deben ser considerados susceptibles y vacunarse sin estudio serológico previo.

La determinación sistemática de anticuerpos después de la vacunación, tanto en el niño como en el adulto, no es necesaria ya que las tasas de seroconversión son muy elevadas. No obstante, si se hace se debe realizar la técnica FAMA (método de anticuerpos fluorescentes frente a antígenos de membrana), ya que el ELISA es poco sensible para determinar la inmunidad inducida por la vacuna, la confirmación postvacunal por este método induce a error.

Es prioritaria la vacunación de los siguientes *grupos* (mientras la inmunización de adolescentes y adultos no sea sistemática):

- Personas susceptibles que tienen contacto cercano con personas con alto riesgo de desarrollar complicaciones serias (personal sanitario, contactos domiciliarios de pacientes inmunocomprometidos).
  En los pacientes inmunocomprometidos, la enfermedad diseminada ocurre aproximadamente en el 30% de los que tienen infección primaria. Los datos disponibles indican que la enfermedad causada por el virus vacunal es más suave que la causada por el virus salvaje y se puede tratar con aciclovir, por tanto las *ventajas* de vacunar a los contactos de estos pacientes compensan el riesgo potencial para la transmisión del virus vacunal a los inmunodeprimidos.
- Personas susceptibles que viven o trabajan en ambientes donde la transmisión del virus es más probable (trabajadores de guarderías, escuelas, residentes y personal de configuraciones institucionales).

- Personas susceptibles que viven o trabajan en ambientes donde la transmisión del virus puede ocurrir (estudiantes de universidad, internos y personal de instituciones correccionales y personal militar).
- Mujeres susceptibles en edad fértil pero que no estén embarazadas y se debe aconsejar evitar el embarazo al menos durante el mes siguiente a la vacunación.
- Viajeros internacionales sin evidencia de inmunidad al VVZ, a países con endemia o epidemia, especialmente cuando se prevea contacto estrecho con la población local.
- Adolescentes y adultos que viven en casas con niños.

Vacunación a los niños infectados con el VIH

En las personas con infección por VIH como otros pacientes inmunodeprimidos están contraindicadas las vacunas con virus vivos, con dos excepciones la triple vírica y la vacuna de la varicela, que puede administrarse si el paciente reúne una serie de *condiciones:*

- Debe vacunarse lo más precoz posible, antes de que sobrevenga deterioro inmunológico.
- Niños asintomáticos o levemente sintomáticos en la clase A1 o N1 del CDC con un porcentaje de linfocitos CD4 mayor o igual al 25%.
- Deben recibir dos dosis de vacuna, la primera dosis a los 12 meses y la segunda tres meses más tarde.

En la varicela de niños con infección por VIH no se produce diseminación visceral como en otros inmunodeprimidos, sin embargo pueden aparecer formas prolongadas o recurrentes de la infección, sobre todo en forma de herpes zóster. Se ha estimado que cuando la primoinfección por el virus de la VVZ afecta a niños con menos de 15% de linfocitos CD4, el riesgo de zóster en los años siguientes es del 70-80%. Por tanto, considerando que todos o casi todos los niños con infección por VIH van a pasar la varicela como cualquier otro niño y dada la elevada incidencia de zóster se recomienda la vacunación siempre que no exista inmunosupresión (cifra de linfocitos CD4 mayor de 25%).

Pacientes con inmunidad alterada en los que la vacunación está indicada

Las personas con inmunidad humoral alterada se pueden vacunar: dos dosis separadas por un intervalo de tres meses. Estas personas deben ser controladas y vigiladas estrechamente si presentan exantema postvacunal.

Vacunación como medida de profilaxis postexposición y control del brote

La vacuna de la varicela es efectiva para la prevención o modificación de la enfermedad (formas leves o subclínicas) si se administra en los tres días posteriores a la exposición, y posiblemente hasta cinco días, al contacto. También se ha utilizado con éxito para la prevención y el control de brotes en guarderías, escuelas, hospitales e instituciones cerradas. La ACIP recomienda la vacuna para las personas susceptibles después de la exposición.

La vacunación se recomienda rutinariamente para todos los trabajadores de la salud que sean susceptibles y es el método preferido para prevenir la varicela.

Contraindicaciones y precauciones

Son las generales de las vacunas de virus vivos atenuados. Son las *siguientes*:

- *Reacción anafiláctica a la neomicina* (la dermatitis de contacto a la neomicina no constituye una contraindicación). En general reacción anafiláctica a cualquier componente de la vacuna incluyendo la gelatina. La vacuna de la varicela no contiene preservativos ni proteína del huevo, sustancias que han causado reacciones en otras vacunas. La administración de esta vacuna de virus vivos atenuados da lugar raramente a hipersensibilidad.
  Cuando los pacientes padezcan una *enfermedad febril aguda o grave*.
- *Tuberculosis:* No hay datos que sugieran que la vacunación frente a varicela pueda agravar una tuberculosis, pero no se recomienda en la TBC activa. La realización de la prueba de la tuberculina antes de la vacunación no está indicada.
- *Embarazo y lactancia:* Evitando el embarazo en los tres meses siguientes a la vacunación. Los miembros domiciliarios de una embarazada se pueden vacunar, pero si son inmunodeprimidos que desarrollan exantema tras la vacunación deberían ser separadas de ella. En la lactancia, no

se sabe si el paso a la leche materna puede dar lugar a infección en el niño.

- *Los niños en contacto con mujeres embarazadas susceptibles:* Algunos autores recomiendan esperar hasta que la madre esté en el tercer trimestre de embarazo o haya tenido lugar el parto.
- *Inmunosupresión:* Está contraindicada en pacientes con inmunodeficiencias primarias y adquiridas, incluyendo la inmunodepresión asociada al SIDA, excepto los enfermos con alteración de la inmunidad humoral y con formas mixtas, y en determinadas circunstancias como los enfermos con leucemia linfoblástica aguda, tumores sólidos e infección por VIH en las condiciones antes referidas. No debe ser administrada en las inmunodeficiencias celulares, hipogammaglobulinemia y disgammaglobulinemia. La experiencia es muy limitada en la vacunación de niños con tumores sólidos.

No debe administrarse a personas que tienen historia familiar de inmunodeficiencias congénitas en parientes de primer grado (padre, hermano), a no ser que se haya verificado que su inmunidad es normal.

- No debe ser administrada a personas que reciben terapia inmunosupresora, al menos tres meses después de la finalización del tratamiento.
- En tratamientos con corticoides sistémicos a altas dosis (2 mg/kg/día de prednisona o su equivalente o más de 20 mg/día para un niño que pese más de 10 kg) durante dos o más semanas, no se debe vacunar. Para que estos niños puedan ser vacunados deben transcurrir, como mínimo tres meses (CDC) después de haber suspendido el tratamiento, como cualquier otra vacuna de virus vivos, aunque hay autores que estiman que con un mes es suficiente; y la corticoterapia no debe reanudarse al menos hasta dos semanas después. Si la dosis de corticoides es más baja (< de 2 mg/kg/día) y no existe otra causa de inmunosupresión, se puede vacunar, pero se recomienda suspender los coriticoides dos semanas antes y después de la inmunización (hay autores que refieren que no hay que suspender el tratamiento con dosis menores de 2 mg/kg/día). La administración de corticoides por otras vías (inhalados, colirios, cremas o infiltraciones intraarticulares) no contraindican

la vacunación. Los niños asmáticos que solo reciben como tratamiento corticoides inhalados pueden ser vacunados sin necesidad de suprimirlos.

- Los niños en tratamientos con salicilatos es conveniente que no los reciban durante las 6 semanas posteriores a la vacunación, ya que la asociación entre síndrome de Reye, varicela y salicilatos está bien establecida. Sin embargo, algunos autores recomiendan que se les vacune de la varicela para prevenir el síndrome de Reye, en caso de padecer la varicela natural, por su mayor riesgo, superior al postvacunal.
- Inmunoglobulinas y otros hemoderivados: debido a la inhibición potencial de la respuesta a la vacunación de la varicela por los anticuerpos pasivos transferidos, la vacuna del virus de la varicela no debe ser administrada al menos hasta 5 meses después de la administración de la IG, VZIG, de sangre (excepto hematíes lavados), plasma.

Interacciones

En los niños sanos la vacuna de la varicela puede administrarse al mismo tiempo que otras vacunas tanto inactivadas como atenuadas, utilizando inyecciones y lugares anatómicos diferentes. No mezclar vacunas en la misma jeringa.

Se puede administrar con la vacuna triple vírica, tal como se hace en algunos calendarios a los 15 meses de edad. Si no es así, el intervalo entre vacunas debe ser por lo menos de un mes, ya que la vacuna del sarampión puede producir una disminución transitoria de la respuesta inmunitaria celular. La administración simultánea con otras vacunas como DTP, polio antihepatitis B, anti-Hib, puede hacerse cuando sea necesario. La vacuna no se puede administrar si la persona recibe aciclovir, ni este se debe añadir como profilaxis postexposición.

Diversos estudios han comprobado la misma eficacia vacunal cuando se administran juntas o separadamente la vacuna de la varicela y las mencionadas anteriormente (White, Brunnell).

La administración de inmunoglobulinas u otros preparados sanguíneos: no se vacunará hasta por lo menos cinco meses después de la misma y en las tres semanas posteriores a la vacunación no se administrarán estos preparados.

En pacientes de alto riesgo, se puede administrar antes, a la vez o después de cualquier vacuna inactivada (inyectadas en distinto sitio), no con vacunas de virus atenuados, habitualmente contraindicadas en estos pacientes.

Actualmente no existe ninguna vacuna combinada de varicela, la vacuna tetravírica (sarampión, parotiditis, rubeola y varicela) se encuentra en fase de ensayos clínicos. En algunos estudios se demuestra que el título de anticuerpos antivaricela es significativamente más bajo en niños que reciben la vacuna combinada que en los que se administra por separado la triple vírica y la de la varicela, además en estos niños también se observan más casos de varicela atenuada, coincidiendo con las concentraciones más bajas a las 6 semanas de la vacunación. La tolerancia no difieren sustancialmente de cuando se aplican de forma independiente. No se sabe si esta respuesta inmunógena, más baja para el componente de la varicela al utilizar la forma combinada, se debe a una interferencia con el resto de antígenos o a una inhibición de la replicación del VVZ. Por ello esta vacuna combinada está en un proceso de reformulación para evaluar si son necesarias concentraciones superiores del virus o si el cambio de adyuvante puede mejorar la respuesta inmunitaria.

Presentación, conservación

La vacuna de la varicela disponible en España es Varilrix SB de laboratorios Smith-Kline, es una vacuna de virus vivos atenuados de la cepa OK propagados en células diploides humanas MRC5, compuesta por 1033 unidades formadoras de colonias, con menos de 0,25 mg de sulfato de neomicina y de 0,5 ml de agua como disolvente, se presenta en viales monodosis de 0,5 ml para administración subcutánea aunque la administración intramuscular proporciona resultados similares en cuanto a efectos inmunógenos y tolerancia. La vía endovenosa está absolutamente contraindicada. Puede almacenarse a +2 - +8° C, donde puede conservarse durante 24 meses preservada de la luz. El disolvente no precisa refrigeración. La congelación no afecta a la estabilidad de la vacuna liofilizada. El virus vacunal es muy lábil a temperatura ambiente por lo que debe administrarse inmediatamente tras la reconstitución de la vacuna (ya que se presenta en forma liofilizada).

Existen otras vacunasVarivax MSD, Vacuna Varicela Aventis/Pasteur/Merieux, Vacuna Varicela Biken, Suduvax Korean Green Cox.

Ventajas de la vacunación universal contra la varicela

- Morbilidad y mortalidad en la población general.
- Incidencia en pacientes de alto riesgo debido a la reducción de virus circulante.
- Epidemias y problemas asociados (escuelas, hogares de acogida, guarderías, hospitales, etc.).
- Coste a la sociedad (horas de trabajo, pérdida de escolaridad, hospitalizaciones, medicaciones, etc.).

Indicaciones en España

En España, está registrada la vacuna de SmithKline-Beecham (Varilrix). Esta vacuna está autorizada desde 1998, como especialidad farmacéutica de uso hospitalario. Una vez se introdujo en nuestro país se recomendó su utilización en grupo de riesgo y contacto de estos.

Entre estos grupos de riesgo se incluyeron: pacientes con LLA (leucemia linfoblástica aguda), pacientes sometidos a tratamiento inmunosupresor, pacientes con un trasplante programado de órgano, paciente con enfermedades crónicas y contacto inmediatos sano, siguiendo las siguientes *directrices:*

- *Pacientes con leucemia linfoblástica aguda:* Deberá suprimirse la terapia de mantenimiento una semana antes y otra después de la vacunación.
  Los pacientes sometidos a radioterapia normalmente no deberían vacunarse durante la fase de tratamiento.
- *Pacientes sometidos a tratamiento inmunosupresor:* Incluida la terapia con corticosteroides, para tumores sólidos malignos o para enfermedades crónicas graves (tales como insuficiencia renal crónica, enfermedades autoinmunes, colagenosis, asma bronquial grave).
  A los pacientes generalmente se les vacuna cuando están en remisión hematológica completa de la enfermedad. Es aconsejable que el recuento total de linfocitos sea de, al menos, 1.200 por mm^3, o no exista otra evidencia de falta de competencia inmunitaria.
- *Pacientes con un trasplante programado de órgano:* Si está siendo considerado un trasplante de órgano (p.e. trasplante renal), debe realizarse la vacunación algunas semanas antes de la administración del tratamiento inmunosupresor.

- *Pacientes con enfermedades crónicas:* Otras enfermedades crónicas, tales como trastornos metabólicos y endocrinos, enfermedades pulmonares crónicas y cardiovasculares, mucoviscidosis y anormalidades neuromusculares.
- *Contactos inmediatos sanos:* Estos incluyen los padres y hermanos, el personal médico y paramédico y otras personas que estén en contacto estrecho con pacientes con varicela o pacientes de alto riesgo.

La Comisión de Salud Pública del Consejo Interterritorial del Sistema Nacional de Salud (CISNS), tras propuesta de la Ponencia de Programa y Registro de Vacunaciones, aprobó el 30 de enero de 2005, ampliar la *recomendación de vacunación de varicela* en los siguientes términos:

Recomendar la vacunación de varicela en una cohorte elegida por cada Comunidad Autónoma entre las edades de 10 y 14 años (ambas inclusive), en aquellas personas que refieran no haber pasado la enfermedad ni haber sido vacunadas con anterioridad.

Algunas CCAA a lo largo de los años 2008-2009 deciden introducirla de forma sistemática en su calendario vacunal, pero no es hasta los años 2015-2017 cuando su incorporación se realiza en todo el país para, además de los grupos de riesgo, incluir a la población infantil, con pauta de dosificación de dos dosis: una a los 15 meses y otra a los 3-4 años de edad. Esta modificación sigue vigente en al año 2020.

Bibliografía

Servicio de Pediatría. Hospital Materno-infantil Vall d'Hebron. Universitat Autónoma de Barcelona. BSCP Can Ped 2001; 25 (2): 133-152.

MORAGA, F.A., DOMÍNGUEZ, A., ROCA, J., JANÉ, M., TORNER, N., SALLERAS, L. *Vacunas* 2000; 1(3): 106-111.

DÍEZ-DOMINGO, J., DE ARÍSTEGUI, J., CALBO TORRECILLAS, F., GONZÁLEZ HACHERO, J., MORAGA LLOP, F., PEÑA GUITIÁN, J., et al. *Epidemiología y coste de la varicela en niños atendidos en centros de salud de España.* Vacunas 2001; 2 (Supl 1): 16-19.

RUIZ CONTRERAS, J., DE ARÍSTEGUI, J., CORRETGER, J.M., MORAGA, F. *Vacunación frente a la varicela.* Vacunas 2001; 2 (Supl 1): 25-31.

Asociación española de Pediatría. *Comité asesor de vacunas. Vacunaciones no sistemáticas.* En: Manual de vacunas en Pediatría. Edición 2001; 316-333.

WHITLEY, R.J. *Infecciones por Virus Varicela-Zóster.* En: Wilson, Braunwald, Isselbacher, Petersdorf, Martin, Fauci, et al. Harrison. Principios de Medicina Interna. Interamericana Mcgraw-Hill. 1991; I: 805-808.

BAYAS, J.M., VILELLA, A., BERTRÁN, M.J., ADELL, C., ROJANO, X. *Vacunación frente a la varicela-zóster.* Medicina preventiva 1999; 5 (2): 23-29.

GÓMEZ CAMPDERÁ, J.A. *Vacunación antivaricela.* Acta Pediátrica Española 2001; 59 (7): 345-355.

SALLERAS, L., DOMÍNGUEZ, A., NAVAS, E. *Eficacia, efectividad y eficiencia de la vacuna de la varicela.* Vacunas 2001; 2 (Supl 1): 12-15.

Varicela. Guía práctica de enfermedades y vacunas. 2020.

PACHÓN DEL AMO, I., ÁLVAREZ, E. *Varicela: Incidencia y estacionalidad en el sistema de notificación español.* Vacunas 2001; 2 (Supl 1): 5-11.

National Center for Infectious Diseases (CDC). Summary of Recommendations for varicella vaccination. MMWR 1996; 45:26-27.

VÁZQUEZ, M., LARUSSA, P.S., GERSHON, A.A., STEINBERG, S.P., FREUDIGMAN, K., SHAPIRO, E.D. *The Effectiveness of the varicella vaccine in clinical practice.* N Eng J Med 2001; 344 (13): 955-960.

National Guideline Clearinghouse. *Varicella vaccination. Recommendation statement from the Canadian task force on preventive health care.* 2001.

DEBBAG, R. *Infecciones por virus de varicela zóster.* 2001. Disponible en: Www.lasvacunas.org (20-05-02).

National Center for Infectious Diseases (CDC). *Prevention of varicella: Recommendations of the Advisory Committee on inmunization practices* (ACIP). MMWR 1996; 45:1-25.

U.S. Department of Health and Human Services, Public Health Service, Centers for Disease Control and Prevention, National Center for Prevention Services. Varicella. 2020.

BRINES, J. *Enfermedades exantemáticas vesiculo-pustulosas. Varicela.* En: Cruz, M., Crespo, M., Brines, J., Jiménez, R. Compendio de Pediatría. ESPAXS, S.A. 1998; 154-157.

WHITLEY, R.J. *Virus varicela-zóster.* En: Mandell, Bennett, Dolin. Enfermedades infecciosas. Principios y práctica. Editorial Panamericana, 4ª edición. 1997; 1506-15113.

Consejo Interterritorial del Sistema Nacional de Salud. Calendario de vacunaciones recomendado, 2003. Aprobado el día 13-01-2003.

MOORE, P. *El libro de las pandemias: Las 50 plagas e infecciones mas virulentas del mundo.* Editorial: Océano ámbar. 2009.

COLLIER. *Virologia humana* Editorial: McGraw-Hill/Intereconomia de México.2008.

FORCEN ALONSO, T., HERVAS ANGULO, A. (2009) *Herpes Zóster y neuralgia post herpetica.*

JOHN. *La piel herpes simple y herpes Zóster.* 2009.

OTI. *Tratamiento del herpes Zóster Diagnostico del herpes Zóster ¿Cómo se origina el herpes Zóster? ¿Qué es el herpes Zóster?* Homeopatía 2009.

Informe de la Red de Vigilancia Epidemiológica ISCIII. Resultados de la vigilancia epidemiológica de las enfermedades transmisibles (RENAVE). Informa anual 2016.

GERSHON AA, GERSHON MD. *Pathogenesis and current approaches to control of varicella-zóster virus infections.* Clin Microbiol Rev. 2013;26(4):728-743.

Manual de vacunas en línea de la Asociación Española de Pediatría, Comité Asesor de Vacunas, consultado en: https://vacunasaep.org/documentos/manual/cap-7 actualización mayo 2020.

Ministerio de Sanidad. *Recomendaciones de vacunación en grupos de riesgo.* Marzo 2015, consultado en: https://www.mscbs.gob.es/profesionales/saludPublica/prevPromocion/vacunaciones/Varicela.htm

TORRES DE MIER MV, CIARAVINO G. (3), SAGRADO BENITO MJ, MARTÍNEZ DE ARAGÓN ESQUIVIAS MV, MASA CALLES J y la Red Nacional de Vigilancia Epidemiológica (RENAVE). *Situación de la Varicela y del Herpes zóster en España*, 1998-2012. Boletín Epidemiológico Semanla CNE, ISCIII. Vol. 22 núm. 14. 2014.

6. Infecciones producidas por citomegalovirus.

Mª Teresa León Espinosa de los Monteros, Fernando Cobo Martínez, Mª Dolores Castillo Sánchez y María del Mar Gallardo García

INTRODUCCIÓN

En 1881 Ribbert observó por primera vez grandes células parecidas a protozoarios, *inclusiones citomegálicas*, y hacia 1932 se habían descrito ya 25 casos de enfermedad por inclusiones citomegálicas. Faber y Wolbach hallaron por medio de examen postmortem que un 12% de las glándulas submaxilares de 183 niños muertos por diversas causas tenían inclusiones intranucleares y citoplasmáticas.

El término *citomegalovirus* (CMV) fue acuñado por Weller y col. para reemplazar las expresiones *virus de las glándulas salivares o virus de la enfermedad por inclusiones citomegálicas*. Klemola fue el primero en d escribir una enfermedad y una infección causado por CMV en un adulto sano normal. Más tarde se observó que la mononucleosis por CMV puede ocurrir de forma esporádica y también después de transfusiones de sangre y leucocitos.

Al CMV que inicialmente se aisló en pacientes con la enfermedad de inclusión citomegálica congénita, se le conoce actualmente como un patógeno importante en todos los grupos de edad. Además de provocar defectos congénitos graves, CMV causa un amplio espectro de enfermedades en niños mayores y adultos que van desde la infección subclínica asintomática hasta un síndrome de mononucleosis en sujetos sanos y a una enfermedad diseminada en inmunodeprimidos. Produce células característicamente agrandadas de ahí el nombre de citomegalovirus.

CMV tiene una distribución universal en todos los lugares geográficos y grupos socioeconómicos, e infecta entre el 50-80% de adultos en los Estados Unidos a los 40 años. La infección es común mientras que la enfermedad es un suceso relativamente excepcional. En sujetos inmunocompetentes es una causa reconocida de mononucleosis.

La mayoría de las infecciones por CMV en adultos son subclínicas; un 5-10% de todos los casos del síndrome de mononucleosis se pueden deber a CMV. Se puede presentar con la infección adquirida de modo natural o bien puede seguir a la circulación extracorpórea en la cirugía cardíaca (síndrome postperfusión). La infección por CMV manifestada como mononucleosis también se ha asociado con múltiples transfusiones de sangre y se ha demostrado que se trasmite mediante trasplante renal o de médula ósea. Los hombres homosexuales tienen un riesgo mayor que los varones heterosexuales de infección por CMV.

Es también el virus más frecuentemente trasmitido a un niño antes del nacimiento. La infección es más extensa en países en vías de desarrollo y en áreas con condiciones socioeconómicas más bajas. Para la mayoría de las personas sanas que adquieren el CMV tras el nacimiento tiene pocos síntomas y ninguna consecuencia a largo plazo en la salud. Los que desarrollan síntomas tienen una mononucleosis, caracterizada por un síndrome con fiebre prolongada y una hepatitis leve. Una vez que la persona se infecta, el virus sigue estando vivo, pero generalmente inactivo durante toda la vida. La enfermedad recurrente se produce raramente, a menos que el sistema inmune sea deprimido debido a drogas terapéuticas o a enfermedad; por tanto para la mayoría de las personas, la infección por CMV no es un problema serio. Sin embargo, la infección es importante para ciertos grupos de riesgo elevado como son neonatos inmaduros, receptores de trasplante, y pacientes con SIDA. La infección y enfermedades causadas por CMV todavía son relativamente refractarias a la prevención y el tratamiento.

CARACTERÍSTICAS DEL VIRUS

El virus del herpes humano (beta) 5, CMV, pertenece a la familia *Herpesviridae.* Tienen un tamaño de 120-200 nm de diámetro. Estos virus poseen como característica el permanecer latentes en tejidos después de la recuperación del huésped de una infección aguda por un largo periodo de tiempo, por ello son oportunistas. Su genoma es un DNA de doble cadena, y poseen una cápside proteínica y una cubierta lipoproteica.

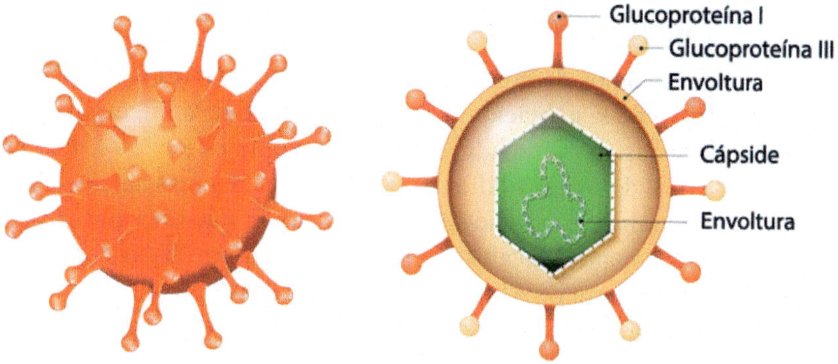

Representación de la estructura de CMV

Presenta una simetría icosáedrica, y se replica en el núcleo celular, pudiendo originar una infección latente o una infección lítica y productiva. CMV puede distinguirse de otros virus herpéticos por ciertas propiedades biológicas, como el espectro de huéspedes que infecta y el tipo de citopatología que provoca. La replicación del virus se acompaña de la producción de grandes inclusiones intranucleares y de inclusiones citoplásmicas más pequeñas. En cultivo de tejidos crece perfectamente sobre fibroblastos. La infección inicial que puede tener pocos síntomas, es seguida por un periodo prolongado por una infección no aparente durante la cual el virus reside en células sin causar daño perceptible o enfermedad clínica. La debilitación severa del sistema inmune por la medicación o la enfermedad reactiva constantemente el virus del estado latente o inactivo. El CMV infeccioso puede ser vertido en los líquidos corporales de cualquier persona previamente infectada y se puede encontrar en la orina, saliva, sangre, semen y leche materna. El paso del virus a los líquidos corporales puede ser intermitente, sin que en ninguna muestra sea perceptible y sin causar síntomas. Tiene una baja patogenicidad pero es capaz de evitar los mecanismos defensivos del huésped (al parecer el CMV es un agente inmunosupresor capaz de unirse una vez liberado de la célula a la β-2 microglobulina del huésped, lo que le protege de la acción de los anticuerpos).

La sangre y órganos trasmiten CMV, si bien aún no se comprende como una infección abortiva es convertida en un ciclo productivo. Una característica todavía no completamente demostrada del CMV humano es su posible oncogenicidad, pues todos los miembros de la familia son posibles agentes oncogénicos, aunque las evidencias son más fuertes para el virus de Epstein-

Barr. El CMV se ha relacionado con sarcoma de Kaposi, cáncer de próstata y cáncer renal.

EPIDEMIOLOGÍA

Estudios de prevalencia de anticuerpos (Ac) contra CMV en suero de la población general muestran que la infección por este virus está diseminada y por lo común no es evidente. La prevalencia de Ac en adultos es del 40-100%. Es más baja en Europa, Australia y partes de América del Norte, mientras que es significativamente más alta en áreas menos desarrolladas como África y el Sudeste de Asia. El análisis sobre tasas de incidencia de infección relacionadas con la edad sugiere que hay por lo menos 1 o 2 periodos de mayor infección durante la vida. El primero es el periodo perinatal (tasa de infección perinatal varía del 35-56%) El segundo periodo, en particular en países con sujetos seronegativos más susceptibles, ocurre durante la edad reproductiva y se presume que se explica por la actividad sexual.

El virus no se propaga fácilmente por contacto fortuito, sino que requiere exposición íntima, repetida y prolongada para la transmisión. Al final de la adolescencia y en adultos jóvenes, CMV se transmite por contacto sexual y es frecuente el transporte asintomático del virus en el semen o las secreciones cervicales. Los títulos de anticuerpos se acercan al 100% en prostitutas y varones homosexuales activos. La transfusión de sangre completa o de algunos hemoderivados con leucocitos viables también pueden transmitir CMV con una frecuencia del 0,14-10% por cada unidad transfundida.

Una vez infectado, el individuo transporta el virus probablemente toda la vida. Lo más frecuente es que estas infecciones permanezcan latentes. Sin embargo, los síndromes de reactivación de CMV aparecen con frecuencia si hay compromiso en la inmunidad mediada por linfocitos T, como sucede después de un trasplante de órgano, o al coincidir con una neoplasia linfoidea y en algunas inmunodeficiencias adquiridas, como la infección por el VIH.

MECANISMOS DE TRANSMISIÓN

La transmisión del CMV ocurre principalmente por contacto personal íntimo, de persona a persona, con una persona que excreta el virus por la saliva, orina, u otros líquidos corporales (secreciones de cérvix, semen, lágrimas), heces, sangre. CMV se puede transmitir vía sexual y también a través de la leche materna, órganos trasplantados y raramente por transfusiones sanguíneas (según algunos autores). Sin embargo, las dos principales vías de adquisición de la infección primaria parecen ser la transmisión por vía oral y sexual. También se puede adquirir por transfusiones sanguíneas masivas, o puede aparecer después de un trasplante renal o de médula ósea, a través de la transmisión de los leucocitos del donante. Aunque el virus no es altamente contagioso, se ha demostrado la extensión intrafamiliar y entre niños en guarderías. La transmisión del virus es a menudo prevenible, porque se transmite con frecuencia a través de los líquidos corporales infectados por contacto con las manos y después se absorbe por la nariz o boca de la persona susceptible.

Transmisión por sangre

El riesgo es proporcional al número de unidades transfundidas estimándose en un 5-12% por unidad trasfundida; en estudios posteriores se halló un riesgo de 2,4% por 100 unidades transfundidas. En estudios más recientes en que se evaluó a un gran número de receptores seronegativos de transfusiones muestran una tasa significativamente menor de infección por CMV. La infección por lo común es asintomática, pero una infección sintomática en niños y adultos es un riesgo definido tras múltiples transfusiones después de traumatismos o cirugía invasora. También puede ocurrir después de la transfusión de granulocitos. El riesgo de infección es menor cuando se utiliza sangre crioconservada, sangre pobre en leucocitos o sangre de seronegativos. El neonato seronegativo que es inmaduro al nacer tiene un riesgo marcadamente mayor de desarrollar una enfermedad significativa por CMV con tan solo 100 ml de sangre. En muchos lactantes, la infección por CMV se ha prevenido usando sangre de donantes seronegativos.

Los intentos de cultivar CMV de donantes de sangre, a pesar de claros indicios de que debe estar presente, por lo general son infructuosos. La explicación es que los genomas de CMV están presentes en forma latente en leucocitos de la sangre, pero no se expresan en sujetos seropositivos sanos normales. Presumiblemente son activados cuando son transfundidos a un receptor, en particular si es inmunológicamente inmaduro o deficiente. Chou y cols. informaron que si el receptor es HLA compatible con el donante, la activación es mucho más frecuente, quizá debido a la mejor supervivencia de las células infectadas.

Transmisión sexual

Dos fuentes potenciales de transmisión venérea de CMV son las secreciones del cuello uterino y el semen. La frecuencia de infección por CMV del cuello uterino varia con la edad, clase socioeconómica, promiscuidad y paridad (1-2% de portadoras en Estados Unidos o 18% en Taiwán); la frecuencia de colonización se correlacionó en forma positiva con el número de parejas sexuales y la menor edad en el momento de la primera relación sexual. Las evidencias indirectas de transmisión por relaciones heterosexuales provienen de pequeños brotes de mononucleosis por CMV en parejas sexuales en una comunidad universitaria. Posiblemente el semen puede transportar los virus solo durante un tiempo corto tras una infección activa, a menos que ocurran infecciones repetidas o que una infección crónica sea facilitada por una edad temprana de infección o por inmunosupresión. Se ha demostrado que el transporte en el semen de homosexuales masculinos es un reflejo de la actividad sexual. La presencia de CMV se ha correlacionado con una menor edad del sujeto (< 24), sexo anal pasivo y gran número de parejas sexuales. CMV es transportado en muchos otros líquidos corporales (orina, saliva, sangre), aunque la alta frecuencia de transporte en el semen en homosexuales sanos y su asociación con el sexo anal pasivo y el número de parejas sugieren que puede ser transmitido fácilmente por esperma infectado durante sexo anal.

TIPOS DE INFECCIÓN

Infección cervical durante el embarazo y transmisión perinatal

CMV en el cuello uterino no solo es una fuente potencial de transmisión venérea a una pareja sexual, sino también a un neonato durante su paso a través del canal del parto. La alta tasa de excreción cervical del CMV durante el tercer trimestre del embarazo sugiere que el neonato tiene riesgo durante el parto. La tasa de infección de niños cuyas madres excretaron el virus después del parto y que presumiblemente lo estaban excretando durante el parto aumentó al 57%. Las infecciones perinatales por lo común son asintomáticas.

Infecciones congénitas en lactantes de madres no inmunes

La infección por CMV es la infección congénita más frecuente en los países desarrollados, con una prevalencia del 0,6%.

Aunque el riesgo de aparecer esta infección es menor que en la infecciones perinatales, la trasmisión durante la gestación, especialmente cuando se produce en el primer trimestre y en primoinfecciones frente a recurrencias, puede ocasionar serias secuelas en el neonato. La complicaciones más frecuentes es la pérdida auditiva neurosensorial, pero también pueden producirse otras secuelas neurológicas como retraso motor, microcefalia, parálisis cerebral, entre otras.

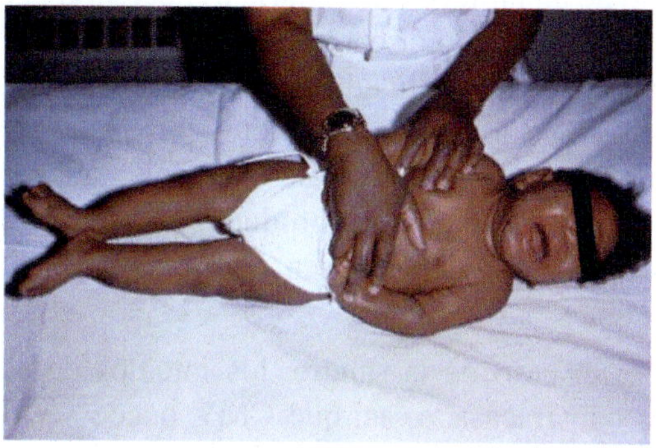

Niño con infección congénita por citomegalovirus (CMV)

Existen signos ecográficos prenatales que ayudan a pensar en la posibilidad de infección (retraso en el crecimiento intrauterino, microcefalia, hepatoespleomegalia), aunque el diagnóstico definitivo se realiza durante la etapa prenatal mediante cultivo viral o PCR en líquido amniótico. Tras el nacimiento, se puede determinar la presencia de CMV en muestras de orina o saliva, en las tres primeras semanas de vida. La determinación puede realizarse por PCR o en cultivo viral.

La mayoría de las infecciones congénitas clínicamente evidentes han ocurrido en niños de madres que tuvieron una infección durante el embarazo. El radioinmunoensayo para IgM es sensible y específico. La tasa de infección intrauterina después de infección primaria con CMV es alta.

Infección congénita de niños de madres inmunes

No parece haber dudas de que la inmunidad de la madre protege al niño de la enfermedad. El niño está protegido de los peligros de esta inmunización con virus vivos por anticuerpos transferidos en forma pasiva por la madre y rara vez presenta síntomas. El neonato que presenta enfermedad por CMV es aquel cuya madre no es inmune. Estos niños tienen un riesgo particular si sus madres adquieren una infección primaria durante el embarazo.

Infección por CMV en trasplantados

Es frecuente que después del trasplante de un órgano muchos pacientes desarrollan una infección por CMV. Esto se ha demostrado en todos los tipos de trasplante mayor como renal, hepático, cardiopulmonar y de médula ósea. La tasa de infección fue significativamente más alta en los seropositivos antes del trasplante (85%) y más baja en receptores seronegativos (53%). Para el desarrollo de una infección primaria es necesaria la exposición a una fuente de virus. Teóricamente el virus puede provenir de un medio ambiente contaminado como unidades de terapia intensiva o centros de diálisis o de contactos infectados. Las fuentes más importantes son tejidos u órganos trasplantados y en menor medida, hemoderivados. Puede producirse una infección secundaria en cualquier paciente que sea seropositivo y esté infectado de forma latente.

Como en el caso de la sangre, los intentos de aislar CMV de órganos han fracasado, así que CMV puede ser transmitido por cualquier trasplante mayor. Las infecciones primarias pueden prevenirse ampliamente si se usan órganos de donantes seronegativos.

Además de la inmunosupresión, el tipo de trasplante también es importante en la determinación de la morbilidad por CMV. Los receptores de trasplante de hígado, corazón y corazón-pulmón tienen mayor morbilidad debida a CMV que los receptores de un trasplante renal. Respecto al uso de sueros antilinfocitarios policlonales y monoclonales para el tratamiento de rechazos, se ha demostrado que el antisuero OKT3 usado para tratar el rechazo en pacientes con trasplante hepático aumentó la frecuencia de enfermedades severas por CMV como hepatitis y diseminación. Por lo común, la inmunosupresión no inhibe el desarrollo de Ac para CMV. Rara vez, en infecciones muy severas, se inhibe la producción de Ac.

La neumonía por CMV es más común después de un trasplante de corazón-pulmón que después de un trasplante de corazón o riñón. La hepatitis grave por CMV es un problema especial después del trasplante hepático.

Infección por CMV en el huésped con neoplasias

La frecuencia y morbilidad de la infección por CMV en pacientes con neoplasias no son tan altas como después de un trasplante de órganos. Incluso pacientes con neoplasias inmunosupresoras como linfoma de Hodgkin o con quimioterapia inmunosupresora no están suficientemente inmunodeprimidos durante un periodo bastante prolongado como para tener complicaciones por reactivación de una infección. Además, la complicación primaria de la quimioterapia, la neutropenia, no parece ser un factor de riesgo mayor de infección por CMV a menos que sea transfundido en numerosas ocasiones; el paciente con neoplasia no tiene una fuente externa fácil de virus para una infección primaria.

Antes de 1965, la enfermedad por CMV en adultos se describía primariamente en pacientes con enfermedades debilitantes crónicas y hematológicas. Desde entonces, con el advenimiento de la quimioterapia, en particular para leucemias, las infecciones por CMV se han descrito en forma más frecuente.

Infección por CMV en el huésped con infección por VIH-SIDA

Hay una íntima relación entre infección por VIH y CMV. Con una inmunosupresión progresiva como resultado de la infección por VIH, la actividad del CMV aumenta. Un 30-40% de homosexuales elimina activamente CMV en el semen u orina independientemente de ser positivos para VIH. Por lo general no hay viremia en infectados por VIH asintomáticos, mientras que los que tienen SIDA sí tienen viremia. Como en el caso de receptores de trasplante, usualmente hay viremia en caso de una enfermedad sintomática por CMV. La serología no es útil porque las infecciones primarias son inusuales y muchos tienen Ac Ig M persistentes. Una condición *sine qua non* para la atribución de un síndrome clínico a CMV es la demostración de patología local característica de infección o el aislamiento o demostración del virus o actividad viral en alguna localización. Si CMV está presente con otros agentes microbianos como *Mycobacterium avium-intracellulare* o VIH, pueden ser la causa real de la patología local.

Infección primaria en niños mayores o adultos

Se acompaña habitualmente de una enérgica respuesta por linfocitos T que favorece el desarrollo de un síndrome de mononucleosis similar al observado tras la infección por el virus de Epstein-Barr. El dato crucial de esta infección es la aparición de linfocitos atípicos en sangre periférica que son linfocitos T activados del fenotipo citotóxico-supresor. La activación policlonal de células B por el virus contribuye además a la aparición de factores reumatoideos y otros autoanticuerpos durante la mononucleosis por CMV.

Una vez adquirido el virus durante la infección primaria, CMV persiste indefinidamente en los tejidos del huésped. La transmisión después de una transfusión sanguínea o un trasplante de órgano se debe a infecciones silentes en esos tejidos.

Si las respuestas por células T del huésped se alteran por una enfermedad o inmunosupresión yatrógena, el virus latente puede reactivarse y causar diversos síndromes. La estimulación antigénica prolongada, como la que ocurre tras un trasplante tisular, junto a la inmunosupresión, es al parecer una situación ideal para la activación de CMV y la aparición de una enfermedad por CMV. El propio CMV contribuye a una mayor hiporreactividad de los linfocitos T, la cual es frecuente que preceda a la sobreinfección por otros agentes oportunistas como *Pneumocystis carinii*. Con frecuencia, en enfermos con neumonía intersticial grave con inmunodepresión se encuentran juntos CMV y *P. carinii*. Asimismo, CMV puede actuar como cofactor para activar la infección latente por HIV.

MANIFESTACIONES CLÍNICAS

Infección congénita por CMV

Las infecciones congénitas van desde las asintomáticas-leves hasta las graves. La enfermedad aparece aproximadamente en un 10-15% de fetos infectados y se observa casi exclusivamente en RN de madres que sufrieron la infección primaria durante el embarazo. Las manifestaciones de presentación más frecuentes son petequias, hepatoesplenomegalia e ictericia. Al mismo tiempo se instaura un cuadro de letargia y convulsiones, así como un síndrome de insuficiencia respiratoria aguda por neumonitis intersticial. Entre las alteraciones analíticas, destaca la hiperbilirrubinemia y la elevación de IgM sérica mayor de 0,20 g/l (20 mg/100 ml). El pronóstico en lactantes con infección grave es malo, con mortalidad del 20-30%; pocos enfermos escapan de un deterioro intelectual o alteración en la audición años después.

La mayor parte de las infecciones congénitas por CMV no se manifiestan clínicamente al nacer. Un 5-25% de lactantes infectados asintomáticos desarrollan alteraciones psicomotoras, auditivas, oculares o dentarias importantes en años posteriores.

Infección perinatal por CMV

El RN puede adquirir el CMV durante el alumbramiento, al atravesar el canal del parto infectado o por contacto postnatal con la leche u otras secreciones maternas. Se infectan un 40-60% aproximadamente de lactantes, alimentados durante más de un mes al pecho de madres seropositivas. También puede haber transmisión yatrogénica por transfusión sanguínea neonatal, riesgo que disminuirá si se realizan pruebas de detección selectiva con la sangre o sus productos antes de transfundirla a lactantes seronegativas de bajo peso al nacer o a embarazadas seronegativas. La infección perinatal por CMV, especialmente en lactantes prematuros se acompaña de una neumonitis intersticial prolongada que, en ocasiones coincide con infecciones por *Chlamydia trachomatis* y *P. carinii*; el lactante puede presentar adenopatías, erupciones, hepatitis, anemia y linfocitosis atípica, y es frecuente que la excreción de CMV persista durante meses o años.

Mononucleosis

El síndrome de mononucleosis por CMV varía en ciertos aspectos con el clásico por VEB. Se estima que el 79% de los casos de mononucleosis infecciosa son causados por el VEB y que la mayoría del 21% restante corresponden a infección aguda por CMV. Se afecta un grupo de edad discretamente mayor (25-35 años). La manifestación clínica más frecuente de infección por CMV en un huésped normal, pasado el periodo neonatal, es un síndrome de mononucleosis con Ac heterófilo negativo. Los pacientes pueden tener fiebre, malestar, hepatitis, esplenomegalia y linfocitosis con linfocitos atípicos, como en la mononucleosis infecciosa clásica. Esto puede ocurrir espontáneamente o después de una transfusión de hemoderivados conteniendo leucocitos. El periodo de incubación varía de 20-60 días y la enfermedad dura generalmente 2-6 semanas.

También son frecuentes las mialgias, pero las faringitis exudativas y las linfadenopatías cervicales son raras, a diferencia de lo que ocurre en la mononucleosis infecciosa debida al VEB. En algún enfermo puede aparecer erupción rubeliforme, sobre todo después de tomar ampicilina. Con menor frecuencia hay neumonía, miocarditis, pleuritis. Es rara la complicación con un síndrome de Guillain-Barré. El síndrome de mononucleosis infecciosa ha sido llamado *tifoideo* debido a que los síntomas pueden revestir un carácter más sistémico, con predominio de fiebre y con menos signos de linfadenomegalia o esplenomegalia. En la mononucleosis inducida por CMV y VEB pueden producirse alteraciones de laboratorio debidas a aberraciones inmunológicas transitorias, tales como la aparición de crioaglutininas, factor reumatoideo, crioglobulinemia mixta, anticuerpos antinucleares y actividad anticomplemento. Las alteraciones de laboratorio características son una linfocitosis relativa en sangre periférica, con más del 10% de linfocitos atípicos. La mayoría de los enfermos se recuperan sin secuelas, aunque la astenia post-viral puede durar varios meses. La excreción de CMV por orina, secreciones genitales o saliva suele persistir durante meses o años.

Son posibles *complicaciones* asociadas a la mononucleosis, las siguientes:

- Hepatitis, aparece con relativa frecuencia, pero suele ser leve y raras veces es sintomática en el individuo inmunocompetente y por lo general se resuelve por completo.
- El síndrome de Guillain-Barré (polineuritis caracterizada por debilidad sensitiva y motora de las extremidades).
- Meningoencefalitis.
- Miocarditis.
- Raras veces se ha presentado trombocitopenia y anemia hemolítica como complicación de la mononucleosis en adultos sanos.

Infección por CMV en pacientes inmunodeprimidos

Son *grupos de riesgo* para la infección por CMV:

- Neonato inmaduros.
- Pacientes trasplantados (hepático, renal, médula ósea).
- Pacientes con SIDA.
- Pacientes que reciben agentes inmunosupresores.

CMV es el patógeno viral más importante y que más a menudo complica el trasplante de órganos. En receptores de un trasplante hepático o renal, CMV provoca distintos síndromes, como fiebre y leucopenia, hepatitis, neumonía, colitis y retinitis. El periodo de mayor riesgo es de 1-4 meses después del trasplante, aunque la retinitis es a menudo una complicación tardía. El riesgo de enfermedad es mayor después de la infección primaria. Los estudios de restricción con endonucleasas indican que los receptores de trasplantes seropositivos son susceptibles a la reinfección por CMV procedentes del donante, dando lugar con frecuencia a la enfermedad. La reactivación de la infección, aunque frecuente es menos probable que sea importante clínicamente. Las manifestaciones clínicas de la infección dependen del grado de inmunosupresión; los enfermos que reciben ciertos agentes inmunosupresores, como globulina antitimocito, es más probable que sufran infecciones graves que los que reciben otros agentes, como ciclosporina A.

La neumonía por CMV aparece en casi un 15-20% de receptores de un trasplante de médula ósea, con una mortalidad del 84-88%. El riesgo es máximo 5-13 semanas después del trasplante, habiéndose identificado varios factores de riesgo como tipo de inmunosupresión, enfermedad de injerto contra huésped aguda, edad avanzada, viremia, seropositividad antes del trasplante y transfusión de granulocitos.

En el receptor de un trasplante dos factores determinan el grado de morbilidad debido a CMV. El primero es el grado de inmunosupresión y el tipo de esta. Decesos debidos a infección por CMV pueden relacionarse con el uso de globulina antitimocitos. El segundo es el tipo trasplante; la morbilidad debida a CMV es más baja en caso de trasplante renal y más alta en caso de trasplante de médula ósea. Hay estudios que demuestran que la infección por CMV puede aumentar el rechazo; en ellos se observó que se produjo rechazo en 4 de 16 pacientes con infección primaria, y no hubo rechazo en 24 pacientes seronegativos, que recibieron un riñón de donante seronegativo y que no tuvieron infección.

Un efecto indirecto importante de la infección primaria por CMV, es un aumento de la tasa de infecciones micóticas y bacterianas serias después de trasplante renal y cardíaco. Este es el significado clínico del efecto inmunosupresor inespecífico conocido de la infección por CMV.

CMV es un patógeno importante en enfermos con SIDA y es frecuente que ocasione retinitis o un proceso diseminado contribuyendo a la mortalidad. CMV se transmite por contacto sexual o por exposición a productos sanguíneos. Aproximadamente el 100% de los varones homosexuales infectados por VIH son seropositivos para el CMV. No obstante la enfermedad por CMV en esta población se cree que se debe a la reactivación de una infección latente. En autopsias de pacientes con SIDA se ha documentado la infección por CMV en más del 90%. El CMV puede contribuir por sí mismo a invertir los cocientes de células T o al desarrollo de sarkoma de Kaposi o representar solo un epifenómeno de la inmunosupresión. El diagnóstico es difícil ya que resulta complejo distinguir entre una enfermedad activa debido a CMV y la liberación intermitente de cápsulas de CMV. Las determinaciones serológicas raras veces son útiles, teniendo en cuenta la elevada prevalencia de seropositividad en la población infectada por VIH. Hasta el 43% de los pacientes con SIDA y molestias pulmonares puede presentar CMV en las muestras obtenidas por broncoscopia. Rara vez se encuentra el CMV como único patógeno, cuando se aísla casi siempre se asocia a otros patógenos pulmonares. La evaluación histopatológica de las biopsias obtenidas bien mediante broncoscopias o bien a cielo abierto presentan las inclusiones patognomónicas en *ojo de búho* que confirman el diagnóstico de infección pulmonar activa por CMV. El diagnóstico rápido utilizando Ac monoclonales dirigidos contra Ag de CMV parece ser muy sensible

Los pacientes con enfermedad demostrada mediante biopsia y sin otros patógenos demostrables para explicar la neumonía intersticial pueden beneficiarse del tratamiento. Los síndromes debidos a CMV en el huésped inmunodeprimido suelen comenzar con fiebre prolongada, malestar anorexia, cansancio, sudores nocturnos, artralgias y mialgias. Durante estos episodios pueden observarse trastornos de la función hepática, leucopenia, trombopenia y linfocitosis atípica. El examen radiológico del pulmón descubre frecuentemente infiltrados reticulonodulares o intersticiales bilaterales, que se inician en la periferia de los lóbulos inferiores y se extienden hacía arriba y al centro; es menos frecuente observar patrones localizados segmentarios, nodulares o alveolares. El diagnóstico requiere la biopsia pulmonar. La infección digestiva por CMV puede ser localizada o extensa y ocurre casi exclusivamente en enfermos inmunodeprimidos. La hepatitis es frecuente y se ha descrito una colecistitis no calculosa asociada a CMV. La meningoencefalitis por CMV en personas sanas es rara. La retinitis por CMV es una causa importante de ceguera en enfermos inmunodeprimidos, como son los pacientes con SIDA y los receptores de un trasplante de órganos. Las infecciones que acaban en la muerte suelen deberse a viremia persistente y afectación de muchos órganos.

Una mononucleosis febril indiferenciable de la enfermedad en el huésped inmunocompetente parece ser la presentación clínica más común. CMV puede causar neumonía, hepatitis, úlceras gastrointestinales, retinitis, encefalopatía y alteraciones endocrinas.

Complicaciones

Son raras en los huéspedes normales y en los adultos sanos y la enfermedad habitualmente tiene una evolución benigna. Sin embargo, las siguientes *complicaciones* han sido asociadas a la infección por CMV:

- Xantema inducido por ampicilina.
- Neumonía intersticial.
- Hepatitis.
- Trombocitopenia.
- Anemia hemolítica.
- Síndromes neurológicos: Guillain-Barré, meningitis aséptica, encefalitis, polineuritis.
- Coiriorretinitis: Es rara en pacientes inmunocompetentes y es más frecuente en el paciente inmunocomprometido.

La adrenalitis debida a CMV es un hallazgo común en pacientes con SIDA.

DIAGNÓSTICO

El diagnóstico de infección por CMV no puede efectuarse solo con la clínica. El método diagnóstico preferente es el aislamiento del virus a partir de muestras clínicas adecuadas, junto a una elevación del cuádruplo de los Ac o de títulos de Ac persistentemente elevados o su conversión de positivo a negativo. La excreción del virus o viremia se descubre mediante cultivo de muestras adecuadas sobre fibroblastos humanos en capa única. Si el título de virus es alto, como es frecuentemente el caso del SIDA o el caso de la infección diseminada congénita, en pocos días se detectan los cambios citopáticos del virus característicos.

Diagnóstico directo mediante cultivo

Por sí solo no significa necesariamente infección aguda, pues la excreción por estas vías puede continuar meses o años después de la enfermedad. La identificación de la viremia por CMV es un augurio más fidedigno de infección aguda.

Se cultiva fácilmente en cultivos de fibroblastos humanos, puede durar hasta 4 semanas (tiempo necesario para el desarrollo del efecto citopático). El efecto citopático del virus es suficientemente característico como para permitir la identificación en el laboratorio sin más confirmación serológica. Cuando está presente puede aislarse rápidamente de la orina, hisopados bucales, cervicales, capa leucocitaria u otros tejidos obtenidos por biopsia o examen postmortem. Por lo común, CMV no es detectable en adultos normales, las excepciones son mujeres que pueden transportar el virus en el cuello del útero y hombres, en particular homosexuales que pueden transportar el virus en el semen. La presencia de CMV en la boca, orina, detectada por cultivo, usualmente es anormal. Sin embargo, es importante hacer notar otras circunstancias en las cuales el CMV puede ser transportada en forma crónica. Cualquier persona que se está recuperando de una infección aguda puede transportar CMV en la orina, boca y ocasionalmente sangre durante meses. Los pacientes con una infección congénita o perinatal y pacientes inmunosuprimidos con un trasplante o infección por virus del VIH y SIDA a menudo son portadores crónicos del virus durante años. Además, las técnicas de cultivo del virus a menudo no están disponibles.

Debido a que el cultivo tradicional es lento, requiriendo hasta 21 días de incubación, la mejor forma de detectar el virus en cultivo celular es con la técnica de *shell-vial* que permite un diagnóstico en 18-48 horas. La muestra se inocula en la monocapa y tras su incubación se detecta la presencia del antígeno de fase intermedia p72 con una inmunofluorescencia con anticuerpo monoclonales. Existen fórmulas comerciales preparadas para realizar la incoulación direta sobre tubos preparados.

Serología

Para detectar la elevación de los Ac contra antígenos de CMV hay varios métodos serológicos (fijación del complemento, inmunofluorescencia, análisis de inmunoabsorción de enzimas, etc). La elevación de Ac puede no detectarse hasta pasadas 4 semanas de la infección primaria, y los títulos pueden permanecer altos durante años después de la infección. Por ello, la determinación de Ac en una sola muestra carece de utilidad para valorar el carácter agudo de la infección. La detección de IgM específicos de CMV a veces es útil para diagnosticar infección reciente o aguda; alguna vez los factores reumatoideos circulantes dan lugar a pruebas de IgM falsamente positivas. La presencia de IgM contra CMV es una indicación útil pero no confiable de infección aguda; se han hallado títulos altos de IGM en homosexuales asintomáticos.

El uso de Ac monoclonales frente a antígenos tempranos para detectar células infectadas en muestras hísticas y el uso de sondas de ácido nucleico viral clonado y marcado para detectar DNA o

RNA en muestras por medio de hibridación de ácido nucleico, constituyen una técnica rápida.

Las *pruebas serológicas* específicamente usadas para diagnosticar la infección por CMV son las siguientes:

- El aumento del título de Ac fijadores de complemento (AFC), de 4 veces o más entre el suero de fase aguda y en fase convalesciente, sugiere infección aguda por el CMV aunque no es inequívocamente diagnóstico, ya que existe una conocida tendencia de los títulos del Ac fijadores de complemento a fluctuar espontáneamente con el tiempo.
- La medida de los Ac fluorescentes indirectos frente a Ag de superficie en las células infectadas con CMV, es más sensible que las pruebas de fijación de complemento. El aumento de título de 4 veces o más sugiere infección aguda por CMV.
- Los Ac IgM frente al CMV detectados por la técnica de Ac inmunofluorescentes en un título de 1:16 o más sugieren una infección primaria. Sin embargo, la interpretación es subjetiva, y los sueros de los pacientes pueden dar resultados falsos positivos (VEB, factor reumatoideo).
- Los Ac IgM citolíticos dirigidos a un Ag de superficie del CMV en células es una prueba diagnóstica para el diagnóstico de infección actual y reciente por CMV.

Las pruebas de inmunofluorescencia indirecta y de inmunofluorescencia anticomplemento (IFAC) son más sensibles. En infecciones primarias, los títulos obtenidos con II e IFAC son más altos y se positivizan antes que los títulos correspondientes a FC, algunas veces hasta 1-2 meses antes. La prueba de IFAC es superior porque hay menor fluorescencia inespecífica.

Pruebas de antigenemia

La técnica se basa en la detección del antígeno pp65 (proteína viral del tegumento), mayoritario en la infección por CMV, mediante el uso de técnicas de inmunoenzimoensayo o inmunofluorescencia con anticuerpos monoclonales específicos. Se realiza en muestras de sangre periférica y aunque se trata de una técnica accesible y sencilla, presenta algunos inconvenientes como la labilidad de las muestras de sangre o las dificultades en su interpretación en pacientes inmunodeprimidos. Esto, junto con la incorporación de los sistemas de determinación moleculares ha relegado en mucho casos la utilización de esta determinación antigenémica.

Diagnóstico molecular

El empleo de la técnica de PCR ha supuesto una mejora reveladora en la toma de decisiones para el inicio de tratamiento, especialmente en pacientes vulnerables como son los pacientes trasplantados, mujeres embarazadas o en casos de transmisión congénita en recién nacidos.

La PCR en tiempo real se realiza en sistemas completamente automatizados y permite cuantificar el ADN de CMV en muestras de plasma, en líquido amniótico para mujeres después de la semana 21 gestación y en donde se ha producido primoinfección (determinada por seroconversión), o se han identificado anomalías en las pruebas ecográficas sugestivas de malformaciones en el feto. En el caso de recién nacidos, la muestras idónea es la de orina, en el periodo de dos semanas desde el nacimiento.

Otro grupo de técnicas de diagnóstico molecular son las de secuenciación genómica que han venido a sustituir al cultivo celular en la determinación de resistencia a antivirales. La presencia de determinadas mutaciones genéticas permite identificar a virus resistentes a antivirales, como en el caso de la mutación del gen UL97 que confiere resistencia a ganciclovir en CMV.

PROFILAXIS Y TRATAMIENTO

En la mayoría de los casos, las infecciones por CMV cursan de forma asintomática ya que la respuesta inmune en individuos sanos es suficiente para controlar la viremia. Sin embargo, en casos de grupos vulnerables de población, esta infección puede ocasionar graves secuelas e incluso evolucionar a fallo multiorgánico. Entre estos grupos de población se encuentran, pacientes inmunodeprimidos, como los receptores de trasplantes o pacientes infectados por VIH, y neonatos que han adquirido la infección vía congénita. En todos estos casos el tratamiento puede ser el factor determinante de evolución favorable, especialmente cuando se instaura al inicio de la infección.

Tratamiento en neonatos

En aquellos casos de enfermedad congénita con sintomatología moderada o grave, el uso de valganciclovir (VGC) (profármaco de ganciclovir) ha demostrado disminuir las secuelas producidas por CMV. Este fármaco antiviral, supuso una ventaja frente al ganciclovir (GCV) que solo puede administrarse vía intravenosa. Valganciclovir se administra en tratamiento ambulatorio dentro de las primeras cuatro semanas de vida, y en algunos casos, se prolonga hasta los seis meses, siempre bajo estrecha monitorización.

Tratamiento en pacientes trasplantados

Los pacientes inmunodeprimidos, tanto receptores de trasplante sólido (TOS), como receptores de precursores hematopoyéticos (TPH) son unos de los grupos más vulnerables en la infección por CMV. Aunque las características de cada grupo presenta diferencias, en ambos casos la enfermedad por CMV está relacionada con un mayor riesgo de rechazo, así como una mayor morbibortalidad.

El *gold standart* en el éxito de tratamiento de este grupo se basa en la coincidencia de donantes y receptores en el estado serológico que presentan. Así, en TOS la situación de mayor riesgo se produce en receptores seronegativos, en los que se trasplanta un órgano de receptor seropositivo, aunque en algunos casos la infección se produce por una reactivación del propio receptor. En algunos casos conseguir esta coincidencia entre donante y receptor no es posible, y es aquí donde el tratamiento con fármacos antivirales tiene una consideración importante.

El tratamiento de elección para la infección activa por CMV en el paciente trasplantado es el GCV, que se administra vía intravenosa; el VGC, de administración oral, se instaura como tratamiento profiláctico en receptores TOS. El uso de estos tratamientos mantiene la incidencia de la enfermedad por debajo del 10%, aunque también presentan algunos efectos secundarios que pueden interferir en la reconstitución del sistema inmune del paciente, en concreto el GCV produce neutropenia y nefrotoxicidad, lo que puede limitar su uso. Además ya se han descrito algunas resistencias de CMV a GCV y GCV.

Como fármacos alternativos están aprobados para su uso cidofovir y foscarnet, ambos son nefrotóxicos, entre otros efectos secundarios, por lo que su uso es limitado.

En casos de infección por CMV con resistencia al GCV se ha empleado leflunomida, un inmunosupresor con capacidad para inhibir la formación del tegumento. Y recientemente se ha aprobado un nuevo antiviral, el letermovir, para tratamiento profiláctico de la enfermedad en receptores de TPH que en los ensayos realizados para presenta una buena respuesta antiviral.

Profilaxis inmune pasiva

En receptores de trasplante de médula ósea y en receptores de trasplante renal han demostrado la eficacia de la inmunoglobulina con altos títulos en la reducción de la enfermedad, aunque no en la prevención de la infección, en receptores de trasplante seronegativos. Es probable que la eficacia profiláctica de la inmunoglobulina sea mejor en infecciones primarias por CMV y en situaciones en las cuales la morbilidad de estas infecciones es alta. Esto se ilustra mejor en pacientes con trasplante de médula.

Inmunización activa

El papel beneficioso de la inmunidad adquirida está avalado por el hecho de que ocurren numerosas complicaciones con el CMV cuando no está presente en el huésped. Hay amplia justificación para el desarrollo de inmunidad adquirida por medio de inmunización activa. Dos poblaciones blanco primarias pueden considerarse para inmunización activa protectora: la madre seronegativa y el receptor seronegativo de un trasplante.

Medidas preventivas

- Es necesario tomar precauciones al manipular los pañales y lavarse meticulosamente las manos después de cambiar a los niños o de limpiar a los recién nacidos y lactantes después de la defecación o micción.
- Las mujeres en edad fértil que trabajan en hospitales (en especial en salas de obstetricia y pediatría) deben cumplir las precauciones universales; en guarderías infantiles y en las que atienden a preescolares (en especial cuando albergan a niños con retraso escolar) deben observarse medidas estrictas de higiene como el lavado de manos.
- En recién nacidos de madres seronegativas hay que evitar la transfusión de sangre de donantes con seropositividad al virus citomegálico.
- Evitar en lo posible el trasplante de órganos o tejidos de un donante con seropositividad al virus citomegálico, si no fuera posible puede ser útil el tratamiento profiláctico con ganciclovir.
- No es necesario el aislamiento. Sí tomar precauciones con las secreciones de los pacientes (lavado de manos, usar guantes, etc).

Bibliografía

DELGADO, O., GASCÓ, J., SÁNCHEZ, A., CERVERA, M., MUNAR, M.A. *La enfermedad por citomegalovirus en el trasplante renal.* Farmacia hospitalaria 2000; 24 (5): 296-303.

DÍAZ MARTÍNEZ, A.G., VALDÉS ABREU, M.C., RESIK AGUIRRE, S. *Infecciones por citomegalovirus.* Rev Cubana Med Gen Integr 1998; 14 (3): 270-278.

FERNÁNDEZ-DELGADO, R. *Citomegalovirosis.* En: Cruz, M., Crespo, M., Brines, J., Jiménez, R. Compendio de Pediatría. ESPAXS, S.A. 1998; 159-160.

FOLGUEIRA LÓPEZ, M.D. *Infección del sistema nervioso central por el citomegalovirus.* Control de Calidad SEIMC. Disponible en: Www.seimc.org. 2020.

HIRSCH, M.S. *Infección por citomegalovirus.* En: Wilson, Braunwald, Isselbacher, Petersdorf, Martin, Fauci, et al. Harrison. Principios de Medicina Interna. Interamericana Mcgraw-Hill. 1991; I: 813-815.

Human cytomegalovirus. (22-05-20). Disponible en: https://www.science.mcmaster.ca/.

MONTEJO, M., VALDIVIESO, A., SUÁREZ, M.J., TESTILLANO, M., BUSTAMANTE, J., GESTACA, M., et al. *Infección después del trasplante hepático ortotópico: Análisis de los 120 primeros casos consecutivos.* Rev Clin Esp 2000; 200 885): 245-251.

MONTO, H. *Citomegalovirus.* En: Mandell, Bennett, Dolin. Enfermedades Infecciosas. Principios y Práctica. Editorial Panamericana, 4ª edición. 1997; 1513-1527.

National Center for Infectious Diseases (CDC). Cytomegolovirus (CMV) Infection. 2020.

National Congenital CMV Disease Registry. What everyone should know about CMV?. (22-05-20). Disponible en: http://www.bcm.tmc.EDU/PEDI/INFECT/CMV.

NAVARRO ORTEGA, D. *Diagnóstico serológico de la infección por el citomegalovirus humano.* Control Calidad SEIMC.

Organización Panamericana de la salud. Enfermedad debida a virus citomegálico. En: Chin, J. El control de las enfermedades Transmisibles. Decimoséptima edición. 2001; 371-374.

Prevention Guidelines. Cytomegalovirus Disease. 2020.

SIA, I.G., PATEL, R. *New strategies for prevention and therapy of Cytomegolovirus infection and disease in solid-organ transplant recipients.* Clin Microbiol Rev 2000; 13 (1): 83-121.

Sociedad Española de Enfermedades Infecciosas (SEIMC). *Protocolos clínicos. Infecciones en el paciente trasplantado. 2020.*

ARELLANO GALINDO, J., JIMÉNEZ HERNÁNDEZ, E., VELAZQUEZ GUADARRAMA, N., MONTAÑO FIGUEROA, E.H., MORENO GALVÁN, M., BELLO GONZÁLEZ, A., VÁZQUEZ MERAZ, E. *Frecuencia de infección activa por citomegalovirus en pacientes pediátricos en estado critico en inmunodeprimidos.* 2009.

DUGDALE, D.C., VYAS, J.M., ZIEVE, D. *Esofagitis por CMV Medlineplus.* 2009.

MARTÍN-DAVILA, P. *Infección por citomegalovirus en el paciente transplantado renal: ¿Cuál es la mejor forma de prevenirla? Nefrología.* 2009.

BAKER, CAROL, J. *Red book: Atlas de enfermedades infecciosas en pediatría* Editorial: Panamericana. 2009.

HALABE, J. *Vacunación en el adulto.* Editorial McGraw–Hill/ Interamericana de México. 2008.

COLLIER. *Virológica humana.* Editorial: McGraw–Hill/Interamericana de México. 2008.

BAQUERO-ARTIGAO F. *Actualizacion en infecciones herpeticas congenitas y neonatales: infeccion por citomegalovirus y herpes simple* [Update on congenital and neonatal herpes infections: infection due to cytomegalovirus and herpes simplex]. Rev Neurol. 2017;64(s03):S29-S33.

PINNINTI SG, ROSS SA, SHIMAMURA M, ET AL. *Comparison of saliva PCR assay versus rapid culture for detection of congenital cytomegalovirus infection.* Pediatr Infect Dis J. 2015;34(5):536-537.

DE JUAN GALLACH A, ALEMANY ALBERT M, MARCO HERNÁNDEZ AV, BORONAT GONZÁLEZ N, CERNADA BADÍA M, TOMÁS VILA M. S*ecuelas neurológicas en pacientes con infección congénita por citomegalovirus [Neurological sequelae in patients with congenital cytomegalovirus]* [published online ahead of print, 2020 Feb 25]. An Pediatr (Barc). 2020;S1695-4033(20)30028-X.

SANBONMATSU S, PÉREZ M, NAVARRO JM. *Infection by human cytomegalovirus*. Enferm Infecc Microbiol Clin. 2014; 32 (supl 1):15-22.

KRISHNA BA, WILLS MR, SINCLAIR JH. *Advances in the treatment of cytomegalovirus*. Br Med Bull. 2019;131(1):5-17.

7. Infecciones por virus de Epstein-Barr.

Fernando Cobo Martínez, Antonio Francisco Guzmán González, José Serrano Sánchez y María del Mar Gallardo García

INTRODUCCIÓN

El virus de Epstein-Barr (VEB), agente etiológico de la mononucleosis infecciosa (MI), infecta al 80-90% de todos los adultos a nivel mundial. La infección primaria se produce durante la primera década de la vida, predominantemente en áreas con malas condiciones de vida e higiene pobre. Las infecciones en niños pequeños son más frecuentemente asintomáticas, pero un 50-70% de las infecciones primarias tardías en adultos jóvenes, pueden asociarse con MI clásica y enfermedad linfoproliferativa de grado moderado o severo.

La mayoría de los casos de MI pueden ser diagnosticados clínicamente por la triada característica de fiebre, faringitis y linfadenopatía cervical. Además de la elevación de las enzimas hepáticas, la linfocitosis con linfocitos atípicos prominentes es una característica hematológica común. Las complicaciones incluyen esplenomegalia, hepatitis, pericarditis o afectación del SNC. En el 85-90% de los pacientes con MI, los anticuerpos heterófilos (reacción de Paul-Bunnell) son positivos, aunque existe un 2-3% de falsos positivos. En un 10-15% de infecciones por VEB los anticuerpos heterófilos son negativos; además, puede haber mononucleosis inducida por otros agentes como citomegalovirus, adenovirus y *Toxoplasma gondii*.

La transmisión del VEB requiere contacto con saliva, siendo común la transmisión familiar. Como con otros herpes virus, VEB produce infección latente con reactivaciones intermitentes.

En pacientes inmunocomprometidos, la infección de células linfoides por VEB está asociada con un gran número de enfermedades linfoproliferativas, hiperplasias policlonales sin anormalidades citogenéticas hasta linfomas monoclonales u oligoclonales malignos. El riesgo de enfermedad linfoproliferativa post-trasplante se incrementa con la intensidad de la inmunosupresión durante el trasplante de órganos.

Desde hace tiempo se sabe que el VEB contribuye a la tumorogénesis del linfoma de Burkitt, la enfermedad de Hodgking y carcinoma nasofaríngeo. Actualmente también existe evidencia suficiente, en base a la presencia de DNA VEB, RNA, y clonalidad del genoma viral, de la relación con linfomas de células B de pacientes con inmunodeficiencias congénitas o adquiridas, con linfomas primarios del SNC de pacientes con SIDA, y con raros linfomas de células T angiocéntricos sinonasales en receptores de aloinjertos. El VEB se asocia consistentemente con linfomas Hodgkin, con una pequeña proporción de carcinomas gástricos y con carcinomas de glándulas salivares y del pulmón.

DESCRIPCIÓN DEL AGENTE

El VEB es un miembro de la subfamilia de los gammaherpesviridae, de 120 mm de diámetro y envoltura, con 162 capsómeros en una morfología icosáedrica. Es un virus DNA, con 172 pb, de doble cadena, que existe en forma lineal (virión maduro) y circular (células infectadas latentes).

In vivo, VEB infecta primariamente células linfoides de linaje B, aunque infecta también otro tipo de células como las del epitelio nasofaríngeo en pacientes con carcinoma de esta localización, el epitelio lingual de pacientes con leucoplaquia oral vellosa y timocitos inmaduros de receptores de trasplantes.

A nivel molecular, el VEB puede clasificarse en tipo A y B (antiguamente llamados, tipo 1 y 2), en base al polimorfismo de sus genes EBNA. Ambos tipos tienen distribución mundial, aunque el tipo A parece ser más prevalente que el tipo B; las infecciones por ambos tipos al mismo tiempo no son infrecuentes. A nivel biológico, el tipo A transforma los linfocitos más eficientemente que los virus tipo B.

CICLO REPLICATIVO

La infección por VEB puede producirse siguiendo un modelo lítico que culmina con la producción de nuevas partículas víricas (típico en células epiteliales), o latente (en linfocitos B) en el que existe una mínima expresión de genes y no tiene como consecuencia la producción de nuevos viriones. El ciclo biológico completo (infección lítica) se inicia por la interacción de la glicoproteína vírica de membrana gp350/220 con un receptor celular presente en la membrana de las células susceptibles: molécula CD21 (CR2) que es, a su vez, el receptor para C3d (fragmento c del factor C3 del complemento).

Las primeras proteínas que se expresan tras la infección pertenecen al complejo EBNA (*Epstein-Barr virus-associated Nuclear Antigens*), siendo un total de 6 (1, 2, 3ª, 3B, 3C, LP). EBNA-1 es necesaria para el mantenimiento del genoma del VEB en forma episómica, esencial para la transmisión del genoma y para el mantenimiento del estado de latencia. EBNA-2 es necesaria para la inmortalización de linfocitos B y es un potente transactivador de otros genes víricos y celulares. El papel de las otras proteínas EBNA no está definido en la actualidad.

Seguidamente, se sintetizan varias proteínas precoces de membrana (LMP1, 2A, 2B). LMP-1 (*Latent Membrane Protein*) es muy importante, pues se comporta como un potente activador de diversos genes víricos y celulares implicados en la transformación de linfocitos B. A continuación se producen varias proteínas precoces con actividad enzimática (DNA polimerasa, timidinakinasa) o antígenos precoces (EA), que mediante inmunofluorescencia pueden ser agrupadas en dos complejos en función de su localización celular: complejo EA-D (difuso, en el núcleo y citoplasma) y complejo EA-R (solo en citoplasma). Posteriormente se produce la síntesis de varias copias de DNA vírico que se encuentran en la célula en forma de episomas, y más tarde la síntesis de proteínas estructurales de la cápside viral (VCA) y de membrana (LMA). Este modelo finaliza con la liberación de viriones y la lisis de la célula infectada. En el modelo infectivo latente se produce una expresión muy restringida de genes que incluye a los EBNA y LMP, aunque se limita a EBNA-1 en determinados tipos celulares.

PATOGENIA Y RESPUESTA INMUNE

Durante la primoinfección, el virus se multiplica activamente en las células epiteliales orofaríngeas infectando más tarde a linfocitos B locales. En una pequeña parte de estos se desarrolla un ciclo productivo con producción de nuevos viriones y la muerte de células infectadas. Sin embargo, en la mayoría de los linfocitos se expresan únicamente las proteínas EBNA y LMP. EBNA-2 y LMP-1 son capaces de inmortalizar a los linfocitos B, proliferando indefinidamente. La base molecular de esta inmortalización está en la expresión anómala en las células transformadas de un factor de crecimiento (CD23) y su receptor, así como de un protooncogen celular (bcl-2) que bloquea el programa de muerte celular o apoptosis. En sujetos inmunocompetentes, estas células se eliminan a través de células NK y CD8 supresoras, y más tarde por células CD8 citotóxicas, que reconocen los antígenos EBNA-2 y LMP-1. A pesar de ello, es posible que una pequeña proporción de linfocitos B infectados por VEB, expresen únicamente EBNA-1, eludiendo así el reconocimiento por parte de las células inmunitarias y constituyendo un reservorio de virus en estado latente. Si el sistema inmune es incapaz de controlar la proliferación de los linfocitos B, como en inmunodeprimidos, puede sobrevenir el desarrollo de un linfoma.

A nivel humoral, el huésped genera anticuerpos frente a todos los complejos antigénicos que se expresan en las células infectadas. Sin embargo, únicamente los dirigidos frente a las glicoproteínas de superficie del virus tienen actividad neutralizante, aunque esta es poco eficaz. El interés de los anticuerpos dirigidos frente al resto de antígenos es más diagnóstico que biológico. Así, los primeros anticuerpos en aparecer son los VCA, seguidos de EA; los últimos son los dirigidos frente al complejo EBNA. La reaparición de anticuerpos frente a EA es el mejor marcador de la reactivación de la infección latente por VEB.

Tipo de antígeno	Característica	Marcador	Asociación clínica
EBNA: antígenos nucleares	Proteínas nucleares esenciales para: - EBNA 1: establecer y mantener la infección - EBNA 2: inmortalización	Son los primeros en aparecer	Los anti EBNA se desarrollan tras la infección
EA: antígeno precoz	Ubicación: - EA-R citoplasmática - EA-D: citoplasmática y nuclear	EA-R aparece antes que EA-D (infección productiva)	En MI se observan IgG anti EA-D
VCA: antígeno de la cápside	Proteína tardía de ubicación citoplasmática	Marcador de infección productiva	IgM transitoria, IgG persistente

LMA: antígeno de membrana	Proteína tardía localizada en superficie celular	Marcador de infección productiva	IgM transitoria, IgG persistente
LMA: antígeno de membrana	Proteína tardía localizada en superficie celular	Marcador de infección productiva	IgM transitoria, IgG persistente

Marcadores de infección por VEB.

CLÍNICA

La infección por VEB es normalmente asintomática en el sujeto inmunocompetente, pero puede producir numerosos cuadros clínicos.

Mononucleosis infecciosa

Es la forma clínica habitual de presentación de la primoinfección sintomática, siendo más frecuente en la infancia tardía y en la adolescencia. Clínicamente es muy variada, aunque generalmente se presenta, tras periodo de incubación de 4-8 semanas, con fiebre, odinofagia, mialgias, linfadenopatía, esplenomegalia y, en ocasiones, exantema máculo-papular que suele presentarse tras la toma de ampicilina. Esta sintomatología es generalmente autolimitada, pero puede surgir algunas complicaciones importantes *(tabla)*. En los enfermos inmunodeprimidos, la MI puede adquirir un curso fatal. Los hallazgos de laboratorio son característicos: linfomonocitosis con linfocitos atípicos, trombocitopenia moderada, mínima elevación de las transaminasas y presencia de anticuerpos heterófilos.

Infección crónica persistente

Es un cuadro raro que puede aparecer tras MI y que podría estar relacionada con la replicación persistente del virus ante una respuesta inmune anormal frente a VEB. Clínicamente cursa con malestar general, fiebre recurrente, neumonitis intersticial linfocitaria, pancitopenia y alteraciones oftalmológicas y neurológicas. A nivel serológico existen títulos elevados de anticuerpos frente a VCA, EA y ausencia de anticuerpos frente a EBNA-1.

Neoplasias asociadas a la infección por VEB

El VEB es un virus oncógeno y ha sido implicado en la etiopatogenia de muchas neoplasias, conociéndose en la actualidad algunos de los mecanismos moleculares implicados en la transformación celular inducida por el virus.

Linfoma de Burkitt endémico. Existe una asociación seroepidemiológica entre la infección por el VEB y el linfoma de Burkitt consistente en la presencia de títulos elevados de anticuerpos frente a VCA y EA-R. El genoma y el antígeno EBNA-1 del VEB se detectan habitualmente en las células tumorales; sin embargo el papel del virus puede quedar en un simple cofactor. Parece claro que el papel de este virus en la etiopatogenia del linfoma se encuentra en relación con su capacidad de estimular la proliferación de linfocitos B, favoreciéndose así la aparición de accidentes cromosómicos (traslocación 8:14, 8:2, 8:22) que alteran la regulación de la expresión del protooncogén *cmyc*.

Síndromes linfoproliferativos y linfomas inmunoblásticos. La infección por el VEB en enfermos con alteraciones primarias o secundarias de la inmunidad celular puede conducir al desarrollo de síndromes linfoproliferativos y de linfomas B de diverso grado de malignidad. Estos tumores son relativamente frecuentes en pacientes con IDF primarias como el síndrome de Duncan (síndrome inmunoproliferativo ligado al cromosoma X), ataxia-telangiectasia, síndrome de Wiskott-Aldrich y Chediak-Higashi.

En individuos con IDF secundarias es dónde más se observan estos síndromes linfoproliferativos, sobre todo en pacientes receptores de órganos sólidos y en enfermos con SIDA. En estos enfermos es frecuente el desarrollo de síndromes linfoproliferativos policlonales con tendencia a convertirse en linfomas monoclonales B con elevado grado de malignidad, localizados general mente en la orofaringe, tracto gastrointestinal, hígado o sistema nervioso central.

Hematológica	Anemia hemolítica autoinmune Trombocitopenia Neutropenia
Síndromes linfoproliferativos	Síndrome hemofagocítico Granulomatosis linfomatoide
Neurológicas	Encefalitis Meningitis Mielitis Neuritis óptica y retrobulbar Mononeuritis múltiple Convulsiones
Cardiorrespiratorias	Neumonitis intersticial Pericarditis Miocarditis Linfadenitis mediastínica

Gastrointestinales	Hepatitis Pancreatitis Linfadenitis mesentérica
Oftalmológica	Uveítis
Renales	Síndrome urémico-hemolítico
Rotura esplénica	

Complicaciones de la MI.

Las células tumorales expresan los antígenos EBNA-1 y LMP-1, siendo altamente susceptibles a células CD8 específicas. El estado linfoproliferativo puede regresar una vez se instaura la competencia del sistema inmune. Desde el punto de vista serológico la mayoría de estos pacientes presentan elevados niveles de anticuerpos frente a VCA y EA y ausencia de anticuerpos frente a EBNA-1 y 2.

Carcinoma nasofaríngeo. Es un tumor de origen epitelial muy frecuente en el sudeste de China. Su asociación etiológica con el VEB se basa en el presencia de títulos elevados de anticuerpos Ig G e Ig A frente a los antígenos VCA y EA-D, y en la presencia del genoma y de varias proteínas víricas (EBNA-1 y LMP-1) en las células neoplásicas. Sin embargo, se admite que pueden existir otros factores, probablemente ambientales, para el desarrollo del tumor.

Infección por VEB en el SIDA. La infección activa por VEB es muy prevalente en los enfermos de SIDA. En este contexto, ha sido implicado en diversas patologías: leucoplaquia oral vellosa, linfadenopatía persistente, linfomas extranodales, hiperplasia linfoide de colon y neumonitis intersticiales. También, y al igual que el CMV, es probable que contribuya a acelerar la progresión de los infectados por VIH hacia el SIDA.

DIAGNÓSTICO

El diagnóstico microbiológico de la MI por VEB suele realizarse mediante métodos serológicos. No obstante, el diagnóstico directo mediante detección de DNA o de proteínas víricas en muestras clínicas ha adquirido en la actualidad gran relevancia, sobre todo en lo que se refiere al diagnóstico de algunas complicaciones: las que afectan al SNC y los síndromes linfoproliferativos asociados a inmunodepresión secundaria.

Serología

Anticuerpos inespecíficos. La prueba fundamental para el diagnóstico de la MI es la presencia de anticuerpos heterófilos mediante métodos de aglutinación directa (monospot ®) o mediante la prueba clásica de Paul- Bunnell. Estos anticuerpos son de clase Ig M, heterólogos y no específicos que aparecen en el contexto de diversas patologías como enfermedad del suero, conectivopatías, síndromes linfoproliferativos y otras enfermedades víricas. Los que aparecen en la MI se caracterizan por aglutinar hematíes de oveja y de caballo, y deja de aglutinarlos cuando el suero es previamente adsorbido con hematíes de carnero pero no con células de riñón de cobaya. Pueden detectarse en la primera semana de la enfermedad, aunque a veces se demora 1-2 semanas. Es frecuentemente negativa en niños < 2 años, aumentando el porcentaje de positividad a medida que aumenta la edad del enfermo. En niños > 4 años y en adultos la prueba es positiva en un 85-90%, siendo poco frecuente la aparición de falsos positivos, casi siempre derivado de la mala realización de la prueba.

Anticuerpos específicos. Su detección solo está indicada en escasas *ocasiones*:

- Ante sospecha de primoinfección por VEB y anticuerpos heterófilos negativos.
- Como prueba complementaria en el diagnóstico de la infección crónica activa por VEB y en la patología tumoral asociada (sobre todo en linfomas en trasplantados y SIDA).
- Seguimiento de pacientes con elevado riesgo de desarrollar síndromes linfoproliferativos asociados a VEB.

La detección de anticuerpos se realiza por IFI (VCA, EA-D, EA-R), inmunofluorescencia anticomplementaria (EBNA) o mediante enzimoinmunoanálisis (todos los complejos). Mediante estas técnicas se obtienen unos perfiles de anticuerpos específicos, que permiten diagnosticar si el paciente padece una primoinfección, si la ha pasado recientemente, si tiene una infección pasada o si se trata de una reactivación. Incluso los diferentes procesos neoplásicos o proliferativos asociados a la infección por VEB y la infección crónica activa poseen unos perfiles característicos de anticuerpos que se muestran en la *tabla.*

	Ac heterófilos	Anticuerpos específicos							
No infectados	-	-	-	-	-	-	-	-	-
Mononucleosis	+	+	+	+/-	+	-	+/-	-	-
Infección antigua	-	-	+	-	-	-	-	+	+
Infección reactivada	-	-	+	+/-	+/-	-	+/-	+	+
Linfoma de Burkitt	-	-	+	-	+/-	-	+	+	-
Carcinoma nasofaríngeo	-	-	+	+	+	+	-	+	-

Patrón serológico en pacientes con enfermedades asociadas al VEB.

Diagnóstico directo

Este virus puede cultivarse a partir de secreciones biológicas (saliva, flujo cervical uterino) o de sangre periférica (linfocitos B) en células mononucleares de sangre obtenidas a partir de cordón umbilical, aunque su utilidad clínica es escasa. El VEB transforma esta células haciéndolas proliferar indefinidamente en el plazo de un mes. No obstante, el aislamiento de VEB en cultivo permite su posterior tipado (VEB-A y VEB-B, antes llamados 1 y 2), determinación que tiene utilidad pronóstica en pacientes inmunodeprimidos, pues el A se asocia con mayor frecuencia que el B al desarrollo de procesos linfoproliferativos en estos pacientes.

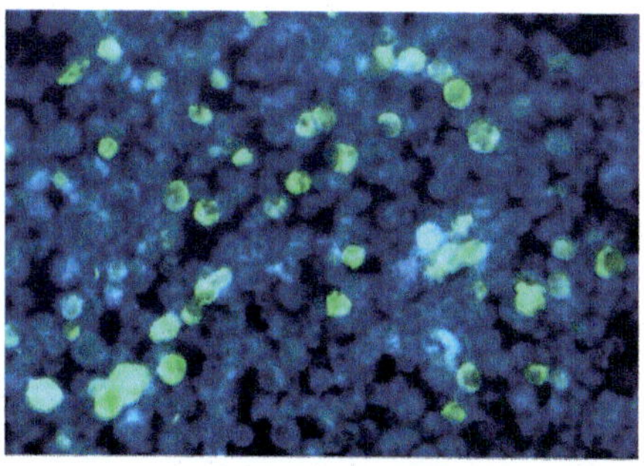

Células infectadas por VEB, visualización por fluorescencia directa en paciente con leucemia.

La detección de genoma vírico mediante PCR u otras técnicas de biología molecular, o la detección de proteínas víricas mediante inmunohistoquímica tiene interés en el diagnóstico de algunos procesos infecciosos causados por VEB (SNC y leucoplasia oral vellosa en el SIDA), y en el tipado de neoplasias supuestamente inducidas por el virus.

TRATAMIENTO

No existe ningún tratamiento eficaz para la infección por VEB. Tanto aciclovir como ganciclovir son activos in vivo e in vitro frente al VEB, pero existe muy poca experiencia en su uso. El aciclovir ha sido utilizado con resultados variables en el tratamiento de la leucoplaquia oral vellosa y en la neumonitis intersticial linfoide en enfermos con SIDA, y en algunos procesos linfoproliferativos en pacientes trasplantados.

El tratamiento de la MI es sintomático, no requiriendo la utilización de antivíricos; tan solo se utilizan corticoides como complemento cuando surgen complicaciones de carácter autoinmune.

Dado que la enfermedad es bastante benigna en los niños, el contacto con el virus en los primeros años de vida resulta la mejor forma de prevención de futuras complicaciones en el adulto.

PREVENCIÓN

Puesto que la transmisión por vía oral del VEB requiere un contaco íntimo, resulta innecesario aislar a los pacientes con MI. Por otro lado, no se dispone actualmente de ninguna vacuna frente al virus, aunque se están realizando ensayos en animales de experimentación con una vacuna subunitaria de gp350/220 frente a la cual el hospedador responde produciendo anticuerpos neutralizantes.

Bibliografía

LIEBOWITZ, D., KIEFF, E. *Epstein-Barr virus.* En: Roizman, B., Whitley, R.J., López, C., eds. The human herpesvirus. New York. Raven Press, 1993: 72-107.

SCHOOLEY, R.T. *Epstein-Barr virus* (infectious mononucleosis). En: Mandell, G.L., Douglas, R., Bennett, J.E. Principles and Practice of Infectious Diseases. New York. Churchill Livingstone, 1995 (4th ed.): 1364-1377.

GARCÍA DE LOMAS, J., NAVARRO, D., GIMENO, C. *Citomegalovirus y virus de Epstein-Barr. Otros herpesvirus.* En: García-Rodríguez, J.A., Picazo, J.J. Microbiología Médica. Tomo 1. Microbiología Médica General. Madrid. Doyma/Libros S.A, 1996: 469-481.

LENNETTE, E.T. *Epstein-Barr virus.* In: Murray, P.R., Baron, E.J., Pfaller, M.A., Tenover, F.C., Yolken, R.H. Manual of Clinical Microbiology. 7th edition, 1999. ASM Press: 912-918.

COHEN, J.I. *Epstein-Barr virus infection.* N Engl J Med 2000; 343: 481-492.

COLLIER (2008) *Virológia humana* McGraw-Hill/Interamericana de México.

CERDA, M. (2010) *Mononucleosis infecciosa.* Infecciones por virus Epstein Barr.

El portal de la ciencia y la tecnología en español (2010) Enfermedades producidas por microorganismos: Virus patógenos para el hombre.

SMATTI MK, AL-SADEQ DW, ALI NH, PINTUS G, ABOU-SALEH H, NASRALLAH GK. *Epstein-Barr Virus Epidemiology, Serology, and Genetic Variability of LMP-1 Oncogene Among Healthy Population: An Update.* Front Oncol. 2018;8:211. Published 2018 Jun 13.

MURRAY P, ROSENTHAL K, PFALLER M. *Virus del herpes humanos.* Cap. 43. Microbiología Médica 8Ed. 2017: 436-446.

AYEE R, OFORI MEO, WRIGHT E, QUAYE O. *Epstein Barr Virus Associated Lymphomas and Epithelia Cancers in Humans.* J Cancer. 2020;11(7):1737-1750. Published 2020 Jan 17.

8. Infecciones producidas por rinovirus y enterovirus.

Fernando Cobo Martínez, José Serrano Sánchez, Mª Teresa León Espinosa de los Monteros y María del Mar Gallardo García

INTRODUCCIÓN. CARACTERÍSTICAS GENERALES DE LOS PICORNAVIRUS HUMANOS

Rinovirus y Enterovirus constituyen los dos géneros más importantes en patología humana incluidos en la familia *Picornaviridae*. El resto de géneros lo constituyen Cardiovirus y Aftovirus (afectan solo a animales) y Hepadnavirus, creado especialmente para el virus de la hepatitis A humana.

Morfología y estructura

Se trata de pequeños virus *RNA* monocatenario de polaridad positiva, cuyo tamaño medio no sobrepasa los 20-30 nm. El ácido nucleico está rodeado y protegido solo por una cubierta de forma más o menos esférica y simetría icosáedrica, que constituye la cápside viral; por lo tanto se trata de virus *no envueltos*.

El RNA viral está constituido por unos 7.500 nucleótidos, que codifican alrededor de 11 proteínas, 5 de ellas estructurales del virión resultante. Unos 700 nucleótidos en el extremo 5' y otro de 70-100 en el 3' son mudos (no codifican proteínas), por lo que se denominan regiones no traducidas (RNT), aunque por otro lado tengan funciones reguladoras. Una característica típica del RNA de los Picornavirus es que su extremo 5' está unido de forma covalente a una pequeña proteína llamada VPg, mientras que en el extremo 3' se reconoce un tallo formado por secuencias repetidas de ácido adenílico (poli A).

La cápside viral está formada por 60 subunidades estructurales llamadas protómeros, y estos, por 4 proteínas diferentes, conocidas como VP1, 2, 3, 4 (en orden decreciente de tamaño). Solo las 3 primeras están expuestas, mientras que la 4ª está por debajo de las anteriores. Las diferencias en su constitución (sobre todo en VP1) son las que permiten distinguir tipos antigénicos o serotipos, que se designan numéricamente.

Mecanismo de replicación

Los Picornavirus mediante su superficie externa se unen a moléculas receptoras presentes en las membranas de las células humanas. El plegamiento de las proteínas de la cápside da lugar a la formación de hendiduras en las que encaja el receptor celular. Para el 90% de los Rinovirus, la función receptora es ejercida por una proteína de la membrana celular, ICAM-1 (*Intercellular Adhesión Molecule 1*). Los Enterovirus usan como receptor a una molécula perteneciente a las inmunoglobulinas.

El virión adsorbido a la superficie celular es internalizado, probablemente por endocitosis, siendo rápidamente decapsidado y el RNA liberado se asocia con los ribosomas. De esta forma, el genoma viral es traducido directamente en una gran poliproteína, con un peso molecular de 200.000. Dos de los componentes de esta poliproteína son proteasas que se separan a sí mismas y a las otras proteínas individuales. Una de estas proteínas es una RNA polimerasa que, tomando como modelo el RNA viral, fabrica copias complementarias. Muchos de estos genomas se asocian de nuevo a ribosomas para reiniciar el proceso, mientras que otros lo hacen con procápsides neoformadas para convertirse en viriones maduros que son exportados de la célula para infectar a otras durante la lisis celular.

Este tipo de virus son fundamentalmente líticos, pues su replicación provoca la destrucción de la célula infectada; esto se traducirá en una alteración de los tejidos y órganos afectados y en enfermedad clínica si es lo suficientemente intensa.

Evolución de tipos antigénicos

Está relacionado con un proceso de deriva antigénica continua, similar al de los virus gripales. Durante el proceso de replicación del genoma invasor se producen pequeños errores no reparados que introducen una mutación puntual como cambio de un nucleótido por otro, traduciéndose en una alteración en los aminoácidos. Esta deriva es acumulativa y tiende a modificar progresivamente la estructura de la cápside, pudiendo llegar a perderse la especificidad antigénica de tipo para adquirir otra nueva.

RINOVIRUS

Propiedades físicas

Los Rinovirus pierden estabilidad a pH ácido, rasgo característico que los distingue de Enterovirus; la pérdida de infectividad es progresiva a partir del pH 6. Por otra parte, son bastante más termoestables que los Enterovirus (algunos serotipos sobreviven a 50° C durante 1 hora), y pueden mantener su viabilidad durante varios días en la superficie de objetos contaminados a una temperatura entre 20 y 37° C, hecho muy importante para su transmisión.

Como carecen de una envoltura rica en lípidos, no son inactivados por los disolventes orgánicos como el éter o cloroformo; tampoco son afectados por el efecto detergente del desoxicolato sódico. La tintura de yodo, la mezcla de alcohol y fenol o el hipoclorito sódico al 5% son los desinfectantes más eficaces, mientras que los alcoholes, a cualquier concentración, lo son mucho menos, incluso cuando se les añade hexaclorofeno o cloruro de benzalconio.

Estructura antigénica. Serotipos

Hay tres especies de rinovirus humanos (HRV), HRV-A, HRV-B y el último que ha sido identificado HVR-C. Cada grupo está formado por múltiples tipos, siendo mayoritario el HVR-A con 77, seguido del HVR-C con 63, del que se siguen tipificando continuamente nuevos tipos.

En cada protómero de los Rinovirus se han localizado al menos 4 áreas antigénicas (dos en VP1, una en VP2 y otra en VP3) que estimulan la producción de anticuerpos. Su composición y su estructura tridimensional específica define a un determinado tipo antigénico; hasta el momento se han descrito 114, sin inmunogenicidad cruzada entre ellos, o solo parcial. La presencia de anticuerpos neutralizantes por infección previa tiende a proteger frente a la reinfección, aunque es menos eficaz a medida que descienden los títulos.

Epidemiología

Los rinovirus son el agente etiológico más frecuente del resfriado común, con el 30-40% de los casos. Aunque en la mayoría de los casos cursa con sintomatología leve, cada vez más estudios están demostrando su implicación en la exacerbación de enfermedad pulmonar subyacente. Junto con las consecuencias para la salud, en este caso son también importantes las repercusiones socioeconómicas que conllevan para las comunidades, dada su alta incidencia y asociarse a bajas laborales, etc. Estas infecciones son más frecuentes en niños y tiende a decrecer posteriormente, por resistencia parcial a las reinfecciones por serotipos homólogos. El contagio en el medio familiar es el más frecuente.

Los Rinovirus solo producen enfermedad en la especie humana, y su contagiosidad se ve favorecida por el pequeño inóculo necesario. Uno de los mecanismos posibles de contagio es mediante aerosoles de pequeñas partículas cargadas de virus, que se producen al toser y estornudar. Estas gotículas flotan durante unos minutos y contaminan a las personas circundantes por vía respiratoria. Otro mecanismo de transmisión es por contacto con manos contaminadas o con objetos que toca, seguido de autoinoculación en la mucosa nasal y/o conjuntival.

La infección puede producirse durante todo el año, pero en los climas templados es más frecuente en los meses de transición del verano al otoño (septiembre) y de la primavera al verano (mayo).

Patogenia

Un inóculo mínimo parece suficiente para iniciar la infección en individuos que carecen de anticuerpos contra el serotipo infectante, sobre todo si se adquiere por vía nasofaríngea o conjuntival, siendo menor por vía orofaríngea. Se infectan primordialmente las células epiteliales de la mucosa nasal, aunque las células traqueobronquiales pueden verse también ocasionalmente afectadas. El periodo de incubación es de 1-4 días. Las células ciliadas del epitelio pueden resultar dañadas, aunque no siempre esto es así.

La infección estimula la producción de anticuerpos Ig G, M y A tipo específicos en el 90% de los individuos infectados. Los Ig A son especialmente detectables en las secreciones nasales y se cree que su persistencia es responsable de la defensa o la atenuación de los síntomas producidos por la reinfección por el serotipo homólogo. Estos anticuerpos aparecen muy tardíamente, por lo que no deben desempeñar un papel fundamental en la eliminación del virus; probablemente, el interferon es más importante en esta función. En cuanto a la inmunidad celular, se conoce muy poco de su implicación en estas infecciones.

Clínica

Como los Rinovirus se multiplican de manera óptima a 33° C, su actividad patógena se limita exclusivamente a las fosas nasales causando el *resfriado común o catarro*. Muchas infecciones son asintomáticas, pero si existen síntomas se produce abundante mucosidad y obstrucción nasal, estornudos, tos, dolor de garganta y cefalea. La fiebre no es frecuente y, en los niños, se observan a veces trastornos gastrointestinales. Puede predisponer a infecciones bacterianas secundarias como sinusitis y otitis media aguda y puede desencadenar crisis asmáticas en niños susceptibles. La infección por estos virus es frecuentemente responsable de episodios de reagudización en pacientes con bronquitis crónica.

Diagnóstico

No existen diferencias clínicamente significativas que permitan distinguir al resfriado común producido por Rinovirus del causado por otros agentes, por lo que el diagnóstico microbiológico es imprescindible si se pretende un diagnóstico específico (excepcionalmente, en estudios epidemiológicos). El aislamiento por cultivo sobre líneas celulares susceptibles es una técnica válida, aunque ya ha sido relegada por las técnicas moleculares. Las muestras clínicas más apropiadas son los lavados o aspirados nasales recogidos en los primeros 5 días de la enfermedad. Las líneas celulares más utilizadas en la práctica son de origen humano, derivadas del tejido amigdalar o de fibroblastos fetales, aunque habrá que sembrar las muestras simultáneamente sobre líneas diferentes. Algunos serotipos no se multiplican sobre cultivos celulares y requieren cultivo de órganos. La incubación debe hacerse a 33° C, evitando la acidificación de los cultivos.

El efecto citopático característico suele manifestarse dentro de la semana que sigue a la siembra de la muestra, y a veces en el 2° o 3° día. Su observación, junto con la línea celular dónde se ha detectado sirve para hacer un diagnóstico de sospecha. La confirmación como un Rinovirus exige al menos la demostración de su inactivación a pH ácido. La identificación del serotipo se realiza mediante la neutralización de la infectividad con antisueros específicos.

La detección directa del antígeno en el moco nasal con métodos inmunoenzimáticos no ha dado buenos resultados hasta el momento. El diagnóstico serológico es inviable, debido a la enorme cantidad de serotipos con escasa o nula antigenicidad cruzada. Actualmente, la PCR es el método más empleado para la detección de rinovirus. En concreto las determinaciones suelen realizarse a través de PCR múltiple. Aunque estas pruebas son muy sensibles, algunas presentan dificultades para diferenciar de manera fiable entre rinovirus y enterovirus, por lo que informan de la presencia de estas especies de manera global, así mismo parece que para la detección del rinovirus tipo C no son muy sensibles.

Tratamiento y profilaxis

El tratamiento es sintomático; los medicamentos con efecto antiviral no poseen eficacia cuando la infección está ya establecida.

Las medidas preventivas están especialmente indicadas en niños asmáticos y en pacientes con bronquitis crónica. La gran cantidad de serotipos ha impedido la fabricación de una vacuna eficaz. Entre las medidas para evitar la contagiosidad destacan el uso de pañuelos de celulosa impregnados en un ácido débil o la aplicación continua de interferón en aerosoles intranasales (aunque sus efectos secundarios han desaconsejado su uso).

Algunos compuestos llamados WIN, que se están experimentando, pueden ser útiles en el futuro; su acción consiste en impedir la conexión entre el virus y el receptor celular.

Otra estrategia planteada en la búsqueda de medicamentos contra la infección ha sido la de reutilizar fármacos ya aprobados para otras indicaciones, así se ha testado en modelos animales el itraconazol y la niclosamida, con buenos resultados al impedir la replicación viral. Y se está estudiando la mejoría de los síntomas que presentaron los pacientes infectados al administrársele vitamina C, zinc o antihistamínicos, aunque en ningún caso se demostró una reducción patente de la carga viral.

ENTEROVIRUS

El género Enterovirus está integrado por varios grupos de microorganismos, encabezados por los Poliovirus, responsables de la poliomielitis. Los otros están formados por los Coxsackie y Echo. Conforme se fueron investigando se hizo evidente que estos tres grupos de virus eran similares en muchos aspectos, por lo que se les incluyó en un único género al que se llamó Enterovirus, por su capacidad para multiplicarse en la pared del tubo digestivo.

Propiedades físicas

Los Enterovirus humanos comparten con los Rinovirus la resistencia a la inactivación por los solventes de los lípidos (incluido el alcohol) y el desoxicolato. El formol a partir de una concentración del 0,3% consigue inactivarlos, así como los rayos ultravioleta y la desecación. El hipoclorito sódico al 5% es un excelente desinfectante. El cloro libre (desde 0,3-0,5 ppm) los inactiva rápidamente, pero la presencia de materia orgánica protege al virus de la inactivación. Además, la tendencia natural de los Enterovirus a la agregación espontánea puede también defenderlos del efecto de los agentes inactivadores.

Los Enterovirus son más termolábiles que los Rinovirus y son inactivados a 50° C. La presencia de cloruro magnésico molar aumenta la resistencia al calor, lo que se aprovecha en la práctica para preservar la estabilidad de la vacuna anti-polio atenuada en condiciones desfavorables. Por otra parte, mantienen su viabilidad después de días a temperatura ambiente, semanas a 4° C o años en congelación.

Estructura antigénica. Serotipos

Los enterovirus que infectan a los humanos se clasifican dentro de cuatro especies (A-D), siendo los poliovirus los clasificados dentro del grupo C.

Los Enterovirus tienen todas las características estructurales y antigénicas básicas descritas para los Picornavirus en general. Dentro de cada grupo existen unos serotipos definidos, que han evolucionado por las variaciones o derivas antigénicas. En el caso de Poliovirus solo existen 3 serotipos *(tabla)*.

Géneros		Número Denominación
ENTEROVIRUS (A-D)	Poliovirus	3
	Coxsackie A	23: A-1 al A-22 A-24
	Coxsackie B (6)	6: B-1 al B-6
	Echovirus	32: 1 al 9 11 al 27 29 al 34
	Enterovirus numerados (4)	4: 68, 69, 70 y 71
RINOVIRUS	RVH-A	77
	RVH-B	26

Serotipos dentro de los Picornavirus (virus que infectan a humanos).

Los virus Coxsackie han sido subdivididos en dos grupos, A y B. La distinción se basa en el efecto producido en el ratón lactante inoculado experimentalmente. Los dos subgrupos causan miositis con parálisis de las extremidades, pero en el A es una parálisis fláccida mientras que en el B la miositis es más focal con parálisis espástica.

A partir de un momento se hizo difícil clasificar a los serotipos que se iban descubriendo. Algunos de los nuevos serotipos emergentes presentaban características intermedias, por lo que se decidió llamarles Enterovirus y asignarle un número de orden. De acuerdo con esta nomenclatura distinguimos los Enterovirus numerados: 68, 69, 70, 71; el 72 era el virus de la hepatitis A actualmente, género Hepatovirus.

Epidemiología

Pueden transmitirse por vía fecal-oral (la más frecuente) y por vía respiratoria. Los virus se eliminan por heces y son fácilmente detectables en las aguas residuales. La vacunación sistemática limita la circulación de los Poliovirus salvajes. Se cree que la transmisión por la vía directa, persona-persona, es la más frecuente; la conjuntivitis hemorrágica constituye un excepción, transmitiéndose por contacto de las manos y objetos contaminados con la conjuntiva.

Las infecciones por enterovirus pueden presentarse de forma endémica o en brotes epidémicos, siendo más frecuentes en verano y otoño y más prevalentes en personas de bajo nivel socioeconómico que viven en áreas urbanas, sobre todo lactantes y niños pequeños.

Muchas infecciones por enterovirus suelen ser más frecuentes en varones (70%), sin que exista una explicación satisfactoria.

Patogenia

1.- *De la infección por Enterovirus en general.* La infección por Enterovirus tiene un mecanismo patogénico básico similar. El virus entra por vía oral o nasofaríngea. El periodo de incubación es de 1-2 semanas, pero puede ser hasta de un mes. Inicialmente se multiplican en el tejido linfoide de la faringe, y después de pasar el estómago gracias a su resistencia al pH ácido, infectan las placas de Peyer intestinales. Desde aquí van a las heces y persisten un mes, pero también puede producirse una siembra hematógena que disemina la infección a nuevas células del sistema retículo-endotelial. La multiplicación del virus en ellas contribuye a amplificar la viremia (viremia secundaria) y permite al virus alcanzar algunos órganos como piel, miocardio, meninges, médula espinal.

El curso de la enfermedad es clásicamente bifásico, con una fase febril inicial a la que sigue un periodo de falsa curación, seguido por una fase en la que se manifiesta el daño celular. La evolución de la infección se ve interrumpida a menudo por la actuación de las defensas inmunitarias (anticuerpos neutralizantes específicos) que pueden bloquear al virus y evitar su progresión; por ello, la mayoría de las infecciones son clínicamente *abortivas*, asintomáticas o con sintomatología mínima.

2.- *De la infección por Poliovirus.* Uno de cada 100 pacientes infectados primariamente por Poliovirus, el virus diseminado por vía hematógena puede alcanzar no solo las meninges (meningitis) sino también las neuronas motoras de las astas anteriores de la médula espinal e incluso otras neuronas de astas posteriores, ganglios y áreas bulbares, cerebrales y cerebelosas. Estas células pueden destruirse totalmente por la actividad citolítica del virus o pueden recuperarse después de verse temporalmente alteradas por el intenso edema. La parálisis resultante (flácida y con intensa atrofia muscular) dependerá de la cantidad de neuronas perdidas y de su localización; es sobre todo frecuente la afectación de las áreas que inervan la musculatura de las piernas. La afectación a nivel bulbar puede ser muy grave, incluso producir la muerte. El virus también puede alcanzar el SNC por vía neural además de por vía hematógena, lo que podría explicar la frecuencia especial de afectación bulbar tras tonsilectomía o de parálisis de extremidades después de inyecciones intramusculares. En ambos casos, el traumatismo a los nervios periféricos parece abrir el camino al virus hasta el SNC.

3.- *Respuesta inmunológica.* Los anticuerpos Ig G, M y A aparecen con bastante rapidez. La I g A presente en las secreciones mucosas parece ser importante en la defensa frente a la infección. Los anticuerpos preexistentes tienden a neutralizar al virus y evitar su acción patógena. En los Poliovirus la inmunidad es específica de serotipo, persistente y eficaz. Los pacientes con deficiencias en la inmunidad humoral son especialmente susceptibles a las infecciones por Enterovirus en general. Los que padecen agammaglobulinemia, desarrollan a menudo meningoencefalitis crónicas por Enterovirus. Esto sugiere que la respuesta inmune protectora es sobre todo humoral.

4.- *Infección persistente por Enterovirus.* Es una hipótesis sugerida en el último decenio; esto implica que en los tejidos afectados se encuentra el genoma viral, pero no necesariamente el virus completo. Algunas enfermedades cardíacas y musculares, además de la diabetes mellitus insulin-dependiente, podrían estar relacionadas con este mecanismo patogénico.

Un mecanismo parecido es el que se ha especulado para explicar la patogenia del síndrome post-polio.

Clínica

No existe una asociación específica entre serotipo y enfermedad; sin embargo, existe etiologías preferenciales. La poliomielitis ha desaparecido prácticamente de los países en los que se practica la vacunación sistemática. En España, el interés se centra en las enfermedades producidas por los Enterovirus no polio, que son muy frecuentes. En la *tabla* se exponen las principales enfermedades relacionadas con los Enterovirus. La gran mayoría de los infecciones son asintomáticas.

Diagnóstico microbiológico

1- *Cultivo.* Es la técnica de referencia, excepto los virus Coxsackie A, que se multiplican mal en cultivo celular o no lo hacen.

Ante la sospecha de infección por Enterovirus, deben enviarse al laboratorio heces y un exudado faríngeo. Cuando existen signos de focalización en SNC, se enviará también una muestra de LCR tomada lo más precozmente posible en el curso de la enfermedad. En la fase aguda de la enfermedad, el virus se encuentra también en sangre, por lo que puede intentarse también el aislamiento a partir de plasma sanguíneo.

Enfermedad	Clínica	Principales serotipos
Parálisis	Afectación muscular variable. Más leve y recuperable en enterovirus no polio	Polio 1, 2, 3 Coxsackie A7, A9, B2-5 Echo 3, 4, 6, 9, 11 EV 71
Meningitis	Síndrome meníngeo	Echo Coxsackie A9, B1-5 EV 71 Polio 1, 2, 3
Encefalitis	Fiebre, somnolencia, coma, convulsiones	Echo 9, 18 Coxsackie A9, B5
Enfermedad neonatal	Variable. Puede simular sepsis. Miocarditis frecuente	Coxsackie B1-5 Echo 9, 11, 14, 18, 19, 22
Carditis	Miocarditis y pericarditis con fallo miocárdico	Coxsackie B1-5
Herpangina	Fiebre, disfagia, vesículas, úlceras orales	Coxsackie A2, 4, 5, 6, 8, 10, 16
Enfermedad boca-mano-pie	Fiebre, disfagia y lesiones en estas localizaciones	Coxsackie A16
Exantema	Difuso, morbiliforme o rubeliforme, no pruriginoso	Echo 9, 16
Conjuntivitis hemorrágica	Conjuntivitis aguda con hemorragia subconjuntival	EV 70 Coxsackie A24
Pleurodinia (mialgia epidémica o enfermedad de Bornholm)	Dolor torácico y abdominal. Faringitis	Coxsackie B1-6
Infección respiratoria	Faringitis, conjuntivitis, síndrome de resfriado común, croup	Coxsackie A10, 21, 24, B2 Echo
Fiebre sin foco	En niños pequeños, en verano	Coxsackie A9, 16, B4 Echo 3, 4, 9, 16 Polio 1, 2, 3

Clínica asociada a la infección por enterovirus.

Las muestras deben inocularse sobre varias líneas celulares, para aumentar las posibilidades de aislamiento. Tras incubación a 37° C, la presencia del virus se manifiesta por la aparicion de un efecto citopático característico, similar al que producen los rinovirus. Su observación es suficiente para informar del aislamiento de un enterovirus, especialmente si el aislamiento es de LCR o heces; si es de exudado faríngeo, es necesario distinguirlo de un rinovirus, demostrando la resistencia a la inactivación a pH 3. Recientemente se ha desarrollado un anticuerpo monoclonal capaz de reaccionar con casi todos los serotipos de enterovirus humanos.

La identificación del serotipo no tiene utilidad clínica inmediata, quedando reservada a los centros de referencia. Se realiza por neutralización del efecto citopático, enfrentando el enterovirus desconocido aislado con una batería de sueros tipo-específicos conocidos. La identificación se basa en que el antisuero homotípico es el único capaz de neutralizar el efecto citopático.

Los aislamientos a partir de muestras estériles (LCR, plasma) tienen valor para asegurar la responsabilidad patógena. En los casos de exudado faríngeo y heces, debido al gran número de portadores que excretan estos virus tras infecciones a menudo asintomáticas, se ha de ser precavido en la interpretación. En niños menores de 2 años que reciben la vacuna antipolio atenuada (SABIN), no debe olvidarse que es normal la presencia del virus en el exudado faríngeo o en las heces durante las semanas que siguen a cada dosis.

2. *Detección del RNA viral.* Se trata de la detección del genoma viral por reacción en cadena de la polimerasa (PCR). Puede ser útil en determinadas situaciones clínica, como meningitis, muy comunes en la infancia; el genoma viral puede ser detectado en el LCR en solo unas pocas horas, con lo que se descarta rápidamente una meningitis bacteriana, mucho más grave. También puede aplicarse a la detección en plasma y en tejidos

3. *Serología.* Con la excepción de las infecciones por virus Coxsackie B, la investigación de anticuerpos no es de mucha utilidad para el diagnóstico de las infecciones por enterovirus, debido a la gran cantidad de serotipos y la ausencia de antigeni-

cidad cruzada. Sin embargo, puede ser útil en el caso de estudios epidemiológicos, para conocer las tasas de prevalencia.

Prevención

1. *Vacuna antipolio inactivada.*- Fue desarrollada por Salk a mediados de los años 50 y administrada por inyección. Su preparación se basa en cepas representativas de cada uno de los tres serotipos salvajes clásicos de Poliovirus (tipo 1, Brunhilde y Mahoney; tipo 2, Lansing y MEF; tipo 3, Léon y Saukett), las cuales son multiplicadas en cultivo celular y posteriormente concentradas, purificadas y sometidas a un proceso de filtración para eliminar los agregados espontáneos de virus. Son tratadas posteriormente con agente inactivador (formol 3 mM) durante 2 semanas a 37° C y, finalmente, filtradas nuevamente, para asegurar la eliminación de agregados que podrían esconder en su interior viriones residuales virulentos. Esta inactivación mata al virus sin alterar su capacidad antigénica.

2. *Vacuna viva atenuada.* Fue desarrollada por Sabin y se administra por vía oral. Está constituida por virus vivos atenuados. La atenuación (pérdida de la neurovirulencia) de las tres cepas prototipo salvajes se consiguió de pases seriados in vivo en primates, e in vitro en cultivos celulares. Los virus resultantes siguen infectando y se replican en el tubo digestivo, pero no en el tejido nervioso, por lo que han perdido su capacidad de producir parálisis.

Tratamiento

El tratamiento es sintomático y de soporte. No existe ningún tratamiento antiviral específico para las infecciones por enterovirus.

Bibliografía

BELTRÁN DUBÓN, M., SAZ PÉREZ, J.V., OTERO, J.R. *Picornavirus. Hantavirus.* En: JA García-Rodríguez, J.J. Picazo. Microbiología Médica. Tomo 1. Mosby, 1996; 483-505.

ROTBART, H.A. *Enteroviruses.* En: Murray, P.R., et al. Manual of Clinical Microbiology, sexta edición. Washington. ASM Press, 1995: 1004-1011.

MORENS, D.M., PALLANSCH, M.A., MOORE, M. *Polioviruses and other Enteroviruses.* En: Belshe RB. Human Virology. St. Louis. Mosby, 1991; 427-497.

COLLIER (2008) *Virología humana* Mcgraw-Hill/Interamericana de México. 2008.

CASTILLO, S. *Enterovirus y características generales de los picornavirus Microbiología e inmunología. 2020.*

ALÍA, C. *Picornavirus, reovirus, calicivirus, arenavirus y filovirus.* 2009.

LAUINGER IL, BIBLE JM, HALLIGAN EP, ET AL. *Patient characteristics and severity of human rhinovirus infections in children.* J Clin Virol. 2013;58(1):216-220.

TO KKW, YIP CCY, YUEN KY. *Rhinovirus-From bench to bedside.* J Formos Med Assoc. 2017;116(7):496-504.

MARTÍN QUIRÓS A, ROBLES MARHUENDA A, PAÑO PARDO JR. *Viriasis respiratorias. Gripe* [Respiratory viriasis. Influenza]. Medicine (Madr). 2014;11(50):2939-2945.

HARVALA H, BROBERG E, BENSCHOP K, ET AL. *Recommendations for enterovirus diagnostics and characterisation within and beyond Europe.* J Clin Virol. 2018;101:11-17.

MURRAY P, ROSENTHAL K, PFALLER M. *Picornavirus.* Cap. 46. Microbiología Médica 8ª Ed. 2017: 458-468.

www.ICTV.org consultado en mayo 2020.

9. Infecciones por Orthomyxovirus: virus de la gripe.

Fernando Cobo Martínez, José Serrano Sánchez, Mª Teresa León Espinosa de los Monteros y María del Mar Gallardo García

INTRODUCCIÓN

La gripe es una enfermedad respiratoria aguda debida a infección por *Orthomyxovirus*. Aunque pueden existir casos esporádicos, suele aparecer en forma epidémica o pandémica provocando una morbilidad considerable en la población general, así como una mortalidad no despreciable en ciertos enfermos, generalmente por complicaciones infecciosas. El gran interés de esta patología, además de su evidente patogenicidad, reside en su gran trascendencia socioeconómica y sanitaria. Por ello, el objetivo de investigadores y autoridades sanitarias se centra en poder prevenirla, aunque es difícil debido a la gran facilidad con que aparecen variaciones antigénicas.

La gripe era conocida ya por Hipócrates en el año 412 a.C. El término *influenza* es la forma italiana del latín *influencia*, y se utilizó en el siglo XV para designar epidemias atribuidas a la influencia de estrellas, planetas o poderes ocultos. Aunque existen claras descripciones que permiten suponer la aparición sucesiva de la enfermedad desde la más remota antigüedad, su primera descripción precisa en forma pandémica de la que se tiene constancia data de 1580, y solo a partir del siglo XIX los datos clínicos y epidemiológicos son lo suficientemente completos, y permiten asegurar que entre 1800 y 1875 la gripe mostró una importante actividad epidémica en 16 ocasiones. En el siglo XX se han registrado pandemias en 1918, 1957 y 1968, además de epidemias importantes en 1933, 1946 y 1977. La más grave fue la de

1918 que ocasionó 20-40 millones de muertos en todo el mundo, de los que 140.000 fueron en España. En 1933 Smith, Andrewes y Laidlaw aislaron el virus gripal A humano y, en 1934, Francis aisló el virus gripal B según datos de la OMS, la población a nivel mundial afecta por este virus está entre el 5-15%, produciendo en torno a 400.000 fallecimientos al año.

ETIOLOGÍA

Los *Orthomyxovirus* son virus RNA, de tamaño medio, de simetría helicoidal y dotados de membrana de envoltura. El nombre de mixovirus deriva de su afinidad por la mucina, mucoproteína presente en el moco de las secreciones, suero sanguíneo y receptores existentes en la membrana de los hematíes y algunos tejidos epiteliales.

Como corresponde a los virus envueltos, la membrana lipídica condiciona que los virus de la gripe sean muy sensibles al éter y agentes externos. Su escasa resistencia en el medio ambiente y su vía de eliminación por secreciones respiratorias explican su transmisión habitual por mecanismo aéreo directo.

Existen tres tipos de virus de la gripe: A, B y C, pertenecientes a la familia *Orthomyxoviridae.* El A y B (virus *influenza* A y B) constituyen un género y el C otro. Con el microscopio electrónico se descubre que su tamaño es de 80-100 nm de diámetro, y es de forma esférica o filamentosa.

Poseen una envoltura formada por una doble capa lipídica que por dentro recubre la proteína de membrana o matriz (M), la cual confiere estabilidad al virión. Por fuera presenta unas proyecciones de naturaleza glicoproteica denominadas *hemaglutinina* (H) y *neuraminidasa* (N).

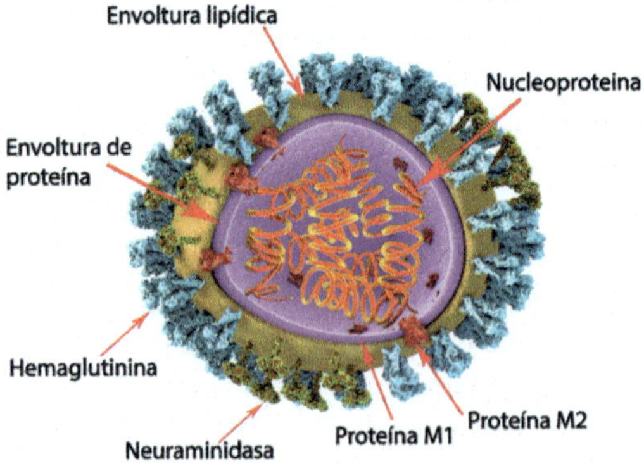

Estructura de virus influenza en donde se pueden observar las proyecciones de glicoproteínas H (azúl), y N (verde), proteína M (rojo), cápside (morado), envoltura lipídica (verde) y los 8 fragmentos de ARN.

La hemaglutinina es la responsable de la unión de los virus a los receptores celulares (células del epitelio respiratorio) y de su penetración, así como de fijarse a receptores presentes en los hematíes, circunstancia responsable del fenómeno de la hemaglutinación; la neuraminidasa actuaría facilitando la difusión de la infección y liberación de las partículas víricas maduras de las células infectadas. Ambas se comportan como potentes antígenos (sobre todo la hemaglutinina) que producen liberación de anticuerpos protectores por parte del organismo.

El anticuerpo anti-H neutraliza la infectividad vírica, ya que neutraliza la fijación del virus a las células sensibles, por lo que es el principal responsable de la inmunidad.

Se reconocen actualmene 18 subtipos de VGA, HA(H1-H18) y 11 NA (N1.N11), lo que potencialmente podría formar 144 combinaciones del virus diferentes.

En el interior de la envoltura se halla la nucleocápside, formada por una hélice constituida por una sola nucleoproteína (NP) y por el genoma de RNA fragmentado en 8 segmentos. Existen además 3 proteínas polimerasas (P), muy importantes en la replicación vírica, así como 2 proteínas no estructurales (NE) cuya función se desconoce. Las proteínas M, P y NP son antigénicamente indistinguibles en todos los virus A, pero distintas de los virus B y C. Por ello, la distinción de los tipos de virus gripales se realiza mediante reacciones serológicas en las que intervienen esas proteínas internas.

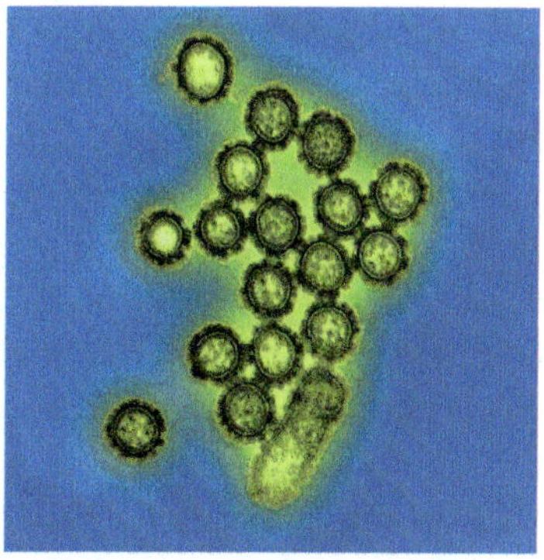

Imagen tomada por ME y coloreada digitalmente de virus influenza H1N1

Actualmente se designan a los virus de la gripe humanos mediante la letra que corresponde al tipo, seguida del lugar de aislamiento de la cepa, una cifra que indica el número de aislamiento y el año en que se produjo; para los virus del tipo A se indica también la fórmula antigénica referente a H y N que corresponde al subtipo.

EPIDEMIOLOGÍA

Está condicionada por su capacidad de presentar variaciones de diferente intensidad en su estructura antigénica. Los virus A pueden presentar variaciones mayores o sustituciones antigénicas *(antigenic shift)* con cambios totales en sus antígenos de superficie, hemaglutinina y/o neuraminidasa. Se deben a cambios profundos en los fragmentos de RNA que codifican estos antígenos. Actualmente se acepta que estas modificaciones podrían deberse a una reagrupación entre fragmentos genómicos de virus humanos y animales. Las variaciones mayores son infrecuentes presentándose con intervalos de 10 años o más, y significan la aparición de un virus nuevo frente al cual la población es altamente susceptible pues no ha tenido contacto previamente con él, siendo los responsables de las grandes pandemias.

Las *variaciones menores o deslizamientos antigénicos* (antigenic drift) se deben a pequeños cambios en el genoma vírico originados por mutaciones puntuales que se traducen en modificaciones de los antígenos superficiales. Estas se observan con frecuencia y se presentan en forma progresiva y acumulativa. Afectan sobre todo a la H y suponen la aparición de una nueva cepa o variante frente a la cual la población solo tiene inmunidad parcial por exposiciones anteriores a las cepas originarias.

Los cambios antigénicos que sufren los virus y la situación inmunitaria de la población frente a ellos determinan los modelos epidemiológicos de la gripe. Las variaciones menores suelen suceder cada 2 o 3 años, y provoca brotes locales por infecciones debida a virus A y B, en cambio los cambios mayores, que se suceden en periodos de hasta 10 años, se producen por la reorganización de los genomas de cepas distintas, incluidas las cepas e animales. Esto solo sucede con los virus de la gripe A (zoonótico) como sucedió en 2009 con la aparición del subtipo H1N1, en concreto el virus A/California/04/2009/H1N1 aparecido tras el intercambio genético de virus de la gripe humana, aviar y porcina.

PATOGENIA Y ANATOMÍA PATOLÓGICA

La transmisión del virus de la gripe se produce persona-persona a través de los núcleos goticulares que contienen los virus al estornudar, toser o hablar. Se ha comprobado experimentalmente que los virus sobreviven más tiempo en ambientes fríos y secos y que los núcleos goticulares son más contagiantes cuanto menor es su tamaño. En la actualidad se cree además que el virus puede transmitirse por las manos, otros contactos personales e incluso a través de objetos.

Una vez en las vías respiratorias, los virus se adhieren a las células de las mucosas, alvéolos y macrófagos y penetran en ellas. Los virus predominan en las vías respiratorias altas (nasofaringe) y sobre todo en las intermedias (tráquea), que son a las que más lesionan. En el interior de las células respiratorias, los viriones inician los ciclos de replicación, que duran 4-6 horas, extendiéndose hacia las células adyacentes sanas. Es probable que pasen a sangre, pero la demostración de la viremia es excepcional.

La respuesta del organismo a la infección viral es muy compleja e intervienen varios *mecanismos*:

- Inmunidad celular específica: multiplicación de células T citotóxicas.
- Inmunidad humoral por anticuerpos circulantes, máximo a la segunda semana.
- Interferón: aparece en las secreciones respiratorias en el 2° día y su título va aumentando.
- Respuesta inflamatoria inespecífica.

Las lesiones de las células del epitelio respiratorio consisten en tumefacción del núcleo y citoplasma así como vacuolización de este último. Luego aparecerá necrosis y desprendimiento celular. A partir de aquí comienza la regeneración epitelial. La gravedad de la infección parece correlacionarse bien con la cantidad de virus que se elimina con las secreciones respiratorias.

CLÍNICA

Existen casos de gripe subclínicos y otros solo febriculares muy benignos producidos casi todos por virus C. En cambio no hay diferencias entre las gripes esporádicas producidas por virus A y B.

Tras un corto periodo de incubación que dura solo 18-36 horas, la enfermedad comienza bruscamente con fiebre elevada (39-40° C), con sensación de destemplanza, pero no de escalofríos francos. Se produce cefalea, consecuencia de la fiebre, dolor retroocular y mialgias sobre todo en pantorrillas y región lumbar;

a veces se producen artralgias. El paciente está postrado, con fascies congestionada y piel caliente y seca. Las manifestaciones catarrales de las vías respiratorias que suelen ser constantes, pueden ser poco llamativas al principio y quedar oscurecidas por la importante afectación del estado general. Desde el principio puede haber tos seca, que cuando progresa se vuelve pertinaz y muy molesta, acompañándose de la expulsión de algún pequeño esputo mucoso. Además se producen estornudos, rinorrea, discreto enrojecimiento conjuntival con ojos húmedos o lagrimeo y sensación de sequedad faríngea. En ocasiones existe dolorimiento retroesternal al respirar profunda o espontáneamente, que se atribuye a la necrosis del epitelio traqueal. En el 5-40% es posible auscultar roncus y sibilancias y, más rara vez, algunos estertores crepitantes.

En la gripe hay también anorexia, náuseas (pero no vómitos); la diarrea es excepcional y solo se presenta en los niños, pues lo habitual es el estreñimiento.

La duración de la fiebre es variable, pero lo más habitual es que dure 3 días. Un comportamiento de la fiebre consiste en su descenso brusco, para volver a subir al cabo de 12-24 horas; se mantiene luego un día más y luego cede definitivamente. A esta evolución térmica peculiar se la designa con el nombre de fenómeno de la V gripal.

Finalmente, otras manifestaciones más raras de la gripe son meningoencefalitis, parálisis de algunos pares craneales, sordera transitoria, polineuritis, afasia, hemiplejia, psicosis y miocarditis.

COMPLICACIONES

Las más importantes son las pulmonares. Destaca la neumonía gripal primaria que aparece en pleno curso clínico de la gripe y se caracteriza por aumento de la fiebre, aparición de expectoración hemoptoica, taquipnea con diseña intensa y cianosis. La exploración física es casi anodina y solo pone de manifiesto estertores. Sin embargo, en la radiografía se aprecian infiltrados bilaterales difusos, de localización peribronquial y que respetan la periferia del pulmón. Suele ser muy grave, y la muerte puede sobrevenir al cabo de 5-10 días. Esta neumonía tan grave solo ocurre en pacientes con enfermedad pulmonar obstructiva crónica, cardiopatía, enfermedad de base grave o embarazo. Aparte de esta forma grave, se puede manifestar en forma de neumonitis gripal segmentaria de pronóstico benigno.

Las neumonías bacterianas secundarias corresponden a neumonías estafilocócicas (típicas pero poco frecuentes) y neumocócicas, así como por *Haemophilus influenzae* y otros gérmenes gramnegativos. El inicio de estas complicaciones bacterianas suele ser tardío, al cabo de una semana del comienzo de la enfermedad. Las manifestaciones iniciales suelen ser poco claras al superponerse a las gripales, pero el esputo es purulento, hay consolidación franca y en la radiografía se puede encontrar cavitación. El pronóstico es mejor que en la neumonía primariamente vírica ya que existe un tratamiento antibiótico eficaz.

Existe un tercer tipo de complicación neumónica mixta, bacteriana y gripal, que aparece en pleno curso de la enfermedad y a veces mejora con antibióticos y tiene un buen pronóstico.

Las sinusitis y otitis medias pueden aparecer como secuelas de la gripe. También se ha considerado complicación de la gripe, sobre todo de la causada por el tipo B, el síndrome de Reye que cursa con encefalopatía y degeneración grasa del hígado.

DIAGNÓSTICO

La sospecha diagnóstica se establece por la clínica descrita en el contexto de una epidemia; los casos esporádicos plantean un problema más difícil, ya que otros virus pueden producir un cuadro clínico indistinguible (enterovirus). El diagnóstico de seguridad se establece en el laboratorio de Microbiología mediante cultivo celular, inoculando secreciones faríngeas obtenidas mediante lavado nasal, en líneas celulares primarias como células de riñón de mono Rhesus (RMK) o en células heteroploides de riñón canino Cocker Spaniel (MDCK). En la práctica el cultivo ya no suele utilizarse para diagnóstico, al haber sido relegado por otras técnicas, especialmente las de biología molecular, que ofrecen resultados rápidos con una elevada sensibilidad. El cultivo viral pasa a dirigidirse a la realización de estudios epidemiológicos, ya que permite el aislamiento del virus, y su posterior estudio, incluida la búsqueda de resistencia a antivirales.

Aislamiento del virus en cultivo celular

Pretende el aislamiento del virus o su demostración en sistemas celulares adecuados. El procesamiento convencional requiere un mínimo de 5 días para el resultado; por ello se han desarrollado métodos rápidos de diagnóstico que permiten emitir un informe en menos de 48 horas.

La muestra debe ser tomada lo más precozmente posible, antes de las 72 horas del comienzo del proceso. Las secreciones respiratorias se obtienen preferentemente por frotis faríngeo y nasal enérgico o bien por lavado o aspirado nasofaríngeo. En los casos con afectación de vías bajas puede realizarse un lavado broncoalveolar. La muestra debe incluirse en un medio de transporte adecuado para evitar la inactivación del virus; si se procesa antes de las 48 horas puede conservarse a 4° C; si se va a retrasar su procesamiento debe mantenerse a – 70° C.

Actualmente, el procedimiento de aislamiento de elección es la inoculación en células MDCK tratadas con tripsina. Paralelamente pueden inocularse en huevos embrionados de pollo por vía amniótica y alantoidea. La detección de un virus hemaglutinante se realiza por la hemaglutinación de hematíes de cobaya y por hemadsorción en el cultivo celular.

Para un diagnóstico rápido se utiliza la inoculación de cultivos celulares por la técnica de *Shell-vial* con centrifugación y detección de la presencia del virus a las 24 horas por inmunofluorescencia directa (IFD) por anticuerpos monoclonales, que distingue los tipos A y B. También puede realizarse una reacción de inmunofluorescencia directamente sobre las células de la muestra respiratoria. Ello exige la perfecta obtención de la muestra con gran número de células epiteliales; por otra parte las reacciones inespecíficas hacen difícil la interpretación de la reacción. También se han desarrollado técnicas de detección genómica por PCR retrotranscriptasa que permiten la identificación específica del tipo y subtipo.

Diagnóstico serológico

La demostración de anticuerpos en el suero del paciente solo tiene valor diagnóstico de certeza cuando se demuestra una seroconversión (aumento de 4 veces el título) entre un suero precoz y un suero tardío obtenido a las 2-3 semanas. La técnica de fijación del complemento utilizada para medir la respuesta de anticuerpos a proteínas internas del VG ha sido reemplazado por su menor sensibilidad por las técnicas de EIA la reacción de enzimoinmunoanálisis (EIA) frente a NP recombinante; también distingue entre virus A y B, más sensible y puede automatizarse. En el estudio serológico, un título alto en RFC cuando se dispone de un solo suero, es muy sugestivo de infección gripal reciente (título de 1:64).

Detección antigénica

La detección de antígeno se puede realizar con diferentes procedimientos, y aunque no son técnicas de una elevada sensibilidad, ofrecen una serie de ventajas, especialmente en periodos de alta prevalencia, durante los brotes epidémicos, ya que son técnicas rápidas y sencillas, por lo que su uso permite realizar en poco tiempo un gran número de determinaciones con valores predictivos positivos elevados.

La inmunofluorescencia directa implica la tinción directa de células epiteliales respiratorias, de muestras nasofaríngeas o aspirados nasofaríngeos, con anticuerpos específicos del virus, y posterior visualización en microscopia de fluorescencia, son técnicas rápidas, pero siguen mostrando un baja sensiblidad, seguido de que aunque diferencia entre los tipos A y B gripales, no permite subtipar.

Otras pruebas basadas en antígenos han sido desarrolladas en formatos que permiten su revelado en tan solo 30 minutos, se trata de pruebas basadas en antígenos para el diagnóstico rápido de infecciones que utilizan anticuerpos monoclonales dirigidas a la nucleoproteína viral. El soporte es una inmunocromatografía, que mediante flujo lateral ofrece rápidos resultados. Como en el caso anterior, su uso es limitado, y siempre con resultados menos satisfactorios que los que ofrecen las técnicas de biología molecular.

Pruebas de deteción de ácidos nucleicos (PCR)

La técnica de reacción en cadena de la polimerasa (PCR) ya ha transformado el diagnóstico de las enfermedades infecciosas, incorporándose a las herramientas de rutina de los laboratorios de diagnóstico clínico. En sus distintas versiones, (a tiempo real, anidada, en tiempo real), la PCR proporcionado una herramienta fundamental y de primera elección en el diagnóstico de la gripe. La gran ventaja es su alta sensibilidad, y el desarrollo de sistemas automatizados ha facilitado su incorporación a la rutina de los laboratorios.

La RT-PCR (reacción en cadena de la polimerasa con transcriptasa inversa) se considera el gold standart para el diagnóstico del virus influenza, la amplificación del genoma viral se detecta posteriormente con productos marcados con fluorescencia. Pero son muchas las técnicas desarrolladas a partir de esta metodología, así nos encontramos con la técnica de amplificación isotérmica medida por bucle (LAMP), con una sensibilidad hasta 10 veces mayor a la RT-PCR, y especificidades cercanas al 100%, que en la pandemia por gripe A del año 2009 tuvo un papel crucial. Otras como NASBA, LAMP, etc siguen introduciendo ventajas en el diagnóstico, al ser técnicas cada vez más automatizadas y con especificidades, y sensibilidades cercanas al 100%. La evolución de esta metodología ya se dirige al desarrollo de microarrays, incluso los que se han desarrollado con nanopartículas junto con tinción de plata. Estos permiten diferenciar entre tipos y subtipos de virus, incluso de aquellas cepas estacionales menos frecuentes, con resultados de sensibilidad altísima y cuyos resultados pueden analizarse proporcionando diagnósticos diferenciales y estimación de riesgo de infección de cepas desconocidas con una sola prueba.

Secuenciación de ácidos nucléico

Las técnicas de secuenciación genómica ya están generando un enorme impacto en las enfermedades infecciosas, en concreto la alta mutabilidad del virus de la gripe así como el intercambio genético ya demostrado que se produce entre cepas de influenza humana, aviar y porcina, ha dado como resultado la aparición de virus influenza con nuevos genes, completamente nuevos para la población, y por lo tanto con una alta patogenicidad, por la ausencia de inmunidad.

Si hace unos años la secuenciación implicaba el uso de tecnología compleja, y sobre todo, requería de desarrollos que se demoraban en tiempo, actualmente estos procedimientos han evolucionado, y permiten secuenciar virus nuevos en tan solo días, como se ha demostrado en la secuenciación del nuevo virus SARS-CoV-2. Además de tipar y subtipar nuevas cepas, la secuenciación de determinados fragmentos pone de manifiesto el aumento constante en la resistencia a antivirales utilizados actualmente en las cepas de mayor patogenicidad. Se han detectado mutaciones en los genes de la neuraminidasa y de la proteína M2 asociados a la reducción de la sensibilidad de algunos antivirales, especialmente empleados en grupos de población más vulnerable.

La secuenciación de Sanger ha sido tradicionalmente la técnica para secuenciar más utilizada, aunque nuevos desarrollos como NGS (secuenciación de próxima generación), en expansión, con una velocidad y rendimientos en la secuencia altos, que se realizan con software bioinformáticos ofrecen a la comunidad científica una herramienta de investigación crucial.

DIAGNÓSTICO DIFERENCIAL

La fiebre alta y las mialgias distinguen fácilmente la gripe del resfriado común. Las infecciones por adenovirus son de diferenciación más difícil, pero en ellas el comienzo es menos súbito, la fiebre no es tan alta, el quebrantamiento menos manifiesto y el dolor faríngeo más acusado. También el virus sincitial respiratorio suele producir un cuadro parecido al gripal. En las infecciones por arbovirus y enterovirus no suele haber tos. La amigdalitis estreptocócica cursa con exudados amigdalares, adenopatías del ángulo del maxilar y, además, se aísla el estreptococo beta-hemolítico responsable.

CURSO Y PRONÓSTICO

La enfermedad suele durar 3-5 días o, como máximo, una semana salvo que se presenten complicaciones como las pulmonares, que prolongan considerablemente la recuperación. El pronóstico es benigno aunque variable según las epidemias, siendo algo peor en pacientes con EPOC, cardiopatías como la estenosis mitral u otras enfermedades debilitantes y ancianos. La mortalidad aumenta en la neumonía gripal primitiva y menos en el caso de complicaciones pulmonares bacterianas.

TRATAMIENTO

No existe tratamiento específico eficaz en la gripe. La no complicada solo requiere tratamiento sintomático y reposo. La utilización de antibióticos es incorrecta en estos casos. Para reducir la fiebre y disminuir las algias, es recomendable el empleo de antipiréticos y analgésicos. Muchos autores desaconsejan administrar ácido acetil-salicílico a niños menores de 5 años, pues parece haber una relación entre este hecho y la aparición de algunos casos de síndrome de Reye. La codeína es un buen antitusígeno que alivia la tos seca no productiva.

La mejor medida de contención en la infección por gripe es la prevención, y el mejor aliado, la vacunación anual. La OMS establece la composición de la vacuna, en cuanto a la elección de cepas que debe incluir, con el fin de que las poblaciones adquieran inmunidad suficiente de acuerdo a la previsión de cepas que puedan circular cada año, aun así la aparición de nuevas cepas por mutaciones supone una situación de riesgo que no se puede prever.

La vacunación se establece para los grupos de riegos, en concreto en España se considera a niños (mayores de 6 años) y adultos con enfermedades crónicas cardiovasculares y respiratorias (fibrosis quística, asma…), enfermedades metabólicas, incluida la diabetes mellitus, obesidad mórbida, insuficiencia renal, hemoglobinopatías, enfermedades neuromusculares graves, inmunosupresión y trastornos y enfermedades que conllevan disfunción cognitiva. Además se incluye a mujeres embarazadas, y personas que por su trabajo se consideren esenciales o grupos de trabajadores de centros sanitarios o residencias que puedan estar en contacto con población vulnerable.

Junto con la vacunación, se dispone de tratamiento farmacológico antiviral. Existen en la actualidad dos grupos de antivirales que se emplean en el tratamiento de la gripe, aunque siempre de uso limitado a la población vulnerable, y en ningún caso podrá sustituira la vacunación.

El uso de antivirales debe prescribirse en los primeros días de la infección para minimizar la aparición de complicaciones, esto limita su empleo ya que en la mayoría de los casos, solo presentan mejoría aquellos pacientes a los que se les administra el tratamiento en las primeras 48 horas tras la aparición de los síntomas.

Son:

- *Amantadina y rimantidina.* Actúan frente a la proteína M2 de los VGA, y solo muestran eficacia si se administran en las primeras 48 horas. Presentan efectos secundarios como trastornos gastrointestinales, nerviosismo y ansiedad.
- *Zanamivir* (administración inhalatoria), *oseltamivir* (oral), y *peramivir* (administración intravenosa) son inhibidores de la neuraminidasa útiles también en las primeras horas tras la infección. El peramivir, se utilizó durante la pandemia de gripe A en 2009. De administración intravenosa, se requiere una única dosis; y aunque se describió una mayor afinidad al virus que el oseltamivir, estudios posteriores

muestras discrepancias en cuanto a que se consiga una mejora significativa en la resolución del cuadro infeccioso. El peramivir aún no está autorizado para su uso en España.

PREVENCIÓN Y CONTROL DE LA GRIPE

La transmisión de la infección gripal es muy difícil de evitar. Las medidas profilácticas por vía áerea son poco eficaces; deben ponerse en práctica sobre todo para prevenir la infección de las personas inmunocomprometidas en las que la gripe puede ser fatal. Al no existir la posibilidad de actuar directamente sobre el virus y/o los mecanismos de transmisión, la medida fundamental de profilaxis de la gripe es la vacunación.

Vacunas antigripales

Se dispone en la actualidad de vacunas inactivadas, que son las utilizadas regularmente en la mayoría de los países y para las que existen normas internacionales para la preparación y aplicación. Otro tipo de vacunas son las atenuadas, ya se emplean en diferentes países, su administración es intranasal, aunque en nuestro país en la temporada 19/20 no estaba disponible.

Las vacunas antigripales inactivadas se preparan a partir de virus cultivados en huevos embrionados. Los virus, concentrados y purificados, son inactivados por métodos físico-químicos e integran la vacuna según una composición que varía anualmente de acuerdo con las recomendaciones de la OMS, basadas en las variedades de virus circulantes. Por lo general, las vacunas contienen tres cepas víricas (dos del tipo A y una del tipo B) representantes de las de mayor difusión en aquel momento.

Dentro de las vacunas antigripales inactivadas, cabe distinguir dos *modalidades*: las que utilizan viriones completos purificados, desprovistas al máximo de componentes del líquido alantoideo del embrión de pollo utilizado para su multiplicación, y las que incluyen viriones fraccionados, que contienen la H, N y NP. Es difícil pronunciarse sobre la superioridad de alguna de estas vacunas, dada la inexistencia de estudios comparativos suficientemente controlados. Desde un punto de vista estrictamente teórico, las vacunas enteras podrían presentar un mayor poder inmunógeno, al incorporar toda la partícula vírica y en ella la proteína M; las vacunas fraccionadas, que muestran un aceptable poder inmunógeno, son menos reactógenas, presentan menor incidencia de reacciones febriles secundarias a su aplicación en niños. En la actualidad las vacunas antigripales se valoran según su contenido en hemaglutinina y se preparan con un concentración de 10-15μg de dicho antígeno por cada una de las cepas integrantes.

Este tipo de vacunas presentan un grado de eficacia aceptable frente a la infección por los virus que entran en su composición, tanto a su protección frente a la enfermedad como en la disminución de la tasa de letalidad. Los mejores resultados se obtienen en los niños en edad escolar, adultos jóvenes y personas de edad que no se hallan en residencias cerradas. En todos estos grupos la tasa de protección frente a la enfermedad es de alrededor del 70%. Los individuos de edad avanzada en instituciones cerradas presentan un menor nivel de protección, que se estima en el 30%. La vacunación confiere en este grupo mejor protección frente a los casos mortales, ya que los individuos de edad avanzada vacunados adecuadamente, tanto residentes en instituciones cerradas como no residentes, presentan una disminución del 70-80% de probabilidades de muerte en casos de epidemia gripal.

Tras la administración, se suscitan anticuerpos frente a las H presentes en la vacuna ligados a las diferentes clases de IG. Se admite que un título mayor de 40 en el suero del vacunado protege frente a la cepa de virus correspondiente. Los anticuerpos locales Ig A se producen en escasa cantidad tras la vacunación parenteral. También aparecen anticuerpos séricos anti-N; diversos autores consideran que la selección de las cepas vacunales para cada temporada, que actualmente se hace sobre todo en función de la H, debería considerar también de modo más riguroso la variante e inmunogenicidad de su N.

Existen dos *estrategias de vacunación antigripal*. Cuando se detecta un nuevo subtipo, las autoridades sanitarias de cada país, bajo las directrices de la OMS, pueden considerar la administración de una vacuna monovalente a los grupos de riesgo y personal de servicios públicos, e incluso a toda la población en prevención de la pandemia. En la situación epidemiológica actual, que se mantiene desde hace años, es obligada otra estrategia vacunal que consiste en la administración de una vacuna trivalente con las tres cepas recomendadas por la OMS, en función de su difusión en la temporada anterior.

Vacuna tetravalente	Una cepa similar a A7Brisbane/02/2018 (H1N1) Una cepa similar a A7Kansas/14/2017 (H3N2) Una cepa similar a B/Colorado/06/2017 Una cepa similar a B/Phuket/3070/2013
Vacuna trivalente	Una cepa similar a B/Colorado/06/2017

Composición recomendad por la OMS para la vacunación antigripal en la temporada 2019/2020 en el hemisferio norte

En la mayoría de los países esta vacunación no es sistemática, sino orientada a personas y grupos de riesgo. La vacuna antigripal es una medida de resultados satisfactorios, cuyo uso debe ser ampliamente promocionado, pero que en el momento actual no está justificada de modo masivo a toda la población. Su utilización puede pretender una profilaxis a nivel individual o colectivo (tabla 1). En ambos casos la decisión de vacunar debe priorizarse en función del riesgo que puede suponer el padecimiento de la gripe. Sería altamente deseable que se consiguiera la vacunación como profilaxis individual de todas las personas con riesgo alto o moderado. Un aspecto que con frecuencia no se valora suficientemente es el interés de la vacunación del personal sanitario y familiares en contacto con pacientes de alto riesgo. Esta alta prioridad como profilaxis general pretende evitar que tales personas se conviertan en fuente de infección para aquellos en los que el padecimiento de la gripe puede tener serias consecuencias.

Personas mayores, preferentemente a partir de 65 años de edad	Especialmente en aquellas que conviven en instituciones cerradas.
Personas con menos de 65 años que presentan un alto riesgo de complicaciones	Menores (a partir de los 6 meses) y adultos con enfermedades crónicas cardiovasculares, neurológicas, respiratorias, DM, ERC, hemoglobinopatías, trastornos de la coagulación, hemofilia y trastornos hemorrágicos crónicos, receptores de hemoderivaods, asplenia o difunción esplénica grave, enfermedad hepática crónica, enfermedades neuromusculares graves, inmunosupresión, cáncer y hemopatías malignas, implante coclear o en espera, fístulas de líquido cefalorraquídeo, enfermedad celíaca, enfermedad inflamatoria crónica, enfermedades que conllevan disfunción cognitiva.
	Menores (de 6 meses a 18 años) que reciben tratamiento prolongado con ácido acetilsalicílico (posibilidad de desarrollar un síndrome de Reye tras la gripe).
	Mayores de 6 meses institucionalizadas de manera prolongada.
	Mujeres embarazadas.
	Menores de entre 6 meses y dos años con antecedentes de prematuridad menor de 32 semanas de gestación.

Personas que puedan transmitir la gripe a aquellos grupos que tiene riesgo alto de presentar complicaciones	Personal de centros sanitarios o instituciones geriátricas, o centros de atención de enfermos crónicos.
	Estudiantes en prácticas en centros sanitarios.
	Personas que proporcionen cuidados domiciliarios a personas de riesgo.
	Personas que conviven en el hogar con grupos de riesgo.
Otros grupos en los que se recomienda	Personas que trabajan en servicios públicos esenciales, con especial énfasis a fuerzas y cuerpos de seguridad del estado, bomberos, servicios de protección civil, personal de emergencias sanitarias, personal de instituciones penitenciarias.
	Personas con exposición laboral directa a aves domésticas o silvestres, o cerdos.

Indicaciones de la vacuna antigripal.

AAS: ácido acetil-salicílico

Por otra parte, si bien la vacunación antigripal no puede ser indicada con carácter sistemático a toda la población, cada vez es más evidente que resulta útil también a nivel individual para cualquier persona, aun cuando no pertenezca a los grupos de riesgo señalados. La política de extensión en este sentido de la vacunación antigripal se preconiza cada vez más en diversos países europeos.

Las contraindicaciones de la vacuna antigripal son escasas. La única de verdadera entidad es la hipersensibilidad a las proteínas del huevo, que incluye tanto a las vacunas enteras como fraccionadas. Las contraindicaciones generales de las vacunas, como la presencia de fiebre o infecciones respiratorias agudas, constituyen situaciones temporales que solo obligan a posponer la vacunación por unos días. El embarazo no es una contraindicación, dada la composición de la vacuna con virus inactivados; sin embargo, para evitar los problemas que podría suscitar la repercusión de las reacciones locales o generales de la vacunación, solo se vacunarán embarazadas de riesgo y a partir del segundo trimestre de gestación.

La vacuna antigripal debe administrarse anualmente; la época más idónea es durante los meses de octubre y noviembre, ya que normalmente la gripe aparece en el hemisferio norte a partir del mes de diciembre. La dosificación recomendada es de 0,5 ml para niños a partir de los 3 años y adultos y de 0,25 ml para niños de 6-35 meses, en todos los casos por vía intramuscular. Hasta los 12 años deben administrarse solo vacunas de virus fraccionados o subunidades. También hasta esa edad es recomendable repetir la dosis a partir de las 4 semanas en los individuos no vacunados en años anteriores.

Normalmente es bien tolerada, pero en algunos casos se presentan reacciones locales con dolor y enrojecimiento y, con menor frecuencia, reacciones generales de tipo febril, por lo común de corta duración. Son más evidentes en niños y con vacunas enteras, por ello para la vacunación de los niños parece aconsejable utilizar vacunas fraccionadas.

La vacunación antigripal es eficaz al reducir la morbilidad, pero sobre todo por disminuir la duración de la enfermedad, complicaciones y mortalidad asociada a la gripe. Sus limitaciones más importantes se refieren a la respuesta mediocre que con frecuencia se observa en mayores de 70 años y en enfermos renales y dializados.

Bibliografía

KLENK, H.D. *Family Orthomyxoviridae.* En: Franki, R.I.B., Fauquet, C.M., Knudson, D.L., Brown, F. Classification and nomenclature of viruses. Fifth report of the International Committee on Taxonomy of Viruses. Arch Virol 1991; S2: 263-272.

MURPHY, B.R., WEBSTER, R.G. *Orthomyxoviruses.* En: Fields, B.N., Knipe, D.M., Howlwy, P.M. (eds.). Virology, 3th ed., Vol 1, 1397-1445. Lippincot-Raven Publ. New York, 1996.

POTTER, C.W. *Influenza.* En: Zuckerman, A.J., Banatvala, J.E., Pattison, J.R. (eds.) Principles and practice of clinical virology, 2nd ed., 213-238. John Wiley and Sons, Chichester, 1990.

SHAW, M.W., ARDEN, N.H., MAASAB, H.F. *New aspects of influenza viruses.* Clin Microbiol Rev 1992; 5: 74-92.

ZIEGLER, T., COX, N.J. *Influenza viruses.* En: Murray, P.R., Baron, E.J., Pfaller, M.A., Tenover, F.C., Yolken, R.H. (eds.). Manual of clinical microbiology, 7th ed., 928-935. ASM Press, Washington DC, 1999.

GORDON, R. *Prophylaxis and treatment of influenza.* N Engl J Med 1990; 322: 443-450.

PUMAROLA, A. *Gripe.* Medicine 1983; 42: 2755-2761.

RUBEN, P.L. *Prevention and control of influenza. The role of vaccine.* Am J Med 1987; 87: 31-34.

VV.AA. Gripe A: *Las 145 preguntas que usted y su familia deben conocer para prevenirla Editorial.* Formación Alcalá. 2009.

COLLIER. *Virología humana.* Editorial. McGraw-Hill/Interamericana de México. 2008.

TALAVERA, A. *Virus salvajes: virus domésticos* (historia de, sobre, con y contra virus) Editorial. Autopublish. 2009.

CARLAPS, P. *El libro de las pandemias: Las 50 plagas e infecciones mas virulentas del mundo Editorial.* Océano ámbar. 2009.

Peramivir for influenza. Aust Prescr. 2019;42(4):143.

HUTCHINSON EC. *Virus de la gripe.* Trends in Microbiology. Vol 26 (9): 809-810. 2018

MURRAY P, ROSENTHAL K, PFALLER M. *Orthomyxovirus.* Cap. 49. Microbiología Médica 8ª Ed. 2017: 486-495.

VEMULA SV, ZHAO J, LIU J, WANG X, BISWAS S, HEWLETT I. *Current Approaches for Diagnosis of Influenza Virus Infections in Humans.* Viruses. 2016;8(4):96. Published 2016 Apr 12.

UYEKI TM, BERNSTEIN HH, BRADLEY JS, ET AL. *Clinical Practice Guidelines by the Infectious Diseases Society of America: 2018 Update on Diagnosis, Treatment, Chemoprophylaxis, and Institutional Outbreak Management of Seasonal Influenza.* Clin Infect Dis. 2019;68(6):895-902.

https://www.who.int/influenza/vaccines/virus/recommendations/2019_20_north/en/ consultado en mayo 2020.

www.ICTV.org. Consultado en mayo 2020.

https://www.mscbs.gob.es/profesionales/saludPublica/prevPromocion/vacunaciones/Vacunacion_Gripe.htm consultada en mayo 2020

10. Gripe A.

Rafael Ceballos Atienza, Fernando Cobo Martínez y María del Mar Gallardo García

INTRODUCCIÓN

¿Qué es la gripe?

La gripe es una enfermedad respiratoria aguda debida a infección por *Orthomyxovirus*. Aunque pueden existir casos esporádicos, suele aparecer en forma epidémica o pandémica provocando una morbilidad considerable en la población general, así como una mortalidad no despreciable en ciertos enfermos, generalmente por complicaciones infecciosas. El gran interés de esta patología, además de su evidente patogenicidad, reside en su gran trascendencia socioeconómica y sanitaria. Por ello, el objetivo de investigadores y autoridades sanitarias se centra en poder prevenirla, aunque es difícil debido a la gran facilidad con que aparecen variaciones antigénicas.

La gripe era conocida ya por Hipócrates en el año 412 a.C. El término *influenza* es la forma italiana del latín *influencia*, y se utilizó en el siglo XV para designar epidemias atribuidas a la influencia de estrellas, planetas o poderes ocultos. Aunque existen claras descripciones que permiten suponer la aparición sucesiva de la enfermedad desde la más remota antigüedad, su primera descripción precisa en forma pandémica de la que tenemos constancia data de 1580, y solo a partir del siglo XIX los datos clínicos y epidemiológicos son lo suficientemente completos, y permiten asegurar que entre 1800 y 1875 la gripe mostró una importante actividad epidémica en 16 ocasiones. En el siglo XX se han registrado pandemias en 1918, 1957 y 1968, además de epidemias importantes en 1933, 1946 y 1977. La más grave fue la de 1918 que ocasionó 20-40 millones de muertos en todo el mundo, de los que 140.000 fueron en España. En 1933 Smith, Andrewes y Laidlaw aislaron el virus gripal A humano y, en 1934, Francis aisló el virus gripal B.

¿Qué es la gripe A?

La gripe por A (H1N1) es una infección respiratoria aguda y muy contagiosa de los cerdos, causada por alguno de los varios virus gripales de tipo A de esa especie. El virus se transmite entre los cerdos a través de aerosoles, por contacto directo o indirecto, y a través de cerdos portadores asintomáticos. Durante todo el año se producen brotes en esos animales, pero la incidencia es mayor en otoño e invierno en las zonas templadas. Muchos países vacunan sistemáticamente a sus piaras de cerdos contra la gripe por A (H1N1).

Los virus de la gripe por A (H1N1) son en su mayoría del subtipo H1N1, pero también circulan entre los cerdos otros subtipos, como H1N2, H3N1 y H3N2. Estos animales pueden verse infectados asimismo por virus de la gripe aviar y por los virus gripales estacionales que afectan al hombre. Se cree que el virus porcino H3N2 procede del ser humano. A veces los cerdos se ven infectados simultáneamente por más de un tipo de virus, lo que permite a estos intercambiar genes. El resultado puede ser un virus gripal con genes de diversa procedencia, lo que se llama un virus *reagrupado.* Aunque los virus de la gripe porcina son normalmente específicos de esa especie, en ocasiones saltan la barrera interespecies y provocan la enfermedad en el hombre.

La gripe A de 2009

La gripe A (H1N1) de 2009 es una pandemia causada por una variante del Influenzavirus A de origen porcino (subtipo H1N1). Esta nueva cepa viral es conocida como gripe porcina (nombre dado inicialmente), gripe norteamericana (propuesto por la Organización Mundial de la Salud Animal) y nueva gripe (propuesto por la Unión Europea), nomenclaturas que han sido objeto de diversas controversias.

El 30 de abril de 2009 la Organización Mundial de la Salud (OMS) decidió denominarla gripe A (H1N1). Esta es una descripción del virus en que la letra A designa la familia de los virus de la gripe humana y de la de algunos animales como cerdos y aves y las letras H y N (Hemaglutininas y Neuraminidasas) corresponden a las proteínas.

El origen de la infección es una variante de la cepa H1N1, con material genético proveniente de una cepa aviaria, dos cepas porcinas y una humana que sufrió una mutación y dio un salto entre especies (o heterocontagio) de los cerdos a los humanos, y contagiándose de persona a persona.

¿Cómo empezó todo?

A comienzos de marzo de 2009, una gripe que derivaba en muchos casos en problemas respiratorios afectó al 60% de los residentes de La Gloria, Veracruz, México. La Gloria está localizada cerca de una granja de cerdos que cría anualmente alrededor de un millón de estos animales. Sin embargo, no se encontraron signos clínicos o síntomas de presencia de la gripe porcina en los animales propiedad de la compañía ni en sus empleados. La compañía administraba rutinariamente la vacuna contra el Influenzavirus a su piara y la realización de análisis mensuales para detectar la presencia de la gripe porcina.

Las autoridades mexicanas atribuyeron este aumento a una *gripe de temporada tardía*, la cual coincide normalmente con un ligero aumento del Influenzavirus B hasta el día 21 de abril. Fueron los Centros para el Control y Prevención de Enfermedades (CDC) de Estados Unidos los que dieron la voz de alarma a los medios acerca de dos casos aislados de una nueva gripe porcina. Los dos primeros casos confirmados fueron dos niños residentes en los Estados Unidos que enfermaron a finales de marzo, no habiendo tenido ningún contacto con cerdos ni antecedentes de haber viajado a México. La primera muerte debida a la gripe porcina ocurrió el 13 de abril, cuando una mujer diabética natural de Oaxaca murió por complicaciones respiratorias. Se enviaron algunas muestras al CDC y a Winnipeg (Canadá) desde México que dieron positivo en gripe porcina y se relacionaron rápidamente con el aumento de la gripe tardía. Algunos casos en México y Estados Unidos fueron identificados por la Organización Mundial de la Salud (la OMS) como una nueva cepa del H1N1.

Los primeros casos de influenza en México se detectaron el 11 de abril en Veracruz. Al mes se extendió por varios estados de México, Estados Unidos y Canadá, para exportarse a partir de entonces, con aparición de numerosos casos en otros países de pacientes que habían viajado a México y Estados Unidos. Se constataron unos pocos casos de contagios indirectos, de personas que no habían estado en dicha región, que se han dado en España, Alemania, Corea del Sur y Reino Unido. En marzo y abril de 2009, se detectaron más de 1000 casos sospechosos de gripe porcina en humanos de México y del Suroeste de Estados

Unidos. El ministro de Sanidad mexicano José Ángel Córdova declaró lo siguiente el 24 de abril: *Estamos tratando con un nuevo virus de la gripe que constituye una epidemia respiratoria, aunque es controlable.*

El 11 de junio de 2009 la Organización Mundial de la Salud (OMS) la clasificó como de nivel de alerta seis, es decir, pandemia actualmente en curso que involucra la aparición de brotes comunitarios (ocasionados localmente sin la presencia de una persona infectada proveniente de la región del brote inicial). Ese nivel de alerta no define la gravedad de la enfermedad producida por el virus, sino su extensión geográfica. La tasa de letalidad de la enfermedad que inicialmente fue alta, ha pasado a ser baja al iniciar los tratamientos antivirales a los que es sensible.

ETIOLOGÍA

Los *Orthomyxovirus* son virus RNA, de tamaño medio, de simetría helicoidal y dotados de membrana de envoltura. El nombre de *mixovirus* deriva de su afinidad por la mucina, mucoproteína presente en el moco de las secreciones, suero sanguíneo y receptores existentes en la membrana de los hematíes y algunos tejidos epiteliales.

Como corresponde a los virus envueltos, la membrana lipídica condiciona que los virus de la gripe sean muy sensibles al éter y agentes externos. Su escasa resistencia en el medio ambiente y su vía de eliminación por secreciones respiratorias explican su transmisión habitual por mecanismo aéreo directo.

Existen tres tipos de virus de la gripe: A, B y C, pertenecientes a la familia *Orthomyxoviridae*. El A y B (virus *influenza* A y B) constituyen un género y el C otro. Con el microscopio electrónico se descubre que su tamaño es de 80-100 nm de diámetro, y es de forma esférica o filamentosa.

Poseen una envoltura formada por una doble capa lipídica que por dentro recubre la proteína de membrana o matriz (M), la cual confiere estabilidad al virión. Por fuera presenta unas proyecciones de naturaleza glicoproteica denominadas *hemaglutinina* (H) y *neuraminidasa* (N). La hemaglutinina es la responsable de la unión de los virus a los receptores celulares (células del epitelio respiratorio) y de su penetración, así como de fijarse a receptores presentes en los hematíes, circunstancia responsable del fenómeno de la hemaglutinación; la neuraminidasa actuaría facilitando la difusión de la infección y liberación de las partículas víricas maduras de las células infectadas. Ambas se comportan como potentes antígenos (sobre todo la hemaglutinina) que producen liberación de anticuerpos protectores por parte del organismo. El anticuerpo anti-H neutraliza la infectividad vírica, ya que neutraliza la fijación del virus a las células sensibles, por lo que es el principal responsable de la inmunidad. Se reconoce actualmente la existencia. Se reconocen actualmene 18 subtipos de VGA, HA(H1-H18) y 11 NA (N1-N11), lo que potencialmente podría formar 144 combinaciones del virus diferentes.

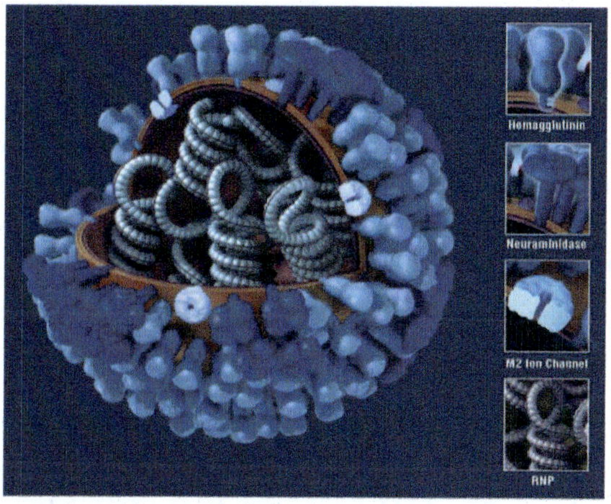

Representación gráfica en ·D de la ultraestructura del virus H1N1 2009, donde se pueden observar algunos de sus componentes, como las glucoproteínas Hemaglutininay Neuraminidasa, el canal de iones M2 y el RNP (ARN unido a la nucleoproteina).

En el interior de la envoltura se halla la nucleocápside, formada por una hélice constituida por una sola nucleoproteína (NP) y por el genoma de RNA fragmentado en 8 segmentos. Existen además 3 proteínas polimerasas (P), muy importantes en la replicación vírica, así como 2 proteínas no estructurales (NE) cuya función se desconoce. Las proteínas M, P y NP son antigénicamente indistinguibles en todos los virus A, pero distintas de los virus B y C. Por ello, la distinción de los tipos de virus gripales se realiza mediante reacciones serológicas en las que intervienen esas proteínas internas.

Actualmente se designan a los virus de la gripe humanos mediante la letra que corresponde al tipo, seguida del lugar de aislamiento de la cepa, una cifra que indica el número de aislamiento y el año en que se produjo; para los virus del tipo

A se indica también la fórmula antigénica referente a H y N que corresponde al subtipo.

EPIDEMIOLOGÍA

Está condicionada por su capacidad de presentar variaciones de diferente intensidad en su estructura antigénica. Los virus A pueden presentar variaciones mayores o sustituciones antigénicas (antigenic shift) con cambios totales en sus antígenos de superficie, hemaglutinina y/o neuraminidasa. Se deben a cambios profundos en los fragmentos de RNA que codifican estos antígenos. Actualmente se acepta que estas modificaciones podrían deberse a una reagrupación entre fragmentos genómicos de virus humanos y animales. Las variaciones mayores son infrecuentes presentándose con intervalos de 10 años o más, y significan la aparición de un virus nuevo frente al cual la población es altamente susceptible pues no ha tenido contacto previamente con él, siendo los responsables de las grandes pandemias.

Las variaciones menores o deslizamientos antigénicos (*antigenic drift*) se deben a pequeños cambios en el genoma vírico originados por mutaciones puntuales que se traducen en modificaciones de los antígenos superficiales. Estas se observan con frecuencia y se presentan en forma progresiva y acumulativa. Afectan sobre todo a la H y suponen la aparición de una nueva cepa o variante frente a la cual la población solo tiene inmunidad parcial por exposiciones anteriores a las cepas originarias.

Los cambios antigénicos que sufren los virus y la situación inmunitaria de la población frente a ellos determinan los modelos epidemiológicos de la gripe. Cuando aparece una variante mayor frente a la cual la población no presente inmunidad, el virus muestra distribución mundial produciendo pandemia con elevada morbi-mortalidad. Durante los periodos interpandémicos aparecen casos de gripe localizada en una zona en forma de brotes epidémicos, ocasionados por variantes menores. Ocurren durante los meses de invierno cada 2-3 años por el tipo A y con intervalos mayores para el B.

Incidencia en España

Como consecuencia de la estrategia acordada por el Pleno del Consejo Interterritorial del Sistema Nacional de Salud y a partir de la información remitida por la Red de Médicos Centinelas del Sistema de Vigilancia de Gripe en España, la tasa estimada de gripe clínica en atención primaria en la semana del 8 al 15 de agosto de 2009 fue de 37,67 casos por 100.000 habitantes. Esta tasa refleja cierta estabilidad en la infección.

Esto permite calcular que en España se podrían haber producido en la semana mencionada 16.834 casos de gripe clínica. De los casos analizados, el 89% ha resultado positivo para el nuevo virus de la gripe A/H1N1 y, por tanto, se estima que el número de casos de la nueva gripe pandémica A/H1N1 que podrían haber ocurrido esta semana sería de unos 15.013.

En 2010 la mayoría de los casos evolucionaron de manera positiva, con una recuperación en pocos días en la mayor parte de los afectados, aunque se han producido 92 casos graves desde el inicio de la alerta por gripe A/H1N1. De ellos, 47 ya han sido dados de alta de las UCI y 32 permanecen en estas unidades con pronóstico grave, pero estables. Se han producido quince defunciones asociadas a esta infección.

Por el momento los grupos de población más afectados son adolescentes y adultos jóvenes.

En los últimos diez años, este virus ya se ha incorporado como un virus endémico en nuestro país. Desde el inicio de casos de gripe A (H1N1) en 2009, hasta el momento actual, esta cepa se ha incorporado al conjunto de cepas que ya venían circulando en nuestro entorno. En la temporada 2018-2019 los sistemas de vigilancia epidemiológica de la gripe, a través de sus centros centinela notificaron que del total de detecciones virales, el 99,5% fueron de gripe A, y entre los subtipados, 53% era A(H3N2) y 47% A(H1N1), suponiendo este virus ya uno de los predominantes en España.

FISIOPATOLOGÍA DEL VIRUS

Los virus de influenza se enlazan mediante hemaglutinina en residuos de azúcares de ácido siálico en las superficies de las células epiteliales; típicamente en la nariz, garganta y pulmones de mamíferos o en el intestino de las aves.

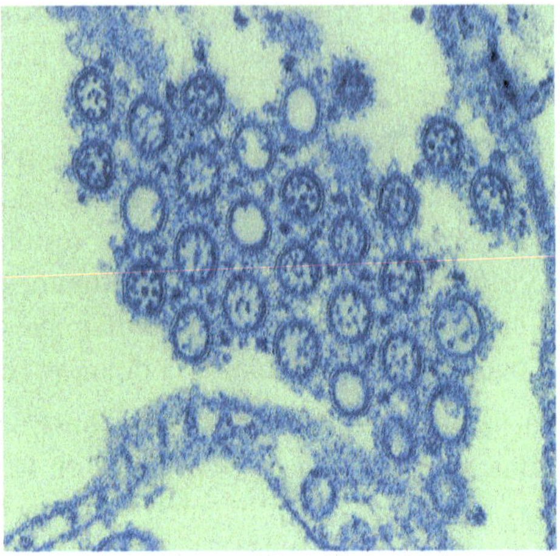

Imagen por microscopia electrónica coloreada digitalmente de viriones aislados de muestra de paciente infectado en la pandemia de 2009 por el virus H1N1.

La gripe A en el cuerpo humano

Las personas que trabajan con aves de corral y cerdos, en especial los que se exponen durante periodos prolongados, tienen un aumento en el riesgo de infección zoonótica con virus de gripe endémicos para estos animales, y constituyen una población de huéspedes humanos en los que eventualmente pudiera ocurrir una mutación por reordenamiento genético. La transmisión de gripe de cerdos a humanos con trabajos que tienen que ver con porcinos se documentó en un pequeño estudio de vigilancia realizado en el 2004 por la Universidad de Iowa. Este y otros estudios forman la base de la recomendación para las personas con esta clase de trabajos (que involucren la manipulación de cerdos), quienes deberían ser objeto de mayor vigilancia epidemiológica.

Interacción con el virus H5N1

El virus de la gripe aviaria H3N2 es endémico para poblaciones de cerdos en China y se ha detectado también en Vietnam, aumentando las preocupaciones sobre la emergencia de nuevas cepas variantes. Se ha encontrado que los cerdos pueden ser portadores de virus de la gripe aviaria y de humanos, los cuales pueden combinarse (por ejemplo, intercambio de genoma homólogo mediante reordenación genética de subunidades) con el virus H5N1, haciendo un traspaso de genes y mutando en una nueva forma que podría transmitirse fácilmente entre humanos.

En agosto de 2004, investigadores chinos hallaron la cepa H5N1 en cerdos. En el 2005 se descubrió que el H5N1 podría infectar hasta la mitad de la población porcina en algunas áreas de Indonesia, aunque sin causar sintomatología. Chairul Nidom, virólogo del centro de enfermedades tropicales en la Universidad Airlangga en Surabaya, Java Oriental, condujo una investigación independiente; se analizó la sangre de 10 cerdos aparentemente saludables y que se encontraban alojados cerca a granjas avícolas en Java Occidental donde la gripe aviaria había causado estragos. Cinco de las muestras contenían el virus H5N1. Diversos estudios clínicos realizados por el gobierno de Indonesia han encontrado resultados similares en la región. Pruebas adicionales hechas en 150 porcinos fuera de esa área mostraron ser negativos.

PATOGENIA Y ANATOMÍA PATOLÓGICA

La transmisión del virus de la gripe se produce persona-persona a través de los núcleos goticulares que contienen los virus al estornudar, toser o hablar. Se ha comprobado experimentalmente que los virus sobreviven más tiempo en ambientes fríos y secos y que los núcleos goticulares son más contagiantes cuanto menor es su tamaño. En la actualidad se cree además que el virus puede transmitirse por las manos, otros contactos personales e incluso a través de objetos.

Una vez en las vías respiratorias, los virus se adhieren a las células de las mucosas, alvéolos y macrófagos y penetran en ellas. Los virus predominan en las vías respiratorias altas (nasofaringe) y sobre todo en las intermedias (tráquea), que son a las que más lesionan. En el interior de las células respiratorias, los viriones inician los ciclos de replicación, que duran 4-6 horas, extendiéndose hacia las células adyacentes sanas. Es probable que pasen a sangre, pero la demostración de la viremia es excepcional.

La respuesta del organismo a la infección viral es muy compleja e intervienen varios *mecanismos*:

- Inmunidad celular específica: multiplicación de células T citotóxicas.
- Inmunidad humoral por anticuerpos circulantes, máximo a la segunda semana.
- Interferón: aparece en las secreciones respiratorias en el 2° día y su título va aumentando.
- Respuesta inflamatoria inespecífica.

Las lesiones de las células del epitelio respiratorio consisten en tumefacción del núcleo y citoplasma así como vacuolización de este último. Luego aparecerá necrosis y desprendimiento celular. A partir de aquí comienza la regeneración epitelial. La gravedad de la infección parece correlacionarse bien con la cantidad de virus que se elimina con las secreciones respiratorias.

CLÍNICA

Signos y síntomas

Existen casos de gripe subclínicos y otros solo febriculares muy benignos producidos casi todos por virus C. En cambio no hay diferencias entre las gripes esporádicas producidas por virus A y B. Tras un corto periodo de incubación que dura solo 18-36 horas, la enfermedad comienza bruscamente con fiebre elevada (39-40° C), con sensación de destemplanza, pero no de escalofríos francos. Se produce cefalea, consecuencia de la fiebre, dolor retroocular y mialgias sobre todo en pantorrillas y región lumbar; a veces se producen artralgias. El paciente está postrado, con fascies congestionada y piel caliente y seca. Las manifestaciones catarrales de las vías respiratorias que suelen ser constantes, pueden ser poco llamativas al principio y quedar oscurecidas por la importante afectación del estado general.

Desde el principio puede haber tos seca, que cuando progresa se vuelve pertinaz y muy molesta, acompañándose de la expulsión de algún pequeño esputo mucoso. Además se producen estornudos, rinorrea, discreto enrojecimiento conjuntival con ojos húmedos o lagrimeo y sensación de sequedad faríngea. En ocasiones existe dolorimiento retroesternal al respirar profunda o espontáneamente, que se atribuye a la necrosis del epitelio traqueal. En el 5-40% es posible auscultar roncus y sibilancias y, más rara vez, algunos estertores crepitantes.

En la gripe hay también anorexia, náuseas (pero no vómitos); la diarrea es excepcional y solo se presenta en los niños, pues lo habitual es el estreñimiento.

La duración de la fiebre es variable, pero lo más habitual es que dure 3 días. Un comportamiento de la fiebre consiste en su descenso brusco, para volver a subir al cabo de 12-24 horas; se mantiene luego un día más y luego cede definitivamente. A esta evolución térmica peculiar se la designa con el nombre de *fenómeno de la V gripal*.

Finalmente, otras manifestaciones más raras de la gripe son meningoencefalitis, parálisis de algunos pares craneales, sordera transitoria, polineuritis, afasia, hemiplejia, psicosis y miocarditis.

Síntomas de la gripe porcina

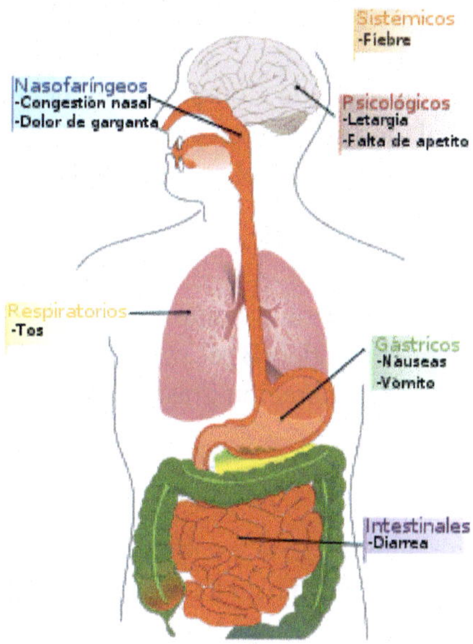

COMPLICACIONES

Las más importantes son las pulmonares. Destaca la *neumonía gripal primaria* que aparece en pleno curso clínico de la gripe y se caracteriza por aumento de la fiebre, aparición de expectoración hemoptoica, taquipnea con diseña intensa y cianosis. La exploración física es casi anodina y solo pone de manifiesto estertores. Sin embargo, en la radiografía se aprecian infiltrados bilaterales difusos, de localización peribronquial y que respetan la periferia del pulmón. Suele ser muy grave, y la muerte puede sobrevenir al cabo de 5-10 días. Esta neumonía tan grave solo ocurre en pacientes con enfermedad pulmonar obstructiva crónica, cardiopatía, enfermedad de base grave o embarazo.

Aparte de esta forma grave, se puede manifestar en forma de neumonitis gripal segmentaria de pronóstico benigno.

Las neumonías bacterianas secundarias corresponden a neumonías estafilocócicas (típicas pero poco frecuentes) y neumocócicas, así como por *Haemophilus influenzae* y otros gérmenes gramnegativos. El inicio de estas complicaciones bacterianas suele ser tardío, al cabo de una semana del comienzo de la enfermedad. Las manifestaciones iniciales suelen ser poco claras al superponerse a las gripales, pero el esputo es purulento, hay consolidación franca y en la radiografía podemos encontrar cavitación. El pronóstico es mejor que en la neumonía primariamente vírica ya que existe un tratamiento antibiótico eficaz.

Existe un tercer tipo de complicación neumónica mixta, bacteriana y gripal, que aparece en pleno curso de la enfermedad y a veces mejora con antibióticos y tiene un buen pronóstico.

Las *sinusitis y otitis medias* pueden aparecer como secuelas de la gripe.

También se ha considerado complicación de la gripe, sobre todo de la causada por el tipo B, el *síndrome de Reye* que cursa con encefalopatía y degeneración grasa del hígado.

DIAGNÓSTICO

La sospecha diagnóstica se establece por la clínica descrita en el contexto de una epidemia; los casos esporádicos plantean un problema más difícil, ya que otros virus pueden producir un cuadro clínico indistinguible (enterovirus).

El diagnóstico de seguridad se establece en el laboratorio de Microbiología mediante cultivo celular, inoculando secreciones faríngeas obtenidas mediante lavado nasal, en líneas celulares primarias como células de riñón de mono *Rhesus* (RMK) o en células heteroploides de riñón canino Cocker Spaniel (MDCK). En la práctica solo se realiza para confirmar casos graves y sobre todo para demostrar la actividad gripal de la población, sus características epidemiológicas, aislamiento de virus responsables y análisis antigénico.

Diagnóstico directo

Pretende el aislamiento del virus o su demostración en sistemas celulares adecuados. El procesamiento convencional requiere un mínimo de 5 días para el resultado; por ello se han desarrollado métodos rápidos de diagnóstico que permiten emitir un informe en menos de 48 horas.

La muestra debe ser tomada lo más precozmente posible, antes de las 72 horas del comienzo del proceso. Las secreciones respiratorias se obtienen preferentemente por frotis faríngeo y nasal enérgico o bien por lavado o aspirado nasofaríngeo. En los casos con afectación de vías bajas puede realizarse un lavado broncoalveolar. La muestra debe incluirse en un medio de transporte adecuado para evitar la inactivación del virus; si se procesa antes de las 48 horas puede conservarse a 4° C; si se va a retrasar su procesamiento debe mantenerse a – 70° C.

Actualmente, el procedimiento de aislamiento de elección es la inoculación en células MDCK tratadas con tripsina. Paralelamente pueden inocularse en huevos embrionados de pollo por vía amniótica y alantoidea. La detección de un virus hemaglutinante se realiza por la hemaglutinación de hematíes de cobaya y por hemadsorción en el cultivo celular. Para un diagnóstico rápido se utiliza la inoculación de cultivos celulares por la técnica de Shell-vial con centrifugación y detección de la presencia del virus a las 24 horas por inmunofluorescencia directa (IFD) por anticuerpos monoclonales, que distingue los tipos A y B. También puede realizarse una reacción de inmunofluorescencia directamente sobre las células de la muestra respiratoria. Ello exige la perfecta obtención de la muestra con gran número de células epiteliales; por otra parte las reacciones inespecíficas hacen difícil la interpretación de la reacción. También se han desarrollado técnicas de detección genómica por PCR retrotranscriptasa que permiten la identificación específica del tipo y subtipo.

Diagnóstico serológico

La demostración de anticuerpos en el suero del paciente solo tiene valor diagnóstico de certeza cuando se demuestra una seroconversión (aumento de 4 veces el título) entre un suero precoz y un suero tardío obtenido a las 2-3 semanas. El método más habitualmente utilizado es la reacción de fijación del complemento (RFC) tipo específica. En muchos laboratorios esta técnica se está sustituyendo por la reacción de enzimoinmunoanálisis (EIA) frente a NP recombinante; también distingue entre virus A y B, más sensible y puede automatizarse. En el estudio serológico, un título alto en RFC cuando se dispone de un solo suero, es muy sugestivo de infección gripal reciente (título de 1:64).

DIAGNÓSTICO DIFERENCIAL ENTRE GRIPE ESTACIONAL Y GRIPE A.

La gripe estacional y la gripe A son bastante similares respecto a la clínica, por lo que la confirmación final sobre si se tiene una u otra la dará el laboratorio.

No obstante, sí existen ciertas diferencias. Por ejemplo, la fiebre sube más rápido y es más alta entre los afectados por la gripe A que por la gripe común. Y la congestión nasal, propia de la gripe estacional, es muy rara en el caso de la nueva infección.

La gripe A tiene un cuadro más leve y corto que la gripe estacional, que se prolonga durante más tiempo.

	GRIPE ESTACIONAL	GRIPE A-H1N1
Forma de contagio	De persona a persona, por el aire, en las gotitas de saliva y secreciones nasales que se expulsan al toser, hablar o estornudar	De persona a persona, por el aire, en las gotitas de saliva y secreciones nasales que se expulsan al toser, hablar o estornudar
Período	Otoño-invierno	Se desconoce
Inicio de síntomas tras infección	De 1 a 4 días	De 1 a 7 días
Fiebre	Alta varios días, no suele llegar a 39º C.	Alta pocos días, comienzo súbito a 39º C.
Dolor de cabeza	No muy intenso	Intenso
Congestión nasal	Fuerte	Poco común
Dolor de garganta	Leve	Leve
Malestar general	Sí	Sí
Dolores musculares	Moderados	Intensos
Pérdida de apetito	Sí	Sí
Tos	Seca	Seca
Falta de energía	Hasta 2 semanas	Hasta 1 semana
Lagrimeo de ojos	Leve	Leve
Náuseas, vómitos, diarreas	Sí	Sí
Diagnóstico	Laboratorio	Laboratorio
Tratamiento	Antivirales	Antivirales
Antibióticos	No	No
Duración de los síntomas	De 5 a 7 días	De 2 a 4 días
Consejos	Descansar, beber líquidos, evitar el consumo de alcohol o tabaco y tomar medicación	Descansar, beber líquidos, evitar el consumo de alcohol o tabaco y tomar medicación
Uso de mascarillas	Enfermos en contacto con otras personas y profesionales sanitarios, que también pueden usar guantes y batas desechables	Enfermos en contacto con otras personas y profesionales sanitarios, que también pueden usar guantes y batas desechables

Medidas de higiene	Lavarse las manos con frecuencia, taparse la boca y nariz al estornudar o toser y evitar tocarse los ojos, la nariz y la boca, evitar aglomeraciones y limpiar más frecuentemente los muebles	Lavarse las manos con frecuencia, taparse la boca y nariz al estornudar o toser y evitar tocarse los ojos, la nariz y la boca, evitar aglomeraciones y limpiar más frecuentemente los muebles

El pronóstico es benigno aunque variable según las epidemias, siendo algo peor en pacientes con EPOC, cardiopatías como la estenosis mitral u otras enfermedades debilitantes y ancianos. La mortalidad aumenta en la neumonía gripal primitiva y menos en el caso de complicaciones pulmonares bacterianas.

LABORATORIO Y EXPLORACIONES COMPLEMENTARIAS

La VSG está por lo general poco acelerada. La cifra de leucocitos puede estar inicialmente algo elevada, pero al 2° o 3° día se produce típicamente leucopenia con linfopenia. Las leucocitosis con cifras superiores a 15.000/µl señalan complicaciones bacterianas como neumonía. La radiografía de tórax es normal, excepto en casos de neumonía gripal en que aparecen los infiltrados peribronquiales bilaterales ya descritos, o complicaciones bacterianas secundarias.

TRATAMIENTO

No existe tratamiento específico eficaz en la gripe. La no complicada solo requiere tratamiento sintomático y reposo. La utilización de antibióticos es incorrecta en estos casos. Para reducir la fiebre y disminuir las algias, es recomendable el empleo de antipiréticos y analgésicos. Muchos autores desaconsejan administrar ácido acetil-salicílico a niños menores de 5 años, pues parece haber una relación entre este hecho y la aparición de algunos casos de síndrome de Reye. La codeína es un buen antitusígeno que alivia la tos seca no productiva.

La amantadina puede reducir la duración del curso clínico al 50 %. Se administra a dosis de 100-200 mg/día, por vía oral, durante 3-5 días.

En el año 2009 se autorizó el uso de un antiviral, inhibidor de la neuraminidasa, el peramivir,que se utilizó durante la pandemia de gripe A. De administración intravenosa, se requiere una única dosis; y aunque se describió una mayor afinidad al virus que el oseltamivir, otro inhibidor de la neuraminidasa, pero de administración oral, estudios posteriores muestras discrepancias en cuanto a que se consiga una mejora significativa en la resolución del cuadro infeccioso. El peramivir aún no está autorizado para su uso en España.

La rimantadina sería igualmente útil y estaría desprovista de las manifestaciones tóxicas de la amantadina sobre el SNC. Su utilización terapéutica, poco difundida, está justificada en los casos graves, como neumonía vírica intersticial, o en sujetos con importantes factores de riesgo.

Ha sido lanzado al mercado el último antigripal, Relenza®, que es un inhibidor de la neuraminidasa que aparte de disminuir significativamente los síntomas gripales, disminuyen la duración de la enfermedad.

Los antibióticos solo deben administrarse en cuanto se presenten las complicaciones bacterianas, pero nunca con fines profilácticos, puesto que no solo no las previenen sino que seleccionan cepas resistentes. El tratamiento de la neumonitis gripal es el sintomático de la insuficiencia respiratoria aguda.

La transmisión de la infección gripal es muy difícil de evitar. Las medidas profilácticas por vía áerea son poco eficaces; deben ponerse en práctica sobre todo para prevenir la infección de las personas inmunocomprometidas en las que la gripe puede ser fatal. Al no existir la posibilidad de actuar directamente sobre el virus y/o los mecanismos de transmisión, la medida fundamental de profilaxis de la gripe es la vacunación.

Vacunas antigripales

Se dispone en la actualidad de *vacunas inactivadas*, que son las utilizadas regularmente en la mayoría de los países y para las que existen normas internacionales para la preparación y aplicación. Otro tipo de vacunas son las *atenuadas*, todavía en fase experimental, que presentan un gran interés teórico y potencial. Estas han sido utilizadas en la antigua Unión Soviética, pero no se han utilizado ni se reconoce solvencia científica, en los países occidentales.

Las vacunas antigripales inactivadas se preparan a partir de virus cultivados en huevos embrionados. Los virus, concentrados y purificados, son inactivados por métodos físico-químicos e integran la vacuna según una composición que varía anualmente de acuerdo con las recomendaciones de la OMS, basadas en las variedades de virus circulantes. Por lo general, las vacunas contienen tres cepas víricas (dos del tipo A y una del tipo B) representantes de las de mayor difusión en aquel momento.

Dentro de las vacunas antigripales inactivadas, cabe distinguir dos modalidades: las que utilizan viriones completos purificados, desprovistas al máximo de componentes del líquido alantoideo del embrión de pollo utilizado para su multiplicación, y las que incluyen viriones fraccionados, que contienen la H, N y NP. Es difícil pronunciarse sobre la superioridad de alguna de estas vacunas, dada la inexistencia de estudios comparativos suficientemente controlados.

Desde un punto de vista estrictamente teórico, las vacunas enteras podrían presentar un mayor poder inmunógeno, al incorporar toda la partícula vírica y en ella la proteína M; las vacunas fraccionadas, que muestran un aceptable poder inmunógeno, son menos reactógenas, presentan menor incidencia de reacciones febriles secundarias a su aplicación en niños. En la actualidad las vacunas antigripales se valoran según su contenido en hemaglutinina y se preparan con una concentración de 10-15μg de dicho antígeno por cada una de las cepas integrantes.

Este tipo de vacunas presentan un grado de eficacia aceptable frente a la infección por los virus que entran en su composición, tanto a su protección frente a la enfermedad como en la disminución de la tasa de letalidad. Los mejores resultados se obtienen en los niños en edad escolar, adultos jóvenes y personas de edad que no se hallan en residencias cerradas. En todos estos grupos la tasa de protección frente a la enfermedad es de alrededor del 70%.

Los individuos de edad avanzada en instituciones cerradas presentan un menor nivel de protección, que se estima en el 30%. La vacunación confiere en este grupo mejor protección frente a los casos mortales, ya que los individuos de edad avanzada vacunados adecuadamente, tanto residentes en instituciones cerradas como no residentes, presentan una disminución del 70-80% de probabilidades de muerte en casos de epidemia gripal.

Tras la administración, se suscitan anticuerpos frente a las H presentes en la vacuna ligados a las diferentes clases de IG.

Se admite que un título mayor de 40 en el suero del vacunado protege frente a la cepa de virus correspondiente.

Los anticuerpos locales Ig A se producen en escasa cantidad tras la vacunación parenteral. También aparecen anticuerpos séricos anti-N; diversos autores consideran que la selección de las cepas vacunales para cada temporada, que actualmente se hace sobre todo en función de la H, debería considerar también de modo más riguroso la variante e inmunogenicidad de su N.

Existen dos estrategias de vacunación antigripal. Cuando se detecta un nuevo subtipo, las autoridades sanitarias de cada país, bajo las directrices de la OMS, pueden considerar la administración de una vacuna monovalente los grupos de riesgo y personal de servicios públicos, e incluso a toda la población en prevención de la pandemia. En la situación epidemiológica actual, que se mantiene desde hace años, es obligada otra estrategia vacunal que consiste en la administración de una vacuna trivalente con las tres cepas recomendadas por la OMS, en función de su difusión en la temporada anterior.

En la mayoría de los países esta vacunación no es sistemática, sino orientada a personas y grupos de riesgo. La vacuna antigripal es una medida de resultados satisfactorios, cuyo uso debe ser ampliamente promocionado, pero que en el momento actual no está justificada de modo masivo a toda la población. Su utilización puede pretender una profilaxis a nivel individual o colectivo (tabla 1). En ambos casos la decisión de vacunar debe priorizarse en función del riesgo que puede suponer el padecimiento de la gripe. Sería altamente deseable que se consiguiera la vacunación como profilaxis individual de todas las personas con riesgo alto o moderado. Un aspecto que con frecuencia no se valora suficientemente es el interés de la vacunación del personal sanitario y familiares en contacto con pacientes de alto riesgo. Esta alta prioridad como profilaxis general pretende evitar que tales personas se conviertan en fuente de infección para aquellos en los que el padecimiento de la gripe puede tener serias consecuencias.

Por otra parte, si bien la vacunación antigripal no puede ser indicada con carácter sistemático a toda la población, cada vez es más evidente que resulta útil también a nivel individual para cualquier persona, aun cuando no pertenezca a los grupos de riesgo señalados. La política de extensión en este sentido de la vacunación antigripal se preconiza cada vez más en diversos países europeos.

Las contraindicaciones de la vacuna antigripal son escasas. La única de verdadera entidad es la *hipersensibilidad a las proteínas del huevo*, que incluye tanto a las vacunas enteras como fraccionadas. Las contraindicaciones generales de las vacunas, como la presencia de fiebre o infecciones respiratorias agudas, constituyen situaciones temporales que solo obligan a posponer la vacunación por unos días. El embarazo no es una contraindicación, dada la composición de la vacuna con virus inactivados; sin embargo, para evitar los problemas que podría suscitar la repercusión de las reacciones locales o generales de la vacunación, solo se vacunarán embarazadas de riesgo y a partir del segundo trimestre de gestación.

La vacuna antigripal debe administrarse anualmente; la época más idónea es durante los meses de octubre y noviembre, ya que normalmente la gripe aparece en el hemisferio norte a partir del mes de diciembre. La dosificación recomendada es de 0,5 ml para niños a partir de los 3 años y adultos y de 0,25 ml para niños de 6-35 meses, en todos los casos por vía intramuscular. Hasta los 12 años deben administrarse solo vacunas de virus fraccionados o subunidades. También hasta esa edad es recomendable repetir la dosis a partir de las 4 semanas en los individuos no vacunados en años anteriores.

Normalmente es bien tolerada, pero en algunos casos se presentan reacciones locales con dolor y enrojecimiento y, con menor frecuencia, reacciones generales de tipo febril, por lo común de corta duración. Son más evidentes en niños y con vacunas enteras, por ello para la vacunación de los niños parece aconsejable utilizar vacunas fraccionadas.

La vacunación antigripal es eficaz al reducir la morbilidad, pero sobre todo por disminuir la duración de la enfermedad, complicaciones y mortalidad asociada a la gripe. Sus limitaciones más importantes se refieren a la respuesta mediocre que con frecuencia se observa en mayores de 70 años y en enfermos renales y dializados.

Vacuna tetravalente	Una cepa similar a A7Brisbane/02/2018 (H1N1) Una cepa similar a A7Kansas/14/2017 (H3N2) Una cepa similar a B/Colorado/06/2017 Una cepa similar a B/Phuket/3070/2013
Vacuna trivalente	Una cepa similar a B/Colorado/06/2017

Composición de la vacuna antigripal recomendad por la OMS en la temporada 2019-2020

En el curso de los últimos años, una gran parte de la población ha sido probablemente infectada por los virus A (H3N2), A (H1N1) y B. En consecuencia, una dosis única de vacuna inactivada debería ser inmunogénica para individuos de todas las edades, excepto para los niños aún no vacunados, que deberían recibir dos dosis de vacuna con un intervalo de al menos cuatro semanas.

Existe también la posibilidad de realizar una quimioprofilaxis frente al virus tipo A, mediante la administración de amantadina. Una dosis de 200 mg/día confiere una protección del 70% durante el tiempo de administración.

En la dosificación indicada, la amantadina es por lo general bien tolerada. No obstante, en algunos casos puede producir nerviosismo, insomnio y sensación de inestabilidad.

Bibliografía

Ministerio de Salud de Argentina. Consultado 18.02.2011.

Secretaría de Salud de México. Consultado 18.02.2011.

Ministerio de Salud y de Política Social de España. Consultado 18.02.2011.

Sanidad pondrá en marcha una campaña de prevención contra el contagio de la Gripe A. http://www.europapress.es/madrid/noticia-sanidad-pondra-marcha-campana-prevencion-contagio-gripe-20090808165934.html

Consejos a los viajeros que se dirigen o regresan de una zona afectada por el brote de la nueva gripe. http://www.msc.es/ciudadanos/proteccionSalud/vacunaciones/viajero/consejos.htm

Los menores de 14 años serán vacunados de gripe A http://www.elmundo.es/elmundo/2009/07/27/espana/1248707891.html

Influenza H1N1 (gripe porcina): Centers for Disease Control and Prevention (CDC). http://www.cdc.gov/h1n1flu/espanol/

Datos sobre la influenza porcina. El Economista.com.mx. http://eleconomista.com.mx/notas-online/politica/2009/04/24/datos-sobre-influenza-porcina

16 puntos importantes sobre la influenza. Instituto Nacional de Enfermedades Respiratorias. http://portal.iner.gob.mx/inerweb/GEN_cont_esp.jsp?contentid=2443&version=1&channelid=3

Veterinarios destacan que el virus de la nueva gripe no ha infectado a cerdos. http://www.lostiempos.com/diario/actualidad/vida-y-futuro/20090430/--veterinarios-destacan-que-el-virus-de-la-nueva-gripe-no-ha-infectado-a_5421_8994.html

OMS: *Gripe por A (H1N1): preguntas frecuentes* http://www.who.int/csr/disease/swineflu/faq/es/index.html

Brotes de gripe en México y en los Estados Unidos. Organización Panamericana de la Salud (04 de 2009). http://new.paho.org/hq/index.php?option=com_content&task=view&id=1259&Itemid=1&lang=es

Alarma en México y EE UU por una rara gripe porcina. El País.com. http://www.elpais.com/articulo/sociedad/Alarma/Mexico/EE/UU/rara/gripe/porcina/elpepusoc/20090425elpepusoc_1/Tes.

Alerta en México por 20 fallecidos y 81 afectados de influenza. http://telesurtv.net/noticias/secciones/nota/48228-NN/alerta-en-mexico-por-20-fallecidos-y-81-afectados-de-influenza/

Guía para la elaboración del plan de actuación de las empresas o centros de trabajo frente a emergencias. Pandemia de gripe. http://www.msc.es/servCiudadanos/alertas/pdf/guiaPlanActuacionEmpresas.pdf

Influenza pandémica. Argentina 2009. http://www.elea.com/servicios_profesionales.php

Mapas: www.wikipedia.com

Medidas de Prevención y Control ante la Gripe A (H1N1) en los Centros Educativos. http://www.msc.es/servCiudadanos/alertas/recomendacionesCentrosEducativos.htm

Preguntas frecuentes: http://www.preguntasfrecuentes.net/2009/08/03/virus-gripe-a-h1n1-%C2%BFque-hacer-en-casos-de-tener-sintomas-o-si-hay-un-enfermo-en-casa-grupos-de-riesgo/

Recomendaciones para la prevención y el control de la infección en centros sanitarios ante casos de infección por nuevo virus de gripe A/H1N1 http://www.msc.es/servCiudadanos/alertas/pdf/protocoloCentrosSanitarios.pdf

Recomendaciones a la población ante la gripe A (H1N1): http://www.msc.es/servCiudadanos/alertas/recomendaciones.htm

Síntomas de la gripe porcina. http://www.nutricion.pro/04-05-2009/sentirse-bien/gripe-porcina-sintomas-de-gripe-porcina

Informes sobre la gripe A: Ministerio de Sanidad. http://www.msc.es/servCiudadanos/alertas/informesGripeA/090814.htm

Síntomas de la gripe A - H1N1. http://salud.ideal.es/gripe-a/119-sintomas-de-la-gripe-a-h1n1.html

Diferencias entre la gripe A y la gripe común. http://www.elmundo.es/elmundosalud/2009/08/04/medicina/1249388343.html

Cronología de los fallecidos por la gripe AH1N1 en España. http://m.publico.es/246616

COBO MARTÍNEZ, F. *Enfermedades infecciosas virales.* 1ª edición. Formación Alcalá.

Legislación sanitaria del Anexo II: Ministerio de Salud de España.

https://www.who.int/influenza/vaccines/virus/recommendations/2019_20_north/en/ consultada en mayo 2020

https://www.mscbs.gob.es/profesionales/saludPublica/prevPromocion/vacunaciones/Vacunacion_Gripe.htm consultada en mayo 2020

http://vgripe.isciii.es/documentos/20182019/InformesAnuales/Informe_Vigilancia_GRIPE_2018-2019_22julio2019.pdf Informa del ISCIII sobre la Red de Vigilancia de Gripe en España.

11. Infecciones producidas por Paramyxovirus.

Adriana Márquez Sanabria y José Serrano Sánchez

INTRODUCCIÓN

La familia de los virus conocida como *Paramyxoviridae* incluye diversos patógenos importantes desde el punto de vista sanitario que tienen afinidades particulares por la infección y el daño de las vías aéreas y el sistema nervioso central (tabla 1). Causan un amplio espectro de enfermedades en el ser humano que varían desde la bronquiolitis, la neumonía y el crup hasta el sarampión y las paperas. Los miembros de esta familia son virus RNA monocatenarios de estructura helicoidal y provistos de envoltura.

Enfermedad	Principales representantes	Serotipos
Morbillivirus	Virus del sarampión	1 serotipo
Paramyxovirus	Virus parainfluenza 1 a 4: - gen Respirovirus (VIP 1, VIP3) - gen Rubulavirus (VIP 2, VIP 4)	4 serotipos
	Virus de la parotiditis	
Pneumovirus	Virus Respiratorio Sincitial (VRS)	1 serotipo
	Metaneumovirus humano	

Familia Paramyxoviridae.

INFECCIONES POR VIRUS PARAINFLUENZAE

Los virus parainfluenza (PIV) son patógenos principalmente en las vías aéreas y representan causas importantes de infecciones respiratorias altas y bajas.

Descripción del virus

Los PIV son miembros de la familia *Paramyxoviridae* y pertenecen al género *Paramyxovirus*. Existen 4 serotipos de los PIV humanos (los tipos 1, 2, 3 y 4). Las manifestaciones epidemiológicas y clínicas de los serotipos son diferentes. Los PIV miden 150-250 nm de diámetro, están encapsulados y contienen un genoma RNA monocatenario. La estructura del PIV de tipo 3 es la que se ha estudiado con mayor profundidad. El genoma del PIV de tipo 3 codifica 6 proteínas estructurales. Dos de estas proteínas, la proteína *hemaglutinina-neuraminidasa* (HN) y la *proteína de fusión* (F), son espículas glicoproteicas ubicadas en la superficie de la envoltura viral. La glicoproteína de superficie HN media la adherencia de los virus a la membrana plasmática de las células huésped, así como las actividades de hemaglutinina y neuraminidasa. La proteína F media la fusión de la envoltura viral con la membrana de las células blanco, así como la penetración viral en las células del huésped. La actividad de la proteína F también da como resultado la fusión de las células infectadas con las células vecinas no infectadas y facilita la diseminación de la infección de una célula a otra. Como consecuencia de la actividad de fusión las células pueden formar sincitios. La glicoproteína F también media la hemólisis de los eritrocitos. Es necesario el clivaje proteolítico de la glicoproteína F por parte de una enzima del huésped similar a la tripsina para que los virus sean infecciosos. Este proceso es un determinante importante del tropismo tisular de los virus y por lo tanto de su patogenia.

Patogenia

Los PIV infectan inicialmente el epitelio de la mucosa faríngea y nasal. La diseminación de los virus ocurre por su transferencia de una célula a otra. También ha habido algunos informes sobre la aparición de viremia después de las infecciones primarias y secundarias. El periodo de incubación varía de 2-6 días. Los resultados sintomáticos de la infección de las vías aéreas superiores son la congestión nasal y la irritación faríngea. Se ha demostrado que el título viral de los aislamientos de los niños con infección por PIV es de 10^3 dosis infectiva 50 para cultivo de tejidos ($DICT_{50}$) por ml de material nasal obtenido por lavado. En los niños más pequeños y en los niños con laringitis, faringitis o fiebre los virus tienden a ser eliminados con títulos más altos.

Los PIV pueden diseminarse desde las vías aéreas superiores hacia el epitelio de la laringe y la tráquea. La inflamación de las superficies glótica y traqueal da como resultado el estrechamiento del área subglótica y causa la obstrucción característica observada en el crup viral. El flujo impedido de aire a través de esta zona estrechada produce los clásicos sonidos vibratorios de alto tono, o estridor. La neumonía asociada con la infección por PIV se caracteriza por un infiltrado linfocítico peribronquial, el taponamiento de los bronquiolos con moco y restos celulares y la necrosis del epitelio bronquiolar. También puede producirse la infiltración linfocítica de las paredes alveolares y el tejido pulmonar intersticial.

No queda claro por qué los niños en el segundo año de vida son particularmente propensos a desarrollar crup. Sin embargo, puede explicarse en parte por el hecho de que la mayoría de estos niños están experimentando infección primaria con el agente viral, que es más probable que se manifieste por diseminación del virus hasta afectar el tracto respiratorio inferior, y también por la anatomía. Los diámetros de la laringe y la glotis son relativamente menores en el niño pequeño, y la inflamación de las membranas que revisten estas vías produce un grado relativamente mayor de obstrucción. Además, la mucosa es relativamente más laxa y más vascular y el anillo del cartílago menos rígido. Por otro lado, la obstrucción nasal y el llanto pueden agravar el estrechamiento dinámico de la vía aérea del niño.

Se han utilizado cultivos de anillos traqueales *in vitro* para describir los sucesos morfológicos secuenciales que acompañan a la infección por PIV. El examen por medio de inmunofluorescencia demuestra la presencia de antígenos virales en el citoplasma de las células epiteliales en las 24 horas que siguen a la infección. Se pierde el movimiento ciliar y la organización columnar pseudoestratificada de la capa epitelial desaparece a medida que se pierden algunas células ciliadas y otras se fusionan para formar células gigantes multinucleadas. Esta fusión también se ve en la lámina propria y el cartílago. Las partículas virales que están brotando de estas células son visibles con el microscopio electrónico.

Respuesta del huésped

La infección por PIV no confiere inmunidad contra la reinfección o la enfermedad sintomática. En consecuencia, la reinfección por virus homotípicos y heterotípicos es común durante toda la vida.

La respuesta primaria a los PIV en general es bastante específica para el serotipo infectante. Se ha demostrado que la infección primaria induce protección contra el compromiso posterior de las vías aéreas bajas por una cepa homotípica pero no por una cepa heterotípica. La reinfección estimula una respuesta anamnésica con anticuerpos heterotípicos contra otros serotipos.

Los estudios de los PIV de los tipos 1 y 2 han demostrado que la inmunidad se correlaciona mejor con la IgA secretora que con el nivel de los anticuerpos circulantes. Los pacientes elaboran anticuerpos IgA homólogos en las secreciones nasales, por lo común entre 7-10 días después del comienzo de los síntomas, que llegan a los títulos máximos en 2 semanas. También puede demostrarse la actividad de neutralización viral, pero no se correlaciona con la IgA.

Los estudios en animales sugieren que los anticuerpos administrados de forma pasiva son protectores contra la infección causada por el PIV tipo 3. Los niveles de anticuerpos neutralizantes se han correlacionado mejor con la protección. Los niños nacidos con altos niveles de anticuerpos neutralizantes maternos adquiridos de forma pasiva contra el PIV de tipo 3 corren menos riesgo de adquirir la infección y de desarrollar una enfermedad severa por el PIV tipo 3.

Se ha demostrado que los niveles de IgE sérica específica de PIV y de histamina en las secreciones respiratorias son más altos en los niños con crup y sibilancias inducidos por PIV que en los niños que solo presentan síntomas respiratorios altos asociados con PIV. Por consiguiente, la respuesta inmune puede contribuir a la patogenia de la enfermedad respiratoria inducida por PIV.

La respuesta celular del huésped parece desempeñar un papel en la respuesta inmune y la posible erradicación de estos virus. Se produce una eliminación prolongada de PIV en los huéspedes con deficiencia de la inmunidad celular. Las infecciones sistémicas han sido muy bien documentadas en niños con inmunodeficiencia combinada severa, pero todavía no se ha determinado si esto se debe a virus mutantes que se han desarrollado en un huésped defectuoso o si solo es resultado del déficit del huésped.

Clínica

Como otros virus que son patógenos para las vías aéreas, los PIV pueden afectar el tracto respiratorio de diferentes maneras.

El espectro patológico puede variar desde una enfermedad respiratoria alta leve hasta una infección respiratoria baja más severa. La infección primaria causada por PIV en general es asintomática y a menudo da como resultado una enfermedad respiratoria baja en los niños pequeños. Los PIV constituyen la causa principal de laringotraqueobronquitis o crup viral produciendo más del 40% de los casos. Los PIV de los tipos 1, 2 y 3 ocasionan crup más a menudo, pero también pueden presentarse clínicamente en la forma de neumonía, bronquiolitis y bronquitis. El PIV de tipo 1 es la causa más común del crup viral. El PIV de tipo 3 se ubica en segundo lugar, detrás del VRS, como la causa más frecuente de neumonía y bronquiolitis en los niños de menos de seis meses de vida. El PIV de tipo 2 y el 4 se aíslan con poca frecuencia y tienden a causar enfermedades respiratorias altas leves. Con el aumento de la edad es menos probable que la infección primaria por uno de los PIV cause enfermedad respiratoria baja severa. La mayoría de las infecciones graves por PIV de tipo 3 ocurren durante el primer año de vida, siendo este virus capaz de infectar a niños con anticuerpos neutralizantes maternos específicos. Las infecciones graves por PIV tipo 1 o 2 son inusuales a edades tan tempranas debido en parte a la mayor protección proporcionada por la inmunidad materna frente a la infección y gravedad de la enfermedad. La reinfección por PIV es común durante toda la vida. Las infecciones repetidas tienen menos probabilidades de provocar enfermedades respiratorias bajas significativas. La enfermedad en los adultos habitualmente se limita a las vías aéreas superiores, aunque esto no siempre es así.

Los síntomas de la infección por PIV a menudo son indiferenciables de los de un resfriado, con tos, odinofagia y rinorrea. Con frecuencia se produce fiebre. Después de 24-48 horas la voz se vuelve ronca y aparece una tos metálica en los niños cuya infección progresa hacia una enfermedad similar al crup. El crup se caracteriza clínicamente por la triada de estridor inspiratorio, tos perruna y disfonía. La tos por lo general no es productiva pero tiene un tono estridente llamativo que le ha valido el apodo de *ladrido de foca*. El niño puede despertarse por la noche con esta tos característica, taquipnea y el estridor inspiratorio típico. Por lo general hay tiraje de la pared torácica acompañando al estridor. Puede haber signos evidentes de obstrucción de las vías aéreas severas; estos incluyen estridores, una fase inspiratoria prolongada, un aumento de la frecuencia respiratoria y el aumento del trabajo de la respiración. La radiografía del cuello muestra estrechamiento subglótico. La fiebre puede persistir hasta 4 días. Los niños con crup por PIV comúnmente tienen fiebre con temperaturas que varían desde 38-40ºC. En raras ocasiones es posible observar hipoxemia y cianosis secundarias a la obstrucción severa de las vías aéreas; en estos casos la duración de la enfermedad tiende a ser más prolongada.

De las principales complicaciones agudas, la más frecuente es la insuficiencia respiratoria que requiere intervención en la vía aérea. Las complicaciones menos comunes incluyen neumotórax, edema de pulmón y neumonía espirativa.

Actualmente se especula acerca de las complicaciones del crup a largo plazo. La enfermedad es autolimitada y la recuperación parece ser clínicamente completa. Sin embargo, varios estudios de seguimiento de niños con crup al comienzo de la vida han mostrado mayor frecuencia de hiperreactividad de las vías aéreas y función pulmonar alterada que, en algunos niños, puede estar clínicamente oculta.

Uno de los rasgos característicos del crup es su evolución fluctuante. Un niño puede empeorar o mejorar clínicamente en una hora. En los casos más leves, los niños habitualmente mejoran por la mañana, solo para empeorar de nuevo por la noche. En la mayoría de los niños la evolución del crup es de 3-4 días, aunque la tos puede persistir un periodo mayor.

Es importante el diagnóstico diferencial con la epiglotitis aguda causada por *Haemophilus influenzae* tipo b (crup bacteriano), en la que el paciente presenta fiebre muy alta, dificultad para tragar, disnea laríngea, bradipnea inspiratoria y tiraje. No existen en este caso ni disfonía ni tos perruna. Ante la más mínima sospecha de este cuadro, habrá que remitir al paciente a un centro hospitalario. El virus de la influenza A también es una causa corriente de crup durante las epidemias.

En niños mayores y adultos, las infecciones por PIV tienden a ser más leves, presentándose muchas veces como un resfriado común o una ronquera, con o sin tos. La participación de las vías respiratorias inferiores es poco frecuente en niños mayores y adultos, aunque se ha descrito traqueobronquitis en adultos. En niños y adultos con inmunodepresión intensa, como en receptores de trasplantes de médula ósea o de órganos sólidos, se han descrito infecciones por este virus más graves, prolongadas e incluso mortales.

Se han aislado PIV de sitios extrapulmonares en algunos pacientes inmunocomprometidos, lo cual sugiere que puede producirse la diseminación cuando las defensas del huésped se alteran.

Epidemiología

Los PIV tienen una distribución universal, aunque el tipo 4 se descubre con menos frecuencia, debido probablemente a que crece con más dificultad en cultivos de tejidos. Los animales pueden ser infectados por cepas antigénicamente relacionadas de paramixovirus pero existen pocas evidencias que sugieren que los animales sirven como un reservorio de las infecciones causadas por los PIV humanos. La infección afecta fundamentalmente a niños menores de 5 años, personas mayores y pacientes inmunodeprimidos. La infección aparece precozmente en niños, así que a los 8 años, la mayoría de los niños tienen anticuerpos para los serotipos 1, 2 y 3. En casi las tres cuartas partes de los niños se demuestra la presencia de anticuerpos contra el PIV 1 hacia los 5 años de edad. Más de la mitad de todos los niños tienen anticuerpos séricos contra el PIV de tipo 2 hacia la misma edad. La mayoría de los niños parecen ser infectados por el PIV tipo 3 durante el primer año de vida, y en más del 90% de los casos es posible demostrar la presencia de anticuerpos contra el PIV de tipo 3 hacia los 2 años de edad. El serotipo 3 del virus parainfluenza sigue siendo el más frecuentemente aislado tanto en niños como en adultos, suponiendo aproximadamente el 50% de los casos. Seguido de este, el PIV1 es el causante de en torno al 25%, en algunos estudios lo asocian a enfermedad más severa que requiere de hositalización; y detrás el PVI 2 y PIV4, este último con tan solo un 2% de aislamientos. Las epidemias de las infecciones causadas por los PIV de los tipos 1 y 2 ocurren 2 veces al año durante el otoño. Durante varios años las epidemias debidas al PIV tipo 1 tendieron a alternarse con las epidemias por PIV tipo 2. En años recientes se han producido epidemias por ambos serotipos durante la misma estación. El principal aumento del número de casos de crup durante el otoño en general puede atribuirse a una epidemia causada por PIV de tipo 1. La infección por PIV de tipo 3 ocurre de forma endémica durante todo el año. En años recientes también se han observado epidemias de infecciones por PIV de tipo 3 durante los meses más cálidos de fines de primavera y verano.

La enfermedad asociada con la infección primaria por PIV de tipos 1 o 2 tiene más probabilidades de ocurrir en los niños de

2 años de edad. Los anticuerpos maternos adquiridos de forma pasiva parecen desempeñar un papel potencialmente protector en los lactantes pequeños expuestos a los PIV de tipos 1 y 2. Las enfermedades respiratorias bajas severas no son frecuentes entre los niños de menos de 4 meses de vida que desarrollan una infección por PIV 1 o 2.

Si bien el crup parece ser más común en los varones que en las niñas, las tasas de infección por PIV al parecer son similares en ambos sexos. Las manifestaciones clínicas de la infección parecen ser más severas en los varones. Ello sugiere que hay diferencias anatómicas o en la resistencia intrínseca de la vía aérea relacionadas con el sexo, que podrían explicar en parte por qué los varones pequeños tienden a desarrollar enfermedad del tracto respiratorio inferior con mayor frecuencia o gravedad que las niñas pequeñas.

La transmisión de los PIV se produce por el contacto de persona-persona o por la diseminación de secreciones nasofaríngeas contaminadas. El PIV de tipo 1 en general es eliminado desde la nasofaringe durante 4-7 días, mientras que el PIV de tipo 3 se elimina durante un periodo de 8-10 días y de forma ocasional hasta durante 1 mes. La diseminación nosocomial de los PIV ocurre con facilidad en los lactantes internados susceptibles. El PIV de tipo 3 parece ser el más eficiente de los PIV en cuanto a la diseminación de una persona a otra dentro de una población cerrada.

Diagnóstico

Es aconsejable el diagnóstico rápido de los virus respiratorios a la hora de tomar decisiones terapéuticas (evitar el consumo innecesario de antibióticos) y de prevenir infecciones nosocomiales. A l igual que en otras enfermedades respiratorias virales, los síndromes clínicos causados por el PIV no son lo suficientemente característicos como para permitir el diagnóstico apoyado únicamente en el cuadro clínico, con la posible excepción del crup en niños pequeños. La aplicación de métodos rápidos de enzimoinmunoensayo e inmunofluorescencia o el uso de *Shell-vial* ha dado resultados aceptables de sensibilidad, en general ligeramente inferior al cultivo tradicional. El diagnóstico específico se consigue por identificación del virus en las secreciones respiratorias, frotis faríngeos con escobillón o lavados nasofaríngeos. El virus se detecta por crecimiento en cultivos de tejidos, ya sea mediante hemaglutinación o por efecto citopático, o bien por inmunofluorescencia de los antígenos virales en las células exfoliadas de las vías respiratorias. Los paramixovirus humanos se han aislado clásicamente en cultivos celulares primarios de riñón de mono (MK). Esta línea presenta varios problemas, entre ellos el potencial riesgo de infección fatal para los trabajadores por el *Herpesvirus simiae* o la infección endógena muy frecuente con SV-5 o SV- 40, virus que no infectan al hombre pero que pueden interferir en el trabajo de identificación y aislamiento vírico. Para evitar estos problemas, la línea MK se ha sustituido en la mayoría de los laboratorios por líneas continuas. La línea continua de células de carcinoma mucoepidermoide de pulmón humano (NCI-H292) es la principal alternativa al permitir el crecimiento de todos los PIVs. La línea celular heteroploide de riñón de mono (LLC-MK2), de uso habitual en muchos laboratorios, no es óptima para aislar PIV de tipo 4. La adición de tripsina al medio de mantenimiento no es necesaria para la línea MK pero si favorece el crecimiento de PIVs en el resto de líneas. El tiempo de incubación medio requerido por los cultivos es de 5-7 días, pero puede ser necesario realizar pases para aislar PIVs con bajo título en la Infecciones producidas por Paramyxovirus (parainfluenza, paratiditis, sarampión y VRS) 175 muestra clínica o en el caso de PIV de tipo 4 por razón de su difícil crecimiento. La monitorización del crecimiento vírico se realiza mediante hemadsorción con eritrocitos de cobaya o por inmunotinción, ya que el efecto citopático es difícil de observar sobre todo con PIV de tipo 1 o 4. El tipo de PIV puede determinarse por inhibición de la hemadsorción con antisueros específicos o por tinción con anticuerpos monoclonales. Es aconsejable la tipificación de estos virus ya que los PIV no son serotipos o tipos genéticos de un único virus. Aunque el aislamiento mediante cultivo viral ha sido tradicionalmente el gold standart en el diagnóstico de PIV, en la actualidad la demora en los resultados y el requerimiento de peronal especializado ha limitado su utilidad frente al desarrollo de técnicas moleculares. El diagnóstico serológico puede hacerse por aumentos al cuádruplo o más de anticuerpos en muestras de suero tomadas en las fases agudas y de convalecencia, mediante inhibición de la hemaglutinación, fijación del complemento o pruebas de neutralización. Sin embargo, son frecuentes las reacciones heterotípicas entre distintos serotipos del virus de la parainfluenza, así que es frecuente que la identificación del serotipo causante de la enfermedad no pueda hacerse solo por técnicas serológicas.

Las técnicas de diagnóstico molecilar, como la PCR, son los procedimientos de elección para el diagnóstico de PIV. Las técnicas de RT-PCR pueden diseñarse para detectar un único virus o varios en la misma reacción (RT-PCR múltiples). Actualmente se dispone de técnicas automatizadas.

Tratamiento

En las infecciones de las vías respiratorias altas puede aplicarse el mismo tratamiento sintomático utilizado en otras enfermedades virales del aparato respiratorio. Si aparecen complicaciones, como sinusitis, otitis o una bronquitis bacteriana sobreañadida, deben administrarse antibióticos apropiados. Los casos leves de crup deben tratarse con reposo en cama y humidificación del aire mediante vaporizadores. Estos aparatos aportan humidificación de la vía aérea superior, pero el tamaño de las gotitas suele ser demasiado grande para alcanzar el tracto respiratorio inferior. Los casos más graves requieren hospitalización y vigilar de cerca la posible aparición de dificultad respiratoria. Si se desarrolla dificultad respiratoria aguda suele administrarse adrenalina racémica intermitente aunque los resultados comunicados con este agente no han sido constantes. Si la obstrucción de las vías aéreas es muy intensa puede ser necesaria la intubación nasotraqueal. El empleo de glucocorticoides sistémicos continúa sujeto a controversia, no estando demostrada de forma inequívoca su eficacia. En algunos casos de pacientes inmunocomprometidos se está empleando el antiviral Ribavirina de forma oral y en aerosol, aunque los resultados mostrados en diversos estudios no concluyen sobre la eficacia que podría suponer su uso. No hay vacunas eficaces preparadas contra este virus.

INFECCIONES POR VIRUS RESPIRATORIO SINCITIAL

Las infecciones respiratorias siguen siendo las enfermedades más frecuentes en la infancia, representando el 30% de las consultas extrahospitalarias y como mínimo de un 10-30% de los ingresos hospitalarios. Los principales microorganismos implicados son los virus y, dentro de estos, el virus respiratorio sincitial (VRS) es el mayor agente productor de infecciones del tracto respiratorio en lactantes y niños pequeños en los países desarrollados o en vías de desarrollo causando epidemias anuales de neumonía y/o bronquiolitis en niños menores de un año y traqueobronquitis e infecciones de vías aéreas altas en niños mayores. La magnitud e intensidad de la infección así como la respuesta inmune del huésped determinan la gravedad e intensidad de la enfermedad. Así, los niños prematuros, con cardiopatías congénitas o con enfermedad pulmonar crónica presentan un elevado riesgo de padecer enfermedad grave por el VRS.

Aunque algunas infecciones por VRS fueron informadas en adultos con neumonía durante la década de los 60, no se ha reconocido el potencial impacto clínico de este patógeno en la población adulta hasta la pasada década. Los ancianos y los receptores de trasplantes de médula ósea son los más afectados.

La facilidad de transmisión de este agente en ambientes cerrados, la potencial gravedad de la infección y el riesgo de sobreinfecciones bacterianas hacen preciso llegar a un diagnóstico etiológico lo más tempranamente posible.

Descripción del virus

El VRS fue aislado por primera vez en 1956 por Morris y col. en un grupo de chimpancés que padecían coriza, denominándole *Chimpanzee Coryza Agent*. Al año siguiente Chanock y su equipo aislaron el mismo agente en dos niños diagnosticados uno de neumonía y el otro de laringitis estridulosa, denominándose a partir de ese momento Virus Respiratorio Sincitial (VRS) por su capacidad para formar sincitios, como efecto citopático, en cultivos celulares.

El VRS pertenece al género *Pneumovirus* encuadrado dentro de la familia *Paramyxoviridae*. Otros miembros de este género son los virus causantes de neumonía en ratones, vacas, ovejas y cabras. El VRS se diferencia de otros miembros de la familia Paramyxoviridae en que no aglutina los hematíes, carece de la enzima neuraminidasa y no causa lesiones en los animales de laboratorio.

Las partículas víricas son pleomórficas con un tamaño variable de 100-350 nm. Su genoma está constituido por una única cadena de RNA de polaridad negativa estrechamente asociada con las proteínas virales para formar la nucleocápside. La envuelta viral se compone de una doble capa lipídica procedente de la membrana plasmática de la célula huésped y contiene proyecciones de glicoproteínas F y G en su superficie externa. El RNA presenta una estructura helicoidal no segmentada compuesta por unos 15.222 nucleótidos que codifican tres proteínas transmembranales de superficie (F, G y SH), dos proteínas de matriz (M y

M2), tres proteínas de la nucleocápside (N, P y L) y dos proteínas no estructurales (NS1 y NS2) (figura).

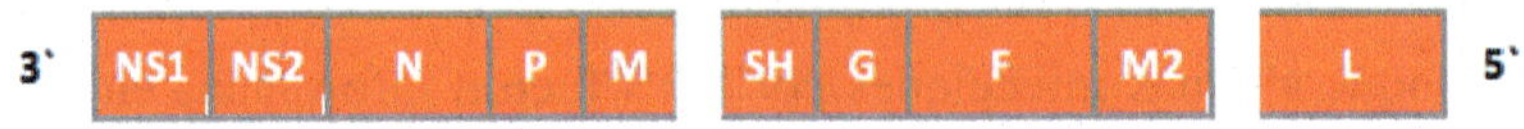

Estructura del genoma del VRS

En la tabla se muestran las principales características de las proteínas codificadas por el VRS. La glicoproteína F fue identificada como proteína de fusión a raíz de la observación de que anticuerpos monoclonales específicos inhibían la formación del sincitio en cultivos tisulares demostrando así su importancia en la fusión de la envuelta viral con las membranas de la célula huésped y en la fusión de las células del huésped entre sí para formar los sincitios. Además, la proteína F ha sido identificada como uno de los principales antígenos neutralizantes producidos durante la replicación viral. En cuanto a la glicoproteína G (proteína de ataque) parece ser la mediadora del ataque del virus ya que anticuerpos monoclonales específicos frente a esta proteína inhiben la adsorción de los viriones a las células del huésped. Esta proteína está fuertemente glicosilada y la variación en los sitios de glicosilación parece ser la responsable de la heterogeneidad antigénica mostrada por el VRS. Al igual que la proteína F puede inducir la producción de anticuerpos neutralizantes por las células huésped.

Proteínas de superficie	**Características**
F	Interviene en la formación de los sincitios. Contiene epítopos neutralizantes.
G	Participa en el ataque del virus a las células huésped. Contiene epítopos neutralizantes
SH	Pequeña proteína hidrofóbica. Función desconocida.
Proteínas asociadas a la nucleocápside	**Características**
N	Proteína principal de la nucleocápside
P	Fosfoproteína
L	ARN polimerasa
M2	M2 ORF-1 (junto con N, P y L forma la nucleocápside viral) M2 ORF-2 (función reguladora de la transcripción)

Proteínas de la matriz	Características
M	Podría mediar la asociación entre la nucleocápside y la envuelta
Proteínas no estructurales	**Características**
NS1	Función desconocida
NS2	Función desconocida

Principales características de las proteínas codificadas por el VRS.

Los aislados de VRS pueden ser separados antigénicamente en 2 grupos, A y B. Aunque existe variación en todas las proteínas codificadas por el virus, la glicoproteína G parece mostrar la mayor variación de la secuencia nucleotídica y aminoacídica de los dos grupos (67 y 53% respectivamente). En cambio, la proteína F está altamente conservada entre ambos grupos. Durante periodos de epidemias individuales puede suceder que los virus de ambos grupos antigénicos cocirculen o que los virus de un grupo predominen sobre el otro. Cuando hay epidemias anuales consecutivas en que el mismo grupo predomina, los virus predominantes son genéticamente diferentes de año en año. Los virus del grupo A suelen ser más prevalentes y además parecen causar enfermedades más graves que los del grupo B. Las diferencias antigénicas que ocurren entre estos virus podrían explicar la habilidad del VRS para establecer reinfecciones a lo largo de la vida.

Patogenia

El VRS primero entra en contacto con la superficie mucosa de los ojos y la nariz. El periodo de incubación varía de 2-8 días, lo más común es que sea de 4-6 días. La replicación viral ocurre en las células epiteliales de la mucosa y en los macrófagos. En los lactantes el VRS alcanza un título proInfecciones producidas por Paramyxovirus (parainfluenza, paratiditis, sarampión y VRS) 179 medio de 104-106 DICT50 por ml del material nasal obtenido por lavado. La infección puede diseminarse hacia las vías aéreas bajas y en general permanece limitada al aparato respiratorio. El mecanismo por el cual el virus se extiende desde el tracto respiratorio superior hacia las vías aéreas bajas no está claro, pero se piensa que puede ser de forma directa a lo largo del epitelio respiratorio y/o a través de la aspiración de secreciones nasofaríngeas. El VRS puede extenderse célula a célula ya que induce la fusión celular y la formación de masas multinucleadas de células fusionadas o sincitios. Otro posible mecanismo de extensión del VRS hacia el tracto respiratorio inferior es a través de la infección de los macrófagos y la migración de estos hacia las vías aéreas bajas.

El efecto histopatológico inducido por el virus y la respuesta inflamatoria al VRS son más prominentes en las vías aéreas más pequeñas.

En los niños, los signos de infección del tracto respiratorio inferior, tales como taquipnea o estertores normalmente aparecen tras 1-3 días del comienzo de la rinorrea, representando extensión viral hacia los bronquios y bronquíolos. En los casos más leves de bronquiolitis, la infección afecta predominantemente a las vías aéreas bajas, con varios grados de inflamación peribronquiolar e intersticial.

Los hallazgos patológicos de la infección grave por VRS en niños son similares a los de la bronquiolitis o neumonía producida por otros virus respiratorios tales como el virus influenza, virus parainfluenza tipo 3 y adenovirus. Durante la bronquiolitis, las células epiteliales ciliadas son destruidas y en los casos más graves se observa una extensa proliferación y necrosis del epitelio bronquiolar. En su forma más grave, la enfermedad del tracto respiratorio inferior causada por el VRS incluye infiltración linfocítica y edema peribronquiales. La hipersecreción mucosa junto con las células epiteliales necrosadas desprendidas obstruyen la luz bronquiolar con múltiples áreas de atelectasia por obstrucción completa y áreas de enfisema compensatorio por atrapamiento aéreo periférico. Con frecuencia existe, además, neumonía con infiltración intersticial por células mononucleares, junto a edema y necrosis celulares que rellenan los alveolos. Los lactantes pequeños son particularmente vulnerables porque tienen vías aéreas pequeñas, con una resistencia elevada al flujo de aire, una diferencia relativa de elastina pulmonar, un cartílago bronquial blando y un aumento relativo de la distensibilidad de la caja torácica.

Aunque se considera que la infección por el VRS queda confinada al epitelio respiratorio, los antígenos del VRS han sido detectados en células mononucleares circulantes y el virus se replica in vitro en los macrófagos, aunque a títulos muy bajos. Además, el VRS puede inducir la producción de citoquinas por parte de las células mononucleares. A pesar de estos hallazgos, no se ha descrito viremia por este virus lo que sugiere que la extensión hematógena del VRS no tiene lugar en individuos inmunocompetentes. Por el contrario, en individuos inmunodeprimidos si se ha producido extensión extrapulmonar del VRS al hígado y riñones.

En los niños que sobreviven, las lesiones descritas tienden a curar, si bien en la actualidad se cree que podrían persistir algunas alteraciones morfológicas responsables o favorecedoras de la bronquitis crónica en la edad adulta.

Respuesta inmune

La respuesta inmune del huésped es en gran parte responsable de la protección frente a la infección producida por el VRS y de la recuperación de la misma si llega a producirse. La inmunidad natural frente al VRS es incompleta con lo cual pueden producirse reinfecciones a lo largo de la vida. Sin embargo, el efecto acumulativo de las numerosas reinfecciones amortigua las manifestaciones patológicas posteriores y proporciona cierta protección temporal contra la infección. En general, la respuesta inmune humoral incluye anticuerpos séricos (adquiridos como resultado de la infección o por transferencia materna en los neonatos) y secretores, que parecen proteger frente a la infección del tracto respiratorio superior e inferior, respectivamente, mientras que la respuesta inmune celular parece ser un mecanismo importante en la defensa contra el VRS.

Inmunidad humoral.

En general las respuestas de los anticuerpos séricos y secretores al VRS son rápidas y breves. La respuesta de los anticuerpos IgM séricos aparece pocos días después del comienzo de la enfermedad y dura de 2-10 semanas. Durante la infección primaria se detectan anticuerpos séricos IgA e IgG hacia el décimo día de la enfermedad y los títulos pico se alcanzan después de 3-4 semanas. La IgA secretora específica para el VRS, así como la IgG y la IgM, aparecen en las secreciones respiratorias al tercer día y llegan a los títulos pico 8-13 días después del comienzo de la enfermedad. Los anticuerpos son detectables durante menos de 6 meses. La respuesta de los anticuerpos IgA secretores típicamente es mayor en los niños de más de 6 meses de vida. En caso de reinfección las respuestas de los anticuerpos en el suero y las secreciones son mayores y más persistentes.

Las glicoproteínas F y G de la envoltura del VRS son los principales determinantes antigénicos de los anticuerpos que neutralizan la infectividad viral *in vitro*. Los anticuerpos contra la glicoproteína F son ampliamente reactivos contra los dos subgrupos principales del VRS mientras que los anticuerpos contra la glicoproteína G son específicos de subgrupo.

Se ha demostrado la presencia en el suero, el calostro y las secreciones respiratorias de anticuerpos que dirigen la citotoxicidad celular dependiente de anticuerpos (CCDA) contra las células infectadas por el VRS pero su papel protector en la erradicación de las infecciones por VRS no está claro.

Los lactantes con bronquiolitis o neumonía por VRS que han sido tratados con inmunoglobulina sérica humana que contenía altos títulos de anticuerpos neutralizantes contra el VRS han experimentado una mejoría más rápida de la oxigenación y una disminución también más rápida de la cantidad de virus eliminados.

Inmunidad celular

Parece ser crítico para la contención de la infección viral en el tracto respiratorio. Esta conclusión está avalada por el hecho de que los niños con compromiso de la función inmune se encuentran en situación de riesgo de desarrollar una infección persistente y severa o letal por VRS. Estos niños también tienden a eliminar virus durante lapsos muy prolongados, de 6 semanas o más. La respuesta inmune mediada por células a los antígenos virales parece ser mayor en los pacientes con compromiso de las vías aéreas bajas en el momento de la infección.

Clínica

La infección por VRS origina un amplio espectro de enfermedades respiratorias. La bronquiolitis es a causa más frecuente de hospitalización en menores de un año en nuestro país, y en el caso de grupos de riesgo, como los prematuros, el VRS provoca formas graves. En lactantes, el 25-40% de las infecciones afectan a las vías respiratorias inferiores, y consisten en neumonía, bronquiolitis y traqueobronquitis. A menudo, la enfermedad se inicia en los lactantes por rinorrea, fiebre ligera y síntomas sistémicos leves, acompañados con frecuencia de tos y sibilancias. La mayoría de los enfermos se recupera paulatinamente en 1-2 semanas. En casos más graves, aparecen taquipnea y disnea que pueden ir seguidas, finalmente, de franca hipoxia, cianosis y apnea. La exploración física puede revelar sibilancias, roncus y estertores difusos. El examen radiológico del tórax muestra insuflación, engrosamiento peribronquial e infiltrados variables que van desde infiltrados intersticiales difusos a una consolidación segmentaria o lobular. La enfermedad puede ser especialmente grave en niños con cardiopatías congénitas, displasia broncopulmonar, síndrome nefrótico o inmunosupresión.

La letalidad global estimada en niños menores de 1 año, según el metaanálisis realizado en 2017, con mas de 55 estudios incluidos, es de 6.6/1.000 niños. El aumento de prematuridad en nuestro entorno ha incrementado las cifras de incidencia en hospitalización en menores, espcialmente en lactantes <6meses, en nuestro país.

En el adulto, los síntomas más habituales de la infección por VRS son los del resfriado común: rinorrea, dolor faríngeo y tos. A veces, la infección se acompaña de síntomas generales moderados: malestar, cefalea y fiebre. Los signos y síntomas pueden ser difíciles de distinguir de los de la gripe, pero la ausencia de fiebre alta y de síntomas gastrointestinales, así como la presencia de una congestión nasal y de una respuesta ruidosa sugieren una infección por VRS mas que por el virus de la gripe. También se ha descrito que el VRS produce en el adulto una enfermedad febril de las vías respiratorias inferiores, incluyendo neumonía grave en ancianos o en adultos con procesos o tratamientos inmunosupresores. La neumonía por VRS puede ser una importante causa de morbilidad y mortalidad en pacientes sometidos a trasplante de médula ósea o de órganos sólidos, especialmente si la infección es previa al trasplante. Las personas con enfermedad cardíaca o pulmonar preexistente presentan un riesgo alto de desarrollar complicaciones en caso de una infección por VRS.

Epidemiología

El VRS existe en todo el mundo y en las regiones de climas templados causa epidemias anuales de enfermedad respiratoria, cuya aparición se repite con más o menos regularidad desde mediados del invierno hasta fines de la primavera. Las epidemias de la enfermedad causada por el VRS parecen interferir en las epidemias causadas por los virus influenza y parainfluenza, de modo que estos virus tienden a no alcanzar picos epidémicos concurrentes. Cuando las epidemias ocasionadas por el VRS se encuentran en su nivel pico se produce un gran aumento del número de ingresos debidos a bronquiolitis y neumonía, en especial entre los niños menores de 6 meses. Las epidemias causadas por VRS también se han vinculado con picos invernales de los decesos por enfermedad respiratoria baja en los niños menores de un año de edad. Se estima que los niños expuestos durante su primer año de vida tienen una tasa de ataque del 50%, y casi todos los niños se han infectado hacia los 2 años de edad. Alrededor del 50% de los niños de ese grupo etario han experimentado dos episodios de infección. El VRS en general es introducido en la familia por un hermano mayor en edad escolar. La propagación del virus también es fácil en el medio familiar. Las tasas de ataque son altas en todos los miembros de la familia (hasta un 40%) y la severidad de la enfermedad entre ellos se relaciona con la edad; los miembros más jóvenes presentan las manifestaciones más severas. En niños mayores y adultos, la reinfección por VRS es frecuente, pero la enfermedad es más leve que en la lactancia.

Las infecciones esporádicas y las epidemias de VRS son cada vez más consideradas como factores de morbilidad y de mortalidad en las personas de edad. La prevalencia de las infecciones por VRS dentro de esta población no ha sido estudiada de manera extensa pues se ha considerado tradicionalmente un agente infeccioso del niño. Además, la labilidad del VRS, el título viral bajo de las muestras nasales en el curso de las infecciones recurrentes, la falta de sensibilidad del test de detección del VRS por la fijación del complemento, y la coinfección frecuente del VRS con el virus de la gripe pueden contribuir a subestimar la morbilidad y la mortalidad debidas al VRS en las personas de edad.

El VRS es también un importante patógeno hospitalario, pudiendo infectar a niños enfermos y hasta a un 25-50% del personal de los servicios pediátricos durante una epidemia de VRS. El VRS se transmite fundamentalmente por contactos íntimos con dedos o fómites contaminados o por autoinoculación de la conjuntiva o las ventanas nasales. Este virus puede vivir durante media hora o más en las manos y hasta 6 horas en las superficies y tejidos en descomposición. También puede propagarse por aerosoles gruesos producidos con la tos o el estornudo, pero la diseminación por aerosoles de partículas finas es poco eficiente. El período de incubación de la enfermedad es, aproximadamente, de 4-6 días y la excreción de virus puede durar 2 semanas o más en niños, y menos tiempo en los adultos (3-4 días).

Diagnóstico

Los principales métodos utilizados actualmente la el diagnóstico de infección por VRS son la detección antigénica, al ser técnicas rápidas y sencillas de realizar, aunque la prueba de referencia es la detección denomica del virus mediante RT-PCR. El cultivo, aunque ha sido tradicionalmente el gold standart, actualmente ha sido sustituido por la técnicas de biología molecular.

La mejor muestra para el aislamiento y detección de este virus es el lavado nasal y los aspirados nasofaríngeos ya que permiten recoger abundante cantidad de virus (103-108 ufp/ml en niños). También pueden ser útiles los escobillones faríngeos o nasales, pero su rendimiento es menor (a veces <100 ufp VRS/ml). Cuanto más precoz es la recogida de la muestra con respecto a la aparición de los síntomas, mejores son los resultados obtenidos.

Cultivo celular

Las muestras han de inocularse en la línea celular tan pronto como sea posible, ya que se trata de un virus muy lábil. Crece bastante bien en numerosas líneas celulares humanas, pero para aislamientos primarios, es preferible utilizar líneas heteroploides como Hep-2 y He-La. Su presencia en cultivos celulares se detecta, a los 3-5 días, por la aparición de sincitios como efecto citopático característico. La combinación del cultivo celular con técnicas de inmunofluorescencia (*Shell-vial*) permite dar resultados en tan solo 18-24 horas.

En los adultos, la sensibilidad del cultivo celular no es tan alta ya que la eliminación de virus es menor (103 ufp/ml) y también el período de eliminación (3-4 días).

Detección de antígeno

Las técnicas de detección directa en secreciones nasofaríngeas son útiles como técnicas de diagnóstico rápido. La sensibilidad y especificidad son variables en función de la técnica empleada y de la calidad de la muestra. Se han desarrollado técnicas inmunoenzimáticas o de inmunofluorescencia que posibilitan según las marcas comerciales dar resultados en 10 minutos en el caso de los kits de EIA o en 30 minutos en el caso de la IFD. Además de la sencillez de manejo estas pruebas rápidas cuentan con un testigo interno que garantiza la correcta ejecución de la misma.

Serología

Permite poner en evidencia la aparición de los IgM específicos del VRS, o la elevación del nivel de los anticuerpos IgG. La interpretación de los resultados serológicos es compleja, por un lado debido a la baja sensibilidad de las técnicas de fijación del complemento (RFC), y por otro lado, a la baja producción de anticuerpos que desarrollan los pacientes de corta edad, por lo que la tasa de seroconversiones o aumentos significativos del título de anticuerpos específicos es baja. Por otro lado, la serología IgM ha dado resultados de sensibilidad variable según los investigadores, con valores que van de 11-89%.

RT-PCR

La PCR se ha convertido en la técnica de mayor sensibilidad y especificidad para el diagnóstico en infecciones respiratorias causadas por virus. Ante la dificultad de diferenciar en base a las criterios exclusivamente clínicos, entre los cuadros producidos por los diferentes virus respiratorios, estas técnicas aportan una información crucial en la toma de decisiones terapéuticas. En concreto una de las PCR desarrolladas en este tipo de diagnósticos es la PCR a tiempo real que determina la presencia VGA, VGA y VRS.

Tratamiento

El tratamiento de la infección de las vías respiratorias superiores por VRS consiste principalmente en medidas sintomáticas similares a las de otras infecciones virales de estas vías. En las infecciones de las vías respiratorias inferiores, el tratamiento comprende la terapia respiratoria, como hidratación, aspiración de secreciones, administración de oxígeno humidificado y broncodilatadores. Si hay hipoxia intensa pueden ser necesarias la intubación y la ventilación asistida. Los antibióticos no tienen valor terapéutico en el cuadro respiratorio, aunque deben considerarse si coexiste una otitis media. El tratamiento con antivíricos está indicado sobre todo en cuadros graves que afecten a pacientes inmunodeprimidos, inmaduros, con displasia broncopulmonar o con cardiopatías congénitas, así como en niños inmunocompetentes en los que el cuadro adquiera extremada virulencia con gran afectación de la función respiratoria. El medicamento de elección, cuya eficacia va ligada a la precocidad del tratamiento, es la ribavirina administrada en forma de aerosol, habiéndose descrito dos pautas de administración con resultados similares:

bien durante 12-22 horas/día, de 2-5 días, o bien durante 2 horas dos veces al día, durante 5 días. Los estudios en lactantes con infección por VRS tratados con aerosoles de ribavirina han demostrado un efecto favorable en la resolución de enfermedades de las vías respiratorias inferiores, con mejoría de los valores gasométricos. La utilización de broncodilatadores y corticosteroides en adultos con asma o EPOC y evidencias de broncoespasmo parece razonable. Podría ser necesario utilizar la terapia antiviral en individuos con enfermedades cardiopulmonares o inmunodeprimidos dado el elevado riesgo de estos de desarrollar enfermedad grave por VRS.

Prevención

La preparación de vacunas eficaces contra VRS ha suscitado considerable interés. Las reinfecciones por VRS son muy frecuentes, lo que nos indica que para obtener una vacuna eficaz, esta debe ser más inmunogénica que el propio virus salvaje. Las vacunas con virus completos inactivados con formol han sido ineficaces o, en un estudio, agravaron la enfermedad en lactantes. Otras posibilidades de obtener vacunas consisten en la inmunización con proteínas virales específicas purificadas del VRS o la producción de vacunas estables de virus vivos atenuados.

La administración de globulinas hiperinmunes (RespiGam) o de anticuerpos monoclonales humanizados (Palizivumab) en niños pertenecientes a los grupos de alto riesgo, pueden protegerlos durante la época epidémica, habiéndose demostrado menos casos de infecciones en los tratados y menos ingresos hospitalarios. El RespiGam fue autorizado por la FDA en 1996 y hasta la fecha se han realizado algunos ensayos clínicos controlados en niños de alto riesgo que demuestran la eficacia y seguridad de infusiones mensuales del preparado durante el periodo de máxima actividad del VRS. La pauta de administración ensayada es de 750 mg/kg (15 ml/kg) al mes comenzando en Septiembre-Octubre hasta un total de 5 dosis. En cuanto al Palizivumab, los diferentes estudios consultados demuestran que este preparado es eficaz y seguro en niños con displasia broncopulmonar y prematuros con menos de 35 semanas de edad gestacional. Su potencia es 50-100 veces superior a la del RespiGam. La dosis recomendada es de 15 mg/kg de peso administrado vía intramuscular. La frecuencia de administración se realiza mensualmente hasta completar un máximo de 5 dosis. La primera inyección debe administrarse justo antes del periodo en el cual hay una mayor incidencia del VRS.

En lugares con riesgo elevado de transmisión, como en las salas de pediatría, pueden ser útiles los métodos de barrera para la protección de manos y conjuntiva, destinados a limitar la propagación del virus.

INFECCIÓN POR EL VIRUS DEL SARAMPIÓN

El sarampión es una enfermedad respiratoria exantemática aguda, muy contagiosa, con un cuadro clínico característico y un enantema patognomónico. En 1963 se dispuso en Estados Unidos y otros países de una vacuna contra el sarampión con virus vivos atenuados que ha funcionado con éxito, y en la actualidad el sarampión es una enfermedad infrecuente en la mayoría de los países desarrollados, en los cuales se utiliza extensamente esta vacuna. Sin embargo, el sarampión causa epidemias importantes en los países en vías de desarrollo que hacen que esta enfermedad continúe siendo una causa de morbilidad y mortalidad en los niños.

Descripción del agente

El virus del sarampión es un miembro del género Morbillivirus perteneciente a la familia *Paramyxoviridae.* Está estrechamente emparentado con los virus que provocan el moquillo canino y porcino, la peste del ganado bovino y la *peste des petits ruminants* de cabras y ovejas. Es un virus genéticamente estable sin variación significativa de cepas. Hasta fechas recientes se suponía que solo existía un único tipo antigénico del virus. Sin embargo, los últimos estudios han encontrado una variación antigénica en la nucleoproteína y diferencias entre las secuencias de nucleótidos de algunos genes de virus vivos salvajes. Se desconoce el significado biológico de estas diferencias.

Las principales características bioquímicas y estructurales del virus del sarampión son similares a la de otros miembros de la familia *Paramyxoviridae*. Los viriones del sarampión son estructuras esféricas pleomorfas de un diámetro de 100 a 250 nm y constan de seis proteínas. La parte interna de la cápside está compuesta de una hélice enrollada de RNA y tres proteínas, la nucleoproteína (NP) que protege al RNA, la fosfoproteína P asociada con las polimerasas y la proteína L relacionada con su estructura. La inmunidad celular frente a estas proteínas internas parece jugar un papel importante en la defensa del huésped.

La cubierta externa consta de una proteína de la matriz (M), asociada con la capa lipídica interna de la cubierta y que desempeña un papel en el desarrollo del virus, portadora de dos tipos de proyecciones glucoproteicas superficiales cortas o peplómeros (9-15 nm de longitud). Un peplómero es una hemaglutinina cónica (H) responsable de la adsorción del virus a los receptores de la célula huésped y el otro es una proteína de fusión (F) responsable de la fusión del virus y de la célula huésped, penetración del virus a la célula y actividad hemolítica. Los anticuerpos producidos frente a la proteína H son neutralizantes mientras que los que se producen frente a la proteína F impiden la propagación del virus en los tejidos.

El virus del sarampión es bastante lábil y se inactiva por efecto del calor, la luz ultravioleta y los disolventes lipídicos. Al parecer sobrevive relativamente bien a la deshidratación por congelación, y cuando se somete a este proceso con un estabilizador proteínico puede almacenarse durante décadas a –70° C. En contraste, los antígenos del virus son relativamente estables. Los antígenos hemaglutinantes y los antígenos utilizados en las técnicas de EIA pueden ser conservados a 4° C durante meses sin pérdida significativa de su capacidad antigénica.

Epidemiología

El sarampión está distribuido por todo el mundo; los únicos huéspedes naturales son los seres humanos, aunque es posible la infección experimental de otros primates.

El virus está presente en secreciones nasofaríngeas, sangre y orina durante el periodo prodrómico y hasta poco después de la aparición del exantema. La transmisión tiene lugar a través de las secreciones respiratorias, predominantemente por la exposición a aerosoles, pero también por contacto directo con gotitas grandes. El periodo en que los pacientes son contagiosos se extiende desde uno o dos días antes del inicio de los síntomas hasta cuatro días después de la aparición del exantema. El máximo de infectividad se produce durante la fase prodrómica. Los intervalos promedio desde la infección a la instauración de los síntomas y la aparición del exantema son de 10 y 14 días respectivamente. La persona infectada se vuelve infectiva al 9°-10° día después de la exposición. Muy rara vez el sarampión es subclínico y no hay evidencia del estado de portador.

Los meses de invierno y primavera tienen una mayor prevalencia. No existen diferencias entre sexos. La receptividad es universal, excepto en el lactante hasta los 9-12 meses de vida, etapa esta en la que se encuentra protegido por los anticuerpos IgG recibidos de la madre por vía transplacentaria.

Antes de la introducción de las vacunas contra el sarampión en los años 60, casi todas las personas contraían el sarampión durante la niñez. Las epidemias eran característicamente estacionales y ocurrían con más frecuencia en los meses de primavera e invierno, recurriendo a intervalos de 2-3 o 3-5 años, dependiendo del grado de urbanización. El resultado era 130 millones de casos aproximadamente, y la muerte de más de 2,5 millones de personas en todo el mundo cada año (principalmente niños).

Los programas de vacunación han conseguido reducir significativamente la morbilidad y mortalidad asociadas al sarampión, y en algunos países (desarrollados y en vías de desarrollo) se ha observado una reducción en la incidencia hasta de un 99%, desde los años 60.

Sin embargo, a pesar de los esfuerzos, el sarampión aún está clasificado como una de las causas principales de mortalidad infantil en todo el mundo. En 1995, la OMS calculó que se producen 42 millones de casos de sarampión anualmente. Es todavía más alarmante el millón de muertes anuales por sarampión y sus complicaciones. En los países en vías de desarrollo, la mortalidad supera con frecuencia el 1%, y en ocasiones se aproxima al 10%.

En general, las vacunas contra el sarampión son muy utilizadas, habiendo llegado la cobertura de vacunación hasta casi un 20% en 1983 hasta casi el 100%.

Sin embargo, aunque la OMS había propuesto el año 2015 con fecha para eliminar el virus de la región europea, el aumneto de casos en nuestra región ha pospuesto este objetivo al menos al año 2020.

En cada país, la epidemiología de la enfermedad se correlaciona estrechamente con las condiciones socioeconómicas y los programas de vacunación. Por ello, en los países desarrollados y en vías de desarrollo han surgido dos patrones distintos. Ambas situaciones traen consigo retos para el éxito del control de la enfermedad y las estrategias de erradicación.

Sarampión en el mundo desarrollado

En países industrializados, el sarampión es, por lo general, una enfermedad relativamente leve. La tasa de mortalidad es baja con aproximadamente una muerte por año y millón de habitantes.

Antes de la difusión de la vacunación contra el sarampión, en la mayoría de las ocasiones se trataba de una enfermedad de la infancia. En áreas densamente pobladas, el sarampión afectaba más frecuentemente a niños de 3-4 años de edad; en áreas urbanas menos pobladas y zonas rurales la incidencia más alta se encontraba entre los niños de 5-10 años, quienes contraían la enfermedad al inicio de la etapa escolar. La enfermedad era extremadamente infrecuente en los lactantes, puesto que si la madre había tenido sarampión, los recién nacidos se encontraban protegidos por los anticuerpos maternos adquiridos de forma pasiva.

Las epidemias de sarampión tendían a ocurrir a intervalos de 2-5 años y duraban 3-4 meses. Se presentaban con mayor probabilidad en otoño, invierno y primavera, cuando los niños permanecían en el interior de guarderías, jardines de infancia y escuelas, donde el virus podía diseminarse fácilmente. En general, cuanto más grande es el tamaño de la comunidad, más corto es el intervalo entre las epidemias.

Los programas de vacunación contra el sarampión han tenido un efecto marcado en la incidencia de la enfermedad y complicaciones asociadas.

Aunque siguen manteniendose, en el año 2019 en Europa se han reportado un número elevado de casos, lo que mantiene una prevalencia especialmente alta. De entre enero a diciembre de 2019 se declararon en la UE 13.200 casos (25.4 casos7millón de habitantes). La mayor incidencia se dió en menores de 1 año, que en un 71% no estaban vacunados y un 18% solo habían recibido una dosis. En España, al igual que la tendencia europea, entre años 2017 a 2019 se ha visto un ligero ascenso, confirmándoseen este último 287 casos.

Sarampión en países en vías de desarrollo

El sarampión es un problema principal en los países en vías de desarrollo donde cada año ocurren casi 42 millones de casos. La enfermedad se presenta en cualquier época del año.

Los principales brotes en 2019 se registraron en países como la República Democrática del Congo, Madagascar y Ucrania.

Los niños menores de 5 años son los más frecuentemente afectados, siendo la incidencia mayor en el segundo año de vida. En algunas áreas de África podría esperarse que más del 50% y el 100% de los niños de 2 y 4 años, respectivamente, contraiga sarampión. Los lactantes se vuelven susceptibles a la infección tan pronto como los anticuerpos del sarampión maternos desaparecen, por ello el sarampión es cada vez más frecuente a partir de los 6 meses de edad. El sarampión es una enfermedad particularmente severa en países en vías de desarrollo debido a diversos factores.

Factores del huésped	Factores ambientales
Malnutrición subyacente	Superpoblación
Déficit de vitamina A	Tratamiento de complicaciones no adecuado
Inmunosupresión (VIH)	Altas temperaturas y baja humedad
Susceptibilidad en la lactancia temprana	Migración a las ciudades

Factores que afectan a la severidad del sarampión en países en vías de desarrollo

La superpoblación facilita la transmisión del virus de persona a persona, y aumenta las probabilidades de exposición a inóculos con gran concentración de virus.

Patogenia

El virus del sarampión que penetra a través de la orofaringe o la conjuntiva invade el epitelio respiratorio y se disemina por el torrente sanguíneo al sistema retículoendotelial (amígdalas, adenoides, timo, bazo, tejido linfoide intestinal, médula ósea) causando una primera viremia. En los leucocitos del sistema retículoendotelial el virus se disemina a sitios distantes, estableciendo así la infección de la piel, el aparato respiratorio y otros órganos. Las células reticuloendoteliales infectadas se necrosan, se liberan nuevos virus y se produce reinvasión de los leucocitos (viremia secundaria). También se desarrolla viruria. En los tejidos respiratorio y linfoide se encuentran células gigantes multinucleadas con cuerpos de inclusión en el núcleo y el citoplasma (células de Warthin-Finkeldey), que son patognomónicos del sarampión. La invasión directa de los linfocitos T puede desempeñar un papel en la depresión transitoria de la inmunidad celular que acompaña al sarampión, y persiste de forma temporal después del mismo. La infección de la totalidad del aparato respiratorio explica la tos y la coriza características del sarampión, así como las manifestaciones menos frecuentes de crup, bronquiolitis y neumonía. La lesión generalizada del aparato respiratorio, con la consiguiente pérdida de cilios, predispone a las infecciones bacterianas secundarias, como son la neumonía y la otitis media.

Respuesta inmune

Antes de la instauración del exantema no son detectables anticuerpos específicos. La inmunidad celular (que consiste en células T citotóxicas y posiblemente células NK) desempeña un importante papel en la defensa del huésped, y los pacientes con trastornos de la inmunidad celular presentan un riesgo mayor de padecer sarampión grave. Los niños con agammaglobulinemia aislada no tienen más riesgo. Las reacciones inmunitarias contra el virus en las células endoteliales de los capilares de la dermis desempeñan un importante papel en el desarrollo de las manchas de Koplik (el enantema patognomónico), así como en el exantema; en pacientes con inmunodeficiencias puede haber un sarampión grave aunque no existan estas manifestaciones. En las fases tempranas de la enfermedad se han demostrado en la piel afectada antígenos del sarampión.

La inmunidad después de un episodio de sarampión parece durar toda la vida. Después de la vacunación, la inmunidad también dura muchos años y es probable que sea de por vida.

Manifestaciones clínicas

El periodo de incubación es de 10-14 días y con frecuencia es asintomático. El sarampión comienza por un pródromo respiratorio de 2-4 días de duración consistente en malestar, tos, coriza, conjuntivitis con lagrimeo, secreción nasal, y fiebre creciente (con temperaturas de hasta 40,6° C, que probablemente es el reflejo de la viremia secundaria). En esta fase de la enfermedad, en la cual todavía no se ha desarrollado el exantema, puede sospecharse gripe. A veces hay dolor abdominal que puede ser muy importante. También se produce un enantema que es visible sobre todo en el velo del paladar y que se acompaña de una moderada reacción ganglionar en la región cervical alta y en el ángulo maxilar. Inmediatamente antes del desarrollo del exantema aparecen las manchas de Koplik, unas manchas de 1-2 mm de diámetro de color blanco azulado sobre un fondo rojo intenso. Si no se dispone de una iluminación adecuada para la exploración es posible pasarlas por alto. Es típico que las manchas de Koplik estén situadas sobre la mucosa bucal junto a los segundos molares, y pueden ser extensas; no se asocian a ninguna otra enfermedad infecciosa. Las manchas disminuyen tras la instauración del exantema y pronto desaparecen. Puede estar inflamada toda la mucosa bucal y la mucosa interna de los labios, y estos pueden estar enrojecidos. En los casos graves se afecta toda la mucosa oral e incluso la mucosa intestinal y vaginal.

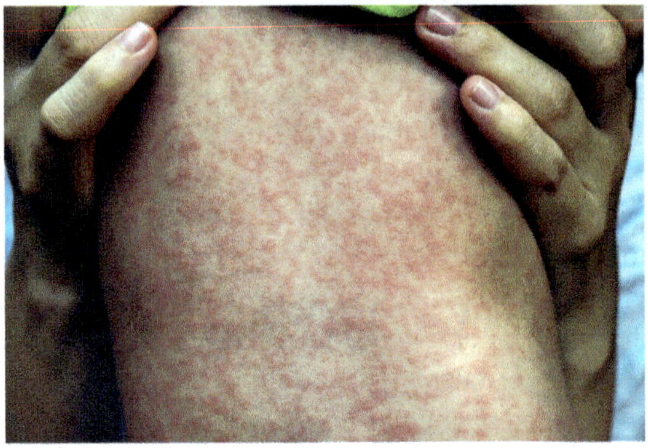

Exantema por sarampión.

El característico exantema maculopapuloso, no pruriginoso, eritematoso del sarampión comienza en el nacimiento del pelo y por detrás de las orejas, se extiende hacia abajo por el tronco y las extremidades y afecta a las palmas y las plantas; a menudo se hace confluente. En este momento la afectación clínica es máxima. Suele aumentar la fiebre, hay somnolencia, postración, irritabilidad y se agrava el cuadro óculo-nasal y respiratorio. Hacia el cuarto día, el exantema comienza a desvanecerse en el mismo orden en que apareció. Posteriormente la piel puede adoptar un tono parduzco y descamarse. La fiebre suele resolverse hacia el 4º o 5º días después de la instauración del exantema; la fiebre prolongada sugiere la existencia de una complicación del sarampión. Son frecuentes la adenopatía linfática, la diarrea, los vómitos y la esplenomegalia. La radiografía de tórax puede ser anormal incluso en el sarampión no complicado, por la propensión de este virus a invadir el aparato respiratorio. Todo el proceso dura en torno a 10 días.

Respecto a los datos de laboratorio en el sarampión son frecuentes la linfopenia y la neutropenia, y pueden deberse a invasión y posterior muerte celular de los linfocitos por el virus. La leucocitosis puede indicar la existencia de una sobreinfección bacteriana. Los pacientes con encefalitis sarampionosa suelen tener hiperproteinorraquia así como pleocitosis linfocitaria. En el sedimento urinario, en el moco nasal y en el esputo pueden encontrarse células gigantes multinucleadas, sobre todo en la fase eruptiva.

En individuos con inmunidad parcial por vacunación activa o pasiva pueden darse formas más leves de la enfermedad con síntomas intensos y un exantema más ligero, proceso denominado *sarampión modificado.* Entre estos pacientes figuran los lactantes menores de 1 año de edad que pueden conservar parte de los anticuerpos adquiridos pasivamente de la madre. En ocasiones, las personas con un antecedente de vacunación pueden desarrollar *sarampión modificado*.

Complicaciones

Resulta conveniente dividir en 3 grupos las complicaciones del sarampión, según la localización afectada: el aparato respiratorio, el sistema nervioso central (SCN) y el aparato digestivo. La afectación respiratoria, que se manifiesta en forma de laringitis, crup o bronquitis, se da en la mayoría de los casos de sarampión no complicado. En los niños pequeños la complicación más frecuente es la otitis media que afecta a uno de cada 10 niños que contrae el sarampión. La neumonía es un motivo frecuente de ingreso hospitalario, especialmente en los adultos. En países en vías de desarrollo es una causa principal de muerte, principalmente en niños menores de 2 años de edad. La neumonía es más a menudo de origen viral, pero también se produce con cierta frecuencia infección bacteriana secundaria (sobre todo por estreptococos, neumococos, estafilococos y *Haemophilus influenzae*). La neumonía primaria de células gigantes (de Hecht) se demuestra más a menudo en pacientes inmunodeprimidos, mal nutridos o ambos a la vez.

En el sarampión son muy frecuentes las alteraciones electroencefalográficas en ausencia de síntomas atribuibles a afectación del SNC. En torno a un caso de cada 1.000 presenta enfermedad sintomática del SNC, con fiebre, cefalea, somnolencia, convulsiones o combinaciones de ellas. Normalmente los síntomas comienzan pocos días después de la aparición del exantema, pero a veces su presentación se produce varias semanas más tarde. Aproximadamente el 10% de los pacientes no sobreviven a la encefalitis aguda sarampionosa y un porcentaje importante de los supervivientes sufre secuelas permanentes, como son retraso mental o epilepsia. La mayoría de los casos parece ser consecuencia de una respuesta inmunitaria a las proteínas de la mielina (encefalomielitis postinfecciosa), y no se debe directamente a infección viral del SNC. Las alteraciones anatomopatológicas de la encefalitis sarampionosa comprenden hemorragia focal, congestión y desmielinización perivascular. Rara vez se aísla virus del sarampión en el líquido cefalorraquídeo en casos de encefalitis. En raras ocasiones aparece mielitis transversa después del sarampión. Los pacientes inmunodeprimidos tienen riesgo de sufrir una encefalitis progresiva mortal de 1-6 meses después del sarampión; en algunos casos, incluso aunque no se haya identificado el antecedente de sarampión, se identifica el virus en la autopsia. La panencefalitis esclerosante subaguda (PEES) es una forma prolongada de encefalitis sarampionosa crónica y de una rareza extrema, que en ocasiones se presenta después del sarampión, y que es especialmente frecuente en niños que han sufrido sarampión antes de los dos años de edad. De forma característica el paciente desarrolla demencia a lo largo de los meses siguientes. Se cree que la PEES se debe a una interacción compleja del huésped con virus del sarampión defectuosos. Se acompaña de niveles extremadamente elevados de anticuerpos contra el virus del sarampión en sangre y LCR.

Las complicaciones gastrointestinales del sarampión comprenden gastroenteritis, hepatitis, apendicitis, ileocolitis y adenitis mesentérica. No es infrecuente detectar niveles elevados de alanina y aspartato aminotransferasas en ausencia de síntomas digestivos como ictericia.

Otras complicaciones raras son la miocarditis, la glomerulonefritis y la púrpura trombocitopénica postinfecciosa. El sarampión puede exacerbar una tuberculosis preexistente, probablemente por depresión de la inmunidad celular inducida por el virus. El sarampión natural y la vacuna contra el sarampión pueden provocar anergia a la intradermoreacción con tuberculina, que se prolonga aproximadamente durante un mes.

En contraste con la rubeola, parece ser que el virus del sarampión no produce anomalías congénitas en el feto. Sin embargo, se ha asociado con abortos espontáneos y partos prematuros.

Sarampión atípico

En personas que recibieron la vacuna contra el sarampión inactivada con formalina, y que fueron posteriormente expuestas al virus del sarampión, se describió una forma atípica de esta enfermedad. Transcurrido un pródromo de varios días de duración de fiebre, mialgia y cefalea, aparece el exantema. A diferencia del exantema del sarampión típico, el sarampión atípico comienza periféricamente y se desplaza de forma centrípeta. Puede ser urticarial, maculopapuloso, hemorrágico, vesiculoso o combinaciones de los mismos. La fiebre suele ser elevada y se acompaña de edema de las extremidades, infiltrados pulmonares intersticiales, hepatitis y, en ocasiones, derrame pleural. El diagnóstico diferencial se plantea con la fiebre de las Montañas Rocosas, la púrpura de Henoch-Schönlein, la meningococemia, la alergia medicamentosa, el síndrome del shock tóxico y la varicela. A pesar de la gravedad del sarampión atípico, los pacientes se recuperan sistemáticamente después de una convalecencia que puede ser prolongada. En estos pacientes no se aísla el virus del sarampión, y no propagan el virus a otros. Se cree que la enfermedad se debe a una hipersensibilidad al virus del sarampión inducida por la vacuna inactivada. La inactivación por formalina destruye el carácter antigénico de la proteína F, cuyos anticuerpos tienen importancia para evitar la diseminación del virus de una célula a otra. Se desconoce el papel de la inmunidad celular en este proceso. La presencia de títulos extremadamente altos de anticuerpos contra el virus del sarampión en la convalecencia (p. ej. 1/1.000.000) es diagnóstica del sarampión atípico. Para evitar este síndrome es necesario revacunar a los adultos que recibieron la vacuna del sarampión inactivada con formalina al menos con una dosis de vacuna con virus del sarampión vivos atenuados. Dado que la vacuna inactivada contra el sarampión ya no está disponible desde hace mucho tiempo, en la actualidad el sarampión atípico prácticamente ha desaparecido.

Sarampión en inmunodeprimidos

Los pacientes con defectos de la inmunidad celular presentan riesgo de desarrollar un sarampión grave, prolongado y mortal. En este grupo se incluyen pacientes con defectos congénitos de la inmunidad celular o tumores malignos, los receptores de tratamiento inmunosupresor, o las personas con infección por el VIH. En estos pacientes el sarampión puede evolucionar sin exantema. Las complicaciones son la neumonía sarampionosa primaria (de células gigantes), la encefalitis progresiva, que comienza semanas o meses después de la infección inicial y, en los pacientes con infección por VIH, la progresión a SIDA.

Sarampión en los adultos

El sarampión es por naturaleza una enfermedad de la infancia, y al igual que ocurre con muchas otras infecciones víricas, es más grave en los adultos que en los niños. Aproximadamente el 3% de los adultos jóvenes con sarampión desarrollan neumonía viral primaria y requieren ingreso hospitalario. En los adultos con sarampión son más frecuentes la hepatitis y el broncoespasmo, y en ellos a menudo el exantema es más intenso y confluente. En los adultos son más comunes las sobreinfecciones bacterianas, y más de un tercio desarrollan complicaciones respiratorias como otitis media, sinusitis y neumonía. Los adultos pueden padecer sarampión porque nunca fueron vacunados o, lo que es más raro, porque se ha desvanecido en ellos la inmunidad inducida por la vacuna. La presencia de títulos muy bajos de anticuerpos contra el sarampión se ha relacionado con falta de protección.

Diagnóstico diferencial

El diagnóstico clínico del sarampión clásico, con manchas de Koplik, tos, coriza, conjuntivitis y un exantema que comienza en la cabeza, es fácil de realizar. Más difícil resulta el diagnóstico clínico del sarampión modificado, ya que puede carecer de uno o más signos característicos. El diagnóstico diferencial del sarampión comprende el síndrome de Kawasaki, la escarlatina, la mononucleosis infecciosa, la toxoplasmosis, los exantemas medicamentosos y la infección por *Mycoplasma pneumoniae*. La mayor parte de estos trastornos puede identificarse por cultivo o serología. En el diagnóstico diferencial del sarampión se debe prestar atención a la epidemiología actual de la enfermedad en la comunidad y a los antecedentes del paciente respecto a la vacuna contra el sarampión y viajes al extranjero.

Diagnóstico de laboratorio

El diagnóstico de certeza en el laboratorio de microbiología no es necesario para el manejo del enfermo, en la mayoría de los casos. Las manifestaciones clínicas, junto con su aparición generalmente en brotes y con una baja incidencia dejan la determinación del virus a estudios de vigilancia epidemiológica. Solo en los casos de mayor gravedad y en sospechas no concluyentes el uso de las *técnicas de laboratorio* pueden aportar una información relevante, especialmente para el control de casos.

1. *Examen directo:* En cuanto al cultivo viral, aunque las cepas de laboratorio crecen fácilmente en numerosas líneas celula-

res continuas humanas o de primate, no se obtienen los mismos resultados con muestras de pacientes con infección por el virus del sarampión. Las mejores líneas celulares para el aislamiento del virus son las de riñón fetal humano y las de riñón de mono. El efecto citopático puede ser observado a los 12-24 días tras la incubación. Dado que todos los virus pertenecientes a la familia *Paramyxoviridae* tienen características morfológicas similares, la microscopía electrónica no puede ser utilizada para un diagnóstico viral específico. Las células infectadas por el virus del sarampión son típicamente multinucleadas y están formadas por la fusión de un gran número de células infectadas. Tales células son patognomónicas del sarampión y su presencia en muestras faríngeas o en células mononucleares de sangre periférica puede ser usada como indicador de infección. Las inclusiones eosinofílicas se encuentran en el citoplasma o núcleo de las células infectadas. Estas inclusiones representan acumulaciones de material de la nucleocápside viral y son consideradas diagnósticas en pacientes con panencefalitis esclerosante subaguda.

Aunque el examen histológico podría ser útil en el diagnóstico del sarampión, el diagnóstico específico requiere la demostración directa de los antígenos virales en las células. Para ello pueden utilizarse técnicas de inmunofluorescencia. Las muestras más adecuadas suelen ser las secreciones nasofaríngeas, sangre periférica y sedimento urinario. Los antígenos virales también pueden ser encontrados en muestras de biopsia cutánea obtenidas durante el rash.

Las técnicas de radioinmunoensayo o enzimoinmunoanálisis (EIA) han sido utilizadas en los últimos años en el diagnóstico rápido de infecciones virales respiratorias utilizando secreciones nasofaríngeas como muestra. La sensibilidad de las técnicas de EIA es del orden de nanogramos por ml.

2. *Diagnóstico serológico:* La presencia de anticuerpos específicos frente al virus del sarampión en una única muestra de suero es indicativo de infección pasada o vacunación. Un aumento de 4 veces o más del título de anticuerpos en muestras de suero de fase aguda y de convalecencia se considera diagnóstico de infección aguda, así como la demostración de anticuerpos IgM en una única muestra de suero. Dado que la presencia de anticuerpos IgM puede ser determinada en menos de 24 horas, su detección puede ser utilizada como test de diagnóstico rápido. La detección de estos anticuerpos se puede realizar por inhibición

de la hemaglutinación, enzimoinmunoanálisis, neutralización y fijación de complemento.

3. Detección genómica. En la actualidad la técnica mas utilizada para la detección directa del virus del sarampión es la RT-PCR. Esta técnica es rápida, fácil de hacer y muy sensible. En los sistemas de PCR múltiple se realiza simultaneamente la detección genómica de varios virus exantémicos, lo que nos permite obtener un diagnóstico diferencial en el mismo procedimiento.

Para la vigilancia epidemiológica son fundamentales además las técnicas de genotipado por secuenciación tras la realización de RT-PCR y análisis de los fragmentos secuenciados.

Tratamiento

El tratamiento del sarampión es en gran medida de soporte y sintomático. Los pacientes con otitis media y neumonía deben recibir antibióticos habituales. Los pacientes con encefalitis precisan tratamiento de soporte, que incluye la vigilancia del aumento de presión intracraneal. Los ensayos clínicos controlados sugieren la existencia de un beneficio clínico administrando dosis altas de vitamina A en casos de sarampión grave o potencialmente grave, en especial en niños menores de dos años de edad. Se emplea una dosis de 50.000 UI en lactantes de 1-6 meses, de 100.000 UI en lactantes de 7-12 meses y de 200.000 UI en niños de más de un año. Se administra una única dosis a lo largo de dos días consecutivos. La administración de vitamina A puede acompañarse de vómitos y cefalea transitorios. La ribavirina es eficaz contra el virus del sarampión in vitro y se puede considerar su utilización en pacientes adultos inmunodeprimidos. Se administra en dosis de 20-35 mg/kg/ día durante 7 días.

Prevención

A mediados del siglo XVIII se realizaron los primeros intentos para prevenir el sarampión mediante la vacunación cuando un médico escocés, Francis Home, inoculó a 12 niños material de la sangre de un paciente con sarampión. Diez de los niños desarrollaron una infección leve por sarampión. La técnica, conocida como morbilización, nunca se generalizó. Sin embargo, no fue hasta 1954 que se aisló y cultivó el virus del sarampión en EEUU. Esto supuso un descubrimiento significativo ya que permitió la producción de las vacunas de virus vivos atenuados e inactivados. En 1967 se suspendió el uso de las vacunas de virus inactivados cuando se determinó que no proporcionaban una protección completa y que algunos vacunados padecían exantemas inusuales al exponerse al virus del sarampión de forma natural. En 1963, 9 años después del aislamiento del virus, Enders y cols. utilizaron una cepa del virus natural para producir la vacuna de virus vivos atenuados del sarampión Edmonston B. En la búsqueda de mejores vacunas de virus vivos atenuados del sarampión para sustituir la vacuna Edmonston B, diversos investigadores realizaron una atenuación adicional de dicha cepa hasta obtener las cepas Schwarz y Moraten. Actualmente, gracias a los avances tecnológicos existen diversas vacunas que inducen seroconversión aproximadamente en el 95% de los receptores, y probablemente protegen durante toda la vida. Solo en casos raros se ha demostrado una disminución de la inmunidad contra el sarampión. Durante los últimos 25 años se ha dispuesto de esta vacuna en forma de vacuna combinada contra el sarampión, la parotiditis y la rubéola (SPR triple viral). Esta vacuna SPR debe administrarse a niños de 12-15 meses de edad (se prefiere la vacunación a los 12 meses en hijos de madres vacunadas contra el sarampión en la infancia. Estas madres tienen títulos de anticuerpos más bajos que quienes han sufrido la infección natural, y por lo tanto sus hijos reciben por vía transplacentaria títulos más bajos de anticuerpos que duran menos tiempo). Se recomienda una segunda dosis de vacuna SPR a los 4 o 5 años de edad (CDC) o a los 12 años de edad *(American Academy of Pediatrics)*.

También deben ser vacunadas las personas susceptibles de más edad. Se debe considerar que los individuos son susceptibles al sarampión a menos que exista un diagnóstico documentado de sarampión o hayan recibido dos dosis de vacuna, tengan datos analíticos de inmunidad contra el sarampión o hayan nacido antes de 1957. Es raro que desarrollen sarampión las personas nacidas antes de 1957, y en aquellos con riesgo de exposición al sarampión (p. ej., trabajadores sanitarios, profesores y viajeros internacionales) se deben realizar pruebas de detección de anticuerpos contra el sarampión, y en caso necesario deben ser vacunadas. Aproximadamente el 10% de los vacunados sanos desarrollan fiebre, con temperaturas que se elevan hasta 39,4°C, 5-7 días después de la vacunación. Esta fiebre dura entre 1-5 días, y se acompaña de un exantema transitorio. Las personas anteriormente vacunadas solo con vacunas de virus muertos se consideran susceptibles y deben recibir al menos una dosis, y preferiblemente dos, de la vacuna SPR. En estas personas las reacciones adversas consisten en fiebre, malestar, enrojecimiento y tumefacción en el lugar de la inyección.

Los niños con infección asintomática por VIH deben recibir vacuna SPR. También se debe considerar seriamente vacunar a los niños sintomáticos con infección por VIH por la gravedad del sarampión en este grupo y la ausencia de problemas descritos tras la vacunación. La vacuna contra el sarampión está contraindicada en personas con trastornos de la inmunidad celular, en mujeres embarazadas y en personas con historia de anafilaxia a la proteína del huevo o la neomicina. Las enfermedades menores con o sin fiebre, y una historia de convulsiones no contraindican la vacunación. La vacuna debe diferirse hasta los 6-11 meses después de recibir inmunoglobulina o hemoderivados que contengan anticuerpos y al menos durante tres meses una vez suspendido el tratamiento inmunodepresor. Se han descrito fracasos de la vacunación debidos a un deficiente almacenamiento del preparado empleado, a la inmunización de lactantes con anticuerpos preexistentes (de origen materno) y a la administración simultánea de vacuna contra el sarampión e inmunoglobulina.

Los niños y adultos susceptibles al sarampión expuestos a la enfermedad deben recibir profilaxis postexposición. La inmunoglobulina estándar, administrada por vía intramuscular en los 6 días siguientes a la exposición, puede ser protectora o tener un efecto modificador; cuanto antes se administre, mejor es el resultado. La dosis es de 0,25 ml/kg en personas sanas y de 0,5 ml/kg en personas inmunodeprimidas, con una dosis máxima de 15 ml. La inmunoglobulina está particularmente indicada en contactos domésticos susceptibles, en especial si tienen menos de un año de edad, y en personas inmunodeprimidas. Las personas con infección por VIH deben recibir inmunoglobulina después de la exposición, independientemente de su estado inmunológico y de si están recibiendo inmunoglobulina intravenosa o no. La vacunación en las primeras 72 horas tras la exposición puede proteger también contra el desarrollo de sarampión clínicamente manifiesto, pero esta estrategia está contraindicada como profilaxis postexposición en personas inmunodeprimidas. No se deben administrar simultáneamente la vacuna y la inmunoglobulina.

INFECCIONES POR EL VIRUS DE LA PAROTIDITIS

La parotiditis (de la palabra inglesa antigua que significa mueca) es una infección viral contagiosa, aguda y sistémica, cuya característica principal es la inflamación de una o ambas glándulas parótidas. También es frecuente que afecte, al mismo tiempo o en forma aislada, otras glándulas salivales, las meninges, el páncreas y las gónadas.

Descripción del virus

El virus de la parotiditis es un paramixovirus pleomórfico envuelto cuyo diámetro oscila entre 150 y 200 nm. El virión está formado por RNA monocatenario en una nucleocápside de estructura helicoidal. El virus contiene 5 proteínas estructurales principales. Hay dos glucoproteínas de cubierta: una hemaglutinina-neuraminidasa (HN) responsable de la fusión y adsorción viral y el antígeno de fusión celular (F), así como una proteína de la matriz (M) que puede desempeñar un papel en el ensamblaje de los viriones. La glucoproteína HN es también responsable de la hemólisis de los eritrocitos. Los anticuerpos frente a la proteína HN neutralizan la infectividad viral. Hay también dos componentes internos: una proteína de la nucleocápside (NP) y una proteína de la polimerasa de RNA. Solo existe una variedad antigénica del virus de la parotiditis. Sin embargo, estudios minuciosos que utilizan anticuerpos monoclonales específicos frente a la proteína HN han demostrado una variedad de diferencias antigénicas. Aparentemente, las diferencias entre las cepas son mínimas y la inmunidad inducida por una cepa proporciona protección contra las otras.

El virus es estable durante varios días a 4° C, pero se destruye fácilmente por calor, luz ultravioleta, éter y formalina. Sobrevive a la deshidratación por congelación.

Epidemiología

Los humanos son los únicos huéspedes naturales del virus de la parotiditis. Tras la introducción de la vacuna de la parotiditis en 1967, su incidencia sintomática ha disminuido sensiblemente. Antes de que las vacunaciones se extendieran, la incidencia de la parotiditis era máxima en invierno y primavera, y había epidemias cada 2-5 años. Por entonces, la parotiditis era principalmente una enfermedad de la infancia, pero en la actualidad más del 50% de los casos son adultos jóvenes. Las epidemias solían afectar a grupos de personas que permanecían en ambientes cerrados, como en los colegios y las dependencias militares.

El periodo de incubación de la parotiditis oscila generalmente entre 14-18 días, con límites extremos de 7-23 días. Sin embargo, como un portador puede estar sembrando el virus antes de sufrir síntomas (como ocurre en un tercio de los casos) o tener una infección subclínica, es muy frecuente que el periodo de incubación sea dudoso en un caso concreto. El padecimiento de la parotiditis confiere inmunidad para toda la vida. La inmunización también se acompaña de inmunidad prolongada.

Patogenia

El virus de la parotiditis se transmite a través de aerosoles de gotitas, la saliva y los fómites. El virus se replica en el epitelio de las vías respiratorias e induce una viremia que va seguida de infección de los tejidos glandulares y, a veces, del SNC.

Poco se sabe sobre la anatomía patológica de la parotiditis, puesto que esta enfermedad rara vez es mortal. En las glándulas afectadas se observan infiltrados intersticiales formados por células mononucleares, con edema intenso. Hay necrosis evidente de las células acinares y de los conductos epiteliales en las glándulas salivales y en el epitelio germinal de los túbulos seminíferos.

Manifestaciones clínicas

El pródromos de la parotiditis consiste en fiebre, malestar, mialgias y anorexia. La afectación de las parótidas, si aparece, suele hacerlo en las 24 horas siguientes, pero puede retrasarse hasta incluso una semana; suele ser bilateral, aunque a veces no comienza simultáneamente en ambos lados, y puede afectar a un solo lado. Las glándulas submaxilares y sublinguales se afectan con menos frecuencia que las parótidas y casi nunca son las únicas implicadas. La inflamación de las parótidas se acompaña de hipersensibilidad y de desaparición del espacio existente entre el lóbulo de la oreja y el ángulo de la mandíbula. Es frecuente que el paciente refiera dolor de oídos y que tenga dificultades para comer, deglutir o hablar. La inflamación glandular aumenta durante unos días y luego remite gradualmente y desaparece al cabo de una semana. El orificio del conducto de Stenon suele estar enrojecido e inflamado. En cerca del 5% de los casos de parotiditis se ha descrito edema preesternal con fóvea, asociado con frecuencia a adenitis submandibular.

Además de afectar a las parótidas, la manifestación más frecuente de la parotiditis en los varones pospuberales es la orquitis, que ocurre en un 20% de casos. El testículo presenta dolor e hipersensibilidad y experimenta un aumento de tamaño de varias veces lo normal; es frecuente que haya fiebre al mismo tiempo. Más adelante aparece atrofia testicular en la mitad de los varones afectados. Como la orquitis es bilateral en menos del 15% de los casos, la esterilidad consecutiva a la parotiditis es un hecho raro. En la mujer, la oofaritis (mucho menos frecuente que la orquitis del varón) puede producir dolores en la región inferior del abdomen, pero no ocasiona esterilidad.

La sordera es una complicación potencialmente seria considerada como resultado del daño al nervio auditivo causado por el virus de la parotiditis. Por lo general solo un oído se ve afectado.

Otra manifestación habitual de la parotiditis tanto en niños como en adultos es la meningitis aséptica, que puede aparecer antes, durante, después de la afectación parotídea o en ausencia de ella. Antes de la vacunación, la parotiditis era la causa más frecuente de meningitis aséptica en niños. Los síntomas consisten en rigidez de nuca, cefalea y somnolencia. En un 50% de los casos de parotiditis clínica puede haber pleocitosis del LCR de hasta 1.000 células/ml, pero solo se encuentran signos evidentes de irritación meníngea en un 5-25% de los casos. En las primeras 24 horas suelen predominar los polimorfonucleares en el LCR, pero hacia el segundo día casi todas las células son linfocitos. La glucosa del LCR puede estar anormalmente baja, lo que a veces despierta la sospecha de una meningitis bacteriana. La meningitis aséptica de la parotiditis sin afectación parotídea es indistinguible clínicamente de la causada por otros virus. La meningitis parotídea cura espontáneamente casi siempre, aunque en algunas ocasiones la parálisis de los nervios craneales han provocado secuelas permanentes, en parte sordera. Más raramente, el virus de la parotiditis es capaz de causar encefalitis, que se manifiesta por fiebre alta y alteraciones intensas del nivel de conciencia; es frecuente que quienes sobreviven sufran secuelas permanentes. Otros problemas del SNC que pueden asociarse en ocasiones a la parotiditis son ataxia cerebelosa, parálisis faciales, mielitis transversa, síndrome de Guillain-Barré y estenosis del acueducto de Silvio seguida de hidrocefalia. La pancreatitis causada por el virus de la parotiditis puede manifestarse por dolor abdominal y es difícil de diagnosticar debido a que la elevación de la amilasa sérica ocurre también en la parotiditis no complicada con pancreatitis. Otras complicaciones raras de la parotiditis son: miocarditis, mastitis, nefritis, artritis y púrpura trombocitopénica. Se observa también un excesivo número de abortos espontáneos cuando una mujer embarazada padece parotiditis durante el primer trimestre de la gestación. La parotiditis durante el embarazo no causa parto prematuro ni malformaciones fetales.

Diagnóstico diferencial

La parotiditis se diagnostica fácilmente cuando el paciente presenta una afectación aguda de ambas parótidas y una historia de exposición reciente. Cuando no hay parotiditis o esta es unilateral, o cuando la enfermedad afecta a otros lugares, es necesario acudir a los datos de laboratorio. Entre las innumerables causas de inflamación parotídea bilateral no debidas al virus de la parotiditis se encuentran: la infección por otros virus, como parainfluenza tipo 3, los virus Coxsackie y el virus gripal A; enfermedades como diabetes mellitus e hiperazoemia; y ciertos fármacos, como fenilbutazona y tiouracilo. La inflamación parotídea unilateral puede deberse a un tumor, quiste u obstrucción del conducto por litiasis o estenosis. Otros procesos que se acompañan de inflamación parotídea crónica son la sarcoidosis, el síndrome de Sjögren y la infección por el VIH. La parotiditis supurada debida habitualmente a *Staphylococcus aureus*, también suele ser unilateral.

Hay que pensar en otras entidades cuando las manifestaciones compatibles con parotiditis aparecen en órganos distintos a las parótidas. La torsión testicular puede producir una masa escrotal dolorosa parecida a la que se observa en la orquitis de la parotiditis. Otros virus (ej. enterovirus) pueden causar meningitis aséptica, que es indistinguible clínicamente de la causada por el virus de la parotiditis.

Diagnóstico de laboratorio

El virus de la parotiditis se aísla fácilmente después de inocular las muestras clínicas adecuadamente en los tejidos de diversos huéspedes, como son las células renales del mono rhesus y los fibroblastos pulmonares de embriones humanos. El virus se puede identificar enseguida utilizando las células que crecen en viales cerrados y mediante anticuerpos monoclonales marcados con fluoresceína. Se puede recuperar el virus a partir de la saliva, la faringe y la orina en los primeros días de la enfermedad y a partir del LCR en los pacientes con meningitis parotídea. La excreción del virus por la orina puede persistir incluso durante 2 semanas. La parotiditis no tiene datos característicos en los recuentos de la sangre periférica.

Los análisis de inmunosorción ligada a enzimas (ELISA) de gran sensibilidad son útiles para diagnosticar la parotiditis y para determinar la susceptibilidad a la enfermedad. La parotiditis aguda se puede diagnosticar bien observando una elevación considerable del título de anticuerpos entre el suero de la fase aguda y el suero de la convalecencia, o demostrando la IgM específica en una muestra de suero. La cutirreacción realizada con un antígeno para evaluar la inmunidad a la parotiditis ha sido sustituida por las pruebas serológicas.

Tratamiento

El tratamiento de la parotiditis y de otras manifestaciones de la enfermedad es sintomático. Puede ser beneficioso administrar analgésicos y aplicar compresas templadas o frías a la región parotídea. La inmunoglobulina antiparotiditis no tiene ningún valor en la profilaxis ni el tratamiento de la enfermedad consolidada. El dolor testicular puede minimizarse aplicando localmente compresas frías y un suspensorio cómodo para el escroto. También puede practicarse un bloqueo anestésico. No hay pruebas sobre la utilidad de los glucocorticoides ni de la incisión de la túnica albugínea en la orquitis grave. Hay informes anecdóticos basados en un pequeño número de pacientes que señalan que la administración de interferón puede ser beneficiosa.

Prevención

En 1963 se descubrió la vacuna contra la parotiditis, al utilizar lavados de garganta de un niño de 5 años para desarrollar una vacuna de virus vivos atenuados de la parotiditis. En 1967 en Estados Unidos se autorizó esta vacuna que contenía la cepa Jeryl Lynn de la parotiditis. Estudios posteriores mostraron que la vacuna tenía una eficacia protectora del 97-98%, y más estudios confirmaron que la vacuna era tan eficaz en adultos como en niños. La inmunidad es duradera y probablemente sea de por vida.

La vacuna utilizada actualmente en Epaña está compuesta por diferentes cepas de virus atenuados de la parotiditis, y combinada con las de sarampión y rubeola, la denominada triple vírica (SRP), además de esta, está disponible la tetravírica que incluye también a la varicela. El calendario de vacunación establecido por el Consejo Interterrotorial del Sistema Nacional de Salud del año 2020 establece la vacunación con la SRP en dos dosis, a los 12 meses y a los 3-4 años. También se recomienda esta vacuna en los niños mayores, adolescentes y adultos susceptibles, especialmente en varones adolescentes que no han padecido la enfermedad. En esos casos se puede administrar esta o una vacuna monovalente contra la parotiditis; es mejor administrar dos dosis. La inmunización accidental de personas que ya estaban inmunizadas no se ha asociado a reacciones secundarias importantes. No se recomienda administrar la vacuna de la parotiditis a las mujeres embarazadas, a las personas que se están tratando con glucocorticoides ni a huéspedes inmunodeprimidos. Sin embargo, los niños con infección por el VIH pueden ser inmunizados sin peligro contra la parotiditis; en esos casos suele utilizarse la vacuna triple (sarampión-parotiditis-rubeola).

Bibliografía

WANER, J.L. *Parainfluenza viruses.* En: Murray, P.R., Baron, E.J., Pfaller, M.A., Tenover, F.C., Yolken, R.H., editores. Manual of Clinical Microbiology (6.ª ed.). Washington, DC: ASM Press, 1995; 926-931.

BREESE HALL, C. *Laringotraqueobronquitis aguda (crup).* En: Mandell, G. Douglas, Bennett, J. editores. Enfermedades infecciosas. Principios y práctica (4.ª ed.). Vol. 1. Churchill Livingstone Inc, 1995; 525-529.

DOMACHOWSKE, J.B., ROSENBERG, H.F. *Respiratory syncytial virus infection: immune response, immunopathogenesis, and treatment.* Clin Microbiol Rev 1999; 12(2): 298-309.

FALSEY, A.R., WALSH, E.E. *Respiratory syncytial virus infection in adults.* Clin Microbiol Rev 2000; 13(3): 371-384.

TRISTRAM, D.A., WELLIVER, R.C. *Respiratory syncytial virus.* En: Murray, P.R., Baron, E.J., Pfaller, M.A., Tenover, F.C., Yolken, R.H., editores. Manual of Clinical Microbiology (6.ª ed.). Washington, DC: ASM Press, 1995; 932-939.

SALMI, A.A. *Measles virus.* En: Murray, P.R., Baron, E.J., Pfaller, M.A., Tenover, F.C., Yolken, R.H., editores. Manual of Clinical Microbiology (6.ª ed.). Washington, DC: ASM Press, 1995; 956-962.

GODOY, P., DOMINGUEZ, A., ALVAREZ, J., CAMPS, N., JANSA, J.M., MINGUELL, S., et al. *Measles epidemiology in Catalonia (Spain): Implications for a regional vaccination programme.* Int J Epidemiol 1999; 28: 558-562.

SWIERKOSZ, E.M. *Mumps virus.* En: Murray, P.R., Baron, E.J., Pfaller, M.A., Tenover, F.C., Yolken, R.H., editores. Manual of Clinical Microbiology (6.ª ed.). Washington, DC: ASM Press, 1995; 963-967.

GERSHON, A. *Sarampión.* En: Fauci, A.S., Braunwald, E., Isselbacher, K.J., Wilson, J.D., Martin, J.B., Kasper, D.L., editores. Principios de Medicina Interna (14.ª ed.). McGraw-Hill Interamericana, 1998; 1286-1289.

GERSHON, A. *Parotiditis.* En: Fauci, A.S., Braunwald, E., Isselbacher, K.J., Wilson, J.D., Martin, J.B., Kasper, D.L., editores. Principios de Medicina Interna (14.ª ed.). McGraw-Hill Interamericana, 1998; 1291-1293.

DOLIN, R. *Infecciones respiratorias virales comunes.* En: Fauci, A.S., Braunwald, E., Isselbacher, K.J., Wilson, J.D., Martin, J.B., Kasper, D.L., editores. Principios de Medicina Interna (14.ª ed.). McGraw-Hill Interamericana, 1998; 1260-1266.

LEAL QUEVEDO, F.J., LÓPEZ PÍO, I. *Vacunas en pediatría* (3ª ED) Editorial Médica panamericana. 2009.

HALABE, J. *Vacunación en el adulto.* Editorial McGraw-Hill/ Interamericana de México. 2008.

QUIJADA, C.A. *Sarampion 2010 Traveler's Health CDC. 2009.* Sociedad Argentina de pediatría. Campaña de seguimiento de sarampión 2009 SAP. 2009.

Organización panamericana de la salud. Numero estimado de muertes por sarampión en el mundo 2000-2008 y proyecciones de una posible resurgencia en mortalidad mundial por sarampión, 2009-2013 Área de salud familiar y comunitaria. 2009.

El mundo.es salud. El sarampión, el enemigo constante elmundo.es. 2009.

PALAZZESI, A. *Vacuna en polvo contra el sarampión.* Neoteo. 2009.

BRANCHE AR, FALSEY AR. *Parainfluenza Virus Infection.* Semin Respir Crit Care Med. 2016;37(4):538-554.

LIU WK, CHEN DH, TAN WP, ET AL. *Paramyxoviruses respiratory syncytial virus, parainfluenza virus, and human metapneumovirus infection in pediatric hospitalized patients and climate correlation in a subtropical region of southern China: a 7-year survey.* Eur J Clin Microbiol Infect Dis. 2019;38(12):2355-2364.

GRIFFITHS C, DREWS SJ, MARCHANT DJ. *Respiratory syncytial virus: infection, detection, and new options for prevention and treatment.* Clin Microbiol Rev. 2017 Jan;30(1):277-319.

PAWEŁCZYK M, KOWALSKI ML. *The Role of Human Parainfluenza Virus Infections in the Immunopathology of the Respiratory Tract.* Curr Allergy Asthma Rep. 2017;17(3):16.

STEIN RT, BONT LJ, ZAR H, ET AL. *Respiratory Syncytial Virus Hospitalization and Mortality: Systematic review and meta-analysis.* Pediatr Pulmonol. 2017;52:556-569

Asociación Española de Pediatría, documento de consulta. Capítulo 37. Sarampión. Actualizado en mayo 2020 https://vacunasaep.org/documentos/manual/cap-37#f37.2

ECHEVARRÍA JE, FERNÁNDEZ A, DE ORY F. *Vigilancia microbiológica del sarampión y rubeola en España.* Red de la boratorios. Rev Esp Salud Pública 2015;89:381-391

https://www.mscbs.gob.es/profesionales/saludPublica/prevPromocion/vacunaciones/Calendario_Todalavida.htm consultado en mayo 2020

12. Infecciones por el virus de la rubéola.

Mercedes Pérez Ruiz, Sara Sanbonmatsu Gámez y María del Mar Gallardo García

INTRODUCCIÓN

La rubéola (sarampión alemán) se describió por primera vez en el siglo XVIII, e inicialmente fue considerada una variante del sarampión y la escarlatina y por ello fue denominada tercera enfermedad, hasta que en 1814 fue considerada como enfermedad aparte. En 1914, Hess postuló su posible etiología viral, que fue más tarde confirmada por Hiro y Tosaka en 1938, mediante transmisión de la enfermedad a niños por inoculación de lavados nasales de enfermos.

Tras una epidemia de rubéola en 1940, los primeros casos de rubéola congénita datan de 1941, y fueron descritos por Norman Gregg, un oftalmólogo australiano, que informó de 78 casos de cataratas asociados a otras deformaciones congénitas en niños nacidos de madres con infección durante los primeros meses de embarazo.

Debido a la dificultad del diagnóstico virológico de la rubéola mediante cultivo celular, no se aisló por primera vez hasta 1962 por dos grupos de investigadores, Parkan y cols y Weller y Neva. Estos demostraron en un caso la presencia del virus por su fenómeno de interferencia del efecto citopático (ECP) que produce Echovirus en células de riñón de mono verde africano, y en el otro, por detección de ECP en células amnióticas humanas. Desde entonces, se ha demostrado que el virus de la rubéola es capaz de crecer en una gran variedad de líneas celulares, lo cual ha supuesto el punto de apoyo para el desarrollo de vacunas.

Con la introducción de la primera vacuna en 1969 (EEUU), se interrumpe el carácter cíclico epidémico de la rubéola (cada 6-9 años). En la actualidad, con la inclusión de la vacuna triple-vírica en el calendario vacunal (sarampión-rubéola-parotiditis), los casos de rubéola han descendido más del 99%. A pesar de contemplarse la posibilidad de erradicación de la rubéola, sigue siendo endémica en muchos países, informándose de 100.000 a 200.000 casos de rubéola congénita anuales en el mundo.

DESCRIPCIÓN DEL GÉNERO

El virus de la rubéola pertenece a la familia *Togaviridae*, que engloba los géneros *Rubivirus* (que contiene solo el virus de la rubéola) y *Alphavirus* (con 25 virus descritos, todos ellos transmitidos por artrópodos). En contraste con los alfavirus, la transmisión del virus de la rubéola no requiere ningún vector.

El virión es esférico, con una envuelta lipídica de 60 nm de diámetro que contiene dos glicoproteínas transmembrana (E1 y E2). El core o nucleocápside (30 nm de diámetro) está constituido por un RNA de 9.762 nucleótidos monocatenario y de polaridad positiva y la proteína estructural C. El RNA viral replica en el citoplasma de las células infectadas, y los nuevos viriones se producen cuando el core (RNA y proteína C) se rodea de membranas celulares que contienen las glicoproteínas E1 y E2.

El genoma de este virus, a diferencia de otros virus RNA, está muy conservado. Las cepas actualmente circulantes contienen dos tipos de RNA que difieren entre sí más de un 10%, y por tanto, se han descrito dos genotipos de virus de la rubéola, pero un único tipo antigénico (sin reacción cruzada con otros togavirus), de forma que la protección frente a uno de ellos, protege a su vez frente al otro.

EPIDEMIOLOGÍA

La rubéola es una enfermedad que afecta exclusivamente al hombre. No existe ningún reservorio animal del virus. No se ha descrito el estado de portador, aunque los niños con infección congénita pueden excretar el virus en la faringe durante largos periodos de tiempo.

La mayoría de los casos de rubéola se observan al final del invierno y principios de la primavera, y tradicionalmente, en la era prevacunal se reconocía como una enfermedad de la infancia, afectando a niños entre 5-9 años. La rubéola es una enfermedad moderadamente contagiosa, a diferencia del sarampión. Por eso, en la era prevacunal, solo el 80-90% de los adultos estaban inmunizados frente al virus de la rubéola, en contraste con el 98% de inmunizados frente al virus del sarampión.

Las epidemias de rubéola solían darse en el periodo prevacunal cada 6-9 años. La mayor y más reciente epidemia en EE.UU. ocurrió en 1964, durante la cual 12,5 millones de personas se infectaron. Tras la licencia y comercialización de la vacuna en 1969, no ha habido ninguna epidemia en países donde esta se utiliza, aunque sí algunos brotes, principalmente en colegios y centros militares, en los que el contacto de los sujetos susceptibles con infectados es estrecho.

La incidencia de la enfermedad había disminuido en 1994 en un 96% con respecto al principio de la década de los 80. Según la información recogida por el Plan de Eliminación del sarampión, de la rubeola y del síndrome de la rubeola congénita del Centro Nacional de Epidemiología, desde el año 2013 al 2020 solo se han producido casos esporádicos. En 2004 se confirmaron 5 casos, 4 en 2015 y dos en 2016. Ese año la OMS declaró a España *país libre de transmisión endémica de rubeola*, ya que los pocos casos descritos son casos importados.

En el año 2008 y prolongándose a 2009, 12 casos fueron detectados, aunque todos frutos de un mismo brote ocurrido en Zaragoza.

Desde el año 2005 no se ha dado ningún caso de síndrome de rubeola congénita en nuestro país.

El virus de la rubéola se transmite por las gotas excretadas con las secreciones respiratorias de personas infectadas. El periodo de mayor contagiosidad se da cuando el exantema comienza a aparecer, pero los pacientes infectados pueden excretar virus en faringe desde 10 días antes hasta 15 días después de la aparición del exantema. Los pacientes con rubéola subclínica también transmiten la infección a personas susceptibles. Los niños con rubéola congénita excretan grandes cantidades de virus a través de secreciones durante largos periodos de tiempo. Las personas vacunadas frente al virus no transmiten la infección, aunque el virus se puede aislar de faringe; probablemente esto es debido a que la carga viral es demasiado baja para ser infecciosa.

A pesar de que la inmunidad frente al virus de la rubéola se mantiene de por vida una vez que se ha pasado la infección primaria, pueden darse reinfecciones, la mayoría de las cuales cursan de forma asintomática. La reinfección puede aparecer meses y hasta años después de la administración de la vacuna, no suelen ser caracterizadas como enfermedad, y solo se demuestran por un aumento en el título de anticuerpos. Aunque se han descrito casos de reinfección en embarazadas, la transmisión de la infección al feto es extremadamente rara.

PATOGENIA

La rubéola postnatal se transmite por contacto directo con individuos infectados. Tras la transmisión respiratoria del virus, se cree que la replicación viral ocurre en la nasofaringe y nódulos linfáticos regionales. A los 5-7 días tras la exposición, se produce viremia con diseminación viral. Al igual que ocurre en el sarampión, se ha descrito una viremia secundaria en la infección por virus de la rubéola, y el exantema aparece cuando se desarrolla inmunidad y el virus desaparece de la sangre, lo cual sugiere que el exantema está mediado inmunológicamente.

La infección transplacentaria del feto ocurre durante la fase de viremia. La patogénesis de la infección congénita que conduce a rubéola congénita no se conoce bien, aunque parece que en fases tempranas del embarazo la infección produce una alteración de la respuesta inmune frente al virus y alteración en la organogénesis. El efecto significativo en el feto infectado al principio del embarazo está probablemente relacionado con la incapacidad de este para sintetizar anticuerpos tipo IgM hasta la semana 20 y para desarrollar respuesta inmune celular hasta la semana 27 de gestación.

CARACTERÍSTICAS CLÍNICAS

Rubéola postnatal

El periodo de incubación de la rubéola es de 14 días, con un rango que oscila entre 12-23 días. Los síntomas de la rubéola postnatal son habitualmente leves, y un 20-50% de los casos pueden cursar de forma asintomática. En general, se caracteriza por ser de aparición aguda y presentarse como un exantema maculopapular con fiebre baja, linfadenopatías, artritis, artralgias y conjuntivitis. En los niños, el exantema es generalmente la primera manifestación. En niños mayores y adultos, generalmente aparece una fase prodrómica de 1-5 días con fiebre baja, malestar, linfadenopatías y síntomas del tracto respiratorio superior, que precede a la aparición del exantema.

El exantema de la rubéola generalmente aparece inicialmente en la cara seguido de progresión a toda la cabeza y pies. Dura aproximadamente 3 días y ocasionalmente puede cursar con prurito. La linfadenopatía puede aparecer una semana antes que el exantema y mantenerse durante varias semanas. Los nódulos linfáticos postauricular y suboccipital son los más frecuentemente afectados. La artritis y artralgia se consideran una complicación de la enfermedad, aunque son tan frecuentes en adultos que muchos las consideran como un síntoma general más de esta. Otros síntomas que pueden darse en la rubéola postnatal son dolor testicular y orquitis. Las denominadas *manchas de Forschheimer* se pueden apreciar en el paladar blando, aunque no son diagnósticas de rubéola.

Complicaciones

Las complicaciones de la rubéola no son habituales y tienden a darse más frecuentemente en adultos que en niños.

La artritis y artralgia puede aparecer hasta en el 70% de las mujeres y son menos frecuentes en niños y adultos varones y afecta principalmente a dedos, muñeca y rodillas. Tienden a aparecer simultáneamente o poco tiempo antes del exantema y durar hasta un mes. La artritis crónica es infrecuente.

Puede producirse encefalitis en uno de cada 5.000 casos, más frecuentemente en adultos (especialmente mujeres). Las tasas de mortalidad por esta complicación oscilan entre el 0-50%.

Las manifestaciones hemorrágicas ocurren aproximadamente en uno de cada 3.000 casos, más frecuentemente en niños, durando desde días hasta meses, y siendo generalmente autolimitadas. Estas manifestaciones pueden ser secundarias a daño vascular y bajo recuento plaquetario, siendo la púrpura trombocitopénica la principal manifestación. Pueden darse también hemorragias gastrointestinales, cerebrales e intrarrenales.

Otras complicaciones menos frecuentes son orquitis, neuritis y hepatitis.

Rubéola congénita

La infección congénita se caracteriza por eliminación de virus durante largos periodos, desarrollo lento de respuesta inmune frente al virus y diferentes respuestas a determinadas proteínas virales con respecto a los casos de rubéola postnatal. La reinfección por el virus puede ocurrir, pero con niveles de viremia mucho menores que en la infección primaria, y por ello el riesgo de infección congénita es mínimo de madres que sufren reinfección.

La rubéola congénita está incluida dentro de las enfermedades infecciosas uterinas causantes del denominado síndrome TORCH (toxoplasma, otros, rubéola, citomegalovirus, herpes). Las enfermedades que causan *tienen en común:*

- Enfermedad generalmente inaparente en la madre.
- Amplio espectro de gravedad de la infección en el feto.
- Similitud de la presentación clínica (retraso en el crecimiento y defectos congénitos).
- Secuelas a largo plazo.

La gravedad del síndrome de rubéola congénita depende del periodo de gestación en que la madre se infecta y transmite el virus al feto. Si ocurre en las primeras semanas del embarazo puede ser fatal, afectar a todos los órganos, causar una amplia gama de defectos congénitos, conducir a muerte fetal, aborto o parto prematuro. Cuando el virus de la rubéola infecta a embarazadas en las primeras 11 semanas de gestación, la probabilidad de defectos congénitos es del 90%. Tras la 18ª semana de embarazo, esta probabilidad disminuye, aunque el recién nacido es aún susceptible a la infección. El riesgo de defectos congénitos cuando la madre se infecta en el tercer trimestre no es mayor que el que conlleva cualquier embarazo no complicado.

La rubéola congénita da lugar a un amplio número de defectos en el recién nacido afectando virtualmente a todos lo órganos. La sordera es el más común de todos, y frecuentemente la única manifestación, especialmente si la infección ocurre a partir del 4º mes de gestación. Los defectos oculares incluyen cataratas, microftalmia, glaucoma y retinopatía. También puede producir anomalías cardiovasculares tales como ductus arteriosus persistente, estenosis de la arteria pulmonar y coartación de la aorta. Otros defectos que se pueden dar son los neurológicos (microcefalia y retraso mental), lesiones óseas, esplenomegalia, hepatitis y púrpura trombocitopénica.

Las manifestaciones clínicas de la rubéola congénita se pueden demorar hasta los 2-4 años. En fases tardías de la infancia puede aparecer diabetes mellitus y encefalopatía progresiva similar a la panencefalitis esclerosante subaguda.

TOMA DE MUESTRAS Y TRANSPORTE

Las muestras idóneas para diagnóstico de rubéola mediante cultivo celular y/o biología moléculas son frotis faríngeos y secreciones nasofaríngeas (en medio de transporte adecuado si son para cultivo celular). Son también útiles las muestras de tejidos y orina. Las muestras deben conservarse a 4° C durante días, y congeladas a -70° C si va a ser durante periodos más prolongados (semanas). Los viriones son relativamente inestables, se inactivan mediante calor (56° C), detergentes, disolventes orgánicos, tripsina, formalina, luz ultravioleta, y son inhibidos por amantadina. El momento de recolección de la muestra es importante. El virus puede ser detectado en muestras faríngeas de pacientes infectados desde una semana antes hasta dos semanas después de la aparición del exantema. La serología es el método más utilizado para diagnosticar infección por el virus de la rubéola. Para evaluar anticuerpos tipo IgM en rubéola postnatal, la muestra de suero debe obtenerse a los 5-7 días de aparición del exantema, ya que el primer día de aparición de este aproximadamente el 50% de los pacientes son IgM negativa. Por el contrario, los pacientes con rubéola congénita mantienen la IgM y virus detectable durante meses, por lo que el momento de toma de la muestra es menos crítico en estos casos.

DIAGNÓSTICO

Al ser una enfermedad generalmente leve con síntomas inespecíficos, la rubéola es difícil de diagnosticar clínicamente, y requiere diagnóstico diferencial con otras enfermedades infecciosas como escarlatina, sarampión, mononucleosis, toxoplasmosis, roséola, eritema infeccioso y algunas infecciones producidas por enterovirus. Los parámetros rutinarios de laboratorio tampoco ayudan al diagnóstico porque solo revelan leucopenia y linfocitos atípicos. Por tanto, un diagnóstico de confirmación para infección por virus de la rubéola debe hacerse por técnicas microbiológicas en las que se detecte el virus o anticuerpos específicos frente a él.

Detección de RNA viral mediante RT-PCR

Los métodos de amplificación del RNA del virus de la rubéola a partir de las muestras clínicas son útiles para diagnóstico de pacientes infectados. No todos los métodos de RT-PCR (*reverse transcription-polymerase chain reaction*) son lo suficientemente sensibles para ser usados en muestra directa. Aquéllos con una sensibilidad de 3-10 copias de RNA son los adecuados, concretamente este es el caso de la nested-RT-PCR.

Estas técnicas requieren una cuidadosa valoración de la significación clínica de los resultados. Un resultado de RT-PCR negativo es difícil de evaluar ya que generalmente es bastante difícil conocer las tasas de falsos negativos. En general, y cuando la muestra de suero no se puede obtener o se requiere confirmación de los métodos serológicos, la RT-PCR es preferible al cultivo por su mayor rapidez y facilidad de realización.

Aislamiento e identificación

El cultivo del virus de la rubéola de muestras clínicas es útil para el diagnóstico de infección y enfermedad postnatal y congénita. Además, el cultivo viral se puede utilizar en rubéola congénita o infección congénita para monitorizar la presencia del virus y determinar cuándo se puede interrumpir el aislamiento de estos pacientes de contactos susceptibles.

El virus de la rubéola crece en células Vero, AGMK, BHK21 y RK-13. Dado que el efecto citopático que produce el virus de la rubéola en cultivo celular es mínimo o inexistente, el diagnóstico virológico clásicamente se realizaba por determinación de la interferencia que produce este virus en el ECP de enterovirus. Actualmente, en lugar de este método, la detección del virus en cultivos celulares sin ECP se realiza mediante RT-PCR para detección de RNA viral y/o inmunofluorescencia para detección de proteínas virales.

Diagnóstico serológico

ELISA

La detección de anticuerpos tipo IgM frente a rubéola mediante ELISA de captura o indirecto es el mejor método para detección de infección postnatal. Solo en el 50% de los casos se detecta IgM en el día de aparición de los síntomas, y es detectable en la mayoría de los casos a partir del 3er día, siendo los niveles máximos a partir del 5º día. Por tanto, si la determinación de IgM frente a rubéola se realiza entre los días 5 y 20 desde la aparición de los síntomas, prácticamente todos los casos de rubéola postnatal tendrán IgM detectable.

Los anticuerpos tipo IgG se hacen detectables en todos los casos de rubéola postnatal a partir del 8° día de la aparición de los síntomas. Para el diagnóstico mediante determinación de IgG, se deben tomar sueros de fase aguda y convaleciente, y serían positivos para confirmar infección aquéllos en los que se observe un incremento en el título de anticuerpos de 4 veces entre el suero de fase aguda y el de fase convaleciente.

En la rubéola congénita, se puede utilizar el mismo test de ELISA, teniendo en cuenta que los anticuerpos tipo IgM se detectan desde el nacimiento hasta el mes de vida. La IgG aumenta progresivamente durante los primeros 9 meses de vida en los niños con rubéola congénita, mientras que disminuiría en los no afectados. Por tanto, un aumento en el título de IgG durante este periodo también sería diagnóstico de rubéola congénita.

Otros métodos serológicos

Aunque el más utilizado es el ELISA, hay disponibles otros *métodos serológicos* para diagnóstico de infección, enfermedad, o estado de inmunización, entre los cuales estarían:

- *Aglutinación con partículas de látex*, para detección de IgG e IgM, que son habitualmente utilizados para determinar el estado inmune principalmente en embarazadas, ya que son rápidos y sencillos de realizar.
- *Inhibición de la hemaglutinación*, que fue en un tiempo el método de referencia. Aunque debido a la dificultad de estandarización y a la disponibilidad del ELISA, si se utilizan, el resultado debe confirmarse por otro método.
- *Inmunofluorescencia.* El suero del paciente se enfrenta a células que expresan proteínas del virus de la rubéola, y la reacción antígenoanticuerpo se pone de manifiesto con una anti-inmunoglobulina marcada con un fluorocromo. Una reacción positiva se visualiza con un microscopio de fluorescencia mediante la observación de células fluorescentes teñidas uniformemente.
- *Avidez de los anticuerpos tipo IgG.* Se utiliza para aquellos casos en los que no es posible realizar serología para detectar IgM. Una baja avidez de la IgG a proteínas del virus se asocia con infección reciente.

La mayoría de los métodos serológicos para rubéola se realizan para determinar el estado inmunológico en la embarazada mediante determinación de los anticuerpos tipo IgG (no debe utilizarse nunca la determinación de IgM para cribado en embarazadas, por la posibilidad de falsos positivos). Para el ELISA, se considera inmunidad cuando el resultado positivo es igual o superior a 10 UI/ml. El cribado en la embarazada generalmente se acompaña de otras determinaciones serológicas (lúes, toxoplasma, VIH), por lo que en muchos laboratorios, este se lleva a cabo con sistemas automatizados de ELISA.

EVALUACIÓN, INTERPRETACIÓN E INFORME DE RESULTADOS

Rutinariamente se debe realizar en el laboratorio detección de IgG e IgM frente a virus de la rubéola para diagnóstico de infección postnatal, ya que cualquiera de ellos provee de la información suficiente.

Cuando se trata de diagnosticar infección primaria en embarazadas, la decisión clínica puede estar condicionada por la presencia de resultados falsos positivos y negativos. Por ello, el laboratorio debe proveer en estos casos de la información sobre las tasas de falsos positivos y negativos. Además, debería evaluar infecciones recientes por otros virus que causan clínica similar (parvovirus B19). Así, en el supuesto de que el resultado de infección reciente sea positivo solo para rubéola, la confianza de este mejora considerablemente. Igualmente, la repetición de la determinación así como la evaluación de otras muestras clínicas (ej. Serología y cultivo celular o RT-PCR), generalmente aportan un resultado conjunto consistente. En el caso de que el diagnóstico se realice solo por métodos serológicos, se recomienda repetir el test para confirmar los resultados.

CLASIFICACIÓN DE CASOS DE RUBÉOLA

En términos generales, la clasificación de los casos de rubéola postnatal incluye las categorías de: sospechosos, probables, confirmados o confirmados asintomáticos. Para la rubéola congénita, las categorías son: sospechoso, probable, confirmada o solo infección. Todos los casos definidos como enfermedad o infección confirmada requieren resultados positivos de laboratorio, ya que pueden ser clínicamente similares a otras enfermedades e incluso, pueden cursar de forma asintomática.

Definición de caso clínico de rubéola postnatal

Un caso clínico de rubéola postnatal se define como enfermedad con las siguientes *características*:

- Aparición aguda de exantema maculopapular generalizado.
- Temperatura > 37,2° C.
- Artralgia, artritis, linfadenopatías o conjuntivitis.

Se excluirían los casos que cumplen los criterios de definición de caso de sarampión y/o los casos con serología compatible con infección por el virus del sarampión.

Clasificación de casos de rubéola postnatal

Caso sospechoso: Cualquier exantema generalizado de comienzo agudo.

Caso probable: Cualquiera que cumpla los criterios de caso clínico, que no tenga realizadas determinaciones serológicas o virológicas y que no tenga ninguna relación epidemiológica con un caso confirmado de laboratorio.

Caso confirmado: Cualquier caso con determinación positiva de laboratorio o cualquiera que cumpla los criterios de caso clínico y además tenga relación epidemiológica con un caso confirmado.

Definición de caso clínico de rubéola congénita

Un caso clínico de rubéola congénita se define como enfermedad, generalmente en la infancia, resultante de infección intrauterina, y caracterizado por síntomas incluidos en las siguientes *categorías:*

- Cataratas, glaucoma congénito, cardiopatía congénita (más comúnmente ductus arteriosus persistente o estenosis de la arteria pulmonar), sordera, retinopatía.
  Otros síntomas asociados pueden ser:
- Púrpura, esplenomegalia, ictericia, microcefalia, retraso mental, meningoencefalitis, enfermedad ósea radiotransparente.

Clasificación de casos de rubéola congénita

Infección: Evidencia de laboratorio de infección por virus de la rubéola, sin signos ni síntomas.

Caso sospechoso: Cualquier caso con alguno de los hallazgos clínicos compatibles con rubéola, pero que no alcanza el criterio de caso probable.

Caso probable: Aquel que no tiene confirmación de laboratorio y tiene al menos dos de las complicaciones definidas en A) y una en B), y carece de evidencia de algún tipo de etiología.

Caso confirmado: Aquel compatible con la definición de caso clínico y confirmado por el laboratorio.

En los casos probables, cualquiera o ambos signos oftalmológicos (cataratas y glaucoma) cuentan como una única complicación. En los casos clasificados como infección, si más tarde aparece cualquier signo o síntoma (eg. sordera) se reclasificaría como caso confirmado.

Tanto la rubéola postnatal como la rubéola congénita son enfermedades de declaración obligatoria.

TRATAMIENTO Y PREVENCIÓN

Dado que la rubéola postnatal es una enfermedad leve, no está indicado tratamiento. No existe tratamiento específico para la rubéola, por tanto, este debe ser sintomático.

La prevención de la rubéola congénita es el principal objetivo de la vacunación frente al virus de la rubéola.

Vacuna de la rubéola

En 1969 se autorizaron tres vacunas de rubéola: HPV-77:DE-5, HPV-77:DK-12 y Cendehill. La vacuna de la cepa HPV-77:DK-12 fue posteriormente retirada dada la gran cantidad de complicaciones óseas asociadas a su administración. En enero de 1979, la vacuna de la cepa RA 27/3 (fibroblastos humanos) fue autorizada, y se retiraron las restantes. Es una vacuna de virus vivos atenuados. Está disponible como una preparación antigénica única, o en combinación con las vacunas frente a sarampión y parotiditis (triple vírica, TV). El ACIP (Advisory Committee on Immunization Practices, CDC) recomienda la vacuna combinada TV cuando uno de los componentes está indicado.

En España, la vacuna frente a rubéola se introdujo en 1979, dirigida a niñas de 11 años, para prevenir la rubéola congénita. En 1981 se introdujo la TV en todos los niños de entre 12-15 meses de edad. Sin embargo, dado que la rubéola se empezó a declarar dentro del sistema de Enfermedades de Declaración

Obligatoria (EDO) en 1982, no se dispone de los datos anteriores a esta fecha que permitan valorar el efecto real de la vacunación.

La vacuna RA27/3 es segura y más inmunogénica que las previamente utilizadas. Más del 95% de las personas vacunadas con ella desarrollan inmunidad con una sola dosis, y más del 90% están protegidos frente a la enfermedad e infección al menos durante 15 años.

Algunos estudios sugieren que la reinfección en los vacunados tras exposición se da en aquéllos con bajos niveles de anticuerpos, aunque esta no es común.

Esquema de vacunación

En la actualidad, todos los niños son vacunados frente a rubéola, dentro del calendario vacunal a los 12 meses de edad, asociada a sarampión y parotiditis (TV, triple vírica). Se recomiendan dos dosis de vacuna. La segunda dosis se recomienda también en su forma TV y se administra a los 3-4 años de edad. El seguimiento de niños sanos por parte de los médicos y pediatras de atención primaria puede servir para verificar el estado de vacunación y captar aquellos niños que no han recibido las dos dosis. El calendario vacunal en España incluye la vacunación con la TV a partir de los 6 años para los no vacunas con anterioridad.

Los adultos nacidos a partir de 1957, sin contraindicaciones para la vacuna, deben vacunarse a menos que documenten una dosis de TV o evidencia de inmunidad frente a los tres virus.

Por otra parte, las mujeres en edad gestacional que no fueron vacunadas en su infancia o pubertad, deben vacunarse para evitar el mayor problema asociado al virus de la rubéola, que es la rubéola congénita. El ACIP recomienda no quedarse embarazada en las 4 semanas siguientes a la fecha de vacunación. El embarazo es una contraindicación para la administración de la vacuna, aunque no se recomienda realizar test de embarazo antes de la vacunación.

Además debe hacerse especial esfuerzo en la vacunación de personal sanitario, y personal, varones y hembras, de colegios y en general de centros y colectivos en los que el contacto entre personas es estrecho.

Inmunidad

Se pueden considerar *inmunizados* frente al virus de la rubéola los individuos que:

- Han recibido al menos una dosis de TV u otra vacuna de la rubéola con cepas vivas atenuadas a partir de los 12 meses de edad.
- Tienen evidencia serológica de inmunidad.
- Nacieron antes de 1957 (aunque este punto no sería aceptado para mujeres que puedan quedarse embarazadas).

El diagnóstico clínico de la rubéola no es específico o por tanto no debe tenerse en cuenta para definir el estado inmune del paciente. La única evidencia fiable de infección previa por virus de la rubéola es la presencia de anticuerpos tipo IgG.

En algunas ocasiones, una persona que documenta vacunación previa frente a rubéola puede ser negativa a IgG mediante ELISA. En estos casos, se recomienda una dosis de TV y no se requiere evaluación posterior mediante serología del estado inmune.

Ni la vacuna de la rubéola ni la inmunoglobulina son efectivas en la profilaxis post-exposición. La vacunación post-exposición no es perjudicial y posiblemente puede abortar la posterior enfermedad.

Efectos adversos

La vacuna de la rubéola es muy segura. Los efectos adversos tras la administración de la TV son atribuibles al componente del virus del sarampión, y son más frecuentes en adultos, especialmente en mujeres.

Los principales efectos adversos son: fiebre, linfadenopatía y artralgia. La artralgia y artritis están asociados al componente de la rubéola de la TV, suelen ser agudas, y se pueden dar hasta en el 25% de las mujeres. Ocasionalmente, se han documentado parestesias y dolor de brazos y piernas.

Otras complicaciones menos frecuentes son exantema (5%), trombocitopenia (< 1/30.000 casos), sordera y encefalopatía (1/1.000.000 casos).

Contraindicaciones de la vacuna y precauciones

La vacuna de la rubéola estaría *contraindicada* en los siguientes casos:

- En personas que han experimentado una reacción alérgica grave seguida de una dosis previa de vacuna o debido a alguno de sus componentes (gelatina, neomicina, etc).
- En mujeres embarazadas o susceptibles de quedarse embarazadas.
- Pacientes inmunocomprometidos, dado que en estos, al ser una vacuna de virus vivos atenuados, puede potenciarse la replicación viral.
- Personas con enfermedad aguda grave, al menos hasta que esta se resuelva. No es contraindicación para la vacunación enfermedades leves (otitis media, enfermedad leve del tracto respiratorio superior) y tratamientos con antibióticos.

Bibliografía

BELLINI, W.J., ICENOGLE, J.P. Measles and rubella virases. En: *Manual of Clinical Microbiology*, 8ª ed. Murray, P.R., Baron, E.J., Jorgensen, J.H., Pfaller, M.A., Yolken, R.H., eds. Washington: ASM Press, 2003: 1389-1403.

BOSMA, T.J., CORBETT, K.M., O´SHEA, S., BANATVALA, J.E., Best, J.M. *PCR for detection of rubella virus RNA in clinical samples.* J Clin Microbiol 1995; 33: 1075-1079.

CDC. *Measles, mumps, and rubella-vaccine and strategies foe elimination of measles, rubella, and congenital rubella syndrome and control of mumps.* Recommendations of the Advisory Committee on Immunization Practices (ACIP). MMWR 1998; 47(RR-8): 1-57.

CDC. *Control and prevention of rubella: evaluation and management of suspected outbreaks, rubella in pregnant women, and surveillance for congenital rubella syndrome.* MMWR 2001; 50 (RR-12): 1-30.

CDC. *Revised ACIP recommendations for avoiding pregnancy after receiving rubella-containing vaccine.* MMWR 2001; 50: 1117.

Centro Nacional de Epidemiología. *Enfermedades de Declaración Obligatoria.* Casos notificados por Comunidades Autónomas. España 2002.

Comité Asesor de Vacunas (1994-1998) de la Asociación Española de Pediatría. *Manual de vacunas en pediatría.* Edición Andalucía 1998, 3ª Ed. Andalucía: Gráficas DI-garza, S.L., 1998.

GERSHON, A.A. Rubella virus (German measles). En *Mandell, Douglas, and Bennett's Principles and Practice of Infectious Diseases*, 5ª ed. Mandell, G.L., Bennett, J.E., Dolin R., eds. Philadelphia: Churchill Livingstone, 2000, p. 1708-1713.

LEE, J.-Y., BOWDEN. S. *Rubella virus replication and links to teratogenicity.* Clin Microbiol Rev 2000; 13: 571-587.

STEINHOFF, M.C., KINNEY, J.S. Sepsis e infecciones neonatales. En: *Un Planteamiento Práctico de las Enfermedades Infecciosas*, 3ª ed. Reese, R.E., Betts, R.F., eds. Jarpyo editores, S.A., 1991: 60-89.

WEISBERG, SS. *Rubeola* Medline plus.2009.

http://www.dmedicina.com/enfermedades/infecciosas/rubeola-1.

SIRVENT, E. RODRÍGUEZ, J.C. ROYO, G. *Rubéola en la embarazada*. Servicio de microbiología.2009.

JOEL KLEIN, M.D. *Las infecciones: rubéola*. Kidshealth.2009

MOSQUERA, S. *Rubéola a prevenirla* La revista.2009. http://consejossalud.com/la-rubeola-y-su-tratamiento.html

FLORENCIA. *Definición de rubéola*. Definición de ABC. 2009.

13. Infecciones producidas por Rhabdovirus y Rotavirus.

Mª Isabel Parejo Sánchez, Isidro Torres Muros, Leopoldo Muñoz Medina, Jorge Parra Ruiz y María del Mar Gallardo García

INTRODUCCIÓN

El nombre *Rhabdovirus* proviene del griego, llamado así por su morfología (*Rhabdo* = Griego, forma de barra). Genéticamente el genoma de los rhabdovirus humanos es RNA no segmentado que recuerda a Paramyxovirus. Hay más de 200 tipos de rhabdovirus conocidos que infectan al hombre, pero probablemente es una subestimación del total.

La familia Rhabdoviridae se divide en 6 *géneros* (tabla 1):

Géneros	Representante principal	Huésped
Lyssavirus	Virus de la rabia	Vertebrado
Vesiculovirus	Virus de la estomatitis vesicular	
Ephemerovirus	Virus de la fiebre efímera bovina	
Novirhabdovirus	Virus de necrosis hematopoyética infecciosa	
Cytorhabdovirus	Virus amarillo necrótico de la lechuga	Plantas
Nucleorhabdovirus	Virus enano amarillo de la patata	

Componentes de la familia Rhabdoviridae.

La rabia es una enfermedad antigua, que se conoce hace más de 20.000 años. Los primeros datos que demuestran su origen infeccioso fueron en 1808. Posteriormente Pasteur demuestra su etiología viral. Diez años después, tras varios pasos del virus de la rabia en conejos, Pasteur tuvo un éxito eventual en aislar una preparación atenuada que fue utilizada para tratar a pacientes mordidos por perros rabiosos (no sin algunos riesgos).

MORFOLOGÍA

El virus de la rabia está compuesto por RNA monocatenario con una característica forma de bastoncito o bala de cerca de 180 x 70 nm. Su superficie externa, envoltura, presenta unos puntos prominentes (espinas) de 10 nm de naturaleza antigénica, constituidos por una proteína G (proteína G hemaglutinante). Esta envoltura está forrada por una matriz glucoproteica y envuelve a la nucleocápside (RNA + proteína N), que rodea el genoma del RNA. Las dos estructuras antigénicas más importantes del virus de la rabia son la glicoproteína (proteína G) de la envoltura y la proteína de la nucleocápside (proteína N). La proteína G se utiliza en la producción de las vacunas, por su capacidad de formar Ac neutralizantes e inhibidores de la hemaglutinación. La proteína N induce la formación de Ac precipitantes y fijadores del complemento, de gran interés para el diagnóstico de laboratorio.

Dos proteínas no-estructurales, *L y NS*, se asocian a la nucleocápside y actúan de forma complementaria con la polimerasa viral. Como con la mayoría de los virus con envoltura, la partícula es relativamente lábil.

GENOMA

Está constituido por un filamento de cerca de 11 Kb, con una región principal de aproximadamente 50 nt en el extremo 3’, y otra de aproximadamente 60 no traducida en el extremo 5’ del RNA viral, con polaridad negativa. Similar a los paramyxovirus, hay una señal de poliadenina conservada en el extremo de cada gen y una pequeña región intergénica entre cada 5 genes.

La mayoría de nuestro conocimiento del Rhabdovirus nos viene del virus de la estomatitis vesicular (VSV), muy similar a la rabia. Pero el genoma de la rabia recientemente se ha reproducido, ordenado y expresado.

El genoma del virus de la rabia codifica 5 *proteínas*:

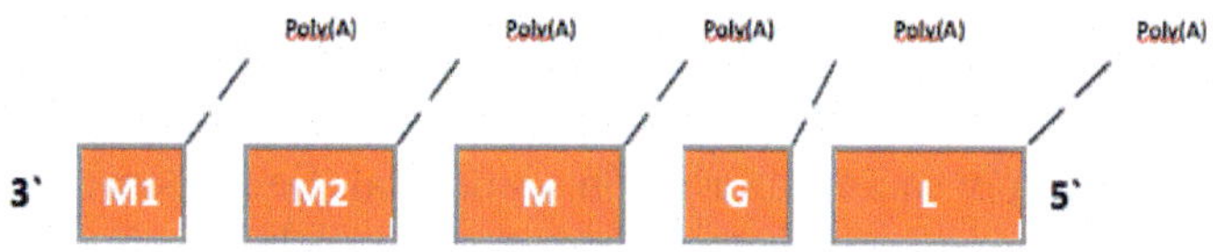

Estructura del genoma del virus de la rabia.

- Glucoproteína G: constituida por una única base, responsable del grado de aglutinación con globulina rosi.
- Proteína M: se encuentra en la cápside.
- Proteína M1 y M2: proteínas de la matriz.
- Polimerasa L (RNA polimerasa RNA dependiente): asociada al virión.
- Fosfoproteínas NS: asociada a la nucleocápside.

REPLICACIÓN

La transmisión varía dependiendo de la relación virus-huésped, pero la mayoría son transmitidas por el contacto directo como mordeduras de animales o por insectos. *In vivo* se correlaciona con un periodo de incubación largo, que no se corresponde con la cinética del virus en cultivos celulares.

La proteína G de las proyecciones se ligan al receptor de la superficie celular de la célula huésped, y por endocitosis se incorporan los virus dentro de ella. Después, como en los paramyxovirus, se fusionan con la membrana de la vesícula mediante la proteína G. Las moléculas receptoras para estos rhabdovirus no se conocen, se cree que son fosfolípidos más que proteínas específicas.

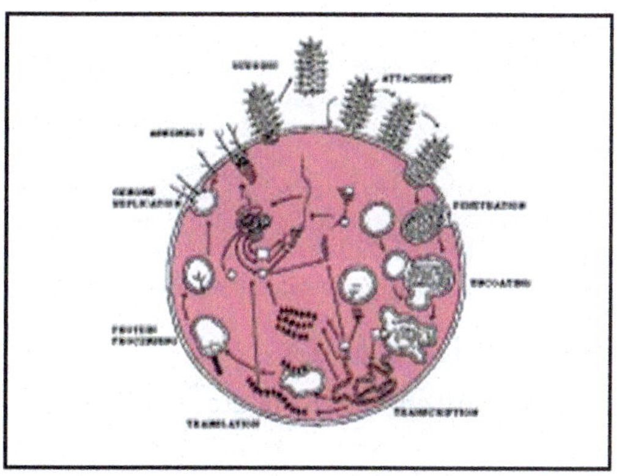

Replicación del virus de la rabia.

La replicación ocurre en el citoplasma, siendo necesarias las proteínas L y NS para la transcripción. Se produce 5 RNAsm monocistrónico, con una caperuza en el extremo 5' y en el 3' un poliadenina (poli-A); cada uno contiene la secuencia líder del extremo 3' del virus RNA y en el 5' el mensaje. Estos RNAsm se producen por una transcripción secuencial. Se ha demostrado que la secuencia intergénica es responsable de la terminación y de la reiniciación de la transcripción por medio de la polimerasa, produciendo así transcritos separados del vRNA progenitor. El genoma es replicado por el complejo L+P polimerasa (como la transcripción), siendo requeridos igualmente factores adicionales de la célula huésped (no conocidos).

Los viriones son ensamblados alrededor de la base nucleoprotéica, firmemente enrollados, y afloran por la membrana citoplasmática y la membrana externa de la célula.

Característicamente todos estos acontecimientos ocurren en el citoplasma, el cuál actúa como una fábrica de virus, y aparecen unas inclusiones citoplasmáticas eosinófilas características o cuerpos perinucleares de Negri, presentes fundamentalmente en las células del asta de Ammon, la corteza cerebral, el tronco encefálico, las células de Purkinje del cerebelo y los ganglios dorsales de las raíces espinales. Su forma es redondeada y adoptan una coloración roja con la tinción de Sellers; en su interior, se observan unos granos basófilos oscuros denominados cuerpos de Volpino. Solo se identifican en el 30% de los casos humanos.

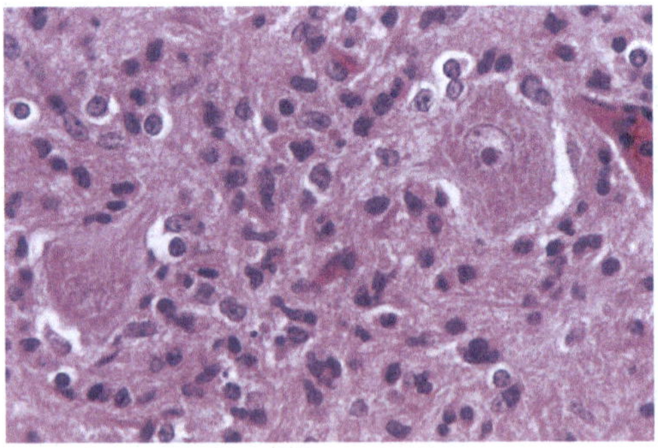

Microfotografía del virus de la rabia a microscopio electrónico.

PATOGENIA DE LA RABIA

La rabia es una antropozoonosis producida por un virus neurotropo. La entrada a la circulación sanguínea ocurre directamente a través de una herida o abrasión de la piel (p.e. mordedura de animal). La replicación inicialmente se produce en el músculo y tejido conectivo (sin síntomas). Pero eventualmente puede infectar los nervios periféricos, los que recorre a lo largo de los axones hasta llegar al SNC, donde produce encefalitis severa y fatal, casi siempre mortal. Se calcula que produce unas 60.000 muertos humanos al año y condiciona más de 10 millones de tratamientos antirrábicos. No se ha demostrado que se produzca una viremia o diseminación hematógena del virus. El periodo de incubación varía desde 3-8 semanas hasta un año, dependiendo del tamaño y sitio de la inoculación.

La patogenia del virus de la rabia parece depender en parte de la presencia de arginina o de residuos de lisina en la posición 333 de la glicoproteína. Algunos virus mutantes de la rabia, que no contienen estos residuos de aminoácidos en la posición mencionada, son avirulentos; dos genotipos de Lyssavirus, Makola y Lagos-bat, que no llevan ni lisina ni arginina en la posición 333 de la glicoproteína, no son patógenos después de la inyección intramuscular a ratones.

EPIDEMIOLOGÍA

El hombre constituye la última fase infectiva del virus, y los huéspedes habituales son zorros, perros, gatos, murciélagos, etc. El patrón es endémico más que epidémico. En el Sur de América donde la rabia es endémica constituye un serio problema económico (con el ganado).

España permanece libre de rabia desde 1978, exceptuando las ciudades de Ceuta y Melilla, en las que se detectan anualmente algunos casos de rabia. Desde el año 2012 han sido esporádicos los casos, el último en 2019, un caso importado, ya que se debió a una mordedura de gato producida en Marruecos. Esporádicamente se ha detectado en la península la enfermedad en murciélagos insectívoros. Coexisten dos situaciones de riesgo epidemiológico: por un lado la eventual penetración por el sur de la península de rabia urbana procedente de países del norte de África; por otro lado la posible entrada por el norte peninsular de rabia selvática procedente de Europa Central, que progresa a razón de 30-40 km por año.

La sensibilidad a la enfermedad es general. No existe inmunidad natural en el hombre. Existe un mayor riesgo en personas relacionadas con el virus por problemas laborales como cazadores, criadores, personal de zoológicos, que requieren medidas preventivas.

Genotipo	Distribución	Especie
Rabia	Por todo el mundo, excepto: Australia, Reino Unido, Irlanda, Nueva Zelanda, Japón, Antártida, Escandinavia, Hawaii	Carnívoros domésticos y salvajes (murciélago), herbívoros
Lagos-bat	África	Murciélago de la fruta, gato, perro
Mokola	África	Gatos, perros, roedores
Duvenhage	África	Murciélagos insectívoros
Murciélago europea (lyssavirus 1)	Europa	Murciélagos insectívoros
Murciélago europea (lyssavirus 2)	Europa	Murciélagos insectívoros
Pteroid pyssavirus	Australia	Murciélago de la fruta

Características epidemiológicas de Rhabdoviridae

Se presenta con dos *patrones epidemiológicos:*

- *Rabia urbana*, transmitida fundamentalmente por el perro o gatos domésticos.
- *Rabia silvestre*, reservorio permanente, asociada a animales salvajes.

CUADRO CLÍNICO

Periodo de incubación: Por lo general entre 1-3 meses, pero puede llegar a ser de un año, dependiendo de la localización de la puerta de entrada y de las características de la agresión. La administración de glucocorticoides disminuye la respuesta a la vacunación.

Periodo prodrómico: Se superpone con la etapa neurológica aguda. De 1-2 días de duración (fase melancólica). Se manifiesta por fatiga, náuseas, vómitos, alteraciones psíquicas, tos fiebre. Son frecuentes las parestesias y fasciculaciones, así como dificultad en la fonación y de la respiración, odinofagia por afectación de la musculatura faríngea.

Periodo de excitación (neurológico agudo), De 1-3 días, que se caracteriza por alteraciones conductales junto con hiperactividad, desorientación, hiperreflexia, alucinaciones, convulsiones; estos periodos alternan con fases de calma, y pueden ser espontáneos o provocados por estímulos visuales o táctiles. Pueden provocarse espasmos faríngeos con la visualización de líquidos (hidrofobia), y por soplar aire en la cara del paciente (aerofobia). Asimismo, los espasmos clónicos de las extremidades y del tronco son frecuentes junto con angustia interna (rabia furiosa). En algunos casos este periodo de excitación puede estar sustituido por parálisis flácida (rabia paralítica). El enfermo suele fallecer de forma espontánea; si no es así, evoluciona a la fase paralítica.

Fase paralítica: Solo de un día de duración; junto a la parálisis de pares craneales y de las extremidades hay alteraciones del sistema nervioso vegetativo. La muerte se produce por apnea de origen bulbar.

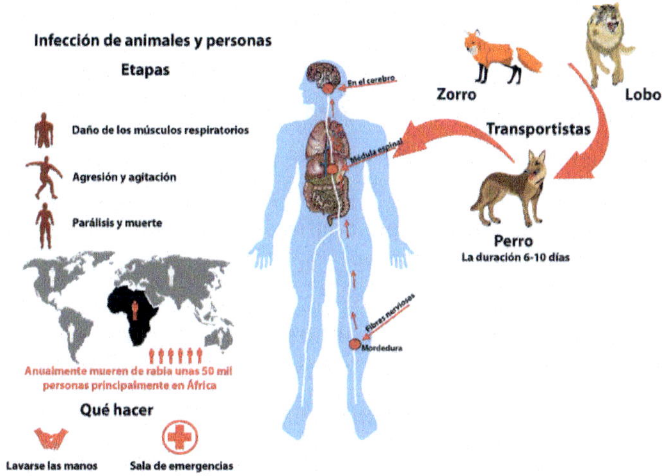

Transmisión y sintomatología de la infección por el virus de la rabia.

A veces la rabia se ha presentado en pacientes que han recibido profilaxis antirrábica post-exposición con parálisis ascendente, similar al síndrome de Guillain-Barré, aunque también se ha visto tras mordeduras de murciélago.

Entre las complicaciones que pueden verse en fases avanzadas destacan diabetes insípida, por secreción inadecuada de ADH, arritmias cardíacas, miocarditis, insuficiencia renal aguda, hemorragias gastrointestinales, etc.

DIAGNÓSTICO

El *diagnóstico clínico* se facilita con el antecedente de mordedura del animal.

El *diagnóstico de laboratorio* se realiza por:

- Aislamiento del virus en las secreciones infectadas o en los tejidos.

- Demostración serológica de la infección aguda, con elevación al cuádruple del título de Ac neutralizantes contra el virus en sucesivas muestras. Si el paciente ha sido vacunado se buscan Ac neutralizantes en el LCR, ya que la vacunación los produce en muy poca cantidad (la vacuna inactivada sí los eleva). La inmunofluorescencia directa es un método altamente sensible y específico.
- Demostración del Ag vírico en los tejidos infectados. Las muestras procedentes de la autopsia se inoculan en el ratón para aislar el virus o identificar los corpúsculos de Negri.

El *diagnóstico diferencial* se lleva a cabo con otras encefalitis como tétanos, delirium tremens, poliomielitis, síndrome de Landry-Guillain Barré y mielitis transversa.

Actualmente el estudio del virus se realiza mediante técnicas de biología molecular, la PCR permite amplificar regiones específicas del ARN viral, lo que confiere a esta técnica una gran sensibilidad y especificidad, junto a la PCR la caracterización por secuenciación Sanger, o sistemas de secuenciación acoplados a plataformas bioinformáticas de alto rendimiento permiten obtener secuencias de las diferentes variantes del virus de la rabia.

Lyssavirus del murciélago Europeo. Este virus está extendido en murciélagos europeos y como el otro Lyssavirus-murciélago- se encuentra por todo el mundo. Es similar pero antigénicamente distinto al de la rabia clásica, por lo que las vacunas de la rabia pueden ser relativamente ineficaces contra la infección. Lyssavirus del murciélago europeo muestra mucha menos variación que el virus de la rabia, lo que pudo indicar una adaptación cercana a su anfitrión. Se ha sugerido que EBL vino a Europa a partir de dos focos: África del norte y del este. Estos virus han sido responsables de algunas muertes cuando se transmiten a los seres humanos. El contacto ocasional con los murciélagos o los excrementos del murciélago no parece transmitir la infección, siendo necesario la mordedura o el rasguño.

TRATAMIENTO

No se dispone de quimioterapia específica para la rabia y las medidas se basan en cuidados de soporte destinados a conservar la función cardiorrespiratoria. No deben emplearse los corticoides aunque aparezca edema cerebral. No han tenido éxito los ensayos con los agentes antivíricos. Las únicas medidas disponibles son la inmunización activa (vacunas) y pasiva (gammaglubilina).

Aunque la vacuna contra la rabia se utiliza como medida preventiva en veterinarios, la vacunación en seres humanos se lleva a cabo sobre todo después de la exposición a un animal rabioso. Se recomiendan diversos regímenes de vacunación, variando en número y sitio (músculo o piel) de inyecciones. En el caso de exposición de mucho riesgo, la vacunación se acompaña a menudo de la inyección de la inmunoglobulina de la rabia (IG). La intención no es prevenir la infección sino moderar la severidad de la enfermedad.

Existen 3 *tipos de vacunas*:

- *Inactivada*. Según lo iniciado por Pasteur en 1880, ha sido utilizada hasta los años 50; compuesta por material extraído de los animales infectados que contiene el 5% de tejido nervioso fino, pero causante de reacciones inmunes severas. Este tipo de vacuna se produce por cultivo del virus en células embrionarias de los huevos del pato (todavía producen encefalitis severa en algunos pacientes). La vacuna inactivada actual se produce por cultivo del virus en los fibroblastos humanos diploides (eficaz, pero el material es muy costoso por lo se utiliza poco). En el tercer mundo todavía se usa la producida en el huevo del pato.
- *Virus vivo atenuado*. Se ha utilizado para vacunar animales domésticos y el ganado. Es eficaz, pero no se considera suficientemente segura para el uso humano. Se obtiene de embriones de pollo.
- *Recombinada*. La vacuna recombinada, en la que el virus contiene genes de la proteína G, se está utilizando para suprimir la rabia en zorros de Europa.

Sin embargo, esta es una enfermedad difícil de controlar y, durante la pasada década, la rabia tiende a emerger en muchas regiones de los E.E.U.U.

En Europa la estrategia para eliminar la rabia en humanos se ha desarrollado con una amplia campaña de vacunación antirrábica en animales, tanto en casos de rabia canina, como en animales salvajes. Los resultados han sido muy satisfactorios ya que en la mayor parte de Europa Occidental la rabia está eliminada.

Protección contra otros Lyssavirus: Con las vacunas clásicas de la rabia, la protección-cruzada se correlaciona con la similitud genética y antigénica entre cepas de la vacuna y las cepas del lyssavirus. Las vacunas disponibles en la actualidad se componen de cepas fijas que pertenecen al genotipo 1. Muestran diversos grados de protección-cruzada hacia otros genotipos. EBL2 parece estar inmunológicamente cerca y está protegido muy bien por una vacuna del genotipo 1. Los virus africanos son genéticamente muy distantes y no pueden protegerse por la vacuna clásica. La reactividad cruzada con EBL1 varía según la variedad del virus de la vacuna.

ROTAVIRUS

En 1973, Bishop y col. observan por microscopía electrónica, en el epitelio duodenal de niños con diarrea, un virus de 70 nm de diámetro que fue llamado Rotavirus por su morfología (latín, *rota* = rueda, debido a su cápside perfectamente esférica). Pertenecen a la familia Reoviride, género Rotavirus. Son virus RNA de doble cadena cuyo genoma está formado por 11 segmentos. Tienen una cápside de doble envoltura, una capa externa y otra interna. Las proteínas estructurales VP1, VP2, VP3 y VP6 están situadas en el core interno y la VP4 y VP7 en la cubierta del virus. Se encuentran en heces diarreicas, tanto en hombres como en numerosos mamíferos (monos, cerdos, bovinos, conejos, antílopes, etc). Se identifican 6 grupos serológicos, 3 de los cuales (grupo A, B y C) infectan a humanos.

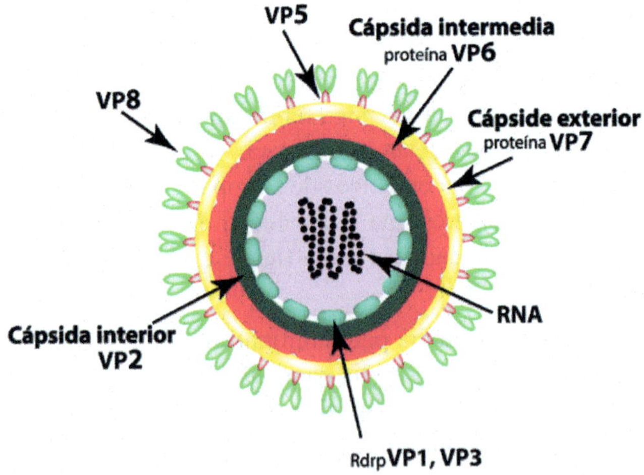

Estructura de rotavirus.

Los Rotavirus del grupo A constituyen la principal causa de gastroenteritis grave en niños de todo el mundo. Para clasificar a estos virus según su antigenicidad, tienen gran importancia 3 proteínas estructurales. La proteína VP6 es responsable de la existencia de 8 serogrupos (A-H) (grupos antigénicos). Las infecciones humanas son producidas principalmente por Rotavirus del grupo A y, en menor medida, por los grupos B y C, estos con otras características epidemiológicas. El resto de los grupos produce infecciones en animales. El grupo A puede infectar también a algunas especies animales. Los Rotavirus humanos del grupo A, en función de la especificidad de la VP6, se subdividen en dos subgrupos (I y II). La proteína VP4, constituye las espículas del virión. La glucoproteína VP7 se encuentra en la cápside externa y determina la existencia de serotipos P y G respectivamente. Al menos se han caracterizado 36 genotipos G y 51 genotipos P entre humanos y animales, en el 90% de los casos de infección en humanos están implicados los virus G1P(8), G2P(4), G3P(8) y G4P(8); y los G9P(8) y G12P(8) cada vez se van aislando con más frecuencia. En España el genotipo dominante en 2017 fue G9P(8). Actualmente se determina más a menudo el genotipo P por la técnica de RT-PCR que el serotipo, debido a la escasez de sueros específicos frente a estos, siendo los genotipos más frecuentes: P[4], P[6], P[8] Y P[9]. Se han descrito 14 serotipos G, de los cuales G1-G4, son los que más frecuentemente infectan al ser humano.

Son virus relativamente termoestables. Resisten el pH ácido y la acción de las sales biliares, por lo que fácilmente superan la barrera gástrica. Resistentes a la acción del éter, se inactivan fácilmente por el alcohol.

Epidemiología

Rotavirus es el más común productor de diarrea en los primeros años de vida en todo el mundo; la incidencia es similar en países industrializados que en vías de desarrollo. Se considera la causa principal de diarrea infantil grave a nivel mundial, especialmente en niños menores de dos años, afectando prácticamente a todos los niños en los prime ros 5 años de vida. A nivel mundial se asocia con una alta morbimortalidad, especialmente con aquellos países con sistemas sanitarios más deficientes. En la Unión Europea se estima una incidencia anual de entre 134-310 episodios por 1000 niños menores de 2 años. En concreto en España, la gastroenteritis por rotavirus supone alrededor del 25% de todos los casos de GEA. Sin obviar los casos que cursan más graves, se deben considerar también los costes económicos derivados de la atención sanitaria.

Desde la introducción de la vacuna en 2006, los estudios realizados en aquellos países donde se ha sistematizado su uso muestran que esta es la mejor estrategia para minimizar las consecuencias de la infección, se estima que la reducción de casos puede alcanzar cifras de entre el 60-80%.

La infección por Rotavirus en adultos es usualmente subclínica, pero en ocasiones causa enfermedad en padres de niños con diarrea por rotavirus, parientes inmunocomprometidos (VIH), en personas mayores y viajeros a otros países. En climas templados la infección ocurre predominantemente durante los periodos de lluvia y viento, aunque en regiones tropicales y en países desarrollados está menos marcada estacionalmente. En Estados Unidos la infección predomina en el Suroeste en otoño y en el norte en primavera, aunque se desconoce la razón.

La infección es usualmente detectada por enzimoinmunoensayo (EIA), desde una semana después o durante más de 30 días en pacientes inmunocomprometidos. Un reciente estudio mostró que el 30% de los niños inmunocompetentes con diarrea severa por rotavirus tenían virus detectables por PCR durante más de 25 días de la hospitalización.

El mecanismo de transmisión es por vía fecal-oral, siendo además causa de infección nosocomial en hospitales pediátricos. Se extiende a través de secreciones respiratorias, por contacto persona-persona y superficies o ambientes contaminados (también se han implicados por la alta tasa de infección en los primeros tres años de vida, a pesar de buenas condiciones sanitarias). La trasmisión de animales a humanos no es común; sin embargo, se han identificado cepas de rotavirus humano que poseen un alto grado de homología genética con cepas de animales.

La infección por Rotavirus del grupo A es endémica en todo el mundo. Rotavirus del grupo B, también llamados Rotavirus de diarrea en adultos o ADRV, ha causado epidemias mayores de diarrea severa, afectando a personas de todas las edades en China. Rotavirus del grupo C, se ha asociado con diarreas esporádicas en niños de todos los países.

Patogenia e inmunidad

Los Rotavirus infectan el epitelio de absorción de las vellosidades de los 2/3 proximales del intestino delgado, produciendo un acortamiento de estas e hipertrofia de las criptas, a expensas de un aumento de las mitosis como proceso reparador de las lesiones. El ribete en cepillo resulta aplanado, lo que se traduce en un trastorno de la absorción intestinal de azúcares e iones y una secreción aumentada debida al epitelio inmaduro. Después de la replicación en la parte proximal, se liberan partículas infectivas dentro de la luz intestinal, produciéndose una nueva replicación en áreas distales del intestino delgado.

La infección es localizada en la mucosa intestinal, pero los rotavirus pueden invadir la lámina propia y los linfáticos regionales, e incluso producir una diseminación hematógena, hecho que no es usual en personas inmunocompetentes. A pesar de la localización de la infección en la mucosa, los rotavirus inducen una respuesta inmune tanto local como sistémica. Estudios en animales sugieren que la presencia de Ac contra Rotavirus en la luz intestinal (pero no en el suero) se correlacionan con una protección contra la enfermedad. Asimismo, se ha utilizado con éxito la administración oral de preparados que contienen Ac contra Rotavirus para tratar la infección crónica por Rotavirus en niños inmunocomprometidos. En un estudio randomizado se observó que una sola dosis oral de gamma-globulina en niños hospitalizados con diarrea por rotavirus reducía la duración de la enfermedad y eliminaba el virus. Esta observación indica que la inmunidad intestinal protege contra esta diarrea y que de este hecho podría depender la vacuna contra rotavirus, en parte, por sus habilidades para inducir respuesta inmune en la mucosa intestinal.

Después de una infección primaria por Rotavirus, en niños y jóvenes, se produce una respuesta inmune con Ac neutralizantes dirigidos contra el serotipo G de cepas infectivas (respuesta homotípica). Las infecciones repetidas por Rotavirus dan lugar a dos respuesta de Ac contra cepas de diferentes serotipos G (homotípicas y heterotípicas). La infección natural en los jóvenes se correlaciona con Ac en el suero y protección contra la diarrea por Rotavirus; los niños que ya han sido infectados, están más protegidos contra una infección de serotipo similar que frente a serotipos diferentes. En niños menores de tres meses de edad no es común este tipo de infección, hecho que otorga un papel importante a la protección materna a través de la placenta. Sin embargo, pese a lo anteriormente expuesto, la respuesta de los Ac neutralizantes del suero en pacientes vacunados a veces se ha correlacionado pobremente con la protección frente a la enfermedad. Por lo tanto, el papel exacto de los Ac en el suero y protección contra este tipo de enfermedad aún no está claro.

Clínica

El periodo de incubación es de 24-72 horas. El cuadro comienza con vómitos, seguido de diarrea (96%) que dura de 5-8 días, normalmente acompañado de fiebre (77%). La diarrea suele ser acuosa, sin productos patológicos (sangre, leucocitos o moco), con color desde pálida a tonos blanquecinos. Temporalmente puede ocurrir una intolerancia a la lactosa, que suele revertir completamente. Sin embargo, puede producir la muerte si no hay un reemplazamiento de fluidos y electrolitos en diarreas severas o cuando hay otras patologías asociadas. Debido a que la mayor incidencia de casos se sitúa entre los 3-24 meses de edad, las complicaciones como deshidratación y shock hipovolémico pueden presentarse con rapidez. La deshidratación es de naturaleza isotónica, compensada con una acidosis metabólica hiperclorémica.

El hemograma es casi siempre normal y en la bioquímica puede encontrarse una elevación de la urea (10-15% de los casos), con niveles de bicarbonato y potasio disminuidos en muchos de los pacientes. En general no se producen complicaciones; a veces una hemorragia intestinal y el síndrome post-gastroenteritis, caracterizado por intolerancia a la leche cuando se restaura la alimentación normal y diarrea crónica o intermitente sin ganancia de peso. Otras complicaciones más graves, con las que se ha vinculado al rotavirus, son invaginación intestinal, encefalitis, síndrome de coagulación intravascular diseminada, síndrome de Reye y muerte súbita infantil, pero dichas complicaciones deben interpretarse con precaución, pues pueden deberse a coincidencias más que a una intervención en la génesis de dichos cuadros, dada la frecuencia de la infección por rotavirus.

Puede afectar a todas las edades pero los niños de 6 meses a 2 años de edad, prematuros, inmunocomprometidos y personas mayores, son particularmente propensos a cuadros severos por infección con Rotavirus del grupo A.

En países desarrollados no es frecuente la muerte por esta infección, pero en países en vías de desarrollo constituye un serio problema. Los niños experimentan gastroenteritis grave por rotavirus solamente una vez, pero pueden darse subsiguientes infecciones por diferentes serotipos o subgrupos.

Diagnóstico

Generalmente la cantidad de virus excretada es máxima en los primeros días del comienzo de los síntomas, alcanzándose entonces concentraciones de 1010-1011 viriones (gramo de heces, lo que facilita su visualización por microscopio electrónico sin concentración previa del virus).

La recogida de muestras para el diagnóstico debe efectuarse en cuanto aparecen los síntomas y debe ser en cantidad suficiente (2-3 g), si es posible se extrae una muestra de suero al comienzo de los síntomas y otra tres semanas después. Mediante inmunomicroscopía electrónica se observan los virus aglutinados o recubiertos de Ac en presencia del segundo suero, mientras que este fenómeno no ocurre con el suero inicial.

El diagnóstico de las infecciones por Rotavirus se hace habitualmente detectando la existencia de antígeno vírico en muestra de heces, con frecuencia la proteína VP6. El aislamiento en cultivo es difícil y carece de interés diagnóstico. Los métodos inmunológicos detectan solamente rotavirus del grupo A, ya que por el momento no existen métodos comercializados que detecten rotavirus del grupo B y C. Los formatos técnicos utilizados son el EIA convencional (en placa o en tubo), el EIA de membrana, la aglutinación con látex, de sensibilidad algo inferior al EIA pero de buena especificidad y adecuadas para uso ambulatorio, y la inmunocromatografía.

Los métodos moleculares detectan la presencia de RNA vírico, bien poniendo de manifiesto segmentos de RNA bicatenario mediante la electroforesis en gel de poliacrilamida (PAGE), o bien amplificando por reacción en cadena de la polimerasa (PCR) el cDNA previamente sintetizado por reacción de transcripción inversa (RT-PCR). Estos métodos requieren la extracción previa del ácido nucleico vírico y la eliminación de inhibidores que pueden interferir en la reacción de RT-PCR. Por otro lado, tienen la ventaja de que permiten caracterizar los diferentes aislados, bien por el patrón electroforético del RNA vírico (electroforetipo), o bien determinando el genotipo G y P por PCR semianidada, disponiendo de cebadores adecuados. La detección de Rotavirus de grupos B y C, se pueden realizar también utilizando cebadores específicos. Estas técnicas han abierto la posibilidad de estudiar la evolución y la variabilidad de los Rotavirus en diferentes regiones geográficas y a lo largo del tiempo.

Tratamiento

Los cuadros de gastroenteritis vírica en general requieren un tratamiento de sostén y dietético, cuyo objetivo es la reposición adecuada de líquidos y electrolitos, por vía oral o i.v., cuando sea preciso (acetosis en niños). Se aconseja suprimir la leche y productos lácteos de la dieta de los niños durante 2-3 días, ya que generalmente se produce un déficit de lactasa en el intestino. Posteriormente, estos productos se deben introducir gradualmente en la alimentación.

Vacunas

En 1998, la *Food and Drug Administration* (FDA) de EE.UU. aprobó para su comercialización una vacuna tetravalente de administración oral, con virus vivos atenuados, para ser administrada a niños en tres dosis a los 2, 4, y 6 meses de edad, separadas por un mínimo de tres semanas. La vacuna contenía tres cepas de rotavirus de origen humano y una de origen animal (mono *rhesus*).

Tras las tres dosis de vacuna el 88% de los niños respondían inmunológicamente, produciendo Ac protectores. Los resultados de protección de la vacuna resultaron ser similares a la protección generada después de una infección natural por rotavirus.

Los efectos adversos producidos en 10.000 niños vacunados incluyeron fiebre mayor o igual a 38° C, disminución del apetito, irritabilidad y disminución de la actividad en los días después de la administración de la primera dosis, así como un aumento significativo de la temperatura de más de 38° C después de la segunda dosis de vacuna. Otro efecto detectado tras la segunda o tercera dosis, en 5 niños, fue una invaginación intestinal.

La recomendación rutinaria de esta vacuna se llevó a cabo por la *Academia Americana de Pediatría*, la *Academia Americana de Médicos de familia* y los *Centers for Disease Control* (CDC). Un año después, tras detectarse varios casos de invaginación intestinal se suspende la administración de la vacuna. Se calcula que aproximadamente 110 niños padecieron invaginación intestinal después de recibir la vacuna tetravalente contra rotavirus, cuando la frecuencia espontánea hubiera sido de 12 niños.

Actualmente existen *dos vacunas disponibles:*

- *RotaTeq®:* Vacuna reordenada que incluye cinco cepas atenuadas y obtenidas por recombinación genética de una cepa bovina y las cepas humanas de los tipos G1, G2, G3, G4 y P8. Se estima que produce una seroconversión algo mayor que la segunda vacuna disponible, y cerca del 95%. Se administra en 3 dosis, desde la 6 semana de vida y 32, con intervalos de 4 semanas entre cada dosis.
- *Rotarix®*, es una vacuna monovalente atenuada de rotavirus G1. Se adminstra en dos dosis a las 6 y 16 semanas de vida

Para evitar el posible efecto adverso anteriormente descrito sobre invaginación intestinal, se recomienda que la 1ª dosis de administre los antes posible, entre la 6-8 semana de vida. Y se considera que los riesgos potenciales de invaginación son menores a los beneficios que supone la vacunación por rotavirus.

La OMS en 2013 recomendó el uso de la vacunación en todos los países del mundo, los datos que aportaron los países en donde se había introducido la vacuna con anterioridad mostraban descensos en la incidencia muy importantes. En abril de 2020 ya hay más de 100 países que tiene incorporada esta vacuna en sus sistemas de vacunación sistemáticos. En España esta vacuna no está incorporada al calendario vacunal aunque diferentes sociedades médicas y el Comité Asesor de Vacunación de la Asociación Española de Pediatría la recomiendan, y con una cobertura media de alrededor del 50% se estima un descenso en la incidencia del 60%.

Bibliografía

GARCÍA-FERREIRA A, ORTEGA-ALONSO A, COBOS RODRÍGUEZ J ET AL. *Brote epidémico de hepatitis aguda A en el Área Sanitaria del hospital Universitario Virgen de la Victoria (HUVV): un cambio en la epidemiología.* Rev Esp Enferm Dig 2018.

RODRÍGUEZ-TAJES S, PERPIÑÁN E, CABALLOL B ET AL. *Hepatitis A outbraek in Barcelona among men who have sex with men (MSM), January-June 2017: A hospital perpective.* Liver Int 2017.

GARCÍA-FERREIRA AJ, ET AL. *Actualización epidemiológica del virus de la hepatitis A y el virus de la hepatitis E. RAPD online.* Vol 41 nº 3 mayo-junio 2018.

PIÉDROLA ANGULO G, MAROTO VELA MC. *Rhabdovirus. Rotavirus y otros virus RNA de interés médico.* En: García-Rodríguez JA, Picazo JJ. *Microbiología médica.* Tomo 1. Microbiología médica general. Editorial Mosby/ Doyma, S.L. 1996: 545-555.

GARCÍA DE LOMAS J, GIMENO C. Rabia: avances y situación actual. *Enf Infec Microbiol Clin 1990*; 8: 402-404.

WHO. *Expert Comitte on Rabies.* 8º informe. WHO, Ginebre, 1992.

RAJ P. *Classification of Medically Important viruses II: RNA viruses.* Clin Microbiol Newsletter 1994; 16: 129-136.

BLACKLOW NR, GREENBERG HB. V*iral gastroenteritis.* N Engl J Med 1991; 325: 252-264.

Solociencia.com. http://www.solociencia.com/biologia/microbiologia-microorganismos-enfermedades.htm. 2009

LEAN QUEVEDO, F.J. LÓPEZ PÍO, I. *Vacunas en el pediatría 3ºED* Editorial Médica Panamericana. 2009.

KARAM CÁRDENAS, T. (2008) *Neumología pediátrica.* Editorial McGraw- Hill /Interamericana de México. 2008.

SALLERAS SANMARTI, L. (2003) *Vacunaciones preventivas: principios y aplicaciones (2ºED).* Masson. 2003.

14. Infecciones por virus de las hepatitis A y E

Mª Teresa León Espinosa de los Monteros, Mª Dolores Castillo Sánchez y María del Mar Gallardo García

HEPATITIS A

La hepatitis A es una infección autolimitada aguda del hígado causada por un virus de transmisión entérica, el virus de la hepatitis A (VHA), miembro de la familia *Picornaviridae*. Aunque el virus puede infectar otros tejidos, las características clínicas se deben casi totalmente a una inflamación del hígado. Epidemiológicamente, es una infección específicamente humana, que puede presentarse en forma de brotes, aunque lo habitual es la transmisión persona-persona. La infección puede ser asintomática o causar un síndrome de hepatitis aguda de grados variados de gravedad que van hasta la hepatitis fulminante, la enfermedad no conduce a hepatitis crónica. Clínicamente, la enfermedad suele ser más benigna cuanto más pequeño es el niño y desde el punto de vista clínico no se puede distinguir de otros tipos de hepatitis. Se dispone de una vacuna eficaz para su prevención.

Los primeros brotes de hepatitis que fueron casi con certeza de hepatitis A se documentaron en Europa en los siglos XVII y XVIII, en especial durante periodos de conflicto bélico. En 1855, la enfermedad se empezó a conocer como *ictericia catarla*, porque Bamberguer y Virchow creían que la enfermedad se debía a la inflamación de las vías biliares, que producía bloqueo del colédoco por un tapón de moco espeso. La primera sugerencia de que la enfermedad era causada por un agente infeccioso provino de McDonald, en 1923 Blumer analizó gran número de epidemias de hepatitis de los Estados Unidos e identificó varias características epidemiológicas distintas de la enfermedad: predilección por adultos jóvenes y niños, y una incidencia pico en otoño e invierno. El análisis de grandes epidemias de hepatitis entre las tropas durante la Segunda Guerra Mundial estableció con claridad la existencia de dos formas epidemiológica y etiológicamente distintas de la enfermedad, que MacCallun propuso en 1947 denominar hepatitis A y B. Estudios de transmisión experimental en voluntarios definieron las características de estos dos tipos de hepatitis, se observó que la hepatitis A tenía un periodo de incubación relativamente corto, entre 15-49 días, y que era transmitida por vía fecal-oral. Estudios posteriores demostraron la presencia del virus en las heces o la sangre durante la infección aguda, prevención de la enfermedad mediante inmunoglobulina humana y resistencia al calor a 56° C durante 30 minutos. En 1973, Feinstone observó por primera vez el virus de la hepatitis A, en las heces de voluntarios sanos infectados experimentalmente, posteriormente se aisló en personas infectadas de forma natural.

Estructura y características del virus

El VHA pertenece a la familia *Picornaviridae* y, aunque anteriormente se denominaba enterovirus 72, actualmente y basándose exclusivamente en características genómicas, se ha reclasificado en el género Heparnavirus. No posee envoltura y su diámetro aproximado es de 27-28 mm. Las partículas virales parecen ser esféricas, con una estructura superficial que sugiere simetría icosaédrica. No existe ninguna característica morfológica que pueda distinguirlo de otros picornavirus. Su genoma está compuesto de RNA lineal monocatenario de 7.478 nucleótidos y un peso molecular de alrededor de $2.25x10^6$, similar al tamaño de otros picornavirus. El análisis de secuencias revela una organización estructural y un orden de genes característicos de los picornavirus, aunque el genoma de la hepatitis A tiene un contenido de guanina más citosina relativamente bajo en comparación con otros picornavirus, como poliovirus y el virus de la enfermedad pie y boca. Se conocen seis genotipos pero solo un serotipo conocido, el cual ha permitido obtener una vacuna.

El virus está compuesto por cuatro polipéptidos de la cápside, detectados primero por electroforesis en gel de SDS-poliacrilamida y por clonación molecular y secuenciamiento de ácidos nucleicos. El genoma codifica un total de once proteínas estructurales y no estructurales entre las que se encuentran las cuatro proteínas de la cápside (VP1-VP4), las proteasas y una ARN polimerasa ARN-dependiente. El genoma tiene una proteína VPg unida al extremo 5′y unida secuencia de poliadenilato unida al extremo 3′. Los sitios de neutralización para el VHA están contenidos sobre todo en las proteínas estructurales VP1 y VP3, tal vez con una contribución menor de VP2.

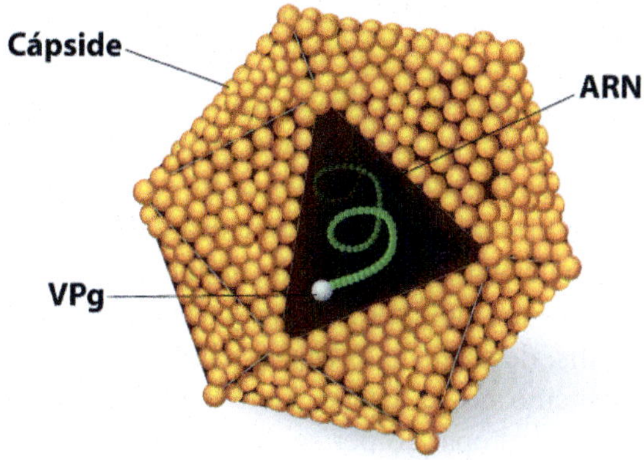

Estructura del picornavirus de la hepatitis A.

Se han descrito como mínimo 20 cepas de virus de la hepatitis A sobre la base de diferentes características de crecimiento, secuencia de nucleótidos u origen geográfico. Los anticuerpos monoclonales y policlonales dirigidos contra el principal determinante antigénico parecen ser capaces de detectar cepas del VHA aisladas en diferentes partes del mundo, lo que sugiere que solo existe un serotipo mayor.

Las principales características en el cultivo celular, son el crecimiento lento, que está restringido a células de origen en primates y bajos rendimientos en relación con otros picornavirus, en general no es citolítico y no reduce el ritmo de síntesis proteica del huésped. La evidencia de replicación viral en seres humanos en tejidos distintos del hígado es escasa. Una vez que el virus ha penetrado en la célula hepática, el RNA vírico se desprende de su envoltura y se traduce en una poliproteína. Después de la síntesis inicial de la poliproteína tiene lugar la multiplicación del RNA, la replicación del VHA tiene lugar en el citoplasma. Aunque se ha sugerido que el VHA podría multiplicarse en los enterocitos, no se ha podido demostrar la producción extrahepática de antígenos víricos. Se considera que los seres humanos son el único reservorio importante del virus. Sin embargo, la existencia de reservorios extrahumanos de las infecciones sigue siendo posible.

Es un virus resistente a los agentes externos, lo que le permite la supervivencia en el medio exterior y facilita su difusión ambiental. Es muy resistente al calor, los solventes y el ácido. Se inactiva a 100° C durante 5 minutos. Es muy estable, pudiendo sobrevivir al menos una semana en ambiente seco y de doce semanas a diez meses en el agua.

Patogenia

El virus penetra por vía oral y se replica en el intestino, después de la replicación, se produce una viremia transitoria y posiblemente el virus llega al hígado, que es su sitio principal de replicación. Por lo que parece, la apetencia del virus es específica de órgano, por tanto su acción queda limitada al hígado. En los hepatocitos se multiplica de nuevo y vuelve al intestino por medio de la bilis, después de lo cual es eliminado por las heces. Hasta ese momento no se detecta daño hepático, lo que indica que el virus no es citopático per se, hecho que ha podido comprobarse en los cultivos celulares, se cree que el daño hepático se produce por una respuesta inmune mediada por células. La inmunidad humoral es fundamental para limitar la infección a los hepatocitos primeramente afectados y para evitar que progrese la infección de nuevas células hepáticas. La respuesta humoral en combinación con el interferón son los responsables de la resolución de la enfermedad. La hepatitis A ocasiona menos cambios parenquimatosos que la hepatitis B y menos esteatosis que otras hepatitis víricas, la inflamación portal es más evidente y los canalículos biliares están engrosados y forman pseudoquiste característicos que pueden llegar a necrosis de los hepatocitos (se presenta de forma focal en el 5-10% de los casos). Cuando la necrosis llega al 65-85% del parénquima, se produce la muerte del paciente.

Epidemiología

El VHA tiene una distribución mundial y al igual que otras enfermedades infecciosas entéricas, es típicamente adquirida en la infancia, relacionada con condiciones de hacinamiento y escasa higiene. La disminución en la incidencia en los países desarrollados probablemente se asocia con la alta calidad de los suministros de agua y las buenas facilidades para la manipulación y el tratamiento de los desperdicios humanos. Se presenta en forma esporádica y epidémica, y en épocas pasadas tenía tendencia a las recurrencias cíclicas.

La prevalencia de la enfermedad varía mucho de unos países a otros, y en el mismo país a lo largo del tiempo, en relación con condiciones higiénicas y socioeconómicas de la población y a la mejora de la infraestructura de saneamiento. La seroprevalencia más baja se encuentra en los países escandinavos, en los Estados Unidos, Japón, Australia y algunos países europeos, el 40-70% de la población adulta tiene anticuerpos contra el virus de la hepatitis A, mientras que casi todos los adultos que viven en algunas zonas de la cuenca mediterránea, Africa y otras zonas en vías de desarrollo muestran evidencia serológica de infección pasada, igualmente la mayoría de países de Asia y algunos de América latina son zonas de alta endemicidad, siendo prácticamente el 100% de los niños de 10 años inmunes a la enfermedad. El patrón epidemiológico en nuestro país ha sufrido variaciones llamativas. Distintos estudios seroepidemiológicos realizados en España y en otros países de características similares, durante los años setenta demostraban altas tasas de prevalencia en la población de 20-40 años, reflejando la existencia de contacto con el virus de la hepatitis A durante la infancia o adolescencia. Estudios realizados en nuestro país en la década de los ochenta y en países mediterráneos, demuestran un cambio epidemiológico, que desplaza la tasa de infección e edades superiores, esta tendencia se sigue reflejando en los estudios de los años noventa, posiblemente debido a las mejores condiciones socioeconómicas, higiénicas y de infraestructura de saneamiento del país. Los estudios seroepidemiológicos efectuados en la década de los setenta en España indicaban que la prevalencia de anticuerpos frente al VHA en menores de 40 años era del 70-80% y superior al 90% en mayores de esta edad, en estudios posteriores realizados en nuestro país, en la década de los ochenta y noventa, se observa un desplazamiento de la curva de prevalencia en relación con la edad hacia edades más avanzadas. En un estudio de prevalencia de anticuerpos de VHA en población infantil y adolescente entre 6-17 años, realizado en Madrid, se encontró que la prevalencia global era del 5,3%, estudios posteriores realizados a niños entre 14-17 años, con características similares indican que existe una alta proporción de anti VHA negativos (93%) en este grupo de población urbana adolescente y por tanto que el contacto con el virus a esta edad no es común, dando lugar a un alto número de personas susceptibles a la infección por el VHA. Esto mismo ocurre en otro estudio realizado en Sevilla donde la prevalencia de anticuerpos anti-VHA obtenida entre los encuestados fue del 37,96% y comparando esta con la obtenida en estudio previo realizado en este mismo hospital la prevalencia era claramente superior (62,74%). La prevalencia aumentaba en relación con la edad, siendo en los mayores de 24 años del 75%. Las diferencias de estos resultados fueron significativas (p< 0,001).

Durante los años 80 y 90 se experimentó un claro descenso en la tasa de incidencia en nuestro país llegando en 2010 a producir una tasa de 5.28/100.000 habitantes año. Este cambio supuso un desplazamiento de los casos a la población de mayor edad, lo que repercute en la presentación de cuadros más severos y curso de la enfermedad más prolongada, que es la forma habitual de comportamiento del virus en adultos, respecto de la población infantil. Algunos modelos predictivos estiman que para el año 2030 el 23.5 % de las nuevas infecciones por VHA ocurrirá en mayores de 55 años.

Pero la evolución en nuestro país está siendo diferente a lo esperado, y a lo largo del año 2017 se produjo un incremento de casos que suponían aproximadamente el 50% de los reportados en toda Europa, si en 2016 se notificaron 1.249 casos, en 2017 el número total de casos fue de 4.407. Se reportaron diferentes brotes a los largo de todo el país, que además coincidió con problemas de suministro de la vacuna. Este aumento parece que se ha ido reconduciendo, y en el año 2019 los casos descendieron a cifras de años anteriores, con alrededor de 1.000 notificaciones.

Se presenta con mayor frecuencia en los menores de 3 años, aunque la infección en niños pequeños suele ser leve y asintomática, a diferencia de los adultos, que suele ser sintomática y clínicamente más severa, muchos de los brotes declarados en los jardines de infancia han sido el inicio de brotes en la comunidad. Debido a la poca clínica que presentan los niños, al periodo de incubación (2-4 semanas) y a que la máxima infectividad se presenta en la segunda mitad de dicho periodo y al inicio de la enfermedad, hay muchos brotes que se descubren cuando hay afectación de los adultos relacionados con los niños, tanto entre los cuidadores como entre los familiares. No hay diferencias en cuanto al sexo y cuando se encuentran es debido a la asociación con el trabajo (personal militar, por ejemplo).

La letalidad por hepatitis fulminante es menor que para otros tipos histológicos y se aproxima al 0,4%, siendo superior en mayores de 40 años, no evoluciona a la cronicidad.

Los *factores de riesgo* más frecuentemente asociados a la hepatitis A en países desarrollados incluyen el contacto directo con una persona enferma, las prácticas sexuales de riesgo que implican contacto oral-anal, los viajes a países de alta endemia, los niños que asisten a jardines de infancia y las personas con que mantienen contacto y los usuarios de drogas por vía parenteral, en un número no despreciable de casos no existe conocimiento de factores de riesgo específicos. También existe el peligro de brotes de hepatitis A por transmisión alimentaria o hídrica.

Desde el punto de vista epidemiológico, la hepatitis se distribuye en diferentes partes del mundo en áreas de alta, intermedia y baja endemicidad, y estos patrones de distribución de la enfermedad presentan diferentes variables epidemiológicas entre comunidades, como la edad de ataque de la enfermedad, patrones temporales de *incidencia* de la enfermedad.

- *Comunidades con alta tasa de incidencia:* Típicamente surgen brotes epidémicos cada 5-10 años, con más de 700 casos/100.000 habitantes y es raro que afecte a personas mayores de 40 años, los niños menores de 5 años tienen un 30-40% de anticuerpos positivos para el VHA, por lo que la práctica totalidad de la población presenta anticuerpos protectores. Estas comunidades están relativamente bien definidas tanto geográficamente como culturalmente.
- *Comunidades con tasa de incidencia intermedia:* La hepatitis A se produce en niños, adolescentes y adultos jóvenes, los brotes epidémicos surge con intervalos regulares y persisten durante años, las tasas van de 5,28 casos/100.000 habitantes. Los niños con infección asintomática son el mecanismo de transmisión más importante para las personas mayores durante los brotes epidémicos. Se encuentran altas tasas de infección en niños de 5-14 años.
- *Comunidades con baja tasa de incidencia:* La mayoría de los casos se produce en niños en edad escolar y adolescente. Si bien la vía más frecuente de contagio es persona-persona, en estas comunidades, entre el 10-15% se relacionan con viajes internacionales y en aproximadamente más de la mitad de los casos no se reconoce la vía de contagio.

En nuestro país no existe un patrón determinado de incidencia, dado que dentro de la misma coexisten grupos sociales con alta, intermedia y baja incidencia de hepatitis A.

Mecanismos de transmisión

- La *transmisión oral-fecal, persona-persona,* es la forma más frecuente de transmisión. Se han detectado virus en heces desde 2-3 semanas antes de la aparición de la ictericia hasta 8 días después, siendo la eliminación máxima del virus al final del periodo de incubación y el comienzo de la clínica, su desaparición se asocia con el aumento de las transaminasas en sangre. En general, está limitada a los contactos más íntimos, en especial dentro de las familias. En niños, la transmisión suele ser persona-persona, ya sea en ambiente familiar o en guarderías, principal foco de transmisión en niños menores de 5 años, también puede aparecer brotes en las escuelas. En los adultos la infección suele ser de origen comunitario o por ingesta de agua o alimentos contaminados, en restaurantes, y es también frecuente el contagio en viajes internacionales. Diferentes estudios demuestran que el riesgo de adquirir la hepatitis en un viaje, en el caso de personas que no recibieron profilaxis preexposición, es de 3-5/1.000. Como la transmisión requiere un contacto íntimo y mantenido y el periodo de incubación de la enfermedad es de varias semanas, los brotes se extienden lentamente en una comunidad, tardan varios meses en alcanzar un pico y varios más en retirarse.
- *Transmisión por alimentos y por agua:* Se han comunicado epidemias de hepatitis A por vehículo común debido al consumo de alimentos contaminados, como los mariscos crudos o parcialmente cocidos. Es probable que los mariscos transmitan la hepatitis A porque filtran grandes cantidades de agua para obtener aportes suficientes de oxígeno y alimentos, y puede servir como reservorio de infección al concentrar Los mariscos se ingieren en muchas ocasiones crudos o ligeramente cocidos al vapor, lo que no es suficiente para inactivar el virus. En los brotes se han involucrado bebidas como leche cruda, zumo de naranja, ensaladas, hamburguesas, tallarines, cremas, lechuga, frutas. En estas ocasiones el alimento no cocido o el manipulado después de la cocción fue el presunto vehículo de infección. En la mayoría de los casos tras investigación se llega a descubrir que la transmisión se produjo por una persona que manipuló los alimentos y no siguió las normas higiénicas de lavado de manos tras la defecación. Los brotes

por transmisión por agua son infrecuentes en los países desarrollados, adquirir la infección al nadar en aguas contaminadas, aunque puede ser posible, no existen datos que exista un riesgo relevante. El agua contaminada se puede tornar segura al añadir altos niveles de cloro hasta un residual total de 1mg/l, un residual de cloro libre de 0,4 ml/l en 30 minutos o por ebullición.

- *Viremia y transmisión percutánea:* El virus se puede detectar en sangre durante el periodo de incubación de la enfermedad, lo que podría hacer pensar en su posible transmisión hemática o percutánea, pero se considera poco probable porque aunque no se ha definido con claridad la duración de la viremia, es muy pequeña y no se ha considerado una mayor frecuencia de enfermedad en poblaciones de riesgo (transfundidos, dializados, personal sanitario). La baja transmisión por transfusiones sanguíneas se debe a varios *factores:* viremia breve, baja concentración del virus en la sangre, ausencia de estado de portador y transfusión simultánea de anticuerpos antivirus. Las infecciones transmitidas por sangre parecen desempeñar un papel pequeño en la transmisión del virus en la naturaleza y los donantes de sangre no son evaluados de rutina para detectar la presencia de anticuerpos. Si se ha comunicado algún caso en pacientes hemofílicos, que recibieron factor VIII; estos productos fueron inactivados mediante calor o un proceso de detergentes solventes, como el virus es termoestable y no tiene lípidos esenciales, estos tratamientos pueden no ser eficaces para eliminarlos.
- *Otros modos de transmisión:* Aunque en ocasiones puede detectarse virus en la saliva, orina y secreciones nasofaríngeas, no existe prueba alguna de que ninguna de ellas tenga importancia epidemiológica mayor. El contagio sexual oral-anal también se ha descrito, aunque es mucho menos frecuente.

Clínica

Forma clínica común

El cuadro clínico de la hepatitis A no es diferente de otros tipos de hepatitis, aunque difiere en el periodo de incubación, que es de 15-45 días, con un promedio de 30 días. Puede presentarse de forma ictérica o anictérica, pero el curso suele ser más benigno. La enfermedad suele ser más prolongada en adultos, las recaías son muy infrecuentes y no se han observado formas crónicas. La gran mayoría de los niños ni manifiestan síntomas de enfermedad y las manifestaciones características (ictericia, coluria, acolia) suelen tener relación directa con la edad del paciente. En menores de 6 años las infecciones suelen ser asintomáticas, mientras que en niños mayores y adultos, la ictericia aparece en el 70% de los casos.

Los síntomas prodrómicos de la hepatitis A aguda, son sistémicos y muy variables, consisten en anorexia, náuseas, vómitos, estos se acompañan con frecuencia de alteraciones del olfato y del gusto; mialgias, artralgias, malestar general, cefalea, fotofobia, suele haber febrícula, aunque también fiebre de 38-39°, tos y coriza pueden preceder 1-2 semanas a la aparición de la ictericia y normalmente persisten durante la fase clínica. El paciente puede observar entre 1-5 días antes de la aparición de la ictericia que la orina es oscura y las heces presentan una hipopigmentación que las asemeja al yeso. La ictericia, es el dato más característico, que se acompaña de coluria y acolia.

Es habitual que el comienzo sea súbito y con la aparición de la ictericia suele disminuir la intensidad de los síntomas generales, puede ocurrir en algunos pacientes una pérdida de peso moderada (2,5-5 kg). Puede existir hepatomegalia dolorosa con dolor y malestar en el cuadrante superior derecho del abdomen. Entre el 10-20% de los enfermos presentan esplenomegalia y adenopatías cervicales. Los síntomas generales desaparecen durante la fase de recuperación, persistiendo cierto agrandamiento hepático y alteraciones de las pruebas de función hepática. La duración de la fase post-ictérica oscila entre 2-12 semanas, se suele producir la recuperación completa, tanto clínica como bioquímica al cabo de uno o dos meses. Es una hepatitis autolimitada y su gravedad está relacionada con la edad. En los niños la enfermedad es asintomática y bien tolerada, mientras que en los adultos es sintomática, predominando la astenia y la ictericia. Hay dos formas de presentación peculiares que son la hepatitis colestásica y la hepatitis recurrente. Las formas colestásicas se caracterizan por ictericia intensa (bilirrubina >12 mg/dl) y prolongada más de 12 semanas, prurito prolongado y fiebre. Las formas recurrentes se observan en el 10% de los casos de hepatitis aguda A en adultos. Se presentan varios brotes de elevación de transaminasas e ictericia. En estas formas, el cuadro clínico es más prolongado y la infección tarda varios meses en resolverse, aunque la curación es la norma.

Forma anictérica

Es la forma clínica más frecuente de presentación. Sus manifestaciones son similares a la forma común, con la excepción del desarrollo de ictericia. Raramente es diagnosticada siendo los síntomas constitucionales (astenia, anorexia, febrícula, artromialgias) a menudo interpretadas como debidos a un proceso gripal. La hepatitis anictérica explica que haya pacientes con anticuerpos anti-VHA y no reconozcan antecedentes clínicos de enfermedad hepática. La relación entre casos anictéricos e ictéricos oscila desde 12/1 en niños a 1/35 en adultos.

Hepatitis fulminante

Es la forma clínica más grave de las hepatitis aguda A, consistente en una necrosis masiva del tejido hepático, aproximadamente el 2% de las hepatitis fulminantes son debidas al VHA. Un dato claramente demostrado en los últimos años es el mayor riesgo de sufrir una hepatitis fulminante de los pacientes que presentan una hepatopatía crónica cuando sufren una infección por el VHA. Existe una estrecha relación entre la edad y la mortalidad, incrementándose la mortalidad con la edad (0,17% en menores de 14 años hasta el 2,1% en mayores de 40 años).

Los pacientes con hepatitis fulminante suelen presentar ictericia, alteraciones del nivel de conciencia, ascitis y edemas. El hígado es de pequeño tamaño y el tiempo de protrombina está muy alargado. El edema cerebral es frecuente y una de las causas de muerte, junto con las complicaciones infecciosas, la hemorragia digestiva y la insuficiencia renal o respiratoria, siendo la mortalidad elevada.

Datos de laboratorio

Las aminotransferasas séricas AST y ALT, son el dato más temprano, en especial la ALT, elevada al menos 10 veces por encima de su valor normal. Sufren elevaciones variables durante la fase prodrómica de la hepatitis que preceden a la elevación de la bilirrubina, los máximos alcanzados (400-4000 UI) por estas enzimas no guardan una relación estrecha con el grado de lesión hepatocelular, que disminuyen progresivamente durante la fase de recuperación de la hepatitis aguda.

La bilirrubina suele alcanzar concentraciones de 5-20 mg/dl cuando aparece ictericia, a expensas tanto de la forma conjugada como de la no conjugada.

El alargamiento del tiempo de protrombina tiene interés pronóstico al intentar detectar a los pacientes que van a presentar una peor evolución.

Los niveles de fosfatasa alcalina solo suelen estar levemente elevados y pueden indicar colestasis asociada con hepatitis.

El resto de datos analíticos, tienen escaso valor, tanto por su escasa frecuencia de aparición como por su poca especificidad (neutropenia y linfopenia leves, linfocitosis relativa, aumento de gammaglobulinas, etc), por lo que ayudan poco al diagnóstico.

Evolución

Los pacientes que previamente eran sanos se recuperan por lo general en la práctica totalidad de los casos. La hepatitis A no se cronifica. Como complicaciones, se puede presentar colestasis, enfermedad prolongada y recurrente, y hepatitis fulminante.

Las manifestaciones extrahepáticas rara vez incluyen afectación cardíaca, aunque algunos pacientes con hepatitis aguda pueden tener bradicardia y el ECG puede mostrar prolongación del intervalo PR y cierta depresión leve de la onda T, estos cambios se resuelven rápidamente durante la convalecencia. La infección rara vez produce patología de otros órganos, pero se ha comunicado encefalitis post-hepatitis A, síndrome de Guillain-Barré, colecistitis, pancreatitis aguda, púrpura trombocitopénica o pancitopenia. Las manifestaciones extrahepáticas que se describen con más frecuencia son rash cutáneo y artralgias.

Se han documentado algunas muertes por el VHA, pero es un acontecimiento inusual, generalmente las tasas de mortalidad se han basado en los pacientes hospitalizados. La hospitalización por hepatitis A varía entre el 17,1% en niños y el 41,6% en adultos mayores de 40 años. La letalidad es del 0,015% y se caracteriza porque aumenta con la edad: 0,1% en menores de 14 años hasta 2,1% en mayores de 40 años.

En cuanto a la inmunidad, de los datos de distintos estudios en los que se ha visto una alta prevalencia de anticuerpos en individuos de edad avanzada que viven en países desarrollados, que tienen baja incidencia de hepatitis A, sugiere que la IgG suele persistir de por vida. En áreas endémicas donde la exposición al virus es frecuente, los niveles medios de anticuerpos en la población declinan en los grupos etarios mayores. Ello indica que es probable que la inmunidad confiera protección contra la infección, que debería esperarse que reforzara los niveles de anticuerpos. Se sabe que la inmunización pasiva con inmunoglobulina sérica puede brindar protección contra la infección, lo que indica que los anticuerpos séricos solos son suficientes para evitarla.

Diagnóstico

El diagnóstico es sencillo en los casos que se presenta ictericia; sin embargo como ni la clínica ni las alteraciones bioquímicas permiten distinguir entre los diferentes virus, para poder establecer el tipo de hepatitis es preciso recurrir a las pruebas serológicas.

Las pruebas de función hepática (aumento de ALT y AST) son medidas sensibles del daño del parenquima hepático, pero no son específicas de hepatitis A. Estas anomalías bioquímicas pueden persistir durante 2-3 semanas en los niños y rara vez duran más de cuatro semanas en los adultos jóvenes.

Atendiendo a los criterios de coste-efectividad, los únicos test que se deben realizar inicialmente para descartar una hepatitis viral aguda A es IgM anti-VHA, que indica infección continua o reciente. La prueba de Ig M puede establecer el diagnóstico con una sola muestra de suero de fase aguda, porque los anticuerpos IgM suelen estar presentes en el momento de la presentación clínica y pueden ser detectables en el momento de la primera elevación de la ALT y se mantienen positivos durante 3-6 meses y hasta en el 25% de los pacientes durante 12 meses después del inicio de la enfermedad. Los resultados falsos positivos son raros y debe sospecharse cuando persisten elevado más de un año. Una elevación de cuatro veces en el título de anticuerpos totales en dos muestras consecutivas indica una infección aguda por virus de la hepatitis A.

Puede detectarse virus o antígeno viral en las heces de pacientes 1-2 semanas antes de que se desarrollen los síntomas, pero el hallazgo tiene lugar en el diagnóstico clínico habitual de la hepatitis A, ello se debe a que la eliminación fecal suele alcanzar un pico antes de que el paciente busque atención médica. La presencia de Ag VHA en las heces se correlaciona con la infectividad medida por inoculaciones animales y el aislamiento en cultivo tisular. Puede detectarse en las heces por radioinmunoensayo en fase sólida o inmunoensayo enzimático así como por inmunoelectromicroscopia. El cultivo celular habitual del virus es difícil para la mayoría de los aislamientos clínicos y tarda demasiado como para ser útil para el diagnóstico clínico. La PCR, técnica in vitro para detectar el virus en muestras clínicas, tiene el potencial de detectar tan solo una copia del genoma y sería suficientemente sensible para un diagnóstico virológico en la mayoría de los casos, sin embargo no se usa para el diagnóstico habitual de hepatitis A y solo se usa en investigación.

La biopsia hepática rara vez está indicada para establecer un diagnóstico de hepatitis aguda ya que la morfología no suele ser diagnóstica de una etiología viral específica, los cambios histopatológicos son similares a los observados en otras formas de hepatitis aguda. En general, la regeneración ocurre rápidamente y el hígado vuelve a la normalidad en 8-12 semanas.

Tratamiento

No existe tratamiento específico alguno. La mayoría de los pacientes no precisan ingreso hospitalario. El aislamiento estricto de los pacientes no es necesario, pues la fase de viremia y mayor contagiosidad suele haber pasado cuando se reconoce la hepatitis. Se recomienda el aislamiento entérico durante las dos primeras semanas de la enfermedad y no más allá de una semana tras la aparición de la ictericia, son aconsejables medidas higiénicas básicas para evitar la contaminación fecal, como el lavado de manos. No obstante los pacientes con incontinencia fecal, diarrea que no sean capaces de seguir las normas de higiene y los niños pequeños deben tener una habitación y un baño separados. Durante la fase de estado será recomendable un tratamiento sintomático, sin restricciones dietéticas excesivas y aconsejando una actividad física acorde al estado del paciente, siendo aconsejable un reposo relativo. Las restricciones en la dieta incluida la prohibición de cantidades modestas de alcohol, parecen tener poco efecto sobre el pronóstico. Sin embargo, la recomendación de abstinencia de alcohol se ha vuelto convencional, porque este ha sido relacionado con una recaída de la ictericia. Los medicamentos antivirales no están indicados en la hepatitis A, ya que produce un cuadro autolimitado, debiéndose evitar los medicamentos potencialmente hepatotóxicos.

En los casos de hepatitis grave se aconseja el ingreso hospitalario, siendo los *criterios de ingreso*:

- Intolerancia a la ingesta hídrica por vómitos de repetición.

- Presencia de un trastorno grave de la coagulación.
- La alteración del nivel de conciencia.

En los casos en que se sospecha hepatitis fulminante se recomienda el ingreso del enfermo en un centro que disponga de una unidad de trasplante hepático, ya que en esta situación los resultados del trasplante hepático son muy buenos. Salvo en este caso, los pacientes con hepatitis A tendrán una resolución sin secuelas crónicas.

Profilaxis de la hepatitis A

Aunque la prevención de la hepatitis A se basa en actuaciones de mejora de la higiene y de las condiciones sanitarias, la disponibilidad de vacunas seguras y eficaces ofrece una gran oportunidad para el control de la enfermedad.

Como el periodo de eliminación máxima del virus en las heces se produce de 1-2 semanas antes de la aparición de la ictericia y la transmisión de la enfermedad se reduce durante la fase aguda y de convalecencia, por tanto las medidas de control deberá encaminarse a la prevención de la contaminación fecal durante este periodo, cuando se sospeche que una persona ha sido contagiada o ha estado en contacto con un enfermo.

Las *medidas higiénicas* para la prevención de la hepatitis A entre los convivientes de un caso con hepatitis, son:

- Aislamiento entérico del enfermo. Es mejor que el enfermo utilice un váter únicamente para uso particular, si es posible. Se evitará toda exposición con las heces del enfermo.
- Precaución en la manipulación de todas las secreciones, de la sangre y de las heridas del enfermo.
- El lavado de la ropa (sábanas, ropa interior y toallas) se hará por separado del resto de la ropa de la familia. La ropa se lavará con jabón y agua caliente.
- Los utensilios de comer también se lavarán por separado, con jabón y agua caliente.
- Después de las deposiciones y del uso del baño se desinfectará con agua y lejía.
- Es importante el lavado frecuente y minucioso de las manos por parte del enfermo y de los otros miembros de la familia, sobre todo después de las deposiciones y antes de comer o tocar cualquier alimento.

- Utilización individual de los utensilios de higiene personal, (cepillo de dientes, cortaúñas, peine, ropa de cama, toallas, orinal, termómetro, etc). Antes de ser utilizados por otras personas deberán desinfectarse con agua y lejía.
- El enfermo no podrá preparar ni manipular alimentos que deban consumir otras personas.

La prevención de la hepatitis A es un problema de saneamiento ambiental, fundamentalmente, en estrecha relación con el desarrollo socioeconómico de la zona, ya que la enfermedad disminuye a medida que aumenta el nivel de vida. Son medidas recomendadas: cloración correcta de las aguas de bebida, el tratamiento de las aguas residuales, el correcto cocinado de los alimentos (especialmente mariscos y crustáceos) y las precauciones higiénicas por parte de los manipuladores de alimentos. Los adelantos en los sistemas sanitarios de la comunidad, si bien son técnicamente posibles, pueden no ser prácticos en muchas partes del mundo, por ello la máxima para prevenir la diarrea del viajero, también se puede aplicar para la prevención de las personas que viajan a zonas donde la hepatitis A es endémica: *hiérvelo, cocínelo, pélelo u olvídelo*.

Entre las *medidas higiénicas* que se recomiendan seguir a los viajeros a zonas de alta endemia de hepatitis A, se encuentran las siguientes:

- Debe vigilarse el agua que se bebe, evitando la que no tenga garantizada su pureza y consumiendo solo agua envasada. Este consejo también debe seguirse en el caso de que el agua se utilice para otra finalidad, como lavarse los dientes por ejemplo y se debe aplicar a todas las otras bebidas de consumo. Se aconseja, para mayor seguridad que las botellas sean abiertas delante de los interesados.
- Deben evitarse los cubitos de hielo, sino se tiene seguridad de que el agua utilizada ofrece garantías.
- Si no se dispone de agua embotellada, la mejor forma de potabilizarla es por ebullición durante 10 minutos. Si el agua era turbia se filtrará previamente. También puede añadirse de 2-4 gotas de lejía (según que el agua sea más o menos limpia) en cada litro de agua y esperar 30 minutos antes de beberla, después de haberla mezclado.
- La mayoría de las enfermedades transmitidas por el agua de bebida, pueden adquirirse, además, a través de los alimentos contaminados, por tanto, debe evitarse comer verduras crudas, ensaladas, mariscos crudos, helados y leche.

- La fruta cruda debe comerse siempre sin piel y pelada por uno mismo.
- Es importante cocinar bien los alimentos y evitar los platos crudos o poco cocinados.

Inmunoprofilaxis pasiva

La inmunoglobulina anti-VHA se recomienda para la profilaxis postexposición de contactos íntimos de personas con hepatitis A, a dosis de 0,02 ml/Kg por vía intramuscular. No es necesario utilizarla en contactos ocasionales ni en personas mayores. La inmunoglobulina utilizada es inespecífica, es decir, procede de un pool de sueros de muchos donantes sin seleccionar: como la mayor parte de la población tiene anticuerpos anti-VHA, resultan muy eficaces. Se debe administrar dentro de las dos semanas siguientes a la exposición al virus para que resulte eficaz. El uso de gammaglobulina en personas en contacto con enfermos reduce la tasa de infección en un 80-90%. Producen una rápida inmunidad frente a la infección pero es transitoria (1-2 meses). La profilaxis preexposición se reserva para las personas alérgicas a algunos de los componentes de la vacuna o para personas que viajan a zonas de alto riesgo y no da tiempo a que la vacuna anti-VHA produzca una respuesta inmunológica. Otra indicación son los niños menores de 2 años, pues en estos no está indicada la vacunación.

Vacuna de la hepatitis A

La vacuna disponible en nuestro país es inactivada, altamente inmunógena y es administrada por vía intramuscular en el deltoides, a dosis de 1 ml, con una pauta de dos dosis, 1.440 UE (Havrix) o 50 U (Vaqta), separadas 6-12 meses, aunque existe una preparación combinada para administrar junto a la hepatitis B, que se administra en tres dosis (0-1-6 meses). En los niños pequeños, es preferible administrarla en la cara anterolateral del muslo (0,5 ml), dosis de 720 UE (Havrix) o 25 U (Vaqta), seguida de otra dosis a los 6-12 meses. Da lugar a una inmunidad protectora prácticamente en el 100% de los vacunados. Tras una dosis de vacuna el 95% de los vacunados presentan anticuerpos específicos protectores a las 2-4 semanas de la vacunación. El porcentaje de seroprotección aumenta hasta el 99-100% después de la administración de una dosis de refuerzo a los 6-12 meses. La eficacia vacunal frente a la enfermedad es del 95% de los vacunados y la protección se estima que perdura al menos durante 15-20 años.

En los EE.UU. se recomienda la vacunación sistemática contra la hepatitis A en áreas o estados con tasas anuales de incidencia que alcancen los 20 casos por 100.000 habitantes.

De forma general, el Ministerio de Sanidad y Política Social e Igualdad únicamente estima como susceptibles de vacunación a los *grupos de riesgo*, que se exponen a continuación:

- Viajeros a zonas endémicas.
- Manipuladores de alimentos.
- Militares.
- Usuarios de drogas por vía parenteral.
- Varones homosexuales.
- Trabajadores de instituciones para deficientes mentales y guarderías.
- Personal de limpieza, recogida de basuras y alcantarillado.
- Pacientes con hepatopatía crónica.
- Receptores habituales de hemoderivados (hemofílicos, etc).
- Familiares o cuidadores en contacto directo con personas con hepatitis A.
- Personal médico y paramédico de hospitales e instituciones asistenciales.
- En las situaciones que determinen las autoridades sanitarias.

Dentro de la indicación genérica de vacunar a viajeros no se debe olvidar, vacunar a los niños inmigrantes que viven en nuestro país, sobre todo los más pequeños, que en España tienen pocas posibilidades de entrar en contacto con el virus, pero que en las visitas a su país pueden infectarse fácilmente, y ser a su vez una fuente de contagio a la vuelta.

Las contraindicaciones son las generales para las vacunas inactivadas. No se ha evaluado su inocuidad durante el embarazo y la lactancia, pero como sucede con las demás vacunas inactivadas, los riesgos para el feto o el lactante pueden considerarse mínimos. La vacuna no está indicada en niños menores de un año de edad por la posibilidad de que aún persistan anticuerpos maternos que la harían menos eficaz. No presenta interacciones y se puede administrar simultáneamente con otras vacunas utilizando distintas jeringas y agujas y en lugares anatómicos diferentes. La administración concomitante, en sitios anatómicos distintos, de inmunoglobulina polivalente y vacuna anti- VH A no afecta al índice de seroconversión, pero puede dar lugar a un título más bajo de anticuerpos, que cuando se administra la vacuna sola.

No se han descrito generalmente, reacciones adversas importantes, las más frecuentes son las locales, que se producen aproximadamente en la mitad de los vacunados: prurito en el lugar de la inyección, induración, rubor y tumefacción. Las reacciones generales más frecuentes son cefalea y astenia, seguidas de fiebre, náuseas y vómitos. Son leves y transitorias, con una duración inferior a 24 horas. Es el mejor método para la profilaxis preexposición.

Existe la vacuna combinada de la hepatitis A y B que inducen anticuerpos neutralizantes en más del 95% de los vacunados. Es una vacuna inactivada, la formulación para adultos (Twinrix) contiene por dosis de 1 ml: 720 U ELISA de Ag del VHA y 20mg de HbsAg del VHB, se emplea en los mayores de 15 años de edad. La formulación pediátrica contiene la mitad de ambos antígenos en la mitad de volumen (0,5 ml). Ambas formulaciones contienen aluminio como adyuvante y 2-fenoxietanol como conservante. La vacuna se administra por vía intramuscular, con la pauta de 0, 1 y 6 meses. Está indicada en aquellas situaciones en que se pretende la inmunización frente a ambas enfermedades. La eficacia y la seguridad de la vacuna combinada son similares a las observadas cuando se emplean ambos antígenos por separado.

HEPATITIS E

Introducción

El virus de la hepatitis E originariamente fue incluido dentro de la familia Picornaviridae pero los estudio genotípicos lo incluyeron finalmente en la familia Herpesviridae, incluyendo en ese grupo a 8 genotipos, los genotipos que infectan solo al ser humano (genotipo VHE-1 y VHE-2), los que infectan a cerdos y humanos (genotipo VHE-3 y VHE-4) y otros genotipos que infectan solo a animales. A principios de los ochenta apareció un nuevo virus, Khuroo lo describió por primera vez en la India, luego en el resto de Asia, África y América. Producía epidemias provocadas por la contaminación del agua de bebida con aguas residuales. Como se comprobó que se eliminaba por las heces y que estas eran infecciosas para el chimpancé (transmisión entérica), se denominó virus de la hepatitis E (VHE). Algunos estudios de transmisión humana, llevados a cabo por Balayan y col. a comienzos de 1980, demostraron que la hepatitis no A no B de transmisión entérica se debía a infección por un virus nuevo de hepatitis, conocido ya por VHE. Al igual que el VHA no tienen envoltura y su genoma está formado por RNA monocatenario de sentido positivo, también tiene en común con la hepatitis A, la vía de transmisión dominante (fecal-oral), capacidad para epidemias de fuentes puntuales y la ausencia aparente de infecciones persistentes o asociación con hepatitis crónica. Estas características distinguen al VHE del virus de la hepatitis C, el agente responsable de la mayoría de los casos de hepatitis no A no B postransfusional. Sin embargo, también difiere de la hepatitis A en relación con la distribución geográfica internacional relativamente restringida y su tendencia a producir hepatitis fulminante y fatal en mujeres que se infectan durante el último trimestre del embarazo, aunque, en general, es una enfermedad autolimitada.

Características del virus

El virus de la hepatitis E es un virus RNA, constituido por 1.199 nucleótidos. Carecen de envoltura, son de pequeño tamaño (32-34 nm) y presenta simetría icosáedrica. Su estructura, propiedades fisicoquímicas y organización genómica han permitido clasificar al VHE dentro de la familia de los Caliciviridae aunque también presentan similitudes genómicas con el virus de la rubéola y algunos furovirus de las plantas. El genoma del VHE tiene un tamaño aproximado de 7,5 kilobases (Kb), está constituido por RNA monocatenario de polaridad positiva y contiene tres ORF (región de lectura abierta) que codifican proteínas estructurales y no estructurales. La ORF1 (codifica las proteínas responsables de la replicación) contiene la RNA polimerasa-RNA dependiente y las proteasas. La ORF2 codifica la proteína de la cápside de 88 KDa que constituye la principal proteína estructural del VHE. Por último, ORF3 codifica una proteína de 123 aminoácidos que parece actuar como citoesqueleto. La transcripción del genoma, la síntesis de proteínas y la regulación de la replicación del VHE no son todavía bien conocidos.

Los datos de la secuencia de RNA del VHE permiten distinguir dos variantes principales de diferente distribución geográfica (asiática y mexicana). La tasa de variabilidad en la secuencia de nucleótidos entre los diferentes aislados de Asia (India, Pakistán, Birmania) oscila entre el 1-8%, mientras que entre los asiáticos y los mexicanos alcanza el 25%. A pesar de la variabilidad genética, los dos aislados víricos presentan reactividad cruzada para varios epítopos y no se han observado discordancias en las pruebas serológicas disponibles. El análisis inmunoenzimático (EIA) es la prueba utilizada con más frecuencia para el diagnóstico de la hepatitis E. El EIA incorpora antígenos recombinantes o péptidos sintéticos que corresponden a los epítopos inmunodominantes de las regiones estructurales del VHE (ORF2 y ORF3).

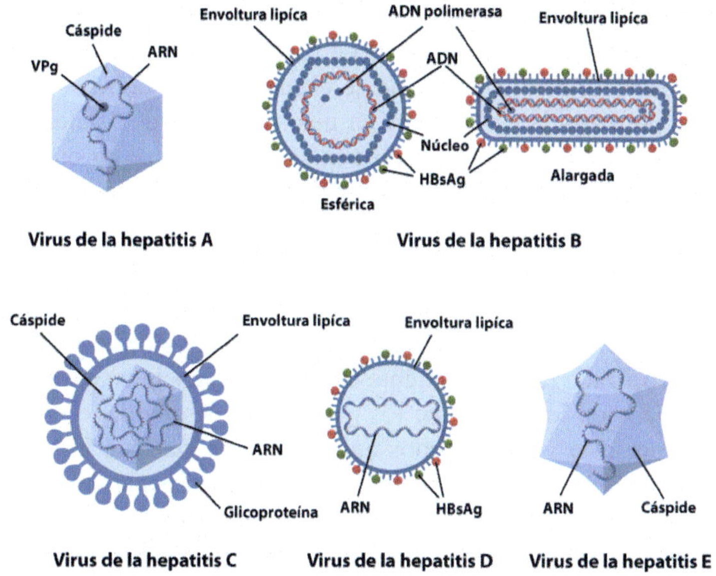

Estructura del virus de la hepatitis E junto con el resto de virus hepáticos.

A pesar de compartir con la hepatitis A la vía de transmisión y muchas características clínicas, no existe analogía genómica ni relación inmunológica alguna con esta.

Epidemiología

El VHE se transmite por vía fecal-oral, única vía claramente establecida, y el origen del contagio suele ser el agua contaminada con residuos fecales. El origen en el agua contaminada explica que los brotes epidémicos afecten a un gran número de personas, frecuentemente en áreas superpobladas de Asia. La hepatitis E también es endémica, representando una parte importante de las hepatitis agudas esporádicas en estos países. Un rasgo distintivo de la epidemiología de la hepatitis E respecto a la hepatitis A es el hecho de que la tasa de infección secundaria, es decir, de los contactos próximos con un caso índice, es baja. La gran mayoría de los pacientes con hepatitis aguda por VHE ictérica son adultos jóvenes, entre los 20-40 años de edad. Se han observado brotes epidémicos y casos esporádicos de VHE en numerosos países de Asia, África y en México. No se han observado brotes epidémicos en Norteamérica ni en Europa, donde se han detectado casos aislados en personas que regresaban de un viaje por zonas donde la infección es endémica y más recientemente, casos de hepatitis aguda E autóctona aunque con una frecuencia muy baja. Además, en estos países el 2% de los donantes de sangre presentan IgG anti-VHE. También se ha relacionado esta hepatitis con la hepatitis fulminante no-A no-B en países donde la infección es endémica. El mayor problema se encuentra en Indonesia, donde la prevalencia es del 15% en niños menores de 7 años. En las zonas endémicas, la máxima incidencia aparece en otoño e invierno, después de lluvias abundantes en zonas sin sistemas adecuados de depuración.

La primera epidemia documentada data de 1955 en Nueva Delhi, en la que se describieron más de 29.000 casos de hepatitis ictérica debida a la contaminación del agua de suministro público. Dada la relativamente elevada frecuencia de casos esporádicos en los países en los que se han desarrollado epidemias por este virus, algunos autores consideran que la transmisión directa persona-persona podría desempeñar un papel destacado en la diseminación de esta enfermedad. En Europa, se han realizado estudios de prevalencia en Londres en 1986, los marcadores anti-VHE fue del 3,9%, para los nacidos en Inglaterra y del 8,8% para los nacidos fuera y residentes allí. En Alemania, se han estudiado a los inmigrantes procedentes de la antigua Unión Soviética y la prevalencia fue del 2,05% y como factores de riesgo, se encontraron: edad mayor de 65 años residentes en el sudoeste de la antigua Unión Soviética. En el sur de Italia, la prevalencia es del 0,8%, similar a la de otros países del norte de Europa y un poco menor que la de otros países mediterráneos.

España epidemiológicamente se incluye dentro de la denominada zona de aparición esporádica de casos de hepatitis E. Desde los años 90 la incidencia en regiones no endémicas ha ido aumentando, aunque se muestra una variabilidad importante entre diferentes regiones europeas. A nivel europeo se reportan entre 50 y 100 casos al año, sin embargo la seroprevalencia encontrada es mayor probablemente debido a un porcentaje de casos que pasan por asintomáticos o que son confundidos con otras patologías. En el año 2014 se estimó que el 16% de las hepatitis agudas en Barcelona fueron secundarias al VHE y en otros países europeos, ya se consideran la primera causa de hepatitis aguda.

En España, se han descrito algunos casos de hepatitis E autóctonos, en la que no se encuentra el antecedente de viajes ni otro factor conocido. Teniendo en cuenta la prevalencia de anticuerpos contra el virus de la hepatitis E del 2,8% en donantes de sangre y del 6,3% en enfermos en tratamiento de hemodiálisis, se puede afirmar que el VHE circula en nuestro país, aunque quizás de forma menos virulenta que en países endémicos, dando lugar a infecciones subclínicas. A este respecto, es interesante el aislamiento de este virus en aguas residuales en Barcelona, pues puede tener consecuencias epidemiológicas importantes.

Algunos autores consideran la hepatitis E una zoonosis cuyo reservorio es el cerdo. También se ha comprobado la transmisión vertical madre-hijo.

Se puede concluir, que la infección por el virus de la hepatitis E es una infección emergente, pues se prevé un aumento de la incidencia en los próximos años debido a factores sociales como la inmigración de zonas en vías de desarrollo, la globalización del suministro de comidas, variedad de hábitos y conductas, y especialmente, a la situación geográfica propicia de nuestro país.

Clínica

El periodo de incubación suele ser de 6 semanas aproximadamente y cursa como una hepatitis aguda autolimitada, aunque de manera reciente se han comunicado cuadros de ictericia colestática prolongada atribuidos a este virus. No existe progresión a la cronicidad. La hepatitis fulminante es rara, excepto en mujeres embarazadas, en las cuales la mortalidad alcanza el 17-20%. La presentación clínica es similar a la del VHA, con una fase prodrómica y una fase ictérica acompañada de sintomatología gastrointestinal. Es también característico el prurito generalizado. El pico de transaminasas coincide con el comienzo de la fase ictérica. Pueden ocurrir infecciones asintomáticas por VHE, pero la proporción de infecciones que son asintomáticas no están bien documentadas.

Las mujeres embarazadas, sobre todo en el tercer trimestre del embarazo, tienen un riesgo muy elevado de desarrollar hepatitis fulminante que cursa con un cuadro de coagulación intravascular diseminada (CID) y origina elevada mortalidad, con una elevada incidencia de muerte fetal. Hasta lo que puede determinarse, esta tasa elevada de mortalidad no se relaciona con desnutrición o con una susceptibilidad general de las mujeres embarazadas a desarrollar hepatitis fulminante, ya que el embarazo no aumenta el riesgo de desarrollar esta última ni de muerte por hepatitis A. Generalmente, la infección aguda es leve y autolimitada. La tasa de ataque es mayor en hombres que en mujeres y es más infrecuente en niños. Los pacientes no evolucionan a una hepatitis crónica.

Diagnóstico

El marcador más frecuente es la presencia del virus en sangre (93%), seguido por la IgG anti-VHE (87%) y de la IgM anti-VHE (79%). La presencia del virus en las heces se detecta con una frecuencia del 70%. El virus aparece en las heces hacia la tercera semana de infección, precediendo a la presentación de los síntomas, la elevación de las transaminasas y la respuesta inmune (IgG e IgM).

El diagnóstico se realiza por pruebas serológicas que detectan IgM antivHE e IgG antiVHE por técnicas de ELISA. Se dispone además de pruebas confirmatorias de Western-Blot. El diagnóstico de hepatitis E en fase aguda se establece por el hallazgo de anticuerpos de tipo IgM (e IgG) y en la fase de convalecencia por la detección solo de los de tipo IgG. Estaría indicada su determinación ante la sospecha de hepatitis viral aguda en un paciente con antecedentes de viaje al extranjero y el resto de marcadores negativos.

Tratamiento

No existe tratamiento específico alguno.

Profilaxis

La prevención de la hepatitis E se basa en mejorar las condiciones generales de higiene y de potabilización del agua. Las medidas higiénicas son similares a las descritas para la hepatitis A, teniendo en este caso mayor importancia el abastecimiento del agua potable y la eliminación de aguas residuales. Actualmente se encuentra en fase de desarrollo una vacuna contra el virus de la hepatitis E. La gammaglobulina elaborada a partir de donantes de zonas endémicas podría ser de utilidad en la prevención de la enfermedad en los contactos, sobre todo en el caso de las mujeres embarazadas.

El aislamiento del enfermo en su domicilio o en el hospital no es necesario. En la fase sintomática de la enfermedad la mayoría de los pacientes no excretan el virus en las heces o lo hacen en pequeñas cantidades por lo que se recomiendan las medidas generales de higiene (fundamentalmente lavados de manos).

Insistiendo en que, es imprescindible la higiene personal para evitar la transmisión persona-persona.

Bibliografía

European Association for the Study of the Liver. Electronic address: easloffice@easloffice.eu; European Association for the Study of the Liver. EASL 2017 Clinical Practice Guidelines on the management of hepatitis B virus infection. J Hepatol. 2017;67(2):370-398.

TONG S, REVILL P. *Overview of hepatitis B viral replication and genetic variability.* J Hepatol. 2016;64(1 Suppl):S4-S16.

LAPA D, CAPOBIANCHI MR, GARBUGLIA AR. *Epidemiology of Hepatitis E Virus in European Countries.* Int J Mol Sci. 2015;16(10):25711-25743. Published 2015 Oct 27.

FARCI P, ANNA NIRO G. *Current and Future Management of Chronic Hepatitis D. Gastroenterol Hepatol (N Y).* 2018;14(6):342-351.

HERCUN J, KOH C, HELLER T. *Hepatitis Delta: Prevalence, Natural History, and Treatment Options.* Gastroenterol Clin North Am. 2020;49(2):239-252. doi:10.1016/j.gtc.2020.01.004

STOCKDALE AJ, KREUELS B, HENRION MYR, ET AL. *The global prevalence of hepatitis D virus infection: systematic review and meta-analysis* [published online ahead of print, 2020 Apr 23]. J Hepatol. 2020;S0168-8278(20)30220-8.

LITTLEJOHN M, LOCARNINI S, YUEN L. *Origins and Evolution of Hepatitis B Virus and Hepatitis D Virus.* Cold Spring Harb Perspect Med. 2016;6(1):a021360. Published 2016 Jan 4.

GILMAN C, HELLER T, KOH C. *Chronic hepatitis delta: A state-of-the-art review and new therapies.* World J Gastroenterol. 2019;25(32):4580-4597.

BOIX R, AMILLATEGUI R, MARTÍNEZ EV, VILLARRUBIA S, CANO R. *Una visión general de la hepatitis B.* ISCIII. CIBER Epidemiología y Salud Pública (CIBERESP). Vol 24 Num 4. 2016

BARAJAS GUTIÉRREZ MA, ESPEJO ROMERO M, BAZA VILARIÑO JM. *Hepatitis viral aguda.* FMC 2002; 9 (3): 159–167.

BAYAS JM, VILELLA A. *Inmunización: saltos al futuro: Hepatitis víricas.* Atención Primaria 2002; 30 (8): 514-520.

BRUGUERA CORTADA M. *Hepatitis vírica aguda.* En: Farreras/Rozman. *Medicina Interna.* Mosby/Doyma. 13ª edición. 1995; I: 315-322.

BUTI FERRET M. *Hepatitis vírica aguda.* En: Rodes Teixidor J, Guardia Massó J, Trilla García A, Aguirre Errasti C, Arroyo Pérez V, García-Conde Brú J, et al. *Medicina Interna.* Masson S.A. 1997; I: 1520-1531.

CLEMENTE-CASARES P, PINA S, BUTI M, JARDI R, MARTÍN M, BOFILL-MAS S, et al. *Hepatitis E virus epidemiology in industrialized countries.* Emerging Infectious diseases 2003; 9 (4): 1-12.

ESTEVE M, CASAS I. *Epidemiología y prevención de las hepatitis víricas.* Medicina Integral 2000; 36 (8): 313-321.

GARCÍA BUEY L, GONZÁLEZ MATEOS F. *Clínica de la hepatitis vírica.* Medicine 2000; 8 (13):677-686.

GARCÍA-SAMANIEGO REY J, SORIANO VÁZQUEZ V. *Biología de los virus de la hepatitis.* Medicine 2000; 8 (13): 669-676.

GUILERA SARDA M. *Terapéutica de las enfermedades hepáticas. Hepatitis aguda.* Medicina integral 2000; 35 (10): 437-441.

Informe oficial de la Asociación Estadounidense de Salud Pública. Organización Panamericana de la Salud. Hepatitis vírica A. En: Chin J. *El control de las enfermedades transmisibles*. OPS 17ª edición. Publicación Científica y Técnica N° 581. 2001; 322-329.

IRSHAD M. *Hepatitis E virus: an update on its molecular, clinical and epidemiological characteristics*. Intervirology 1999; 42: 252-262.

KOFF RS. *Prevention of viral hepatitis*. Curr Treat Options Gastroenterol 2002; 5 (6): 451-463.

LEMON SE. *Virus de la hepatitis E.* En: Mandell, Bennett, Dolin. *Enfermedades Infecciosas. Principios y Práctica.* Editorial Panamericana, 4ª edición. 1997; 1862-1867.

MERINO MOÍNA M, BRAVO ACUÑA J. *Vacunas en el niño. Perspectivas para el futuro inmediato*. FMC 2002; 9 (9): 647-658.

SÁENZ GONZÁLEZ MC, GONZÁLEZ CELADOR R. *Infecciones enterohepáticas por picornavirus y calicivirus: poliomielitis, hepatitis A y hepatitis E.* En: Enfermedades infecciosas virales 264 Piedrola Gil. Medicina Preventiva y salud Pública. 10ª edición. Masson S.A. 2001; 445-479.

SÁNCHEZ MA, MORENO ME, GARCÍA AVELLO A, MATEOS ML. *Dos nuevos casos de hepatitis E autóctonos.* Enferm Infecc Microbiol Clin 2002; 20: 138-139.

SERIWATANA J, SHRESTHA MP, SCOTT RM, TSAREV SA, VAUGHN DW, AYE MYINT KS, et al. *Clinical and epidemiological relevance of quantitating hepatitis E virus-specific inmunoglobulin M.* Clinical and Diagnostic Laboratory Inmunology 2002; 9 (5): 1072-1078.

WIDDOWSON MA, JASPERS WJ, VAN DER POEL WH, VERSCHOOR F, DE RODA HUSMAN AM, WINTER HL, et al. *Cluster of cases of acute hepatitis associated with hepatitis E virus infection acquired in the Netherlands.* Clin Infect Dis 2003; 36 (1): 29-33.

Asociación Española de Pediatría. Comité Asesor de Vacunas. *Vacunación contra la hepatitis A.* En: *Manual de vacunas en pediatría.* 2ª Edición 2001; 264-278.

BATTEGAY M, GUST ID, FEINSTONE SM. VIRUS DE LA HEPATITIS A. En: Mandell, Bennett, Dolin. *Enfermedades Infecciosas. Principios y Práctica.* Editorial Panamericana, 4ª edición. 1997; 1834-1850.

ABDO FRANCIS, J.M. *Hepatitis viral* Manual Moderno. 2003.

BRAHM BARRIL, J. MUÑOZ GÓMEZ, G. *Hepatitis viral* Editorial: Mediterránea. 2009.

COLLIER. *Virologia humana.* Editorial: McGraw- Hill/ Interamericana de México. 2008.

VV.AA. *Manejo de pacientes con enfermedades infecciosas prevalentes: VIH, hepatitis, tuberculosis. Para médicos de atención primaria.* 2008.

TALLEY, N.J. *Manual clínico de gastroenterología y hepatología.* Editorial: S.A. Elsevier España. 2009.

PEREDO, A. *Enfermedades infecciosas, antiguas compañeras de viaje*. 2008

MANDRAKE *Causas y diferencias de hepatitis vírica y hepatitis autoinmunes*.Venerologia. 2005

GARCÍA-FERREIRA A, ORTEGA-ALONSO A, COBOS RODRÍGUEZ J ET AL. *Brote epidémico de hepatitis aguda A en el Área Sanitaria del hospital Universitario Virgen de la Victoria (HUVV): un cambio en la epidemiología.* Rev Esp Enferm Dig 2018.

RODRÍGUEZ-TAJES S, PERPIÑÁN E, CABALLOL B ET AL. *Hepatitis A outbraek in Barcelona among men who have sex with men (MSM)*, January-June 2017: A hospital perpective. Liver Int 2017.

GARCÍA-FERREIRA AJ, ET AL. *Actualización epidemiológica del virus de la hepatitis A y el virus de la hepatitis E. RAPD online.* Vol 41 nº 3 mayo-junio 2018.

15. Infección por virus de la hepatitis B y Delta.

Antonio Francisco Guzmán González, Fernando Cobo Martínez y María del Mar Gallardo García

HEPATITIS B

Introducción

La infección por el virus de la hepatitis B (VHB) supone un problema de salud pública muy importante. Aproximadamente existen en el mundo 350 millones de portadores del virus, lo que permite el mantenimiento de la enfermedad en amplias zonas del mundo. En conjunto, la infección por el VHB es responsable de 1,5 millones de muertes anuales por cirrosis hepática y carcinoma hepatocelular.

Historia

La hepatitis viral es un proceso infeccioso multicausal que fue descrito por primera vez en el siglo V. Cuando Hipócrates describió la ictericia epidémica, se estaba refiriendo sin lugar a dudas a enfermos que padecían hepatitis aguda por VHB además de por otros agentes capaces de producir infección en el hígado. Se han descrito a lo largo de la historia varios brotes de esta ictericia epidémica, conocida también como *ictericia catarral, hepatitis epidémica y hepatitis infecciosa*, que fueron más frecuentes durante diferentes guerras en los siglos XIX y XX.

La confirmación de que era una forma de hepatitis transmitida por la inoculación directa de productos sanguíneos fue llevada a cabo por Lurman en Bremen (Alemania), en 1883, durante una campaña de inmunización frente a la viruela; la vacuna fue preparada a partir de linfocitos humanos; el 15% de los que la recibieron desarrollaron ictericia severa, que no ocurrió en los no vacunados. Posteriormente, y a raíz de diferentes brotes, se demostró este hecho.

El descubrimiento del agente etiológico de la hepatitis B y el desarrollo de vacunas eficaces y seguras constituyen uno de los hitos científicos del siglo XX. En el siglo XIX, Virchow propuso que la patogénesis de la hepatitis aguda era debida a un tapón de moco en la Ampolla de Vater. Esta hipótesis fue rebatida cuando estudios patológicos revelaron la existencia de inflamación difusa hepática en personas con ictericia aguda, sugiriendo una causa infecciosa. Estudios realizados en voluntarios humanos en los años 30 y 40 por Havenis, MacCallum y Bauer aportaron evidencias convincentes de la causa viral, con al menos 2 agentes etiológicos. En 1947, MacCallum y Bauer propusieron la nomenclatura de Hepatitis A para la hepatitis infecciosa y Hepatitis B para la hepatitis que ellos denominaron de *suero homólogo*. En la misma época se conocía que ambas diferían en su epidemiología; la hepatitis A se transmitía por vía fecal-oral, tenía un periodo de incubación de 2- 6 semanas y afectaba preferentemente a niños, mientras que la hepatitis B se transmitía por exposición percutánea a productos sanguíneos, presentaba un periodo de incubación más prolongado (2-6 meses) y afectaba fundamentalmente a adultos. Estas observaciones fueron ratificadas por una serie de estudios llevados a cabo por Krugman en el Instituto Willowbrook durante los años 60 y 70.

A la vez que estos estudios, Blumberg describió una inmunoprecipitina que se encontraba presente en el suero de un paciente leucémico. El paciente era un aborigen australiano y el antígeno fue denominado Antígeno Australia. Posteriores estudios revelaron que el antígeno presentaba una distribución variable en diferentes poblaciones, apareciendo más frecuentemente en pacientes que habían recibido múltiples transfusiones sanguíneas. La asociación entre el antígeno Australia y la hepatitis B aguda fue demostrada posteriormente, lo que llevó al desarrollo de ensayos específicos para la detección de la infección por el VHB.

Virología

El virus de la hepatitis B (VHB) es un virus hepatotropo perteneciente a la familia *Hepadnaviridae*, cuyo genoma está compuesto por una molécula de DNA circular, pequeña y parcialmente de doble cadena. El virión maduro del VHB, también denominado *Partícula Dane* (descrito por 1ª vez en 1970), tiene forma esférica, con un diámetro de 42 nm. Se caracteriza por una envoltura lipoproteica, de aproximadamente 7 nm de espesor, formada por lípidos junto con proteínas del virus. La glucoproteína predominante o *Proteína S* (superficie) tiene capacidad antigénica y se conoce como HBsAg, y que corresponde al antiguamente llamado *antígeno Australia*. En el interior de la envoltura se encuentra una cápside icosaédrica, nucleocápside o core que envuelve al DNA genómico y la transcriptasa vírica (ADN-polimerasa). Esta cápside está formada por 180 unidades de una misma proteína denominada p22, proteína C (core) o HBcAg, con capacidad antigénica, y posee además un segundo antígeno, relacionado estructuralmente con el HBcAg, denominado *HBeAg*.

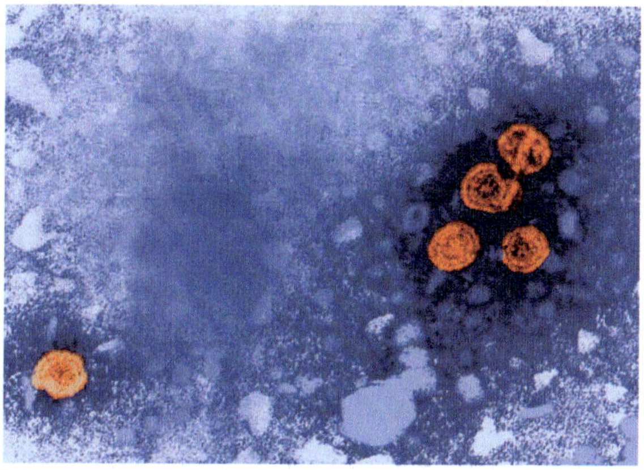

Virus de la hepatitis B.

El genoma del VHB está compuesto por 2 filamentos de DNA en los que se han identificado 4 regiones principales denominadas *preS/S, C, P y* X, que codifican la síntesis de HBsAg, HBcAg, ADN-polimerasa y una proteína no identificada aún, respectivamente. El DNA del virus se integra en el núcleo de los hepatocitos de los pacientes infectados, si bien las formas libres son mucho más abundantes que las integradas.

La región preS/S codifica las proteínas de envoltura (HBsAg) del virus, que son tres, diferenciadas en cuanto a su tamaño: pequeña, que es el componente mayoritario de las envolturas vacías del virus, que se comentarán después; mediana o intermedia, que juega un papel importante en la unión del virus al receptor hepático, siendo un buen marcador de replicación y, por tanto, de diagnóstico y que, al ser muy inmunógena, crea una respuesta de anticuerpos neutralizantes capaces de inhibir la unión del virus al hepatocito; y grande o mayor. Estas proteínas nos van a servir para establecer diferentes subtipos del VHB.

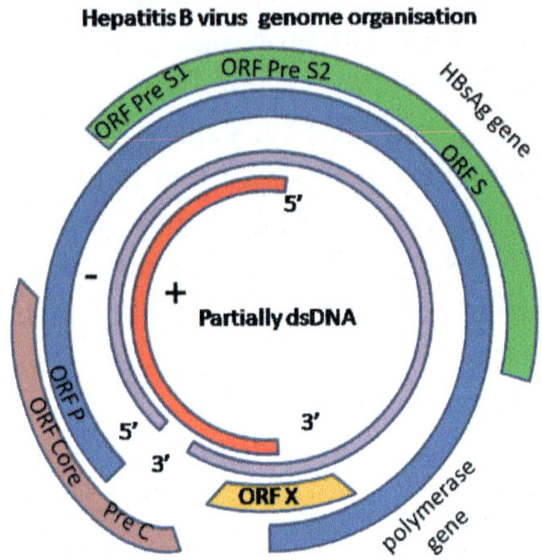

Subtipos del VHB

Se han descrito 8 genotipos, denominados de la A a la H, estos a su vez se subdividen en subgenotipos en base a la proximidad de su secuencia de nucleótidos, excepto los genotipos E, G y H que no los tienen. Los genotipos A, B C y D están ampliamente distribuidos, así el genotipo A es el más frecuente en Norte América y África, los genotipos B y C son dominantes en el este asiático y el genotipo D es el mayoritario en el sur de Europa e India. En cambio la distribución del genotipo E está limitada al África subsahariana, mientras que los genotipos F y H se han localizado en poblaciones indígenas del sur de América. Es de destacar que las infecciones por el genotipo G son infrecuentes, y generalmente asociadas a coinfección con otro genotipo de VHB y HIV, en trasmisión sexual entre hombres.

Tipos de partículas del VHB

En un individuo infectado de forma aguda por el VHB se pueden encontrar, en elevadas cantidades, tanto partículas infectivas como no infectivas.

El virión maduro de la hepatitis B, también conocido como *partícula Dane,* presenta las características descritas anteriormente. Además del virión maduro, existen otras dos partículas subvirales que pueden encontrarse en el suero de individuos infectados, denominadas filamento y esfera de hepatitis B. Ambas partículas presentan un diámetro de 22 nm (el filamento puede llegar a medir 600 nm de longitud), y están compuestas únicamente de proteína S del VHB. La ausencia del core del VHB, de la polimerasa y del genoma refleja la naturaleza no infectiva de estas partículas. La esfera está compuesta de las proteínas S pequeña e intermedia, mientras que el filamento también incluye la proteína S de mayor peso molecular.

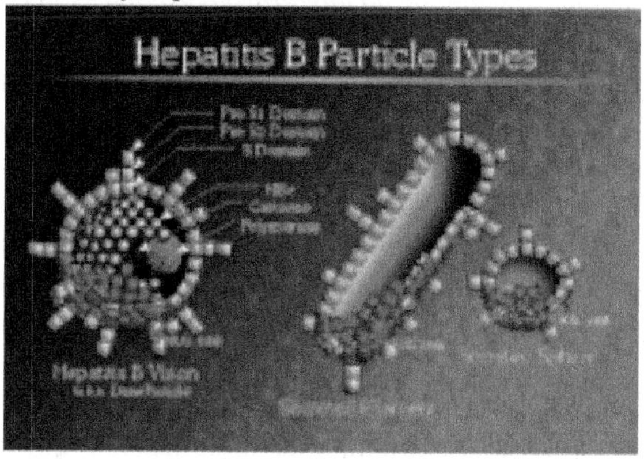

Tipos de partículas del VHB.

Se pueden encontrar niveles elevados de estas partículas no infectivas durante la fase aguda de la infección. Estas partículas presentan los mismos sitios antigénicos que el virión maduro, lo que aparentemente no parece ser una ventaja para el virus. Estas proteínas S (superficie) inducen una respuesta inmune importante en muchos individuos infectados; parece ser que la presencia de elevadas concentraciones de estas partículas no infectivas puede permitir que las partículas infectivas (virión maduro) atraviesen el torrente sanguíneo sin ser detectadas por los anticuerpos neutralizantes. Parece ser que la unión de las partículas no infectivas a las células del hospedador activa a estas, posibilitando la infección de las mismas.

Variantes del VHB

El VHB presenta una elevada variabilidad genómica (10% de su secuencia nucleotídica). Se han descrito mutaciones en todas sus regiones génicas. Estas mutaciones van a afectar no solo a la evolución clínica de la infección y a la respuesta terapéutica, sino que tienen consecuencias importantes desde el punto de vista diagnóstico (patrones serológicos atípicos), preventivo (reformulación de la vacuna) y epidemiológico (transmisión de las variantes).

La mejor caracterizada es la variante *VHB e negativo o e minus*. Se debe a una mutación en la región pre-core del gen C que impide la síntesis de HBeAg. A esta variante se le atribuye una mayor virulencia y se ha demostrado su existencia en el 30% de las hepatitis crónicas en el área mediterránea. Otras *variantes* son las siguientes:

- *Variantes defectivas de envoltura o escape.* Son cepas que presentan una mutación en el gen S, que son incapaces de expresar el determinante antigénico común del HBsAg, escapando a la respuesta inmune inducida por la vacuna.
- *Mutaciones en el gen X.* La infección por estas cepas cursa con ausencia de marcadores serológicos de infección por VHB; se asocia, con frecuencia, a carcinoma hepatocelular y hepatitis fulminante.
- *VHB tipo 2.* Se caracteriza por presentar reactividad aislada al HBsAg sin seroconversión anti-HBc y ausencia de HBeAg. Parece ser que se debe a la aparición de mutaciones en el gen X (regulador de la replicación) que ocasiona que el virus se replique y exprese de forma insuficiente, siendo incapaz de estimular una respuesta inmune adecuada.

Epidemiología

La infección por el virus de la hepatitis B (VHB) constituye un importante problema de salud pública a nivel mundial. Se calcula que existen aproximadamente 1.000 millones de infectados, de los cuales, más del 40% mueren a consecuencia de ello. Además, pueden existir más de 300 millones de portadores crónicos de este virus, que van a constituir la principal fuente de diseminación y de causa de secuelas, así como va a permitir el mantenimiento de la enfermedad en amplias zonas del mundo.

Aproximadamente el 45% de la población mundial vive en áreas donde la prevalencia de la infección crónica es elevada (más del 8% de la población es HBsAg positivo), un 43% vive donde la prevalencia es intermedia (2-7% de la población es HBsAg positivo) y un 12% en áreas de baja endemicidad (menos del 2% es HBsAg positivo).

En áreas de elevada endemicidad, la mayor parte de las infecciones ocurren en la infancia, cuando el riesgo de cronificación es elevado. Debido a que la mayor parte de las infecciones por VHB en niños pequeños son asintomáticas, se produce una escasa identificación de la infección aguda, siendo elevados los casos de enfermedad hepática crónica y carcinoma hepático. Estas áreas incluyen gran parte de Asia (excepto Japón y La India), la zona amazónica de Sudamérica, la mayoría de las islas del Pacífico, África y otras poblaciones especiales como los nativos de Alaska, los aborígenes australianos y los maoríes de Nueva Zelanda.

En áreas de endemicidad intermedia, las infecciones ocurren en todos los grupos de edad. Además es frecuente la identificación de la enfermedad aguda debido a que ocurren con elevada frecuencia en adolescentes y adultos jóvenes. Estas zonas incluyen el área mediterránea, Oriente Medio, Brasil y este de Europa. En áreas de baja endemicidad la mayoría de las infecciones ocurren en adultos y en grupos de riesgo bien definidos, como usuarios de drogas por vía parenteral.

En Europa se estima que alrededor de 4.5 millones de personas están infectadas por el virus de la hepatitis B, esto supone una tasa bruta de 4,4 casos por cada 100.000 habitantes, de los casos notificados el 71,4% desarrollaron enfermedad crónica. La mayoría de los casos (34,5%) se produjo en jóvenes de 25-34 años.

En España con una prevalencia de portadores del 1% se incluye en el grupo de países de baja prevalencia. La Red Nacional de Vigilancia Epidemiológica recoge los casos confirmados de forma individualizada, observándose en los últimos años una tendencia descendente, en el periodo 2010-2016 se produjo un cambio anual de -4,5, si bien este cambio no es significativo. La incidencia en 2016 es de 1,14 casos por 100.000 habitantes, con un 76,8% de los casos en hombres. La distribución a nivel nacional no es homogénea, y se notifican tasas mayores en comunidades como Andalucía y Castila y León.

Mecanismos de transmisión

La principal fuente de transmisión del VHB son los enfermos con hepatitis aguda y los portadores crónicos. En estos pacientes puede detectarse el virus en diferentes líquidos orgánicos: sangre, saliva, semen, secreciones vaginales, orina, líquido cefalorraquídeo, moco, lágrimas y leche materna. Así, se pueden determinar dos posibles *patrones de transmisión:*

1. *Transmisión vertical.* Incluiría la transmisión perinatal (madre-hijo).
2. *Transmisión horizontal.* A través de 2 posibles vías:
   a. Vía parenteral.

b. Contacto sexual.

Según todo lo mencionado se pueden definir una serie de *grupos de riesgo:*

- Usuarios de drogas por vía parenteral (uso de jeringuillas contaminadas con sangre de individuos infectados).
- Varones homosexuales con numerosos contactos sexuales sin protección adecuada.
- Heterosexuales con múltiples contactos sexuales con diferentes parejas sin protección adecuada.
- Contactos familiares de enfermos crónicos.
- Hemofílicos y personas sometidas a hemodiálisis.
- Individuos institucionalizados: presos, ancianos.
- Personas expuestas de forma ocupacional a sangre y fluidos infecciosos (personal sanitario).

Cuadro clínico

La situación clínica más frecuente es la del enfermo asintomático y/o sin síntomas de ictericia. Sin embargo, no es lo único que ocurre, y se puede dividir las manifestaciones clínicas según sea infección aguda o infección crónica.

1. Hepatitis aguda

Las consecuencias de una infección aguda por VHB son muy variables. En esta forma aguda de hepatitis se pueden diferenciar cuatro *periodos*:

a) *Periodo de incubación.* Oscila entre 6 semanas y 6 meses, y el desarrollo de manifestaciones clínicas depende fundamentalmente de la edad; así, los recién nacidos, generalmente, no suelen desarrollar signos y síntomas clínicos, y la infección solo produce enfermedad típica en el 5-15% de los niños entre 1-5 años; niños mayores de 5 años y adultos presentan sintomatología en el 33-50% de los casos.

b) *Periodo prodrómico.* Es el periodo donde se observan las primeras manifestaciones clínicas antes de la aparición de ictericia. Suele durar 3-5 días, aunque puede durar semanas o no estar presente. El paciente presenta astenia, intolerancia a las grasas, náuseas, vómitos, dolor en hipocondrio derecho, diarrea, cefalea y fiebre elevada.

c) *Periodo de estado.* En este periodo el paciente está ictérico, y son características la coluria y la hipocolia. Paradójicamente el paciente mejora su estado general. Suele durar entre 2-6 semanas.

d) *Periodo de convalecencia.* En este periodo desaparece la ictericia, el paciente se encuentra asténico y se fatiga con facilidad. En algunos pacientes, una vez normalizadas las transaminasas, se objetiva la persistencia de hiperbilirrubinemia.

Ocasionalmente pueden aparecer manifestaciones extrahepáticas que incluyen lesiones vasculíticas (vasculitis necrotizante), serositis (pleuritis, ascitis), manifestaciones neurológicas (neuritis periférica), encefalitis, síndrome de Guillaín-Barré, rash cutáneo, artralgias y artritis.

Además de este síndrome clínico descrito, pueden aparecer otras formas clínicas de hepatitis B aguda, que se describen brevemente.

- *Hepatitis anictérica.* Es más frecuente que la hepatitis ictérica. Solo 1/ 3 de las hepatitis B son ictéricas. Por este motivo, muchos pacientes con hepatitis B crónica no recuerdan haber padecido una hepatitis.
- *Hepatitis fulminante.* Es la complicación más temida, y se debe a la necrosis masiva o submasiva del parénquima hepático. Puede ocurrir en el 1-2% de las personas con infección aguda, y presenta una tasa de mortalidad del 63-93%. Es más frecuente en la coinfección VHB-VHD y en la infección por el mutante e minus.

2. Hepatitis crónica

Se define por la persistencia de HBsAg en el suero del paciente después de 6 meses tras la primoinfección o por la presencia de HBsAg y la ausencia de IgM anti-HBc. El riesgo de desarrollar infección crónica por VHB varía inversamente con la edad, siendo alto (> 90%) en niños infectados en el periodo perinatal, intermedio (25-50%) en niños infectados con edades comprendidas entre 1-5 años, y bajo (6-10%) en niños mayores de 5 años y adultos.

Las personas con infección crónica por VHB presentan un sustancial incremento del riesgo de desarrollar enfermedades hepáticas crónicas, incluyendo cirrosis y carcinoma hepatocelular primario. La edad en la que ocurre la infección crónica puede alterar el riesgo de desarrollar estos procesos crónicos. Así, estudios prospectivos indican que más del 25% de los individuos que adquieren la infección por el VHB durante su infancia desarrollan estas enfermedades hepáticas crónicas (cirrosis, carcinoma), en comparación con el 15% de adolescentes y adultos jóvenes que las desarrollan. Existen factores relacionados con el enfermo que se encuentran asociados al incremento del riesgo de desarrollan infección crónica, incluyendo la presencia de procesos crónicos como insuficiencia renal crónica, diabetes e infección por el VIH.

Marcadores de la infección por el VHB

Las técnicas serológicas actuales permiten detectar los antígenos del VHB y la respuesta de anticuerpos frente a dicha infección (marcadores serológicos). Su determinación cualitativa y cuantitativa nos permite realizar un diagnóstico, establecer un pronostico fiable de la infección y conocer la susceptibilidad de la población a la infección por VHB, con objeto de establecer medidas de prevención frente a la misma.

1. Antígeno de superficie, HBsAg o antígeno Australia

Se sintetiza en el citoplasma del hepatocito y se encuentra en él y en sangre durante el periodo de incubación, la fase aguda de la enfermedad y el estadio crónico. Se puede identificar a los 30-60 días post-exposición. Si la infección sigue una evolución favorable, desaparece generalmente en 3-6 meses. Sin embargo, es de mal pronóstico la persistencia de títulos elevados durante más de 6-8 semanas o la no disminución significativa del título en el primer mes. En el caso de hepatitis crónica, persiste más allá del 6º mes.

En ciertas ocasiones pueden presentarse falsas reacciones positivas al HBsAg (reacciones inespecíficas), que deben confirmarse con técnicas de neutralización con anti-HBs. Esta reactividad puede deberse a varios motivos: inmunotolerancia extrema, estadio precoz de la infección aguda por VHB, infección por cepas de VHB defectivas o infección por VHB tipo 2.

2. Anticuerpo anti-HBs

Es el último marcador en aparecer, indicando recuperación de la enfermedad y confiriendo protección, pues persiste durante mucho tiempo (varios años). En el seguimiento de portadores crónicos, su aparición indica la resolución del mismo. Es el único marcador presente en los individuos vacunados.

3. Antígeno nuclear, de la cápside, HBcAg o del core

Es un polipéptido propio de la nucleocápside que se sintetiza en el núcleo de la célula hepática, y no es posible hallarlo aisladamente en el suero del enfermo, sino formando parte de la partícula Dane. Su poder inmunógeno induce la producción de anticuerpos de las clases IgG e IgM en la infección aguda y crónica por VHB.

4. Anticuerpo anti-HBc

Es el primer anticuerpo que aparece y persiste hasta 12-18 meses después de la recuperación. Se detecta después de la aparición del HBsAg y HBeAg. Su hallazgo aislado puede significar infección pasada o curada, aunque esta positividad confirmada y en solitario no asegura protección frente a la infección. Su utilidad en el screening de pacientes con sospecha de hepatitis recae en que es un marcador de la fase ventana de la enfermedad. La presencia de anticuerpos de la clase IgM es indicadora de infección aguda reciente, pero hay que tener en cuenta que también es detectable en la infección crónica con replicación viral.

5. Antígeno e (HBeAg)

Es el segundo marcador en aparecer. Se detecta en el suero en la fase aguda de la infección y en algunas formas crónicas con actividad vírica. Presenta una excelente correlación con la presencia de replicación viral, viremia e infectividad, que debe manejarse conjuntamente con los anticuerpos anti- HBe y la detección del ADN viral. Su desaparición suele indicar buena evolución (seroconversión a anti-HBe). Pero existen casos en que esta conversión, si persiste la replicación viral, supone un peor pronóstico; es la variante pre-core menos, que veremos posteriormente en este capítulo.

6. Anticuerpo anti-HBe

Su detección, en el caso de infección aguda, indica buena evolución y baja infectividad. Aparece cuando desaparece el HBeAg y, en general, es detectable antes de que desaparezca el HBsAg, y puede persistir varios años después de la infección. En los casos de infección crónica, en los que coexiste con el HBsAg, suele indicar escasa replicación e infectividad (portador asintomático o hepatitis crónica persistente). Sin embargo, la seroconversión anti-HBe no siempre indica mejoría, sino que puede deberse, como hemos citado, a la selección de mutantes pre-core del VHB, que se asocian a alta replicación vírica con cuadros de hepatitis crónica activa y cirrosis.

7. ADN del VHB (ADN-VHB)

Es el marcador más sensible y específico de replicación del VHB. Se detecta en más del 85% de pacientes HBeAg +, y se relaciona de manera directa con el HBcAg hepático.

Diagnóstico de la infección por el VHB

El diagnóstico de la infección por el VHB es serológico, y consiste en la determinación de una serie de perfiles de marcadores en función de la fase de la enfermedad, pudiendo diferenciar entre infección aguda y crónica.

Respuesta serológica en la infección aguda por el VHB

El periodo de incubación oscila entre 2 y 6 semanas. Existe una tendencia hacia periodos de incubación más cortos cuando el inóculo vírico es más abundante, y a periodos más prolongados cuando el inóculo es de menor cuantía.

El primer marcador que aparece es el HBsAg, que puede detectarse en suero durante el periodo de incubación de la enfermedad. El título de HBsAg va aumentando, llegando a su máximo aproximadamente cuando comienzan a elevarse los niveles de transaminasas. Al producirse la mejoría clínica y disminuir los niveles de estas, descienden los títulos de HBsAg, que más tarde desaparece.

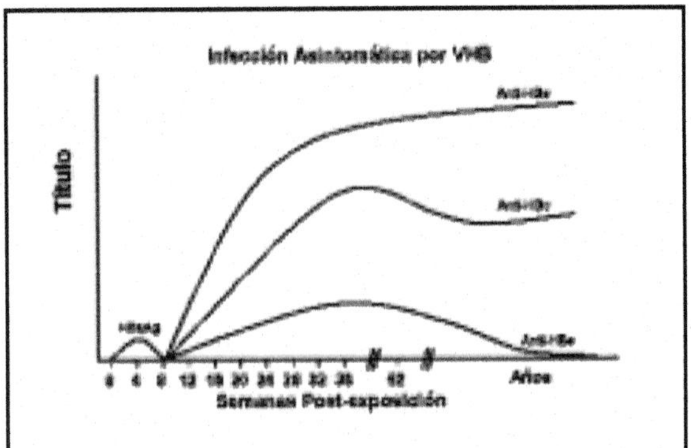

Curso serológico de infección aguda por VHB.

El HBeAg aparece poco después que el HBsAg. La desaparición de este se produce pronto, en general antes de la del HBsAg, y va seguida de la síntesis del anticuerpo específico, anti-HBe. Esta progresión suele indicar buen pronóstico. Los individuos que progresan al estado de portador crónico no experimentan esta seroconversión durante la fase aguda de la infección.

El anticuerpo frente al HBcAg, anti-HBc, aparece poco después del HBsAg, aunque antes del comienzo de los síntomas, y asciende rápidamente con el transcurso del tiempo. Este anti-HBc aparece en todos los pacientes infectados por el VHB, lo que constituye un marcador serológico preciso de la infección, ya sea previa o actual. Los anticuerpos anti-HBc de clase IgM indican reacción aguda y persisten 3-12 meses, para acabar haciéndose indetectables; los de clase IgG persisten durante toda la vida, tanto en las hepatitis agudas como en las que evolucionan a la cronicidad.

El anticuerpo frente al HBsAg, a diferencia del anti-HBc y del anti-HBe, no surge durante la enfermedad aguda, sino más bien en el periodo de convalecencia. En casi todos los pacientes, el anti-HBs no se detecta en suero hasta que el HBsAg ha desaparecido y la recuperación es completa.

Podemos decir que existen 3 *hechos* que indican una evolución clínica favorable y encaminada a la curación:

- *Rápido descenso*, antes de que desaparezcan las manifestaciones clínicas, del HBeAg y del ADN del VHB en suero, que traducen el final de la replicación del virus.
- *Posterior desaparición del HBsAg*, que puede ser detectado 1-12 semanas después del inicio de los síntomas. En algunos pacientes (5- 10%), el HBsAg desaparece antes, de modo que no puede identificarse en el momento de aparecer los síntomas o cuando el paciente es examinado.
- *Aparición del anti-HBe*, al tiempo que desaparece el HBeAg, momento en que se considera que ha finalizado el periodo de replicación del virus y el paciente deja de ser contagioso.

Hasta en un 50% de los pacientes asintomáticos existe un periodo ventana entre la desaparición del HBsAg y la aparición del anti-HBs. Este periodo puede variar de varias semanas a varios meses. Durante el mismo, el anti-HBc puede ser el único marcador serológico de la infección que se encuentre presente en el suero del paciente.

Sin embargo, la respuesta más frecuente ante la exposición al VHB no es la hepatitis aguda, sino más bien una infección asintomática. El HBsAg y el HBeAg se encuentran presentes en el suero durante un breve periodo de tiempo. El HBsAg va seguido rápidamente de la aparición del anti-HBs y de anti-HBc. Los signos de hepatitis aguda son escasos y faltan con frecuencia. En estos casos, nunca se detecta el HBsAg en suero, y la única prueba de infección consiste en la presencia de anti-HBs y anti-HBc.

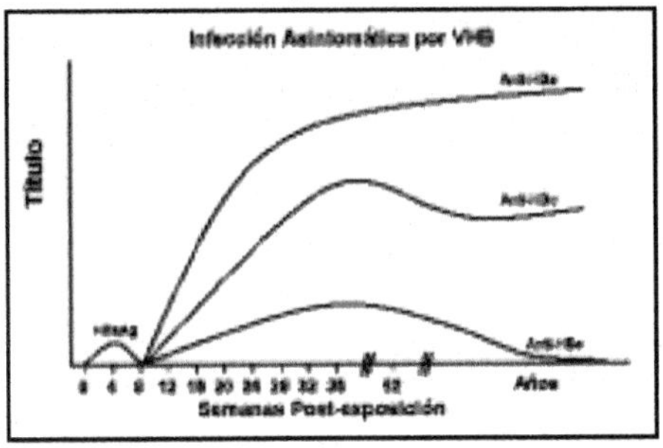

Curso serológico de la infección asintomática por VHB.

Respuesta serológica en la infección crónica por VHB

La evolución a la cronicidad de la hepatitis B se caracteriza por la persistencia del HBsAg y de marcadores de replicación del VHB como el HBeAg, el ADN del VHB y la ADN-polimerasa, junto con datos clínicos y analíticos de afectación hepática.

La infección crónica por VHB presenta *3 fases evolutiva*s claramente diferenciadas:

- Una primera fase, denominada de *alta replicación vírica*, que se caracteriza por niveles altos de ADN del VHB y positividad del HBeAG en suero. También se puede detectar el HBcAg en el núcleo y citoplasma de los hepatocitos mediante técnicas inmunohistoquímicas. Esta fase tiene una duración variable, en general de varios años.
- En un determinado momento, y por motivos no muy claros, se inicia la llamada *fase de seroconversión anti-HBe*. Es más frecuente en adultos o niños que han adquirido la infección de forma vertical o en inmunodeprimidos. Esta fase se caracteriza por una disminución, o a veces desaparición, del DNA del VHB y un aumento de las transaminasas, que se traduce en una recuperación de la capacidad inmunitaria del paciente o en una expresión más eficiente de los antígenos en la superficie de los hepatocitos.

- Una vez se ha producido la seroconversión, se inicia la *fase de baja o nula replicación*. Desaparece del suero el HBeAg y suelen aparecer los anticuerpos anti-HBe; el ADN del VHB no se detecta mediante técnicas de hibridación, aunque la aplicación de métodos más sensibles (PCR) sí pueden detectar viremia. La mayoría de pacientes se convierten en portadores crónicos del HBsAg, con un tejido hepático normal o con cambios secundarios a una hepatitis crónica de larga evolución. Sin embargo, en algunos casos, en el momento de la seroconversión, ya existen lesiones graves (cirrosis hepática), persistiendo la hepatopatía aunque haya cesado la replicación. El motivo por el que persiste la síntesis de HBsAg en la mayoría de los enfermos tras la fase de seroconversión es debido a la integración del genoma del VHB en los hepatocitos. A pesar de este hecho, un 1-2% de pacientes que presentan seroconversión anti-HBe acaban eliminando el HBsAg tras unos años de baja o nula replicación.

Marcadores de replicación en el seguimiento de tratamientos

Para el seguimiento de los tratamientos se realiza, en una muestra basal, la detección de HBeAg, anti-HBe y carga viral del VHB (DNA del VHB). Se considera que el tratamiento tiene éxito cuando se produce el aclaramiento de HBsAg y HBeAg, así como la seroconversión para anti-HBs y anti-HBe.

Criterios y pruebas diagnósticas

Las técnicas más adecuadas para el diagnóstico serológico de la infección por el VHB son el radioinmunoanálisis (RIA) y los enzimoinmunoensayos (EIA). Ambos presentan sensibilidades y especificidades similares. Actualmente, y debido a la necesidad de utilizar isótopos para las técnicas de RIA, las técnicas de EIA han desplazado en su utilización a estas.

Como pauta inicial en el diagnóstico serológico, se debe examinar la presencia de HBsAg e IgM anti-HBc. Si el anti-HBc IgM es positivo, el diagnóstico es de hepatitis B aguda, tanto si el HBsAg es positivo o no. En la mayoría de las hepatitis B, el HBsAg y los anticuerpos de tipo IgM anti- HBc son positivos, pero en las hepatitis fulminantes y en algunas hepatitis agudas el HBsAg es depurado muy rápidamente por lo que sus niveles son indetectables.

En la siguiente tabla se recogen los distintos criterios para el diagnóstico serológico de la hepatitis B.

Patrones serológicos atípicos en la infección por VHB

En ocasiones aparecen patrones serológicos atípicos difíciles de interpretar. Otras veces la presencia de patrones serológicos típicos no se corresponden con el tipo de infección que les suele acompañar o incluso pueden ser negativos todos los marcadores de hepatitis B y, sin embargo, existe infección por el VHB. Algunos de los casos que han sido catalogados como hepatitis no-A, no-B, no-D y no E, en realidad son hepatitis B que no pueden ser diagnosticadas por las pruebas serológicas habituales, pero que con el uso de técnicas de detección de DNA (hibridación, Southern-blot, PCR) se ha podido llegar a identificar el VHB. En otras ocasiones se trata de individuos asintomáticos donantes de sangre u órganos en los que la ausencia de HBsAg en suero hace que no sean excluidos para la donación, por lo que pueden ser causa de infección por el VHB.

HBsAg	HBeAg	Anti-HBc	Anti-HBe	Anti-HBs	Anti-HBc IgM	GPT GOT	Interpretación
+	-	-	-	-		N	Hepatitis B aguda en fase muy temprana
+	+	-	-	-		No ↑	Hepatitis B aguda en fase temprana
+	+	+	-	-	-	No ↑	Hepatitis B crónica con evolución a crónica persistente
+	+	+	-	-	+	No ↑	Hepatitis B aguda o crónica replicativa
+	-	+	+	-	+	↑	Hepatitis B aguda
+	-	+	+	-	-	↑	Hepatitis B crónica
+	-	+	+	-	-	N	Portador asintomático
-	-	+	+	+		N	Estado tras recuperación completa de hepatitis aguda
-	-	+	+	-	+	No ↑	Estado tras hepatitis aguda no totalmente solucionada
-	-	+	-	+	-	No ↑	Hepatitis B pasada hace años
-	-	+	-	-	-	N	Hepatitis B pasada muy antigua

-	-	+	-	+	-	N	Hepatitis B curada con inmunidad o fase convaleciente
-	-	+	-	-	+	V	Hepatitis B aguda en fase ventana
-	-	-	-	+		N	Sujeto vacunado o tto. con Ig específica
+	-	+	-	-	-	N	Portador asintomático

Criterios de diagnóstico serológico de hepatitis B.

1. Ausencia de HBsAg en suero

La ausencia de HBsAg en suero habitualmente se interpreta como la ausencia de infección por el VHB. Sin embargo, las técnicas de biología molecular han permitido detectar el DNA del VHB en suero, hígado y/o leucocitos de sangre periférica, en sujetos seronegativos para el HBsAg, aunque las cantidades encontradas generalmente son menores que las que aparecen en sujetos HBsAg positivos.

La presencia de DNA del VHB en suero indica replicación vírica; en el hígado y en leucocitos de sangre periférica demuestra persistencia del VHB, con capacidad replicativa o no, que representa probablemente una latencia en tejidos desde donde podría ser posible una reactivación posterior.

Se ha puesto en evidencia la presencia de DNA del VHB en suero e hígado en sujetos HBsAg negativos con distintos *patrones serológicos*:

- *Ningún marcador de hepatitis*, tanto en pacientes asintomáticos como con hepatitis agudas, crónicas y carcinomas hepáticos.
- *Individuos HBsAg (-), con anti-HBc y anti-HBs (+):* Este patrón indica habitualmente infección pasada y eliminación del virus pero, en ocasiones, se ha podido detectar DNA vírico en hígado y suero aunque estén presentes anticuerpos anti-HBs.
- *Anti-HBc como único marcador serológico:* Se interpreta generalmente como infección antigua, en la que ya han desaparecido los anticuerpos anti-HBs. Pero se ha demostrado que el VHB puede estar presente. Este patrón parece que es más frecuente en individuos VIH positivos.

Por otra parte, teniendo en cuenta el *grado de afectación hepática*, se ha detectado el DNA del VHB en individuos HBsAg

(-) tanto sanos como con hepatopatías agudas, crónicas o carcinoma hepático:

- *En sujetos sanos:* Esto tiene una gran importancia, fundamentalmente cuando no existe ningún marcador de hepatitis B, por el riesgo de hepatitis B postransfusionales.
- *En hepatitis agudas y fulminantes:* Las hepatitis agudas por VHB y, fundamentalmente, las fulminantes, pueden cursar con HBsAg (-) e IgM anti-HBc (+). En estas en las que se había descartado con pruebas serológicas los virus de la hepatitis A, B, C y D, se ha detectado DNA del VHB en suero y/o hígado.
- *En hepatitis crónicas:* En ocasiones, en el curso de una hepatitis crónica con HBsAg en suero, este se negativiza espontáneamente, acompañándose de mejoría en la histología hepática. Ocurre con mayor frecuencia en pacientes de edad avanzada y también puede ser debido al tratamiento con interferón, aunque la terapia con este fármaco aclara el HBeAg del suero con más frecuencia que el HBsAg. A veces, incluso después de varios años tras el aclaramiento del HBsAg, el DNA del VHB se sigue detectando. Por tanto, el virus puede estar latente en las células hepáticas y en las células mononucleares de la sangre, por lo que estos pacientes pueden sufrir complicaciones, tener hepatopatía activa y desarrollar carcinoma hepático.
- *En hepatopatías crónicas de etiología desconocida:* Las técnicas de detección del DNA han permitido demostrar que algunas de las hepatopatías diagnosticadas como no-A, no-B, no-C y no-D son causadas por el VHB.
- *En carcinomas hepatocelulares:* El genoma del VHB se incorpora con frecuencia al DNA cromosómico de las células hepáticas, lo cual puede provocar una proliferación neoplásica de las mismas, debido a modificaciones en la expresión de genes de la célula hepática.
- *En transplantes hepáticos:* En pacientes en los que se realiza un transplante hepático para el tratamiento de una hepatopatía crónica por el VHB, a pesar de que después del transplante no se detecte HBsAg en suero, existe el riesgo de recurrencia de la infección en el injerto, que está relacionada con la cantidad de DNA del VHB presente en el suero.

Entre las posibles *causas de la ausencia de HBsAg* en suero, podemos mencionar los siguientes aspectos:

- *Mutaciones en el genoma vírico.* En el curso de las hepatopatías crónicas se produce un gran número de mutaciones en el genoma del VHB, con una acumulación de mutaciones dependiente del tiempo transcurrido desde el comienzo de la infección, y que se estima en 2 mutaciones por cada 10 kilobases y año. Se calcula que la tasa de mutación del VHB es 10.000 veces mayor que la de otros virus DNA y 100 veces mayor que la de los retrovirus. Pero no todas las mutaciones tienen significación, pudiendo producir modificaciones que impidan la detección de los antígenos por las pruebas serológicas. El uso cada vez más frecuente de anticuerpos monoclonales para la detección del HBsAg hace que, en presencia de mutaciones en el genoma, sea más difícil su detección.
- *Enmascaramiento del HBsAg en inmunocomplejos.* En sujetos con hepatopatías por el VHB, la negatividad del HBsAg puede ser debida a que esté oculto en los inmunocomplejos y no pueda ser detectado.
- *Alcoholismo.* El alcoholismo actúa interfiriendo la expresión de los marcadores serológicos del VHB, además de causar por sí mismo hepatopatía crónica. El consumo crónico de alcohol reduce la secreción de HBsAg desde el hígado al suero, acumulándose en el interior de los hepatocitos.
- *Infección por el virus de la hepatitis C (VHC).* El VHC disminuye la replicación del VHB, pudiendo provocar un resultado negativo en la detección del HBsAg. En sujetos infectados por ambos virus, se ha visto que tenían niveles más bajos de actividad DNA-polimerasa, que es un marcador de replicación vírica. Por tanto, en sujetos con hepatopatías crónicas por el VHB en las que posteriormente ocurre una sobreinfección por el VHB, en ocasiones se produce un aclaramiento del HBsAg.
- *Infección por el virus de la hepatitis D (VHD).* El VHD interfiere en la replicación del VHB, haciendo que, en las coinfecciones por ambos virus, con frecuencia el HBsAg se negativice. Por tanto, ante un cuadro de hepatitis aguda, aunque los resultados del HBsAg sean negativos, es obligatorio realizar pruebas serológicas para descartar infección por VHD. Esta interferencia en la replicación hace que, en el 90% de los casos, se aclaren ambos virus. Sin embargo, no ocurre lo mismo en la sobreinfección,

donde lo habitual es que el enfermo desarrolle una infección persistente por ambos virus.
- *Infección por el virus de la hepatitis A (VHA).* Se han publicado varios casos de infecciones agudas por el VHA en sujetos con hepatitis crónica por VHB donde se produjo la desaparición de HBsAg del suero. El mecanismo no se conoce completamente.

2. Ausencia de anti-HBc en suero en sujetos HBsAg positivo

Es un fenómeno poco frecuente, ocurriendo, la mayoría de las ocasiones, en niños y, sobre todo, asociado a infección perinatal. En adultos, este fenómeno es raro, produciéndose tanto en pacientes con y sin daño hepático severo. Estos casos probablemente se deban a una inmunocompetencia, pues ocurre con más frecuencia en pacientes que presentan algún trastorno del sistema inmunitario. Así, como posibles *causas* de la ausencia de anti-HBc tenemos:

- Mutaciones del genoma vírico.
- Alteraciones inmunológicas. Se ha observado ausencia de anti-HBc en sujetos inmunodeprimidos VIH (+), en receptores de transplantes, linfomas, leucemias, neoplasias, tratamientos quimioterápicos y en el curso de otras patologías que conlleven disminución de la producción de anticuerpos. En los casos de infección perinatal, se debe fundamentalmente a que la infección durante la vida uterina puede producir un fenómeno de inmunotolerancia, pudiendo ir desapareciendo con el tiempo.

3. Reactividad aislada para anti-HBc (ausencia de HBsAg y anti-HBs)

Es un patrón frecuente al estudiar individuos con prácticas de riesgo. Puede deberse a una respuesta inmune incompleta frente a la infección por el VHB, a reacciones inespecíficas componentes séricos no identificados y, rara vez, pueden detectarse en infecciones crónicas.

En esta ocasión hay que recalcar que la positividad aislada frente al anti-HBc no garantiza la inmunidad a la reinfección, así como no es criterio de exclusión para la vacunación.

4. Reactividad aislada para anti-HBs en no vacunados

Es un patrón muy raro, apareciendo únicamente en el 0,1-0,5% de los pacientes. Puede deberse a reacciones inespecíficas mediadas por anticuerpos de tipo IgM que se unen al HBsAg, a la inmunización por un VHB inactivo, a una infección antigua con pérdida de anti-HBc o a una respuesta inmune incompleta frente a la infección.

5. Variante e-minus

En algunos casos se observan hepatitis HBeAg negativo y anti-HBe positivo, en las que existe replicación vírica activa. Están causadas por un VHB mutante denominado HBeAg minus, pre-core minus o e-minus, que va a producir formas severas de hepatitis crónicas, hepatitis fulminantes y exacerbaciones severas de hepatitis crónicas. Estos pacientes muestran además una respuesta al interferón mucho menor que las hepatitis B típicas.

Esta mutación es responsable de aproximadamente la mitad de los casos de hepatitis crónica por VHB en el área mediterránea, incluida España.

La razón de la persistencia de la infección por este mutante e minus parece atribuible a la ausencia de HBeAg en la membrana de los hepatocitos que contiene el VHB; ello produciría una disminución en la eficiencia de la eliminación por los linfocitos T citotóxicos y, por consiguiente, la persistencia de la infección. Los mutantes pueden estar en baja concentración en la fase temprana de la infección y su número aumenta progresivamente con relación al virus salvaje (no mutante) debido al efecto negativo de la selección de HBeAg, que actúa como diana en la respuesta inmune para el aclaramiento de las células infectadas. Sin embargo, también se han descrito enfermos con el VHB mutante que no presentan daño hepático y que, en la biopsia hepática, presentan práctica ausencia de lesiones histológicas.

6. Coexistencia de HBsAg y anti-HBs

Este patrón serológico ocurre en individuos con hepatitis crónica y en asintomáticos de alto riesgo (usuarios de drogas por vía parenteral). Puede deberse a la producción de anticuerpos frente a un único tipo de VHB en sujetos reinfectados por distintos subtipos. Estos anticuerpos no son protectores frente a infecciones por algunos VHB con mutaciones en su genoma, por lo que es conveniente la administración de g-globulina específica.

Tratamiento

En la actualidad no hay disponible ningún tratamiento para los pacientes con infección aguda por VHB. En estos casos la base del tratamiento consiste en medidas de soporte y cuidados sintomáticos.

El objetivo principal del tratamiento en pacientes con infección crónica por VHB es la de prevenir a progresión de la enfermedad a desarrollo de hepatocarcinoma en otros casos la terapia antiviral tiene como objetivo evitar las complicaciones extrahepáticas, impedir la trasmisión madre-hijo y minimizar la posibilidad de reactivación de la hepatitis B.

El uso de terapia en la infección por VHB se establece en función de la características de presentación y evolución de la infección, para ello la evaluación inicial del paciente con infección por VHB es esencial y debe recoger una completa historia con examen físico, marcadores serológicos de infección (incluido niveles de DNA de HVB) y marcadores de estado hepático así como el, estado de vacunación del paciente. La Asociación Europea de estudio de hígado establece en su guía de práctica clínica una serie de recomendaciones en las que está indicado el *tratamiento*, basadas fundamentalmente en los niveles de ADN VHB, niveles de ALT y gravedad de la enfermedad hepática:

- Todos los pacientes con hepatitis B crónica HBeAg positivo o negativo en definidos por ADN VHB > 2.000IU/ml , ALT > ULN y/o moderada inflamación hepática o necrosis
- Pacientes con cirrosis.
- Pacientes con ADN VHB > 20.000IU/ml y ALT > 2xULN (podría estar indicado tratamiento en base al grado de fibrosis).
- Pacientes con infección crónica VHB con HBeAg positivodefinidos por la persistencia de nivles normale s de ALT y elevados de ADN VHB (puede ser indicado el tratamiento si son mayores de 30 años independientemente de la gravedad de la lesión histológica hepática).
- Pacientes con hepatitis B crónica HBeAg positivo o negativo y antecedentes familiares de hepatocarcinoma o cirrosis y manifestaciones extrahepáticas.
- Estrategias terapéuticas para la hepatitis B crónica: existen actualmente dos opciones principales de tratamiento, el tratamiento antiviral con análogos de los nucleótidos

(NA) o con interferon-alfa (IFNα) (frecuentemente en su forma pegilada)

- Los NA que han sido aprobados en Europa para el tratamiento de VHB son: Lamivudina (LAM), adefovir dipivoxil (ADV), entecavir (ETC), telbivudina (TBV), tenofovir disoproxil fumarato (TDF) y tenofovir alafenamida (TAF). Las directrices establecen que el tratamiento de elección consista en uno de estos fármacos que se clasifican como los que presentan una elevada barrera a la resistencia, en este grupo se incluye a entecavir, tenofovir disproxil fumarato (TDF) y tenofovir alafenamida (TAF), este último además presenta menos efectos secundarios que el TDF. El tratamiento antiviral a largo plazo permitiría mantener los niveles de ADN VHB indetectables, y con esto, minimizar la progresión de la enfermedad. Además se recomienda su utilización en la prevención de la reactivación en pacientes inmunodeprimidos.

El IFNα, en su forma pegilada, es un inmunomodulador que permite control la respuesta inmunitaria en el curso de la enfermedad, su uso se limita a 48 horas de tratamiento, y está especialmente indicado en coinfecciones por el VHB y el virus de la hepatitis delta (VHD).

Las combinaciones de antivirales e IFNα no están aun recomendadas por no existir evidencias suficientes de sus ventajas ni de la selección de los pacientes a los que esta terapia iría dirigida.

Profilaxis

Las medidas de control a aplicar en la profilaxis de la hepatitis B tienen como objetivo fundamental evitar la diseminación del virus, asegurando su aislamiento y destrucción. Para conseguir este objetivo se desarrollan una serie de *actuaciones*:

- Manejo con la máxima precaución de sangre y secreciones corporales donde pueda permanecer el virus.
- Utilización de métodos de barrera que impidan el contacto del material o secreciones contaminadas con la piel y mucosas (guantes, preservativos, etc).
- Evitar la utilización compartida de objetos de uso personal (cepillos de dientes, maquinillas de afeitar, etc).
- Utilización de material sanitario desechable.
- Correcta esterilización del material médico.
- Evaluación y cribaje adecuado de los donantes de sangre.

- Realización de estudios serológicos a todos los miembros de una familia ante la aparición de un caso se hepatitis.

Inmunoprofilaxis

1. Inmunización pasiva

Se basa en la administración de la gamma-globulina específica frente al VHB, que está indicada inmediatamente tras la exposición a materiales o secreciones contaminadas por el virus. Más concretamente, se recomienda su utilización no solo en sujetos susceptibles tras exposición accidental, sino también en recién nacidos de madres portadoras crónicas del HBsAg y además del HBeAg. Se elabora a partir de donantes con un título elevado de IgG anti-HBs. Se administra por vía intramuscular, a una dosis de 0,13 ml/Kg de peso en recién nacidos y de 0,05-0,07 ml/Kg de peso, hasta un máximo de 5 ml, en adultos. El uso de esta g-globulina previene hasta un 75% de infecciones post-exposición, siendo más eficaz si se administra dentro de las primeras 48 horas. Además se ha comprobado que su eficacia asciende al 92-100% si la administración se asocia conjuntamente con la vacuna.

2. Inmunización activa

Todas las vacunas comercializadas hasta la fecha contienen el HBsAg como agente inmunógeno, ya que este antígeno es capaz de provocar una respuesta inmunitaria adecuada para conferir protección contra la infección.

La obtención de vacunas frente al VHB presenta como principal inconveniente la dificultad de aislamiento del virus en cultivos celulares. Las primeras vacunas obtenidas eran vacunas plasmáticas, es decir, elaboradas por inactivación del VHB obtenido a partir del plasma de portadores del HBsAg. Sin embargo, las vacunas actualmente disponibles en España se obtienen por ingeniería genética, mediante recombinación genética; en España esta vacuna contiene una suspensión de HBsAg obtenido a partir de una cepa recombinante de *Saccharomyces cerevisiae.* Ambos tipos de vacunas presentan una inmunogenicidad similar. Se aplican 3 dosis de la vacuna, obteniéndose una respuesta de anticuerpos adecuada en el 95-98% de los pacientes, con títulos protectores iguales o superiores a 10 mUI/ml de anti-HBs a las dos semanas después de la segunda dosis. Esta respuesta es mayor en niños y adolescentes.

En todos los casos la vacuna debe administrarse por vía intramuscular, en la región deltoidea o, en niños pequeños, en la cara anterolateral del muslo. Es conocido que la administración en el glúteo provoca respuestas menores. La vacuna puede administrarse de forma simultánea con cualquier otra vacuna e inmunoglobulina específica, si bien en este caso deben administrarse en puntos de inyección distintos.

La pauta vacunal consiste en la administración de las 3 dosis mencionadas, separadas un mes entre la primera y la segunda dosis, y 5 meses entre la segunda y tercera dosis (0, 1 y 6 meses). Si se sigue esta pauta, prácticamente en el 98-100% de los casos se producirá seroconversión, no siendo totalmente imprescindible el estudio de seroconversión. En recién nacidos de madres portadoras del HBsAg, la primera dosis debe aplicarse antes del segundo día de vida junto con 0,5 ml de g-globulina anti-hepatitis B antes de las primeras 8-12 horas de vida; la segunda dosis se administrará al mes y la tercera dosis a los 6 meses de vida. En este caso sí se aconseja realizar el estudio de seroconversión. En adolescentes no vacunados se aplicará la vacuna a los 10-13 años, en las dosis mencionadas (0, 1 y 6 meses) sin ser imprescindible la realización de controles de marcadores de seroconversión. Sin embargo es necesaria la aplicación de una dosis de recuerdo al personal de alto riesgo de exposición a los 7-10 años después de la primovacunación.

Las indicaciones de la vacuna incluye los siguientes *grupos de población:*

- Personal que trabaja con fluidos corporales potencialmente infectantes.
- Convivientes con portadores del VHB.
- Parejas sexuales de portadores del virus.
- Hijos de madres portadoras del virus.
- Viajeros a países de alta endemia.

De manera complementaria se recomienda la vacunación a los siguientes *grupos de riesgo:*

- Usuarios de drogas por vía parenteral.
- Homosexuales masculinos.
- Hemofílicos y hemodializados.

Situaciones particulares

1. Embarazo/Neonato

La probabilidad de que se produzca la transmisión vertical de la hepatitis B es del 80% cuando la madre es HBeAg positiva, descendiendo al 20% cuando es anti-HBe positiva. En el caso de que se produzca la transmisión vertical, más del 85% de los pacientes se volverán portadores crónicos. La infección se produce con mayor frecuencia durante el parto, aunque también se puede producir en el útero y durante el periodo neonatal, al existir la posibilidad de la excreción del VHB en la leche materna.

En esta situación, el control materno se basa en la determinación del HBsAg en el tercer trimestre del embarazo; en el caso de que no haya sido determinado se debe proceder, bien en el preparto o en el post-parto inmediato, a la realización de la inmunización en el recién nacido. En el recién nacido de madre portadora la profilaxis anti-VHB (g-globulina + vacuna) consigue una protección casi total. Si se considera la profilaxis insatisfactoria, se debe realizar un control serológico 3 meses después del nacimiento, determinando los niveles de anti-HBs, pudiéndose aplicar una nueva dosis de vacuna.

2. Donantes de sangre y órganos

Se debe determinar la presencia de HBsAg y anti-VHC. En el caso de que se vaya a realizar un trasplante donde donante y receptor sean HBsAg positivo, se determinará en el donante la presencia de anticuerpos anti-VHD.

3. Control de vacunación frente a la hepatitis B

Los controles de marcadores post-vacunación se deberán realizar únicamente a individuos de alto riesgo como hemodializados, receptores de hemoderivados, convivientes con portadores y personal sanitario. Niveles de anti-HBs iguales o superiores a 10 mUI/ml aseguran un adecuado nivel de protección. En el personal de riesgo, la realización de controles anuales de anti-HBs y/o la administración de nuevas dosis de vacunas si los niveles de anti-HBs son inferiores a 100 mUI/ml puede ser una medida a tener en cuenta. Se establece además que, en el caso de recién nacidos de madres portadoras, se realizará un control post-vacunal de anti-HBs cuantitativo 3 meses después de finalizar el protocolo de vacunación; en el caso de pacientes de riesgo para hepatitis víricas, se realizará un control post-vacunal con determinación cuantitativa de anti-HBs un mes después de la última dosis de vacuna.

4. Tras accidente de riesgo

Es imprescindible la realización de un control serológico de hepatitis B, determinando el HBsAg; en el caso de que el individuo sea HBsAg positivo, se debe establecer de forma inmediata la administración de profilaxis.

HEPATITIS D

Introducción

En el año 1977, el investigador Mario Rizzetto descubrió, mediante técnicas de inmunofluorescencia, en tejido hepático de pacientes con síntomas graves de hepatitis B crónica, la presencia en el núcleo de los hepatocitos de un antígeno diferente a los del VHB, denominándolo *partícula Delta* (HDAg). Estudios posteriores establecieron claramente que la *partícula Delta* (HDAg) era el marcador de la infección por un nuevo virus, que inicialmente se denominó *agente Delta*, y posteriormente virus de la hepatitis D (VHD).

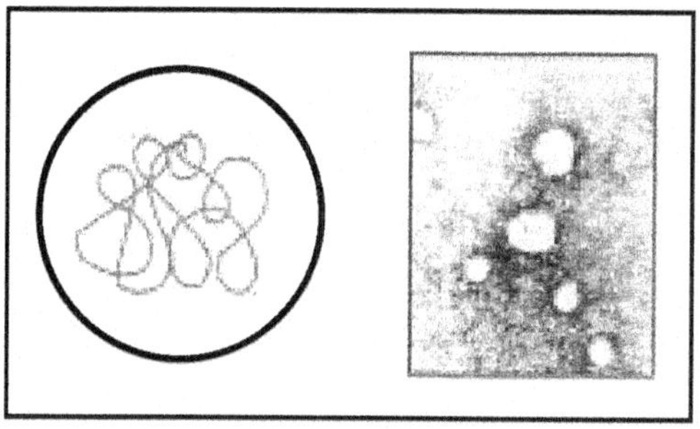

Virología

El virus de la hepatitis D (VHD) es un virus RNA hepatotropo defectivo que, para replicarse en la célula infectada y producir nuevos viriones infecciosos, necesita la colaboración del VHB; utiliza sus enzimas y envuelve su nucleocápside en el HBsAg. Evidentemente, requiere la infección concomitante con el VHB, ya sea aguda o crónica.

Tras el estudio de su secuencia genótipa, se ha clasificado como el único miembro de género Deltavirus.

El VHD es una partícula esférica cuya cubierta está formada por HBsAg, como ya se ha mencionado. Es más pequeño que el VHB (36-43 nm de diámetro). En el virión VHD solo se distinguen 2 antígenos: el HBsAg, que forma su envuelta, y el HDAg, que forma la nucleocápside. Esta nucleocápside mide 19 nm de diámetro y contiene aproximadamente 60 copias del HDAg en sus dos formas (24 y 27 kDa) y el RNA del VHD. El genoma vírico consiste en una molécula circular covalentemente cerrada de RNA monocatenario de solo 1,7 Kpb, y que codifica únicamente las dos proteínas que componen el antígeno HDAg. Es el único virus animal conocido que tiene un genoma formado por RNA circular.

Existen importantes semejanzas entre el VHD y ciertos agentes subvíricos de plantas, especialmente con los viroides, con respecto a la estructura genómica y mecanismos de replicación.

En la naturaleza, el VHD únicamente se ha encontrado en humanos infectados por el VHB. Experimentalmente puede ser transmitido a chimpancés en presencia de VHB.

En el suero de pacientes coinfectados por VHB y VHD se han encontrado las partículas virales que se muestran a continuación.

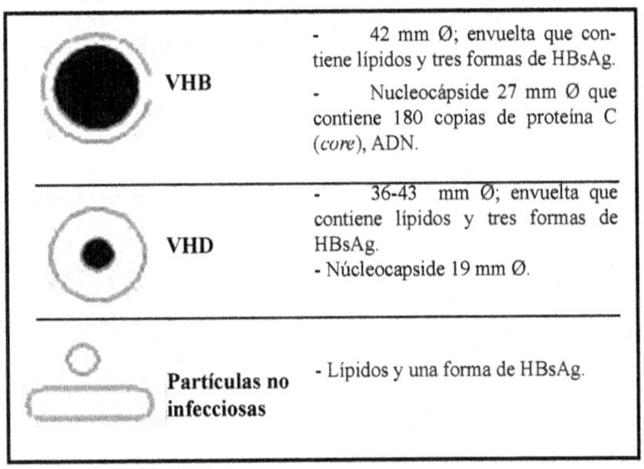

Tipos de partículas virales en coinfección VHB-VHD

El VHD se puede *clasificar en:*

Se ha descrito 8 genotipos de VHD (I-VIII), con una amplia distribución geográfica, especialmente del genotipo I. Los genotipos II y IV predominan en Asia, el genotipo III en la cuenca del Amazonas y los V-VIII en África. Los estudios muestran que en función del genotipo la evolución de la enfermedad varía, así como la influencia del genotipo del VHB en la de replicación del VHD.

Epidemiología

Se estima que la prevalencia a nivel mundial de VHD es del 4,5% entre la población que presenta HBsAg positiva, con variabilidad entre diferentes zonas, en Europa es del 3%, mientras que en África l cifra aumenta hasta el 6%. Esto supone que aproximadamente 25 millones de personas en el mundo estan coinfectadas por el VHD/VHB.

Epidemiología global de la hepatitis Delta según el genotipo del virus

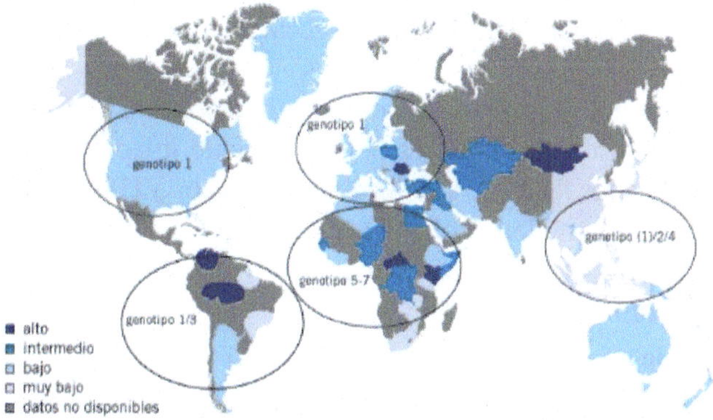

Las áreas de elevada prevalencia incluyen al área mediterránea, Oriente Medio, Asia central, Este de África, zona amazónica de Sudamérica y ciertas islas del Pacífico Sur. Hepatitis D, tanto aguda como crónica, severa, a menudo fatal, ocurre en la población indígena de Venezuela, Colombia, Brasil y Perú, regiones con una elevada incidencia de infección crónica por este virus.

La menor prevalencia ocurre en el Este de Asia, aunque está presente en Taiwán, China y La India.

Las vías de transmisión son comunes el VHB (vía percutánea o contacto sexual), siendo la principal la vía parenteral. Existen dos modelos epidemiológicos: por una parte los países mediterráneos (sur de Europa, norte de África, Oriente Medio), donde la infección es endémica entre los sujetos con hepatitis B y los principales mecanismos de transmisión son la transmisión vertical, el contacto sexual y el contacto intrafamiliar con fluidos orgánicos contaminados; por otra parte, el norte de Europa y Estados Unidos, donde la prevalencia es baja y la infección no es endémica y está confinada fundamentalmente a personas expuestas frecuentemente a sangre y hemoderivados, como usuarios de drogas por vía parenteral y hemofílicos.

En España, aproximadamente el 33% del primer grupo y el 39% del segundo están infectados por el VHD. La importancia de la transmisión vertical es mínima y solo se da en madres HBeAg positivas.

La población de riesgo incluye los siguientes *grupos*:

- Portadores crónicos del VHB.
- Usuarios de drogas por vía parenteral que compartan jeringas contaminadas por el VHD.
- Individuos con promiscuidad homo y heterosexual (la infección por VHD es menos frecuente que la producida por VHB o VIH).
- Personal expuesto a sangre y hemoderivados (personal sanitario); la sangre es potencialmente infecciosa durante todas las fases de la infección activa por VHD; el máximo de infectividad probablemente ocurre justo antes del comienzo de la enfermedad aguda.
- Hemofílicos.

Patogenia

La infección conjunta por VHB y VHD se asocia a una alteración hepática más severa que la infección por el VHB aislado.

Los cambios patológicos de la hepatitis D se limitan exclusivamente al hígado, al ser el único órgano donde el VHD es capaz de replicarse. En esta ubicación, el VHD va a producir necrosis hepatocelular e inflamación hepática.

La replicación del genoma del VHD no produce un efecto citopático agudo, sino que son los mecanismos inmunes celular y humoral los responsables de esta patología. Aunque son necesarios nuevos estudios para aclarar este mecanismo patogénico. Lo que sí se conoce es que el VHB es un cofactor esencial en la evolución del daño hepatocelular.

Cuadro clínico

El VHD solo es capaz de infectar a individuos previa o simultáneamente infectados por el VHB. Así, las personas inmunes al VHB lo serán también al VHD. La infección por VHD es responsable de una tasa de mortalidad que oscila entre el 2 y el 20% de los infectados, valores 10 veces superiores a los producidos por el VHB.

En la hepatitis por VHD pueden distinguirse 2 situaciones: coinfección y sobreinfección.

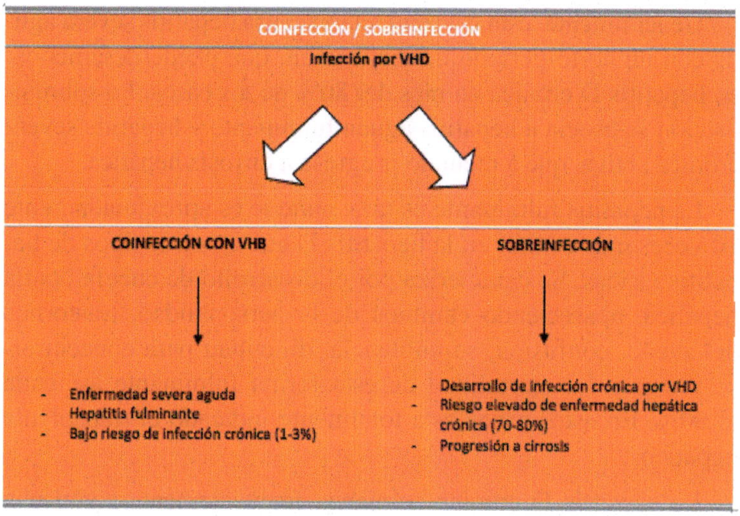

Esquema del cuadro clínico de infección por VHD.

1. Coinfección

Se produce como consecuencia de la exposición simultánea a los 2 virus, VHB y VHD. En esta situación, la evolución que siga la infección por VHB decide el destino de la infección por VHD. Como el VHD, para replicarse, debe utilizar parte de las proteínas funcionales y estructurales del VHB, esto se traduce en una menor producción de viriones infecciosos del VHB, lo que facilita su eliminación. Así, la coinfección suele ser autolimitada y no se diferencia clínicamente de la primoinfección clásica por VHB, más que por su menor tendencia a la cronicidad, que se produce en menos del 5% de los coinfectados por ambos virus, aunque se asocia a un incremento en la incidencia de fallo hepático fulminante.

Tras un periodo de incubación de 3-7 semanas, aparece una fase preictérica, con síntomas como fatiga, letargo, anorexia y náuseas, que dura aproximadamente 3-7 días. Posteriormente aparece ictericia, coluria y aumento de los niveles de bilirrubina en suero. En los pacientes con infección aguda y autolimitada, el periodo de convalecencia comienza tras la desaparición de los síntomas clínicos. La fatiga puede persistir durante largos periodos de tiempo.

2. Sobreinfección

Se produce cuando un paciente que soporta una infección crónica por VHB recibe un inóculo de VHD que, en estos casos, encuentra un sustrato óptimo para su replicación.

Generalmente, esta sobreinfección causa hepatitis severa aguda con un corto periodo de incubación, que puede desembocar en hepatitis D crónica en más del 80% de los casos. La sobreinfección se asocia a hepatitis aguda fulminante y hepatitis severa crónica activa, que a menudo progresa a cirrosis hepática.

La hepatitis fulminante es rara, aunque es aproximadamente 10 veces más común en la hepatitis D que en otros tipos de hepatitis víricas. Se caracteriza por el desarrollo de encefalopatía hepática, apareciendo cambios de la personalidad, trastornos del sueño, confusión, somnolencia, dificultad para concentrarse y coma. La mortalidad de esta forma fulminante asciende al 80%. En estos casos está totalmente indicado el transplante hepático.

La hepatitis D crónica comienza frecuentemente como una infección aguda clínicamente. Los síntomas son menos severos que en la hepatitis aguda. Además es frecuente la ausencia de los marcadores del VHB en suero.

La progresión a cirrosis tarda en aparecer entre 5 y 10 años, aunque se han descrito casos en los que ha aparecido a los 2 años del comienzo de la infección. El 60-70% de los pacientes con hepatitis D crónica van a desarrollar cirrosis hepática, falleciendo una gran proporción de estos por fallo hepático.

El carcinoma hepatocelular ocurre en pacientes infectados de forma crónica por el VHD con enfermedad hepática avanzada con la misma frecuencia que en pacientes con hepatitis B. Es más un efecto secundario de la cirrosis asociada que un efecto carcinogénico directo del virus.

Para intentar resumir todo lo explicado, se ha propuesto la división de la hepatitis D crónica en 3 fases: una fase temprana, con replicación activa del VHD y supresión del VHB; una segunda fase, moderadamente activa, con descenso del VHD y reactivación del VHB; y una tercera fase tardía, con desarrollo de cirrosis y carcinoma hepatocelular, causados por la replicación de ambos virus o por la remisión resultante de la reducción marcada de ambos.

Marcadores de la infección por VHD

Los *marcadores de la infección por VHD* son los siguientes:

- *Antígeno Delta (HDAg).* Aparece fugazmente en la sangre durante la primoinfección, por lo que su utilidad clínica es limitada. Puede encontrarse además en el hígado, tanto en la fase aguda como en la crónica.

- *Anticuerpos anti-VHD.* Los anticuerpos de tipo IgM aparecen de forma transitoria, mientras que los de tipo IgG aparecen posteriormente, aunque se hacen indetectables al desaparecer el HBsAg.
- *RNA del VHD.* Es el mejor marcador de replicación vírica, detectándose en suero y en tejido hepático tanto al principio de la enfermedad aguda como en la fase crónica. Se detecta mediante técnicas de biología molecular (PCR).

Diagnóstico de la infección por VHD

La hepatitis D debe ser considerada en todos los individuos que presenten seropositividad al HBsAg o evidencia de infección reciente por VHB. El diagnóstico es serológico (igual que la hepatitis B), aunque el método de elección es la RT-PCR, que permite detectar de 10 a 100 copias de ARN del VHD en el suero.

Respuesta serológica en la coinfección por ambos virus La respuesta de los marcadores serológicos en la coinfección VHB-VHD se esquematiza en la figura.

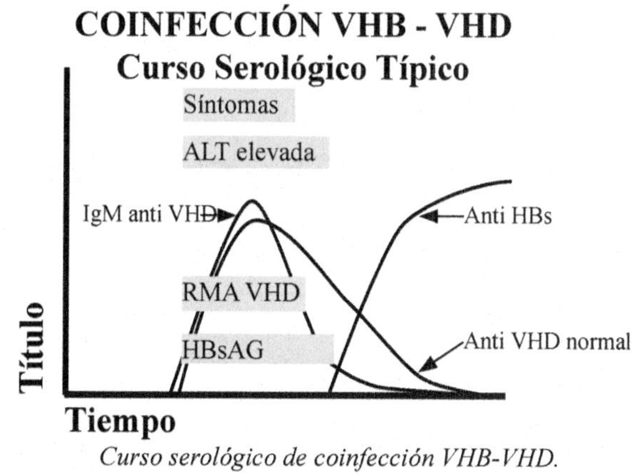

Curso serológico de coinfección VHB-VHD.

Comienza con la aparición de HBsAg, HBeAg y ADN del VHB en suero durante el periodo de incubación. Al comienzo de la enfermedad clínica se detecta en suero la presencia de IgM anti-VHD y RNA del VHD; los anticuerpos anti-VHD aparecen tarde en la fase aguda y descienden después de la infección a niveles indetectables. En el caso de que el HDAg sea detectable al comienzo de la infección, este desaparece cuando aparece el anticuerpo específico.

Finalmente, todos los marcadores de replicación viral desaparecen al comienzo del periodo de convalecencia, permaneciendo detectables en sangre los anticuerpos anti-HBs, que van a conferir protección al paciente.

Respuesta serológica en la sobreinfección

El curso típico de esta respuesta serológica se esquematiza en la figura.

En esta sobreinfección suele detectarse viremia por VHD en suero durante la fase preaguda de la infección. Aparecen posteriormente niveles elevados de anticuerpos anti-VHD (IgG e IgM), que persisten indefinidamente; la progresión a la cronicidad parece que está asociada a la permanencia de niveles elevados de IgG e IgM anti-VHD.

Por otra parte, el título de HBsAg, antígeno que permanece detectable durante todo el proceso, suele descender cuando el antígeno del VHD, HDAg, aparece en suero; este HDAg y el RNA del VHD permanecen detectables en suero e hígado.

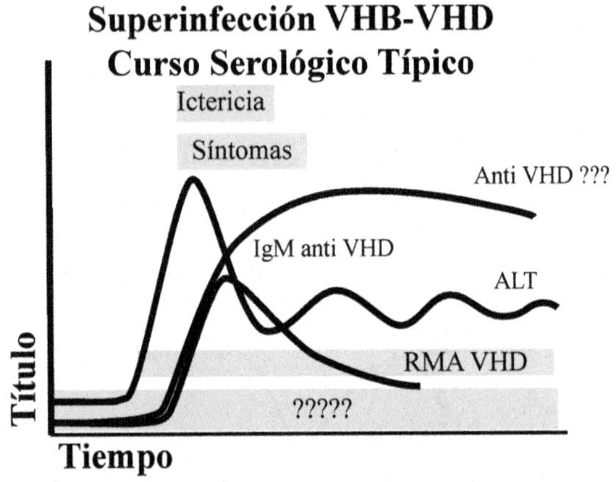

Curso serológico en sobreinfección VHB-VHD.

En el caso de la infección crónica como se ha dicho, se presentan títulos elevados de anticuerpos anti-VHD. Puede utilizarse para el diagnóstico la detección del HDAg en hígado, mediante técnicas inmunnohistoquímicas, y la persistencia de IgM anti-VHD en suero. Hay que tener en cuenta que puede prolongarse la permanencia del HDAg en suero y del RNa del VHD (50- 80%).

Para distinguir entre ambas presentaciones se emplea la identificación de los anticuerpos anti-HBc; así, la presencia de IgM anti-HBc indica infección aguda por VHB y, por tanto, infección aguda por VHD y coinfección, mientras que la presencia de IgG anti-HBc indica infección aguda por VHD sobre infección por VHB y sobreinfección.

Tratamiento y profilaxis

Hasta el momento no existe tratamiento para la infección crónica por VHD, las principales asociaciones médicas presentan en las guías de práctica clínica la recomendación de usar peg-IFNα (interferon alfa pegilado) como única tratamiento con eficacia demostrada. El tratamiento se prolonga al menos durante 48 semanas, lo que reduce la replicación del virus entre el 17-47% de los casos, con negativización del ARN en aproximadamente el 25% de los pacientes. Se siguen realizando estudios para intentar mejorar las tasas de eficacia, ya sea incrementando la duración de tratamiento o incorporando combinaciones con TDF (tenofovir disoproxil fumarato), aunque aún no hay suficiente evidencia científica.

Las medidas preventivas a utilizar son las mismas que pueden aplicarse a la profilaxis de la infección por el VHB; debido a la necesidad que tiene de la presencia del VHB para multiplicarse, la prevención de la hepatitis B consigue además la profilaxis de la hepatitis D. Por otra parte, no existen medidas eficaces para prevenir la infección por VHD en portadores crónicos del VHB; la prevención de la sobreinfección VHB-VHD solo puede llevarse a cabo reduciendo los comportamientos de riesgo. La inmunoprofilaxis frente al VHB y la vacuna frente al mismo no protegen a los portadores del virus de la infección por el VHD.

Bibliografía

MAHONEY FJ. *Update on Diagnosis, Management and Prevention of Hepatitis B Virus Infection.* Clin Microbiol Rev 1999; 12 (2): 351-366.

ALCARAZ MJ. *Virus de la Hepatitis B: Estructura genómica y marcadores clínicos*. Sociedad Española de Enfermedades Infecciosas y Microbiología Clínica (SEIMC). Boletín del Control de Calidad. 2020.

LLUCH JA, PASTOR E. *Prevención de las hepatitis infecciosas. Sociedad Española de Enfermedades Infecciosas y Microbiología Clínica (SEIMC).* Boletín del Control de Calidad. 2020.

PREVISANI N, LAVANCHY D. *Hepatitis Delta.* Department of Communicable Disease Surveillance and Response. World Health Organization, December 2001.

Hepatitis B and D viruses. In Murray PR, Baron EJ, Pfaller MA, Tenover FC, Yolken RH *Manual of Clinical Microbiology,* 7th edition. Washington, American Society for Microbiology, 1999: 1025-42.

Hepatitis B Virus and Hepatitis D Virus. In Mandell, Douglas and Bennett's *Principles and Practice of Infectious Diseases,* 5th Edition. Churchill Livingstone, Philadephia, 2000: 1652-84.

Acute Viral Hepatitis. In Mandell, Douglas and Bennett's *Principles and Practice of Infectious Diseases,* 5th Edition. Churchill Livingstone, Philadephia, 2000: 1279-96.

Chronic Hepatitis. In Mandell, Douglas and Bennett's Principles and *Practice of Infectious Diseases*, 5th Edition. Churchill Livingstone, Philadephia, 2000: 1297-1331.

Hepatitis. In Root RK C*linical Infectious Diseases. A Practical Approach.* New York, Oxford University Press, 1999: 589-96.

VV.AA *Hepatitis B*. Editorial S.A. Ediciones Mayo. 2006

COLLIER. *Virologia humana* Editorial McGraw- Hill / Interamericana de México. 2008

TALLEY, N.J. *Manual clínico de gastroenterología y hepatología* Editorial SA Elservier España.2009.

REDDY, K. R. LONG, W.B. *Los requisitos en gastroenterología (Vol. 3): conducto hepatobiliar y páncreas.* Editorial S.A. Elservier España. 2005

HALABE, J. *Vacunación en el adul*to Editorial Mcgraw- Hill/ interamericana de México.2008

ADRIANA. *Enfermedades de transmisión sexual: hepatitis b y c.*2009.

European Association for the Study of the Liver. Electronic address: easloffice@easloffice.eu; European Association for the Study of the Liver. EASL 2017 Clinical Practice Guidelines on the management of hepatitis B virus infection. J Hepatol. 2017;67(2):370-398.

TONG S, REVILL P. *Overview of hepatitis B viral replication and genetic variability.* J Hepatol. 2016;64(1 Suppl):S4-S16.

LAPA D, CAPOBIANCHI MR, GARBUGLIA AR. *Epidemiology of Hepatitis E Virus in European Countries.* Int J Mol Sci. 2015;16(10):25711-25743. Published 2015 Oct 27.

FARCI P, ANNA NIRO G. *Current and Future Management of Chronic Hepatitis D.* Gastroenterol Hepatol (N Y). 2018;14(6):342-351.

HERCUN J, KOH C, HELLER T. *Hepatitis Delta: Prevalence, Natural History, and Treatment Options.* Gastroenterol Clin North Am. 2020;49(2):239-252.

STOCKDALE AJ, KREUELS B, HENRION MYR, ET AL. *The global prevalence of hepatitis D virus infection: systematic review and meta-analysis* [published online ahead of print, 2020 Apr 23]. J Hepatol. 2020;S0168-8278(20)30220-8.

LITTLEJOHN M, LOCARNINI S, YUEN L. *Origins and Evolution of Hepatitis B Virus and Hepatitis D Virus.* Cold Spring Harb Perspect Med. 2016;6(1):a021360. Published 2016 Jan 4.

GILMAN C, HELLER T, KOH C. *Chronic hepatitis delta: A state-of-the-art review and new therapies.* World J Gastroenterol. 2019;25(32):4580-4597.

BOIX R, AMILLATEGUI R, MARTÍNEZ EV, VILLARRUBIA S, CANO R. *Una visión general de la hepatitis B.* ISCIII. CIBER Epidemiología y Salud Pública (CIBERESP). Vol 24 Num 4. 2016

16. Infección por virus de la hepatitis C.

Adriana Márquez Sanabria, José Serrano Sánchez y María del Mar Gallardo García

INTRODUCCIÓN

De entre todas las hepatitis virales, la que ha despertado un mayor interés durante los últimos años es la hepatitis C. A este hecho han contribuido diversos factores como su destacada prevalencia y alta tasa de evolución a la cronicidad, el carácter silente y asintomático de la enfermedad hepática subyacente en la mayoría de los casos y el elevado riesgo de desarrollar una enfermedad hepática trascendente. Se estima que el riesgo de desarrollar una cirrosis es de un 20-25% durante las dos primeras décadas a partir de la infección, mientras que el riesgo de desarrollar un carcinoma hepatocelular es de un 1-5% después de 20 años de infección, aunque esta varía ampliamente según las áreas geográficas.

La infección por el virus de la hepatitis C (VHC) afecta al 2% de la población de los países desarrollados y al 3% de la población mundial. Constituye la causa más común de enfermedad hepática crónica y la primera indicación de trasplante hepático en la actualidad.

HISTORIA

La identificación y caracterización de los virus de la hepatitis B (VHB) y de la hepatitis A (VHA) en los años 60 y 70, con el consiguiente desarrollo de técnicas para el diagnóstico de la infección por ellos producida, puso de manifiesto la existencia de casos de hepatitis con períodos de incubación y modos de transmisión característicos de una enfermedad infecciosa pero sin evidencia serológica de infección por los virus hepatotrópicos humanos descritos hasta el momento. En 1974, Prince y col. comunicaron el desarrollo de hepatitis postransfusional en pacientes sometidos a cirugía cardiovascular sin infección por el VHB y proponen la existencia de uno o varios virus de la hepatitis *tipo C*. Un editorial aparecido en la revista *Lancet* en 1975 acuñó el término *hepatitis noA-noB* para una patología cuyo diagnóstico debía ser hecho por exclusión.

En los años siguientes se realizaron estudios experimentales en modelos animales (chimpancés) con el objetivo de establecer la naturaleza del/los agentes implicados. En las experiencias de filtración, llevadas a cabo por Bradley y col., se demostró que el tamaño del agente se encontraba entre 50-80 nm, y su baja densidad y sensibilidad a los disolventes orgánicos sugerían que poseía una envoltura. Pero no fue hasta 1989, 15 años después de la sugerencia de que el virus de la hepatitis C (VHC) existía, cuando Choo y col., investigadores de la *Chiron Corporation* (USA), utilizando técnicas de biología molecular descubrieron y clonaron el genoma del VHC.

La construcción de un test de diagnóstico para detectar anticuerpos frente a él (anti-VHC) ya ha clasificado a la mayoría de las hepatitis postransfusionales y otras muchas como hepatitis por VHC. Así mismo han podido ponerse a punto técnicas de biología molecular para la detección del RNA genómico del VHC (RNA-VHC). Todo ello ha supuesto un enorme avance en el diagnóstico y conocimiento de la epidemiología de la infección por el VHC así como en la prevención de la hepatitis C postransfusional.

TAXONOMÍA

El genoma del VHC comparte cierta homología en su secuencia nucleotídica y tiene una organización genómica muy similar a la de los virus de la familia *Flaviviridae*, la cual incluye los géneros *Flavivirus y Pestivirus*. Todos ellos son virus de pequeño tamaño (entre 50-60 nm), provistos de envoltura y con una estructura genómica de 10.000 nucleótidos aproximadamente, los cuales codifican una poliproteína.

Los flavivirus patógenos se encuadran dentro de un grupo de agentes coloquialmente llamados *arbovirus*, término que agrupa una variedad de virus muy diferentes cuya característica común es la de ser transmitidos mediante artrópodos pero que, paradójicamente, excluye a otros agentes genéticamente muy similares no transmitidos por esta vía.

Familia Flaviviridaea	Especies	Principales representantes
Género Flavivirus	53 especies	Virus de la fiebre amarilla Virus de la encefalitis japonesa Virus Dengue
Género Hepacivirus	14 especies	VHC
Género Pegivirus	11 especies	Pegivirus A
Género Pestivirus	11 especies	Pestivirus A

Clasificación taxonómica del virus de la hepatitis C

Las partículas de flavivirus tienen aproximadamente 60 mm de diámetro con una envoltura lipoprotéica en la que se encuentran glicoproteínas específicas insertas en ella. La nucleocápside tiene simetría icosaédrica y encierra una única hebra de RNA de polaridad positiva. Son transmitidos por artrópodos produciendo enfermedades agudas las cuales, si no son fatales, cursan con total aclaramiento del patógeno. Los pestivirus, no transmitidos por artrópodos, inducen enfermedades agudas autolimitadas y enfermedades crónicas, pero también pueden provocar estados infecciosos largos, portadores, en animales aparentemente sanos. El VHC tiene características comunes con ambos. Así, en todos ellos, desde el extremo 5' al 3' del genoma, se encuentran sucesivamente regiones que codifican la nucleocápside, proteínas de envoltura glicosiladas y proteínas no estructurales implicadas en los procesos de replicación del VHC. Estas similitudes han motivado la clasificación del VHC como perteneciente a un tercer género (*Hepacivirus*) dentro de la familia *Flaviviridae*.

Para el VHC no se conoce ningún artrópodo vector y sus infecciones producen, la mayoría de las veces, enfermedad crónica y en algunos casos, los menos, una enfermedad aguda autolimitada o inaparente seguida de eliminación del virus y curación.

El VHC no ha sido visualizado ni purificado en las cantidades necesarias para la caracterización de sus componentes estructurales. Sin embargo, se conoce que es un virus pequeño ya que atraviesa poros de 50 nm. Se le supone un diámetro de 30-34 nm con simetría icosaédrica y que circula, según estudios fisico-químicos, como viriones intactos y nucleocápsides. Su extracción a partir de plasma infeccioso mediante disolventes lipídicos (cloroformo) inactiva el virus indicando que los lípidos son una parte esencial de su estructura presumiblemente de la envoltura. Igualmente el calentamiento, tratamiento con formol y exposición a la luz ultravioleta destruyen sus propiedades biológicas.

ORGANIZACIÓN GENÓMICA DEL VHC

El genoma está formado por una sola cadena de RNA de polaridad positiva, con un tamaño de 9.400 ribonucleótidos y contiene una única región translacional (ORF, *open reading frame*) que codifica una gran poliproteína precursora de 3.011 aminoácidos aproximadamente. Este precursor es posteriormente fragmentado en diferentes polipéptidos estructurales y funcionales.

El genoma del VHC contiene regiones no codificantes (UTR, *untranslated region*) altamente conservadas en las regiones terminales 5' y 3' (5'UTR y 3'UTR), las cuales flanquean la región codificante del genoma vírico.

Región 5' no codificante

Constituida por una pequeña secuencia de 341 bases que no expresa proteínas. Su estructura terciaria es muy compleja y se asemeja más a la región 5'UTR de los *Pestivirus* que a la de los *Flavivirus*. Está altamente conservada (> 90%) entre los VHC aislados en muy diferentes regiones del mundo, lo cual sugiere que tiene una función importante en la replicación o en la expresión de los genes. Casi con certeza las mutaciones a este nivel son letales para el virus y no son toleradas.

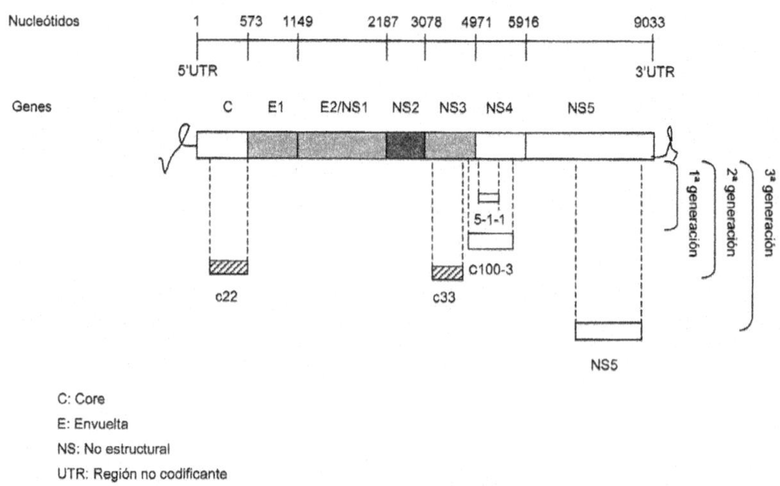

Organización genómica del VHC.

Región codificante

Como se comentó anteriormente, la transcripción del RNA vírico origina una poliproteína precursora de 3.011 aminoácidos. El análisis estructural de la secuencia de aminoácidos desde el extremo N-terminal al extremo C-terminal ha permitido la identificación de las siguientes regiones:

Región estructural: En el extremo 5' se encuentra la región estructural del genoma, que contiene los genes C, E1 y E2. El gen C codifica una proteína de unos 191 aminoácidos que forma la nucleocápside y se denomina p22 (antígeno c22). Cuando esta proteína se une al ARN está lista para el ensamblaje y formación de nucleocápsides virales. Está altamente conservada en diferentes genotipos. Su extremo N-terminal presenta varios epitopos ampliamente utilizados en los test diagnósticos comerciales para la detección de anticuerpos específicos en el suero de pacientes con hepatitis C. Los genes E1 y E2, este último bautizado inicialmente como NS1, codifican las proteínas de la envoltura viral. E1 es el responsable de una glicoproteína de 192 aminoácidos (antígeno gp33) mientras que E2 codifica otra glicoproteína de 3.275 aminoácidos (antígeno gp70) con una zona aminoterminal de unos 30 aminoácidos de enorme variabilidad (HVR1). Esta zona hipervariable es presentada en la superficie del virión y es portadora de los epitopes neutralizantes. Desde el punto de vista patogénico se ha observado que los anticuerpos específicos frente a esta región cambian durante el curso de una infección crónica, sugiriendo que la variablidad de HVR1 y la mutación a este nivel constituye uno de los mecanismos que tiene el virus para escapar a la vigilancia del sistema inmunológico. Esta región parece representar el blanco para los anticuerpos que neutralizan el VHC.

Región no estructural: Contiene los genes NS2, NS3, NS4 y NS5 que codifican proteínas funcionales. Estas se forman por la segmentación de la poliproteína vírica gracias a la acción de proteasas celulares y virales. Las proteínas de la región no estructural parecen no estar glicosiladas. Las proteínas NS2 y NS3 tienen actividad proteasa y están implicadas en el proceso autoproteolítico de la región no estructural actuando a nivel NS2/NS3. La región NS3 tiene actividad serínproteasa, nucleótido-trifosfatasa (NTPasa) y helicasa. La actividad serínproteasa está bien caracterizada y juega un papel esencial en el procesamiento y ensamblaje del VHC. De ahí que la VHC serín-proteasa pudiera ser una diana importante para el desarrollo de la futura terapia antiviral.

La NTPasa hidroliza los nucleósidos trifosfatos proporcionando la energía necesaria para el desenrrollamiento de los ácidos nucleicos. La helicasa parece implicada en el desdoblamiento de la cadena de ácido nucleico durante la replicación y transcripción vírica.

La región NS4 codifica dos proteínas virales, NS4a y NS4b. Ambas proteínas son muy hidrófobas y en su extremo N-terminal podrían estar asociadas con las membranas celulares. NS4a actúa como cofactor de la actividad proteasa de NS3. Esta interacción NS3/NS4a es vital para la replicación vírica y actualmente es objeto de estudio para el desarrollo de antivirales que actúen inhibiendo el procesamiento de la poliproteína.

La región NS5 codifica dos proteínas NS5a y NS5b. La proteína NS5b es una RNA polimerasa RNA dependiente. La función de NS5a es desconocida pero por comparación con otros virus parece tener un importante papel en la replicación del RNA. Algunos estudios sugieren que pueda intervenir en los fenómenos de sensibilidad del VHC al interferón.

Región 3' no codificante

La región codificante del VHC termina con un codón de parada seguido por una corta región no codificante (3'UTR) de entre 27 y 45 nucleótidos de longitud.

Replicación

Son múltiples los estudios publicados sobre los mecanismos de replicación del virus. Mediante PCR y técnicas de hibridación in situ se ha encontrado la forma replicativa del virus en el tejido hepático de pacientes infectados. Algunos autores también encuentran dichas formas en suero y en células mononucleares de sangre periférica aunque la detección de formas replicativas en estas localizaciones podría ser un artefacto de la PCR. También se ha conseguido poner en evidencia la replicación del VHC en diferentes sistemas celulares. Todos estos estudios, juntamente con los realizados por comparación con otros *Flavivirus* han permitido una aproximación al mecanismo de replicación del VHC.

La replicación del VHC comienza con la penetración del virus en las células hospedadoras. La principal célula diana es el hepatocito y la entrada del virus tiene lugar a través de la interacción con receptores específicos en la superficie de la célula o por contacto directo con la célula diana. Una vez en el interior se libera el RNA vírico. Este RNA positivo actúa como RNA mensajero (RNAm) en la síntesis de la poliproteína viral, como plantilla para ser copiado en cadenas RNA negativas y como RNA genómico para ser encapsidado dentro del virión. En la replicación no se producen cadenas de DNA, lo que imposibilita la integración del virus en el genoma del huésped.

La persistencia de la infección parece estar relacionada con la rápida producción de virus y la propagación célula a célula, junto con una falta de respuesta inmune de las células T a los antígenos del VHC. La tasa de partículas víricas producidas en la hepatitis C es frecuentemente alta alcanzando los 1010-1012 viriones por día. El aclaramiento vírico es rápido, al menos en el suero, estimándose la vida media en 2-3 horas.

HETEROGENEIDAD GENÓMICA Y SISTEMAS DE CLASIFICACIÓN

Desde la secuenciación completa del genoma del VHC por Choo y col. en 1991, algunos aislados han sido obtenidos y secuenciados en diferentes partes del mundo observándose una gran variabilidad genética entre aislados de diferentes áreas geográficas, entre distintos aislados de individuos de la misma área e incluso en aislados de un mismo individuo.

Entre las secuencias obtenidas de diferentes partes del mundo se pueden definir tres rangos de diversidad que permiten la clasificación del VHC en genotipos (67-68% de homología), subtipos (77-78% de homología) e identificar aislados individuales denominados *cuasiespecies* (> 86% de homología) *(tabla)*. Los genotipos son nombrados con caracteres numéricos arábigos según el orden de su descubrimiento. Los subtipos dentro de cada genotipo se designan con letras minúsculas según una nomenclatura estandarizada.

Término	Definición	% variación nucleotídica
Genotipos	Heterogeneidad genética entre diferentes aislados del VHC	30-50%
Subtipos	Aislados estrechamente relacionados dentro de cada genotipo	15-30%
Cusiespecies	Complejo de variantes genéticas dentro de cada aislado individual	1-5%

Heterogeneidad del virus de la hepatitis C.

Esto quiere significar que la infección por estos virus no es producida por una población homogénea sino que en la dosis infectiva coexisten diferentes virus con diferentes posibilidades de supervivencia. Incluso, después de un tiempo, el más adaptado sufrirá a lo largo de sus sucesivas replicaciones alteraciones genéticas que probablemente reproducirán, en el propio huésped, la aparición de la *cuasiespecie*. Cuanta más tasa de replicación más variación. En base a la secuencia genética se ha clasificado a VHC en siete genotipos diferentes y más de 90 subtipos, la mayor diversidad genética aparece en el genotipo 6 con más de 24 subtipos (6a-6xa)

El grado de variabilidad no es homogéneo dentro de todo el genoma. Existen regiones del genoma que están bien conservadas, tales como las regiones 5'UTR, C, NS3 y NS4, mientras que existen otras regiones con un elevado grado de variabilidad genética entre los diferentes aislados, tales como las regiones E1, E2/NS1, NS2, NS5 y particularmente la región HVR1 (región hipervariable) cuyo grado de variabilidad puede superar el 50% entre diferentes aislados de VHC. Probablemente esta distribución de la heterogeneidad no es arbitraria y no es permitida en los genes que codifican proteínas esenciales para su biología y sí en aquellos que influyen en su supervivencia. En este sentido la variablidad es muy evidente en los genes de envoltura debido a la presión inmunológica del huésped.

La variabilidad viral en los genomas RNA está estrechamente relacionada con el proceso de replicación ya que las RNA polimerasas-RNA dependientes carecen de la actividad correctora de errores en la colocación de bases durante el proceso de copia que tienen las DNA polimerasas-DNA dependientes. Estos errores pueden llevar a 3 tipos de *situaciones* diferentes: (1) que la variación genómica sea letal para el virus, (2) que tenga lugar el cambio de un nucleótido pero que persista la secuencia de aminoácidos, o (3) que de origen a una forma vírica viable con cambios en la secuencia de aminoácidos. Estos cambios pueden carecer de efecto sobre la virulencia del virus, o por el contrario pueden permitirle una replicación más eficiente, evadir la respuesta inmunitaria del hospedador más fácilmente o adquirir resistencia frente a los antivíricos.

La tasa de mutación global del RNA-VHC se sitúa entre 1,4x10-3 y 1,9x10-3 cambios en cada posición del RNA por año, variando según las regiones geográficas.

La utilidad del estudio de la diversidad genética del VHC incluye aspectos epidemiológicos, clínicos y de diagnóstico, e incluso de prevención (implicaciones en el desarrollo de vacunas). Han sido particularmente estudiadas las diferencias geográficas en la prevalencia de los distintos genotipos así como la influencia del factor de riesgo sobre su distribución. De esta forma, el genotipado del VHC podría proporcionar una herramienta útil para averiguar el origen de un brote de hepatitis C en una población dada. Los mecanismos de transmisión poco convencionales (transmisión vertical y transmisión sexual) también podrían ser investigados mediante el análisis molecular del virus.

También se ha prestado especial atención al significado clínico de la infección por los diversos genotipos del VHC. Aunque algunos autores no encuentran asociación entre genotipos y gravedad de la enfermedad hepática, parece confirmarse el hecho de que los pacientes con el genotipo 1 (especialmente el 1b) tienen lesiones mas graves de hígado y presentan mayor probabilidad de desarrollar cirrosis y carcinoma hepatocelular. Además, los pacientes con genotipo 1b tienen peor respuesta al tratamiento con interferón mientras que, por el contrario, los pacientes con genotipo 2 presentan una mejor respuesta al interferón.

Otro tema de interés ha sido el estudio de las repercusiones que la heterogeneidad genética y antigénica pudieran tener sobre el diagnóstico de la infección. Está claro que los genotipos del VHC son importantes marcadores epidemiológicos y podrían alterar la sensibilidad y especificidad de los tests diagnósticos para la detección del VHC. Por otra parte, se han demostrado infecciones múltiples en un mismo individuo, lo cual sugiere que la respuesta inmune frente a un genotipo no protege de la infección por otro y podría actuar como un mecanismo de selección de variantes, hechos estos que pueden afectar al desarrollo de futuras vacunas.

EPIDEMIOLOGÍA Y MECANISMOS DE TRANSMISIÓN

El VHC es la principal causa de la hepatitis no A-no B en todo el mundo siendo en el momento actual la hepatitis más prevalente en nuestro entorno. A nivel mundial se estima que 71 millones de personas tiene infección crónica por VHC (1%

de la población), de ellos se calcula que 14 millones se encuentra en la Unión Europea. La prevalencia en la población general varía mucho según las regiones y según los hábitos, costumbres y nivel socio-sanitario de la población. Si bien a nivel general se estima una prevalencia global media del 1%, existen áreas de África donde supera el 10%. Los estudios serológicos realizados en donantes de sangre muestran una elevada prevalencia de anticuerpos anti-VHC que varía entre 0,2% y el 0,5% en el norte de Europa y entre el 0,5% y el 1,5% en el sur de Europa, Estados Unidos y Japón. En España la prevalencia se sitúa entre el 0,83% y el 1,5%. La prevalencia en la población general es más elevada, especialmente en los colectivos de mas de 55-60 años y con factores de riesgo tales como hemodiálisis o trasplante. La incidencia estimada de hepatitis C aguda de nueva adquisición ha sufrido un importante descenso en los últimos años, en particular en los países desarrollados. Esta disminución tiene su origen en varios factores, entre ellos la introducción a partir de 1989 de los equipos diagnósticos de anti-VHC en el screening de las donaciones de sangre, el tratamiento de hemoderivados y la disminución de la incidencia de hepatitis C en los drogadictos por vía parenteral. Sin embargo, estos factores no son suficientes para explicar las causas de la disminución de la incidencia. Teniendo en cuenta el total de las hepatitis C crónicas diagnosticadas, la causa de la enfermedad puede ser identificada en aproximadamente el 80% de los casos. Resta otro 20% en los que la fuente de infección y el mecanismo de transmisión permanecen desconocidos. Estos casos son descritos como esporádicos o adquiridos en la comunidad.

En cuanto a la mortalidad, se estima que cada año la enfermedad hepática provocada por VHC provoca 350.000 fallecimientos a nivel mundial.

Prevalencia de los distintos genotipos del VHC.

La distribución geográfica de los genotipos de VHC se caracteriza por una distribución de subtipos epidémica (específicamente los 1a, 1b, 2a y 3a), con una amplia distribución mundial, y determinados subtipos endémicos que se localizan en zonas geográficas restringidas como este y centro africano y sur y sureste asiático.

A nivel global el genotipo 1 (G1) supone casi el 50% de los casos, seguido del G3 (17.9%), G4 (16,8%), G2 (11%), G5 (2%)

y G6 (1,4%). En áreas como América Latina y Norte América y Europa, el G1 es el mayoritario, en cambio en el norte y zona central de África el G4 es el mayoritario, probablemente debido a la alta prevalencia de G4 en Egipto. En Asia los G1 y G3 son los mayoritarios.

En la tabla se puede observar los genotipos mayoritarios en cada área geográfica.

Continente	G1 (%)	G2 (%)	G3 (%)	G4 (%)	G5 (%)	G6 (%)	Grupo mixto (%)
África	26.3	23.7	6.3	28.1	12.2	-	3.4
Norte África / Centro-Este	27.3	0.8	6.3	65.3	0.3	-	-
América	74.5	10.2	10.6	1.7	0.1	0.3	2.6
ASIA	46.6	18.6	22.4	1.0	0.1	7.0	4.3
Australia	55.0	6.5	36.0	1.2	-	1.3	-
Europa	64.4	5.5	25.5	3.7	0.1	0.1	0.7
Global	49.1	11.0	17.9	16.8	2.0	1.4	1.8

Prevalencia de los genotipos del VHC.

En Europa el genotipo 1(G1) es el genotipo más frecuentemente encontrado, con tasas de prevalencia en torno al 70%, y distribución homogénea a lo largo de todo el continente, del mismo modo el genotipo 3 está presente en todo el territorio europeo con una prevalencia del 25%. El genotipos 2 está localizado fundamentalmente en el área oeste (8,9% prevalencia) y el genotipo 4 en oeste y centro europea (5% de los casos). En el caso del área mediterránea, históricamente se ha observado una distribución algo diferente a la del resto del continente, fundamentalmente por la influencia de la cercanía con el norte de África.

En concreto en nuestro país, el genotipo predominantes es el 1 (67%), seguido del G3 (17%), G4 (11%), G2 (3%) y un grupo heterogéneo de otros genotipos que suponen el 2 % restante.

Distribución de los genotipos del VHC según los factores de riesgo

Parece existir una asociación de algunos genotipos con determinados grupos de riesgo. En España el genotipo 1b es el más prevalente entre la población con riesgo no conocido, superando el 60% de los pacientes infectados. Igualmente el genotipo 1b es el que presenta una mayor prevalencia entre pacientes sometidos a hemodiálisis y pacientes con antecedentes de transfusión. Sin embargo, en los pacientes ADVP el genotipo más frecuente es el 1a con una prevalencia superior al 40% seguido del genotipo 3a. La asociación del genotipo 3a con los pacientes ADVP es un hecho observado por la mayoría de los autores.

Por otra parte, el porcentaje de infecciones múltiples difiere según el grupo de población estudiada y según los autores. En la mayoría de los estudios la detección de infecciones por más de un genotipo es relativamente poco frecuente y en general supone menos del 5% de todos los pacientes incluyendo ADVP. Por el contrario, algunos autores encuentran elevadas prevalencias de infecciones mixtas en pacientes ADVP. Uno de los problemas que surgen es que un número elevado de las infecciones mixtas detectadas son debidas a reactividad cruzada entre diferentes genotipos. Por el contrario, también puede existir una infraestimación de las infecciones mixtas ya que las técnicas más habituales de amplificación y por tanto genotipado tienden a identificar el genotipo predominante. Todo ello hace que haya que ser muy cauto a la hora de interpretar las infecciones mixtas.

Transmisión del VHC

A) Transmisión parenteral

La transfusión de sangre o hemoderivados contaminados por el VHC ha sido la principal vía de transmisión del virus hasta la introducción de las pruebas serológicas. Los pacientes sometidos a múltiples transfusiones con anterioridad a 1990 padecen un elevado riesgo de infección por el VHC. Hasta entonces, la infección por el VHC suponía el 80-90% de las hepatitis postransfusionales. Los pacientes hemofílicos que fueron transfundidos con concentrados de factores no tratados presentan una tasa de prevalencia > 90%, similar a los ADVP y superior a cualquier otro grupo. En los hemofílicos, la tasa de anti-VHC varía de forma notable según los tipos de productos recibidos y su coinfección con VIH. Con la aplicación de las pruebas de cribado para el diagnóstico de la infección por VHC en la población donante de sangre, el riesgo de transmisión del VHC a través de las transfusiones ha disminuido considerablemente estimándose actualmente en un 0,01-0,001% por unidad de sangre transfundida. De la misma forma, la transmisión mediante factores de coagulación y otros hemoderivados es muy rara en el momento actual.

La prevalencia de infección por VHC en pacientes hemodializados es del 30-50%, si bien varía considerablemente según los estudios y su origen geográfico. Además, la seroprevalencia de la infección por el VHC puede haberse subestimado ya que un 7-10% de los pacientes hemodializados seronegativos son virémicos. La inmensa mayoría de los seropositivos presentan títulos altos de ARN-VHC en suero y enfermedad hepática asociada. Actualmente, aún no se conoce si esta elevada prevalencia se debe a la diseminación dentro de la unidad de hemodiálisis, probablemente por una mala práctica de las medidas de control para las infecciones, o a las frecuentes transfusiones recibidas por estos pacientes. La débil prevalencia de la infección por el VHC en los pacientes en diálisis peritoneal comparativamente con los pacientes hemodializados (3% vs 32%) es un argumento indirecto a favor del riesgo de transmisión nosocomial vinculado a los centros de hemodiálisis y, por tanto, a la utilización de máquinas separadas en la diálisis de pacientes anti-VHC positivos.

Los receptores de órganos poseen un elevado riesgo de adquisición del VHC. Se ha constatado que el 96% de los receptores de órganos procedentes de donantes anti-VHC positivos son virémicos frente a un 18% de los receptores de donantes seronegativos. Los pacientes anti-VHC positivo receptores de un trasplante hepático presentan niveles altos de viremia después del trasplante y es frecuente la aparición de hepatitis en el injerto. El VHC es la principal causa de hepatitis crónica después del trasplante renal y, aunque en muchos casos la lesión histológica es leve y no se acompaña de un incremento apreciable de la mortalidad por enfermedad hepática, la evolución a largo plazo de estos pacientes todavía no es conocida. El trasplante de córnea, órgano avascular, no se ha relacionado con la transmisión del VHC.

Los usuarios de drogas por vía parenteral (UDVP) constituyen el principal grupo de riesgo de adquisición de la hepatitis C en los países desarrollados. Prácticamente, el 60-90% de los ADVP están infectados por el VHC. El riesgo de contaminación aumenta con la duración de la toxicomanía, siendo de aproximadamente un 33% cuando la duración es inferior a 6 meses y de un 90% cuando es superior a un año. Además, se ha demostrado una mayor prevalencia del genotipo 3a en los toxicómanos que en otros grupos de riesgo.

Ciertas prácticas, como la acupuntura o los tatuajes, pueden asociarse también a la infección por VHC. Las exploraciones médicas invasoras representan una vía potencial de transmisión del VHC (difícilmente cuantificable) siempre que no se respeten de manera estricta las reglas de higiene y esterilización. El riesgo de transmisión del VHC al personal sanitario mediante inoculación accidental con agujas o material contaminado (exposición ocupacional) es de aproximadamente un 4-10%. En los países en vías de desarrollo la utilización de material no desechable en la práctica médica es sin duda un importante factor de transmisión. Los dentistas y cirujanos parecen ser el grupo de mayor riesgo. La probabilidad de transmisión desde personal sanitario infectado con VHC a los pacientes susceptibles parece ser muy poco probable.

La transmisión a través de vectores (mosquitos) tiene lugar con algunos miembros de la familia de los flavivirus. El VHC pertenece a esta familia y, por lo tanto, no se puede excluir que un vector pueda estar implicado en su transmisión, aunque no se ha documentado ningún caso de transmisión por insectos.

La presencia del VHC en las secreciones (saliva, lágrimas, orina) y la alteración de las barreras mucosas nasal o bucal pueden también representar un factor de riesgo, si bien no se ha cuantificado. Recientemente se ha demostrado que la absorción de cocaína por vía intranasal constituye un factor de riesgo importante en la transmisión del VHC. La inoculación al chimpancé de saliva procedente de pacientes virémicos ha sido infecciosa. Igualmente el ARN viral ha podido ser demostrado en otros fluidos corporales aunque en concentraciones inferiores a la dosis infectiva. Hasta el momento no se han descrito casos de transmisión a través de la saliva.

B) Transmisión no parenteral

El 60-70% de los casos de los casos de hepatitis C son esporádicos y no pueden ser atribuidos a ninguna exposición parenteral del virus.

Los resultados obtenidos por los estudios efectuados sobre la transmisión sexual del VHC ofrecen resultados contradictorios. En conjunto, los datos actuales sugieren que la transmisión sexual del VHC puede ocurrir, especialmente en individuos con elevada promiscuidad sexual, pero no es tan eficiente como la transmisión parenteral o como la transmisión sexual del VHB y el VIH (27%).

El riesgo parece estar relacionado con el tiempo y el tipo de exposición. En parejas heterosexuales monógamas de pacientes con hepatitis C crónica, el riesgo estimado de transmisión del virus es de un 0-0,6% por año mientras que en individuos con múltiples parejas sexuales el riesgo es mayor (0,4- 1,8% por año). En grupos sexualmente promiscuos y en homosexuales la tasa media de seroprevalencia de anti-VHC es de un 1,6-25,5%, similar a la observada en los individuos con enfermedades de transmisión sexual pero menor que en el caso de la hepatitis B y el VIH. La coinfección con el VIH parece incrementar el grado de transmisión sexual del VHC. Los estudios en las parejas de pacientes hemofílicos infectados por el VHC muestran una baja prevalencia de anticuerpos anti-VHC. Únicamente se recomienda en las parejas de los seropositivos una vigilancia analítica regularizada.

Los contactos intrafamiliares no suponen un aumento significativo del riesgo de transmisión. El uso compartido de utensilios personales (cepillos dentales, cuchillas de afeitar, etc.) se asocia probablemente con la transmisión de la enfermedad.

La transmisión vertical no es tan frecuente en las infecciones producidas por el VHC como en las producidas por el VHB. La prevalencia de anti-VHC en mujeres embarazadas es de un 0,1-2,4%, aunque en algunas áreas endémicas es mucho más alta. La proporción de mujeres con anti-VHC (seropositivos) con infección activa y viremia es de un 60-70%. El grado de transmisión vertical es un 4-7% por embarazo en mujeres con viremia especialmente si las concentraciones de RNA sérico son superiores a 106 copias/ml. Por otra parte, la probabilidad de la transmisión vertical del VHC aumenta de 4-5 veces en el caso de madres infectadas simultáneamente por el VIH. Esta elevada transmisibilidad perinatal del VHC parece debida a las altas tasas de replicación del VHC en este grupo de pacientes. La transmisión a través de la lactancia materna es posible pero se desconoce su eficiencia. En la actualidad se recomienda suprimir este tipo de alimentación al recién nacido en madres anti- VHC positivas. Los estudios a largo plazo indicarán la eficacia o no de esta medida para evitar la transmisión de este tipo de hepatitis.

En conclusión, los datos de la literatura revelan tres factores de riesgo principales para la transmisión del VHC: los antecedentes de transfusión, los antecedentes de toxicomanía y el riesgo nosocomial. Los otros factores de riesgo son controvertidos, con una baja prevalencia o limitados a áreas geográficas muy particulares.

CUADROS CLÍNICOS E HISTORIA NATURAL

El espectro de enfermedad hepática en pacientes con infección por VHC es amplio, oscilando desde individuos asintomáticos con pruebas normales de función hepática, pasando por la hepatitis aguda y crónica hasta el carcinoma hepatocelular y el fallo hepático que requiere trasplante de hígado.

La hepatitis C representa aproximadamente el 20% de las hepatitis agudas, el 70% de las hepatitis crónicas y un 30% de las enfermedades hepáticas avanzadas.

Infección aguda

La primoinfección suele ser asintomática en el 90-95% de los casos. Las formas agudas suelen ser poco habituales (10%) y escasamente graves. El periodo de incubación medio que precede a la aparición de los síntomas es de 7 semanas (entre 2-26 semanas). En el caso de hepatitis C postransfusional el periodo de incubación suele ser más corto.

El cuadro clínico de la forma aguda es similar al de otras hepatitis virales y se caracteriza por manifestaciones gastrointestinales inespecíficas (náuseas, anorexia, hipocondralgia derecha y coluria). Solo una tercera parte de los pacientes desarrolla ictericia. Cuando aparece la ictericia, esta puede durar de 2-12 semanas y su gravedad es variable.

La hepatitis fulminante y el fallo hepático subagudo son excepcionales en la infección primaria aguda por VHC. Sin embargo, la infección por VHC aguda en transplantados de hígado puede asociarse con fallo hepático subagudo. También la infección por VHC en pacientes con cirrosis puede precipitar el fallo hepático. La coinfección aguda de VHC y VHB se ha encontrado en algunos pacientes con hepatitis fulminante, aunque su significado es incierto.

Evolución de los marcadores.

En la hepatitis aguda, los niveles de RNA-VHC en suero se detectan dentro de las dos primeras semanas tras la exposición inicial aumentando rápidamente al principio y después más lentamente hasta alcanzar niveles entre 105-107 IU/ml. Después de varias semanas de infección (2-8 semanas) comienzan a elevarse las transaminasas (ALT), alcanzando en un 80% de los casos valores superiores a 10-20 veces los valores normales. Su máximo nivel suele alcanzarse entre los 30-60 días posinfección y en coincidencia con la inflamación aguda del hígado. Se han descrito distintos patrones de alteración de los niveles de ALT: niveles fluctuantes con periodos de anormalidad intercalados con otros de niveles normales, niveles persistentemente alterados en forma de meseta, elevaciones rápidas en forma de un único pico para luego descender rápidamente hasta valores normales, etc. Los síntomas, si aparecen, se manifiestan una vez que los niveles de ALT han alcanzado el pico.

Los anticuerpos pueden hacerse detectables entre las semanas 3 o 4 después del comienzo de la enfermedad pero puede alargarse como media a las 8 semanas (dependiendo en gran parte de la dosis infectiva). Su aparición puede coincidir con el comienzo de los síntomas. También puede detectarse IgM. El título más elevado de anticuerpos suele establecerse después que lo hayan alcanzado las transaminasas. En esta fase los anticuerpos están dirigidos fundamentalmente contra c22, c33-c, ambos muy antigénicos, y NS5. Casi todos los pacientes desarrollan anti-VHC, aunque los títulos pueden ser bajos o incluso indetectables en pacientes con inmunodeficiencias.

En los casos de infección aguda y enfermedad autolimitada, el RNA-VHC se vuelve indetectable a las pocas semanas, los síntomas desaparecen y los niveles de ALT se normalizan. Por ello, la negativización del RNA-VHC, en una o varias muestras seriadas de suero, es taxativo para establecer el diagnóstico de resolución de la hepatitis aguda. Los anticuerpos van disminuyendo lentamente y pueden desaparecer entre los 12-24 meses aunque en ocasiones persisten más de 5 años. Por tanto, no constituyen un buen indicador para determinar la resolución de la enfermedad.

Si la infección evoluciona a la cronicidad, la presencia del RNA-VHC puede ser o constante y con concentraciones oscilantes o intermitente con incrementos y descensos arbitrarios. Por tanto, los niveles variables de RNA-VHC no resultan útiles ni en el diagnóstico ni como marcador predictivo de cronicidad durante una infección aguda.

Infección crónica

Aunque la resolución definitiva de la enfermedad es posible (10-15% de los casos), lo más frecuente en cualquiera de sus formas clínicas es la evolución a la cronicidad. En la mayoría de los casos (75-85%) los síntomas desaparecen pero los niveles de

ALT permanecen elevados y el RNA-VHC persiste en suero e hígado en estos pacientes.

La mayoría de pacientes con hepatitis C crónica están asintomáticos o manifiestan leves síntomas inespecíficos. El síntoma más frecuente es la fatiga típicamente intermitente. Algunos pacientes presentan dolor vago en hipocondrio derecho, náuseas, pérdida de apetito, dolor muscular y artralgias. Toda esta sintomatología raramente es incapacitante, pero ocasiona una disminución de la calidad de vida del paciente. Con frecuencia, la enfermedad se descubre de manera casual en estudios rutinarios de salud, en las pruebas realizadas antes de donar sangre, al estudiar a un paciente por otra enfermedad o por alguna de las manifestaciones extrahepáticas relacionadas con la infección por el VHC.

Evolución de los marcadores

No existen hallazgos tempranos en la hepatitis C aguda capaces de predecir la resolución de la infección o su evolución a la cronicidad. La hepatitis C crónica está marcada por la persistencia del RNA-VHC durante al menos 6 meses tras el inicio de la infección. Durante la evolución de la infección aguda a crónica, el RNA-VHC y los niveles de ALT pueden fluctuar marcadamente, y algunos pacientes tiene periodos durante los que el RNA-VHC es indetectable y los niveles de ALT son normales. Por tanto, una única muestra negativa de RNA-VHC o niveles normales de ALT durante la fase convaleciente de la hepatitis C aguda no demuestran la resolución de la infección, y el seguimiento regular a los 6-12 meses tras el comienzo es necesario para comprobar si la infección se ha resuelto. Una vez que la infección crónica se ha establecido los niveles de RNA-VHC en suero tienden a estabilizarse. Además, la resolución espontánea tras 6-12 meses de infección es inusual.

La mayoría de los pacientes tienen elevados los niveles de ALT, si bien fluctúan entre 1,5-10 veces el límite superior normal. También es frecuente que las ALT sean normales. De hecho, aproximadamente un tercio de los pacientes virémicos tienen las ALT persistentemente normales y otros solo esporádicamente muestran niveles elevados de ALT. En varios estudios se ha comunicado la persistencia de los niveles de RNA-VHC a pesar de la recuperación bioquímica o de la desaparición de los anti-VHC.

La biopsia hepática de pacientes infectados con niveles de ALT normales muestra evidencias histológicas de hepatitis crónica, aunque el daño hepático es generalmente leve y menos grave que el de los pacientes cuyas concentraciones séricas de ALT se encuentran elevadas. Los cambios histológicos más frecuentes son la inflamación portal, hepatitis de interfase y lesión lobular. Es característica de la hepatitis C crónica (aunque no diagnóstica) tanto la presencia de esteatosis como de agregados linfoides portales y de lesiones en los conductos biliares. La fibrosis grave y la cirrosis son muy raras entre los pacientes con hepatitis C crónica que tengan las ALT normales. La mayoría de los pacientes presentan una hepatitis crónica persistente o una hepatitis con mínimos cambios histológicos, y solamente en un 13% la histología muestra un patrón normal.

La evolución de la infección persistente no es uniforme. Algunos pacientes desarrollan una enfermedad activa con progresión de la lesión hepática, mientras que otros aparentemente se recuperan de la infección, normalizan los niveles de ALT y presentan una lesión histológica muy leve y no progresiva asociada habitualmente a un bajo nivel de replicación viral.

Grado de cronicidad de la hepatitis C.

Un aspecto característico de la hepatitis C aguda es el elevado riesgo de evolución a la cronicidad, situándose en torno al 85%. La razón por la que la infección persiste en algunos pacientes y se resuelve espontáneamente en otros es desconocida pero existen una serie de factores que parecen afectar al grado de cronicidad de la hepatitis C.

Relacionados con el virus	Relacionados con el huésped	Factores externos
Concentración viral	Edad	Alcohol
Genotipo viral	Sexo	Tabaco
Cuasiespecies	Raza	Contaminantes ambientales
	Coinfección (VHB, VIH)	
	Comorbilidad (Hemocromatosis, Hígado graso, Esquistosomiasis)	
	Factores genéticos (HLA I y II)	
	Factores bioquímicos (niveles ALT)	

Factores que pueden afectar a la progresión de la hepatitis C crónica

- *Factores relacionados con el virus:* La concentración viral y el genotipo son factores importantes en relación al tratamiento pero no existen evidencias que indiquen algún efecto en la progresión de la enfermedad. Algunos investigadores sugieren un elevado grado de progresión a cronicidad entre personas infectadas con el genotipo 1b.
- *Factores relacionados con el huésped:* La edad parece ser un determinante importante en la progresión de la enfermedad crónica. Contrariamente a lo que ocurre en la hepatitis B, el grado de cronicidad de la hepatitis C parece ser menor en individuos más jóvenes. En estudios de seguimiento a largo plazo de niños con hepatitis postransfusional se encontró que solo un 55-60% de los niños mantenían niveles positivos de RNA-VHC en la edad adulta. En el estudio NHANES (Natural Health and Nutrition Evaluation Survey) realizado en EEUU, el grado de cronicidad fue del 30% en sujetos menores de 20 años frente a un 76% en los mayores de 20 años.

  En cuanto al sexo, el grado de cronicidad de la hepatitis C parece ser menor en mujeres, particularmente en mujeres jóvenes. También podrían influir las diferencias étnicas y raciales. En el estudio NHANES, el grado de cronicidad fue de un 86% entre individuos de raza negra comparado con el 68% entre individuos caucasianos e hispanos. Las razones para este elevado grado de cronicidad entre la raza negra no están claras pero podrían estar relacionadas con el menor grado de respuesta a la terapia antiviral observado en esta población.

  Un factor importante en la progresión de la enfermedad es la coinfección con otros virus que comparten similares mecanismos de transmisión que el VHC. La coinfección con VIH es común entre hemofílicos y ADVP. Al parecer, la inmunosupresión causada por el VIH modifica la historia natural de la infección por VHC y acelera la progresión de la enfermedad hepática. De forma similar, la coinfección con el VHB parece tener un efecto aditivo en el grado de progresión a fibrosis de personas con hepatitis C. Los individuos con hemocromatosis, hígado graso no alcohólico (NASH), obesidad o diabetes parecen presentar un mayor grado de progresión a fibrosis.

  Otros procesos patológicos que afectan al hígado también podrían jugar un papel en la progresión a fibrosis de personas con hepatitis C crónica. Un ejemplo de ellos es el efecto de la infección concomitante con *Schistosoma mansoni*. La infección con este parásito provoca una alteración en la respuesta inmune que provoca un incremento de la carga viral lo que podría afectar negativamente a un hígado ya dañado por la esquistosomiasis.

Diversos factores genéticos han sido ligados a la progresión de la enfermedad hepática. Entre ellos los antígenos HLA clase I y II y los polimorfismos en los genes del TGF-b1 y angiotensina II.

Finalmente, la expresión bioquímica de la infección crónica por VHC también parece jugar un papel en la progresión de la enfermedad. Existen bastantes evidencias de que los individuos con infección por VHC y valores normales de ALT, ya sean persistentes o intermitentes, parecen tener un menor grado de alteraciones histológicas que aquellos con valores anormales de ALT.

La cronicidad podría ser también menor en aquellos individuos con sintomatología e ictericia durante la fase aguda de la infección que en los que permanecen asintomáticos. Esto podría explicarse por la elevada respuesta inmune al VHC que se desarrolla en los pacientes con una hepatitis C aguda más severa.

- *Factores externos:* Múltiples estudios sobre la historia natural de la hepatitis C muestran que el alcoholismo crónico también parece influir en el grado de progresión de la infección crónica a cirrosis y carcinoma hepatocelular. En cuanto al tabaco y los factores ambientales, tales como la dieta o los contaminantes tóxicos, se necesitan más estudios para comprobar su posible relación con el grado de progresión de la enfermedad hepática.

Evolución y complicaciones de la hepatitis C crónica

Un 10% de los pacientes con hepatitis crónica muestran mejoría clínica e histológica. En un 50% de los casos la enfermedad parece relativamente benigna y no muestra signos de progresión, aunque la remisión espontánea es muy rara. En el resto de pacientes la enfermedad progresa lentamente hacia la cirrosis. El riesgo de evolución a cirrosis se estima en un 20-25% a los 15-20 años de seguimiento. Una edad avanzada en el momento de la infección y una lesión histológica grave en la primera biopsia se correlacionan con la progresión a la cirrosis. La aparición inicial de fibrosis hepática parece tener un importante valor predictivo del futuro desarrollo de cirrosis.

En la evaluación de un paciente con hepatitis C crónica es importante distinguir entre el grado y el estadio de la enfermedad. El grado representa la severidad o actividad de la enfermedad y el grado de inflamación y necrosis. El grado se define como mínimo, leve, moderado y severo. Puede variar con el tiempo y con el tratamiento antiviral. El estadio se define como agudo/crónico, precoz/tardío, cirrosis/no cirrosis, compensada/no compensada. El estadio puede permanecer estable o puede progresar. Los pacientes con un grado severo tienen un mayor riesgo de progresión a cirrosis.

El modo de determinar el grado y estadio de la enfermedad puede basarse en criterios clínicos (signos y síntomas), bioquímicos (niveles de ALT, bilirrubina, albúmina y tiempo de protrombina), virológicos (detección de RNA-VHC, carga viral, genotipo, cuasiespecies) e histológicos (lesión histológica). El valor predictivo de estos criterios no está bien definido. El grado de actividad necroinflamatoria de la enfermedad podría ser el mejor criterio pronóstico del futuro empeoramiento de la fibrosis y el desarrollo de cirrosis. Por tanto, la biopsia hepática es una herramienta importante en el contexto de la evaluación de los pacientes afectados de hepatitis C crónica, dado que permite conocer el grado y estadio de la enfermedad. Los síntomas y los niveles de ALT se aceptan, en cambio, como marcadores indirectos de la severidad de la enfermedad, aunque no están bien definidos.

No existe correlación directa entre el grado de sintomatología y los valores de ALT o el grado de lesión histológica. Por otro lado, la sintomatología no refleja la actividad de la enfermedad, siendo esta más frecuente en los pacientes con cirrosis.

Una vez que se desarrolla la cirrosis pueden aparecer los síntomas de fracaso hepático final. Son frecuentes la fatiga, debilidad muscular, retención de líquidos, hemorragia intestinal superior, ictericia, orinas oscuras y prurito. Sin embargo, existen pacientes que permanecen asintomáticos hasta la aparición de los síntomas finales de la cirrosis (signos de hipertensión portal, insuficiencia hepatocelular o encefalopatía hepática) o sus complicaciones, tales como hemorragias por varices esofágicas o ascitis, o bien hasta la aparición de un carcinoma hepatocelular.

Anualmente pueden desarrollar carcinoma hepatocelular entre el 1-4% de los pacientes infectados por el VHC. La gran mayoría de los pacientes con hepatocarcinoma asociado al VHC padecen cirrosis. Sin embargo, aproximadamente un 3% de los hepatocarcinomas se desarrollan sobre hígados no cirróticos, lo que hace pensar en un efecto oncogénico directo del VHC. El intervalo entre la infección por VHC y la aparición del hepatocarcinoma es de 7-25 años.

La seroprevalencia del VHC en los enfermos con hepatocarcinoma varía según el área geográfica evaluada situándose en torno al 80% en Japón y Europa Occidental mientras que en los Estados Unidos y África son algo inferiores (45-60%). En nuestro país oscila entre el 60-75%, lo que representa una de las tasas más altas del mundo. El mecanismo por el que la infección por el VHC se asocia al desarrollo de carcinoma hepatocelular es desconocido y no puede deberse a la integración en el genoma celular al tratarse de un virus RNA que no presenta transcripción reversa a DNA. Es posible que el VHC sea directamente oncogénico o que facilite la aparición del tumor por su gran tendencia a acompañarse del desarrollo de cirrosis con la consiguiente hiperplasia regenerativa.

Otros factores involucrados en el desarrollo de hepatocarcinoma en asociación con el VHC se refieren a la sobreinfección con VHB, de forma que la coinfección VHB-VHC presenta un riesgo relativo de 82,5 de desarrollar hepatocarcinoma. Otros factores como el alcohol parecen intervenir en el desencadenamiento de hepatocarcinoma probablemente al acelerar los procesos de cirrosis.

Coinfección VHC-VIH

Debido a la disponibilidad de tratamientos con potente actividad antivírica frente al VIH (HAART, *Highly Active Antiretroviral Therapy*) que suponen una mejora sustancial en la expectativa de vida de los pacientes con infección por el VIH, la hepatopatía ha emergido como una causa creciente de morbimortalidad en los pacientes VIH positivos. Al parecer, la inmunosupresión provocada por el VIH modifica la historia natural de la infección por VHC y acelera la progresión de la enfermedad hepática. Algunos estudios han demostrado una carga viral significativamente más elevada y un mayor grado de fibrosis y de actividad histológica en los pacientes coinfectados por VIH en comparación con la que presentan los pacientes únicamente infectados por VHC. Además, en los pacientes VIH positivos la viremia C muestra una correlación inversa con la cifra de linfocitos CD4. Por otro lado, el VHC podría afectar a la evolución de la infección por VIH incrementando la tasa de toxicidad hepática causada por la medicación antirretroviral.

Manifestaciones extrahepáticas de la infección por VHC

La hepatitis C crónica está involucrada en algunos procesos extrahepáticos, pudiendo presentarse manifestaciones o síndromes de origen inmunológico, tales como: artritis reumatoide, queratoconjuntivitis, liquen plano, glomerulonefritis membranoproliferativa, linfoma, crioglobulinemia mixta esencial y porfiria cutánea tarda.

La hepatitis C es la principal causa de la crioglobulinemia mixta esencial, de tal forma que las crioglobulinas aparecen aproximadamente en el 30% de los pacientes con hepatitis crónica. Se ha sugerido que la enfermedad puede ser inducida por inmunocomplejos de anticuerpos anti-VHC, antígenos de VHC y complemento circulantes. Algunos pacientes con crioglobulinemia de larga evolución parecen tener riesgo de desarrollar un linfoma no hodgkiniano de células B.

También puede asociarse la infección por VHC con patologías hematológicas (anemia hemolítica, trombocitopenia o trastornos linfoproliferativos), enfermedad tiroidea o hepatitis autoinmune. Además, hasta el 20-30% de los pacientes pueden presentar trastornos psicológicos, como depresión. La patogenia de estas complicaciones extrahepáticas no está bien aclarada.

PATOGENIA Y RESPUESTA INMUNE

Todavía no se ha dilucidado el mecanismo de producción de la lesión hepática en la infección por VHC, aunque podría ser consecuencia tanto de un efecto citopático directo del VHC, como de mecanismos inmunológicos. Por un lado, sugieren un efecto citopático el cuadro histolófico generalmente caracterizado frecuentemente por una notable afectación lobulillar con escasa actividad periportal, el rápido descenso de los niveles de ALT después del tratamiento con INF, el curso rápidamente progresivo de algunos enfermos inmunodeprimidos y por último, la estrecha correlación entre los niveles de ALT y RNA-VHC en suero e hígado en chimpancés inoculados. Por el contrario sugieren una participación de mecanismos inmunes el frecuente hallazgo de folículos linfoides portales, la identificación en el hígado de pacientes con hepatitis C de linfocitos T citotóxicos con respuesta específica para el VHC y la replicación del VHC en humanos y chimpancés con las transaminasas persistentemente normales.

Existen evidencias de que la región hipervariable de E2 (HVR1) constituye uno de los elementos clave en la respuesta inmunitaria frente a la infección por VHC. Como ya se mencionó anteriormente, la región HVR1 interviene en los fenómenos de adherencia del virus ya que la presencia de anticuerpos específicos frente a esta región bloquea la unión del virus a la superficie de la célula huésped. Esta variabilidad del genoma vírico en el tiempo da lugar a una selección por el sistema inmunológico de variantes (*cuasiespecies*) que escapan a los anticuerpos neutralizantes y a los linfocitos T citotóxicos. De ahí la gran heterogeneidad en HVR1 de los aislados víricos de los pacientes crónicos y de la ausencia de inmunidad protectora frente a la reinfección. Esto explica la tendencia a la persistencia de la infección que ocurre en la mayoría de los pacientes infectados.

DIAGNÓSTICO DE LABORATORIO DE LA INFECCIÓN POR VHC

Las *pruebas de diagnóstico* de la infección por VHC pueden dividirse en dos grandes grupos: 1) *pruebas serológicas* (tests indirectos) que ponen de manifiesto anticuerpos frente a diferentes antígenos constitutivos del virus o frente a proteínas producidas en su replicación y 2) *pruebas moleculares (tests directos)* que detectan, cuantifican o caracterizan componentes del VHC tales como el RNA-VHC genómico. Ambos tipos de pruebas juegan un papel esencial en el diagnóstico de la infección, la toma de decisiones terapéuticas y la valoración de la respuesta al tratamiento.

Para el diagnóstico de la infección por el VHC no se dispone aún de pruebas para la detección de antígenos circulantes tal como ocurre en el caso del VHB. El VHC circula por la sangre en concentraciones tan bajas que escapan a los límites de detección de las técnicas convencionales.

1. Diagnóstico serológico

La variedad de proteínas producidas durante el proceso de replicación del VHC produce una respuesta serológica muy variada frente a él. No ha podido encontrarse una relación precisa entre los diferentes patrones de respuesta inmune y el estadio biológico o clínico de la infección. La presencia de anticuerpos indica que el paciente ha tenido o tiene contacto con el virus pero de ninguna manera significa únicamente infección por VHC.

Las *pruebas serológicas* se dividen, a su vez, en dos subgrupos:

1.1. Pruebas de despistaje o cribado para la detección de anti-VHC.

Los métodos de EIA (*enzyme immunoassay*) son los más utilizados en la actualidad por su simplicidad, automatización y bajo coste. Contienen una mezcla de péptidos sintéticos, recombinantes o una combinación de ambos frente a los que se miden los anticuerpos IgG que tiene la muestra. Si un suero es reactivo indica que tiene anticuerpos frente a alguno o todos los componentes antigénicos empleados en la prueba pero no se sabe frente a cual o cuales.

Las pruebas serológicas han evolucionado con el tiempo mejorando su sensibilidad y especificidad. Las técnicas de EIA de 1ª generación incorporaban un antígeno recombinante c100-3 del gen NS4. La aplicación de estos ensayos en poblaciones inmunocompetentes con una baja prevalencia para el VHC (donantes de sangre), supuso una disminución importante en el riesgo de transmisión del VHC a los receptores de transfusiones y hemoderivados. Sin embargo, se caracterizaban por detectar la seroconversión un promedio de 3 meses después de la infección aguda (en algunos casos 12 meses después). Además, no detectaban anti-VHC en alrededor del 25-45% de los donantes de sangre seropositivos y en el 10-25% de los pacientes con hepatitis C crónica, lo que puso de manifiesto su baja sensibilidad. En cuanto a la especificidad, se podían encontrar falsos positivos en pacientes con anticuerpos frente a la superóxido dismutasa humana, en sueros almacenados durante largo tiempo, en pacientes de regiones tropicales, e incluso después de la vacunación antigripal y en situaciones que cursaban con hiperglobulinemia o con la presencia de factor reumatoideo. Este déficit de sensibilidad y especificidad condujo al desarrollo de nuevas pruebas.

En las técnicas de 2ª generación disponibles a partir de 1991 se añadieron antígenos derivados del core (c22) y de la región

NS3 (c33) mejorando significativamente su sensibilidad (figura). Los anticuerpos frente a los antígenos c22 y c33 son detectables más tempranamente después de la infección, de manera más regular y durante períodos de tiempo más amplios que los anticuerpos frente a c100-3. De este modo, se reduce el periodo ventana para la seroconversión del VHC en una media de 8 semanas; en el 75% de los casos es positivo a las 4 semanas del comienzo de la enfermedad. La mejora de la sensibilidad conseguida con estas pruebas ha permitido detectar anti-VHC hasta en el 95% de las hepatitis postransfusionales noA-noB. Sin embargo, en pacientes inmunodeprimidos, tales como receptores de trasplante de órganos o pacientes infectados por el VIH, el ensayo de 2° generación tiene una menor sensibilidad (40-60%). En cuanto a la especificidad, las tasas de falsos positivos permanecen elevadas y no solo en determinadas circunstancias como en los casos de sueros procedentes de África o pacientes hiperglobulinémicos, sino también en donantes de sangre.

Los ensayos de 3ª generación, desarrollados con posterioridad, incluyen un antígeno adicional de la región NS5. Sin embargo, permanece controvertida su implicación en un incremento de la sensibilidad y/o especificidad de las pruebas que incluyen este antígeno en relación con las de 2ª generación. Los estudios preliminares han mostrado un discreto aumento de la sensibilidad en la detección del VHC, tanto en poblaciones con una baja prevalencia como en poblaciones con una elevada prevalencia para la infección con el VHC. En la actualidad se utilizan pruebas de 2ª y 3ª generación que incorporan antígenos derivados de la nucleocápside (c22-3), de la región no estructural NS3/NS4 (c33-c, c100-3, c200) y de parte de NS5 (tabla 5).

Con el empleo de estas pruebas se ha acortado el período ventana a unas 4 semanas y el 80% de los casos es positivo a las 4 semanas del comienzo de la enfermedad. La especificidad es superior al 99% pero la sensibilidad es más difícil de determinar al no existir una técnica considerada como gold standard. La experiencia clínica indica que los ensayos actuales son positivos en más del 99% de los pacientes inmunocompetentes con RNA-VHC detectable. Sin embargo, podrían ser negativos en pacientes hemodializados o con inmunodeficiencia severa.

Prueba	Fabricante	Técnica	Determinante antigénico
Ortho HCV 3.0 ELISA	Ortho-Clinical Diagnostics, Raritan, NJ	EIA	core, NS3, NS4, NS5 (Chiron Corporation)
Vitros anti-VHC	Ortho-Clinical Diagnostics, Raritan, NJ	EIA automatizado (Vitros ECI)	core, NS3, NS4, NS5 (Chiron Corporation)
Abbott HCV EIA 2.0	Abbott Diagnostic, Chicago, IL	ELISA	core, NS3, NS4 (Chiron Corporation)
Abbott HCV EIA 3.0	Abbott Diagnostic, Chicago, IL	ELISA	core, NS3, NS4, NS5 (Chiron Corporation)
IMx HCV 3.0	Abbott Diagnostic, Chicago, IL	EIA automatizado (IMx)	core, NS3, NS4, NS5 (Chiron Corporation)
AxSYM HCV 3.0	Abbott Diagnostic, Chicago, IL	EIA automatizado (AxSYM)	core, NS3, NS4, NS5 (Chiron Corporation)
Monolisa anti-HCV Plus version 2	Bio-Rad, Marnes-la-Coquette, France	EIA	core, NS3, NS4 (Bio-Rad)
Access HCV Ab Plus	Bio-Rad, Marnes-la-Coquette, France	EIA automatizado (ACCESS)	core, NS3, NS4 (Bio-Rad)
Innotest HCV Ab IV	Innogenetics, Ghent, Belgium	EIA	core, NS3, NS4, NS5 de los genotipos 1, 2 y 3a (Innogenetics)

Técnicas de enzimoinmunoanálisis para la detección de anti-VHC.

En cuanto al significado, un resultado positivo indica exposición al VHC. En la mayoría de los casos se correlaciona con la presencia de RNA-VHC en la sangre por lo que es un marcador de alto valor predictivo de infección actual. En un 20-25% de los casos también puede indicar exposición pasada y curada pero esta situación debe ser confirmada con detecciones seriadas de RNA-VHC.

1.2. Pruebas confirmatorias para la detección de anti-VHC

Las pruebas confirmatorias se desarrollaron para resolver los resultados falsos positivos obtenidos con las pruebas de EIA. Estas pruebas son más específicas que las EIA, pero menos sensibles, por lo que nunca deben ser utilizadas como método de cribado. Son técnicas de tipo *immunoblot* que utilizan antígenos recombinantes (RIBA) inmovilizados en forma de bandas sobre una tira de nitrocelulosa. La adición de la muestra y su revelado permite la identificación de anticuerpos frente a antígenos individuales. La prueba solo puede leerse como negativa (ausencia de bandas), positiva (reactividad al menos para dos antígenos) e indeterminada (cualquier otro patrón). Al igual que con los EIAs también estas pruebas han sido mejoradas tanto en sensibilidad como en especificidad. Sin embargo, con las nuevas técnicas de 3ª generación (RIBA-3, Inno-LIA, Matrix, etc.) se siguen obteniendo resultados indeterminados.

Una prueba confirmatoria positiva se correlaciona estrechamente con la infectividad, presencia de enfermedad hepática y viremia positiva (RNA-VHC) en poblaciones de alto y bajo riesgo. Sin embargo, en algunos sueros RIBA positivo o indeterminado no se detecta RNA-VHC y tienen anticuerpos anti- VHC. Es muy probable que estos pacientes hayan aclarado el virus de su circulación recuperándose de la infección. Una viremia no detectada o resultados falsos positivos serían interpretaciones alternativas menos probables. Sin embargo, la viremia puede recurrir en algunos de esos pacientes. También es posible la presencia de RNA con títulos bajos y confirmatorio indeterminado en pacientes inmunodeprimidos o con alteraciones en la respuesta inmune. En el caso de que se descarten estas patologías deberá pensarse en una primoinfección.

Actualmente estas pruebas solo son utilizadas en los bancos de sangre ya que el valor predictivo positivo de los EIAs en poblaciones de bajo riesgo es significativamente menor que cuando se utilizan en el diagnóstico clínico de pacientes con factores de riesgo para el VHC.

1.3. Otras pruebas serológicas

El perfil serológico determinado por las pruebas confirmatorias no permite diferenciar entre una infección en curso y una infección pasada. En este sentido, algunos investigadores han pretendido identificar marcadores serológicos que fueran útiles para la monitorización de la enfermedad, como la detección de anti-VHC IgM, marcador precoz de la respuesta inmunitaria clásica. Se ha detectado respuesta de tipo IgM contra el core, NS3 y NS4, pero habitualmente coincide con la respuesta IgG. La respuesta más intensa de tipo IgM es la dirigida contra el antígeno del core y en algunos casos es el primer marcador que aparece tras la infección por el VHC. La duración de la respuesta IgM es habitualmente breve pero puede seguir detectándose en la fase crónica de la enfermedad. Entre los usos teóricos de la detección de IgMVHC se encuentran el acortamiento del periodo de seroconversión y la correlación con la presencia de RNA-VHC y con la actividad histológica en la enfermedad crónica. Sin embargo, su probable utilidad permanece incierta. La mayoría de los estudios no encuentran asociación entre la presencia de IgM-VHC, el grado de afectación hepática o la presencia de RNA-VHC en suero.

Se ha suscitado el interés por la detección de anticuerpos frente a las glicoproteínas de la envoltura viral (anti-E2/NS1) como marcador de replicación viral y la determinación del título de anti-VHC en la monitorización de la enfermedad hepática y en la predicción de la respuesta al tratamiento antiviral. El problema estriba en obtener antígenos recombinantes glucosilados que reproduzcan fielmente la estructura de estas complejas proteínas y tengan la suficiente sensibilidad y especificidad.

Por lo demás, la distribución en cuasiespecies de las poblaciones del VHC previene la inmunidad basada en anticuerpos neutralizantes, por lo que este marcador nunca será útil para la identificación de casos de hepatitis C resuelta, a diferencia de lo que sucede con los anti-HBs en la infección por el VHB.

2. Diagnóstico molecular

Las pruebas serológicas para el diagnóstico de la infección por VHC presentan algunos inconvenientes. No pueden discriminar entre infección resuelta o actual y además, los anticuerpos no están presentes en el suero durante un intervalo de tiempo variable después de la infección. Incluso se ha descrito la pérdida espontánea de anticuerpos en pacientes infectados (especialmente en pacientes inmunodeprimidos). Por tanto, son necesarios métodos de diagnóstico directos para determinar si realmente existe una infección en curso por VHC.

Ante la falta de sistemas de cultivo celular y de modelos de experimentación animal adecuados para el laboratorio clínico y puesto que no existen pruebas de EIA para detectar antígenos víricos en suero, la viremia por VHC solo se puede diagnosticar mediante la detección del RNA-VHC.

Fundamentalmente son dos los *parámetros* que el laboratorio puede determinar: el RNA viral ya sea de forma cualitativa o cuantitativa y la determinación del genotipo viral. Las aplicaciones de la detección del ARN-VHC en la investigación y el diagnóstico se muestran en la tabla 6.

Aplicaciones de la detección de RNA-VHC
1. Diagnóstico de la infección en estadios tempranos, antes de la aparición de anti-VHC
2. Confirmación de la infección en pacientes con anti-VHC
3. Distinción entre infección actual y resuleta
4. Marcador de la evolución de la enfermedad
5. Estudios de la asociación entre la infección por VHC y enfermedades autoinmunes
6. Prueba de referencia para la validación de los EIAs anti-VHC
7. Monitorización del tratamiento de la hepatitis C
8.Estudios de los mecanismos de transmisión del VHC
9. Diagnóstico de la infección en el recién nacido de madre infectada
10. Estudio de la infección por VHC en pacientes trasplantados
11. Estudios de la replicación del VHC (detección de cadena negativa)
12. Detección de VHC en sangre y hemoderivados de donantes seronegativos
13. Estudios de variabilidad genómica del VHC

Aplicaciones de la detección de RNA-VHC.

2.1. Detección cualitativa del genoma viral

Las pruebas cualitativas informan de la presencia o ausencia de RNAVHC. La detección del genoma viral constituye la prueba más fehaciente de toda infección viral. En la infección por el VHC, la cantidad de partículas víricas presentes en el suero es escasa, por lo que las técnicas de hibridación molecular no resultan útiles, ni existe prueba que permita detectar la antigenemia. La PCR (reacción en cadena de la polimerasa) constituye la técnica más adecuada y sensible en la detección del RNA-VHC ya que permite amplificar secuencias específicas del RNA-VHC y de esta forma se pueda detectar el genoma vírico. Puede realizarse en varios tipos de muestra (suero, plasma, tejido hepático, células mononucleares de sangre periférica) pero siempre deberán cumplirse algunos requisitos importantes para obtener un buen rendimiento y evitar falsos resultados negativos. La recogida del suero y su almacenamiento, en tubo estéril y libre de RNAasas, son unas exigencias imprescindibles. No se puede utilizar plasma heparinizado y la muestra de sangre, para mantener la integridad del RNA, siempre debe centrifugarse en las 2 horas posteriores a la formación del coágulo. Las muestras deben conservarse congeladas a una temperatura igual o inferior a –20ºC. Además, deben evitarse repetidos ciclos de congelación-descongelación que pudieran alterar el genoma vírico ya que el RNA es una molécula muy lábil y fácilmente degradada por RNAasas ambientales. La detección en tejido hepático y leucocitos necesita manipulaciones previas a la reacción.

La región genómica seleccionada en las técnicas de amplificación influye en la frecuencia de positividad encontrada, siendo la región 5'UTR la preferida debido a su alto grado de conservación entre genotipos.

Puesto que el VHC es un virus RNA y la PCR amplifica DNA, las secuencias del VHC que van a ser amplificadas deben ser previamente transcritas a DNa complementario (DNAc) mediante un enzima específico conocido como transcriptasa inversa (RT). El DNAc es posteriormente amplificado mediante PCR.

El protocolo de la PCR conlleva una serie de *pasos*:

- Obtención, preparación y almacenamiento de la muestra.
- Extracción del RNA de la muestra.
- Transcripción inversa y amplificación mediante PCR.
- Detección del producto amplificado.

Aunque pueden utilizarse protocolos propios existen kits comerciales que garantizan la estandarización del procedimiento. El Amplicor HCV v2.0 (*Roche Molecular Systems, Pleasanton*, CA) es una técnica completamente manual mientras que en el Cobas Amplicor HCV v2.0 (*Roche Molecular Systems*) el proceso de extracción es manual pero la transcripción, amplificación y detección son automatizados. En ambos casos el límite inferior de detección es de 50 IU/ml. El *Versant HCV RNA Qualitative Assay* (Bayer Corp., Tarrytown, NJ) es otra técnica disponible actualmente basada en una amplificación isotérmica (TMA, *Transcription-Mediated* Amplification) y ligeramente más sensible que la anterior (10 IU/ml). La especificidad de ambos ensayos es de un 98-99%.

La detección cualitativa del genoma del VHC puede ser empleada para el diagnóstico y/o detección temprana del VHC en pacientes con hepatitis pero que aún no han desarrollado los anticuerpos. Un resultado positivo, una vez descartada la contaminación, debe llevar a pensar que el paciente tiene una infección por VHC. La presencia de RNA circulante en ausencia de anti-VHC indica periodo de incubación o inmunosupresión. La presencia de RNA-VHC se asocia con la transmisión del virus y constituye la mejor prueba predictiva de infectividad por lo que actualmente se acepta como patrón de referencia con el que el resto de técnicas deben compararse.

No es necesario realizar esta prueba en todos los seropositivos ya que la buena correlación que existe (95%), especialmente en los enfermos con hepatitis crónica, entre la seropositividad y la presencia de RNA no lo aconsejan.

La viremia desaparece en los individuos con infección aguda resuelta mientras que tiende a permanecer, a veces intermitentemente, durante años en los individuos que desarrollan infección crónica. Estudios recientes señalan que los títulos de viremia tienden a ser más altos en pacientes con enfermedad hepática crónica que en donantes de sangre asintomáticos, así como si la adquisición del virus ha sido postransfusional, si existe inmunosupresión farmacológica y en la coinfección con el VIH. Los trabajos que investigan la relación del nivel de viremia y la gravedad de la enfermedad hepática muestran resultados contradictorios ya que tanto títulos altos como títulos bajos se han relacionado con el nivel de gravedad de la enfermedad.

2.2. Detección cuantitativa del genoma

Con objeto de relacionar los niveles de RNA-VHC (carga viral) en suero o plasma con parámetros clínicos, bioquímicos e histológicos de la infección por VHC y para evaluar la eficacia del tratamiento se han desarrollado métodos que pueden cuantificar o semicuantificar el RNA-VHC presente en suero o plasma.

Los métodos disponibles están basados en la cuantificación del producto amplificado por PCR o en la hibridación directa del RNA del suero sin amplificación previa (*branched*-DNA). Las distintas técnicas difieren en variabilidad, intervalo lineal, precisión y reproducibilidad. Entre los primeros aparece el procedimiento clásico de la dilución previa de la muestra del paciente. La amplificación posterior de cada una de las diluciones mostrará cual de ellas es la última con resultado positivo. No suele emplearse. La variante PCR competitiva es uno de los ensayos más utilizados. El RNA del VHC diana es coamplificado con cantidades conocidas de un RNA sintético que presenta mutaciones en la secuencia pero mantiene los dos extremos 3' y 5' idénticos a los del fragmento de RNA que se quiere investigar. Cuando realizar la PCR ambos fragmentos compiten entre sí para amplificarse. Al terminar la reacción se mide la relación existente entre las cantidades de ambos amplificados estableciendo así el número de copias existentes al compararlo con una curva patrón.

El *branched*-DNA (detección de RNA mediante un DNA ramificado) es un procedimiento de hibridación en sandwich que no necesita de una amplificación previa. Se basa en la hibridación entre algunas secuencias de nucleótidos 5'UTR y core del RNA de la muestra con dos nucleótidos sintéticos complementarios fijados sobre las paredes del tubo de reacción. Cuando el RNA ha sido atrapado por ellos se añade un DNA sintético, muy ramificado, con múltiples zonas de marcado. La detección se efectúa mediante la incubación del complejo con un sustrato quimioluminiscente. La emisión de luz es directamente proporcional a la cantidad de RNA-VHC presente en la muestra.

En la tabla se muestran los *kits comerciales* disponibles actualmente en el mercado para los ensayos de cuantificación del RNA-VHC.

Prueba	Fabricante	Técnica	Rango de cuantificación
Amplicor HCV Monitor v2.0	Roche Molecular Systems, Pleasanton, CA	RT-PCR competitiva manual	600-<500.000 IU/ml
Cobas Amplicor HCV Monitor v2.0	Roche Molecular Systems, Pleasanton, CA	RT-PCR competitiva Semi-automatizada	600-<500.000 IU/ml
Versant HCV RNA 2.0 Quantitative Assay	Bayer Corporation, Tarrytown, NJ	Branched-DNA manual	200.000-120.000.000 equivalentes/ml*
Versant HCV RNA 3.0 Quantitative	Bayer Corporation, Assay Tarrytown, NJ	Branched-DNA Semi-automatizado	615-7.700.000 IU/ml
LCx HCV RNA Quantitative Assay	Abbott Diagnostic, Chicago, IL	RT-PCR competitiva Semi-automatizada	25-2.630.000 IU/ml
SuperQuant	National Genetics Institute, Los angeles, CA	RT-PCR competitiva Semi-automatizada	30-1.470.000 IU/ml
* Unidad no estandarizada.			

Técnicas para la cuantificación del RNA-VHC en suero.

La OMS ha establecido un estándar internacional para unificar las unidades de cuantificación del RNA-VHC. La Unidad Internacional (IU) no representa el número de partículas virales en una muestra sino la cantidad de RNA-VHC presente. La *tabla 8* muestra los factores de conversión de las unidades utilizadas anteriormente en los ensayos cuantitativos. Esto permite que los resultados de estudios anteriores sean convertidos en IU. Últimamente se han descrito técnicas de detección por PCR en tiempo real, todavía no comercializadas, pero que pueden ser los métodos del futuro debido a su alta sensibilidad y precisión, buena reproducibilidad y su amplio intervalo de linealidad.

Ensayo	Factor de conversión
Amplicor HCV Monitor v2.0 (manual)	1 IU/ml = 0.9 copias/ml
Cobas amplicor HCV Monitor v2.0 (semi-automatizado)	1 IU/ml = 2.7 copias/ml
Versant HCV RNA 3.0 Quantitative Assay	1 IU/ml = 5.2 copias/ml
LCx HCV RNA Quantitative Assay	1 IU/ml = 3.8 copias/ml
SuperQuant	1 IU/ml = 3.4 copias/ml
NOTA: Estos factores de conversión pueden ser usados para transformar los niveles de ARN-VHC obtenidos con estas técnicas antes de la implementación de las unidades internacionales estándar.	

Factores de conversión.

Como se muestra en la tabla anterior, el límite inferior de detección de los kits comerciales disponibles varía entre 30 y 615 IU/ml, mientras que el límite superior varía desde menos de 500.000 hasta 7.700.000 IU/ml. Las muestras con una carga viral por encima del límite superior de detección deben ser diluidas al 1/10 o 1/100 y analizadas de nuevo.

La especificidad de estas pruebas se sitúa en torno al 98-99% y la cuantificación es independiente del genotipo del VHC. Además, la cuantificación es un marcador importante para valorar la terapéutica en el sentido que esta, para ser eficaz, debe producir una disminución significativa de la misma entre 4-8 semanas de iniciado el tratamiento.

2.3 Detección y cuantificación del antígeno total del core del VHC.

El título de antígeno del core del VHC (en pg/ml) se correlaciona estrechamente con el nivel de RNA-VHC con lo que puede utilizarse como un marcador de replicación viral. Se estima que 1 pg de antígeno total del core del VHC por ml equivale a aproximadamente 8.000 IU de RNA-VHC, aunque existen ligeras diferencias entre pacientes.

Existe un kit comercial disponible para la detección y cuantificación de este parámetro basado en un EIA (Ortho-Clinical Diagnostics, Raritan, NJ). La versión actual de este ensayo no detecta antígeno del core cuando el nivel de ARN-VHC se encuentra por debajo de 20.000 IU/ml lo que limita su uso en la práctica clínica.

2.4. Determinación del genotipo del VHC (genotipado)

La mayor utilidad del genotipado es como marcador de predicción de la respuesta al tratamiento, y también para el seguimiento epidemiológico. Existen diferentes procedimientos para su determinación y cada técnica tiene sus limitaciones. De forma general se clasifican en dos *grupos*: métodos basados en la PCR y métodos serológicos.

A. Métodos basados en la PCR.

La técnica considerada como *gold standard* para realizar el genotipado es la secuenciación de nucleótidos de una porción amplificada del genoma del VHC y posterior análisis filogenético. Se han secuenciado las regiones E1, NS5, core, y 5'UTR. Sin embargo, la secuenciación directa requiere un equipo de elevado coste y el procesamiento de un gran número de muestras es muy laborioso. Además, no identifica infecciones mixtas con dos genotipos diferentes. En la práctica clínica existen varias *técnicas de genotipado del VHC:*

- *Análisis polimórfico de fragmentos cortos de restricción (RFLPs) de la región 5'UTR o NS5.* Es una técnica compleja cuyo principal inconveniente es detectar con irregularidad el genotipo 1b, el genotipo 2c y otros subtipos de los grupos 3, 4, 5 y 6.
- *Amplificación por PCR e hibridación sobre membranas de nylon (LIPAS) con iniciadores y sondas de la región 5'UTR.* Es un método rápido y fiable que además permite identificar en la misma prueba infección por más de un genotipo. Existe un kit comercial (INNO-LIPA HCV II; Innogenetics, Ghent, Belgium) capaz de identificar los principales genotipos y un gran número de subtipos.
- *PCR utilizando cebadores específicos para cada genotipo.* Es un método desarrollado por Okamoto y col. capaz de identificar los genotipos 1a, 1b, 1c, 2a, 2b y 3a. Es un método sencillo de identificación de genotipos ya que se puede resolver en un gel de agarosa, identificando cada tipo por la longitud de los productos obtenidos. Las regiones estudiadas corresponden a NS5, 5'UTR, core y E1. Diversas modificaciones han sido introducidas para mejorar la sensibilidad y especificidad de este método.

Con el empleo de estas técnicas los errores en la identificación de genotipos son infrecuentes pero los errores en el subtipaje pueden ocurrir en un 10-25% de los casos. Estos errores parecen relacionarse con la utilización como diana de la región 5'UTR más que con la técnica utilizada y tienen pocas consecuencias clínicas ya que solo se tiene en cuenta el genotipo para la toma de decisiones clínicas.

B. Métodos basados en la serología (serotipado).

Las pruebas de serotipado del VHC se basan en la respuesta serológica tipoespecífica frente a determinados antígenos correspondientes a regiones del genoma del VHC variables entre genotipos. Inicialmente fueron diseñadas como alternativa a las pruebas de genotipado por su rapidez y simplicidad en la preparación de la muestra y el uso de equipos asequibles a cualquier laboratorio de microbiología clínica. Actualmente son útiles en estudios epidemiológicos de la infección por VHC, especialmente cuando no es posible detectar el ARN viral.

Los serotipos del VHC se pueden estudiar mediante una prueba de ELISA (Murex HCV Serotyping 1-6 Assay; *Murex Diagnostics, Dartford, UK)* que utiliza péptidos sintéticos derivados de dos determinantes antigénicos de la región NS4a del VHC para diferenciar los anticuerpos frente a los serotipos 1, 2, 3, 4, 5 y 6. Sin embargo, la similitud antigénica entre los subtipos no permite su discriminación limitando así su utilidad clínica. Esta técnica proporciona resultados fiables en aproximadamente el 90% de los pacientes inmunocompetentes con hepatitis C crónica. En pacientes inmunodeprimidos y hemodializados la sensibilidad es más baja.

La concordancia entre genotipado y serotipado es de un 95%, especialmente para el genotipo 1. Sin embargo, en otros estudios se han observado niveles de concordancia más bajos y variables según el genotipo. Las discrepancias observadas entre las pruebas de serotipado y genotipado pueden explicarse por la infección pasada en un paciente con infección reciente por un genotipo diferente. También podría explicarse por la existencia de determinadas variantes dentro de cada serotipo con un grado de similitud en los antígenos utilizados en la prueba que impida su diferenciación. Además, se ha descrito un componente de reactividad cruzada que sugiere el predominio en algunos casos de una respuesta serológica poco específica (reactividad cruzada) sobre la respuesta específica, con el consiguiente bloqueo de los anticuerpos por cualquiera de los péptidos utilizados. La elección de un método adecuado para la determinación del genotipo del VHC debe realizarse en base a la experiencia del laboratorio y al objetivo perseguido. Para la identificación exhaustiva del genotipo es mejor utilizar los métodos moleculares basados en la PCR y la secuenciación posterior de los productos amplificados.

En ensayos clínicos de tratamiento pueden utilizarse los métodos serológicos ya que en estos casos el objetivo es simplemente diferenciar a los pacientes infectados con el genotipo 1 de aquellos infectados por otros genotipos.

UTILIZACIÓN PRÁCTICA DEL DIAGNÓSTICO DE LABORATORIO

El diagnóstico de la infección por VHC es básicamente serológico, mediante la detección de anticuerpos anti-VHC empleando las técnicas de EIA comentadas anteriormente. A pesar de que la conjunción de anti-VHC y transaminasas elevadas tenga una elevada especificidad para la hepatitis C activa, la confirmación de la infección debe realizarse en todos los casos, y deberá determinarse a este efecto el RNA-VHC mediante técnicas moleculares, ya que la sensiblidad y especificidad del RIBA es reducida. Debe efectuarse la detección de RNA-VHC en todos aquellos pacientes con reactividad anti-VHC mediante EIA en los que exista alguna duda sobre el diagnóstico, como es el caso de pacientes con valores normales de transaminasas o en caso de existir hiperglobulinemia (hepatitis autoinmune). Por otra parte, dado que la viremia puede ser transitoriamente baja en los pacientes con hepatitis crónica, una única determinación negativa del RNA-VHC no excluye la infección, debiendo hacerse al menos otra a tal efecto, en un plazo no inferior a 6-8 semanas (figura).

Al ser la hepatitis C una enfermedad que puede cursar de forma asintomática, tanto el diagnóstico de la enfermedad como la evaluación del paciente se fundamentan en la determinación de transaminasas y la biopsia hepática aunque en muchos casos los pacientes presentan niveles normales de ALT o solo ligeramente elevados. La biopsia hepática es de gran utilidad ya que permite conocer el grado de actividad de la enfermedad y su estadio evolutivo, orienta el pronóstico y permite establecer la necesidad de instaurar un tratamiento y su posible efectividad.

TRATAMIENTO

El tratamiento de la infección por el VHC ha evolucionado radicalmente en los últimos años, ofreciendo a los pacientes una opción de recuperación eficaz frente a las que se disponían previamente.

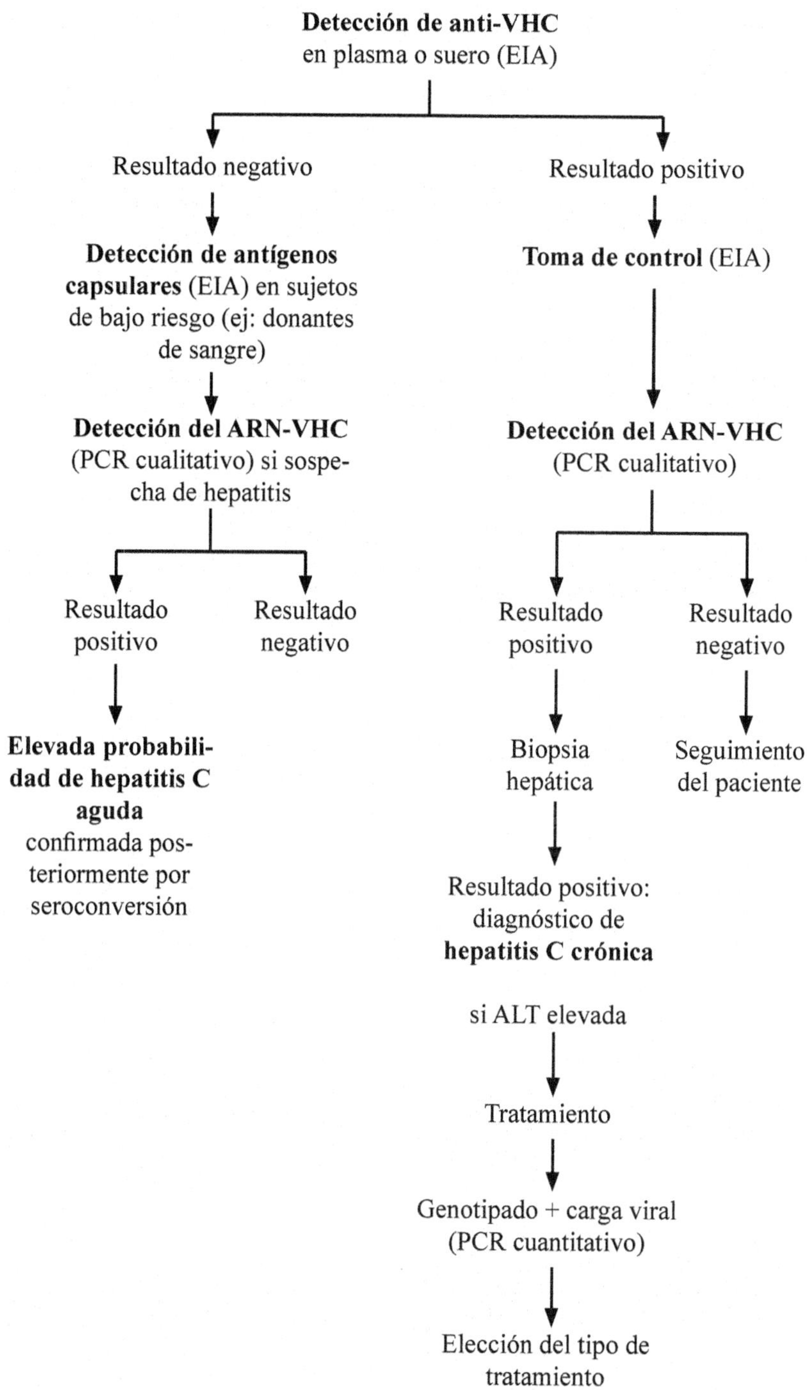

Algoritmo diagnóstico de la hepatitis C.

En la década de los 90 el único tratamiento disponible para la hepatitis C crónica consistía en la administración de INFα en monoterapia, con este tratamiento, tras 6-9 meses se conseguía una disminución de ALT en un 40-50% de los casos, acompañado de una mejoría de las lesiones hepáticas, pero una vez terminado el tratamiento solo entre el 15-20% conseguían mantener una respuesta viral sostenida (RVS), más allá de los seis meses. En la tabla 9 se pueden ver las definiciones de los principales conceptos utilizados para describir la respuesta al tratamiento.

Término	Significado	Comentario
RVR	Respuesta virológica rápida: una carga viral (CV) indetectable tras 4 semanas de tratamiento.	Los pacientes con RVR tiene más probabilidad de curarse que las que no.
RVRe	RVR extendida: una CV indetectable tras 4 semanas de tratamiento que continua en la semana 12.	Los pacientes con RVRe tiene más probabilidad de curarse que las que no.
RVP	Respuesta viral precoz: una CV indetectable o un descenso del 99% tras 12 semanas de tratamiento.	Los pacientes que no alcanzan un RVP suelen interrumpir el tratamiento tras la semana 12 ya que su posibilidad de alcanzar una RVS es solo del 1-4%.
RFT	Respuesta al final del tratamiento: una CV indetectable al final del tratamiento.	Algunos pacientes que alcanzan RFT pueden experimentar un rebote de la CV, por lo que no es útil para predecir la respuesta a largo plazo.
RVS	Respuesta viral sostenida: una CV indetectable 24 semanas (RVS24) o 12 semanas (RVS12) tras finalizar el tratamiento.	La RVS24 se considera curación, las tasas de RVS suelen ser los resultados más importantes a tener en cuenta en un ensayo clínico. Con los nuevos tratamientos se considera RVS12 sinónimo de RVS24, por lo tanto, de curación.
Rebrote virológico	Cuando la CV pasa de indetectable a detectable antes de finalizar el tratamiento.	
Recidiva	Cuando tras finalizar el tratamiento cpn CV indetectable, esta vuelve a hacerse detectable durante el seguimiento.	
Respondedor parcial	Consigue una RVP pero no logra mantener la indetectabilidad a la semana 24.	
Respondedor nulo	Un paciente que no consigue una RVP a la semana 12.	
No respondedor	Paciente cuya CV no respondió a un ciclo de tratamiento previo.	Se trata de un término muy amplio que cubre las diferentes posibilidades de fracaso de tratamiento.

Experiencia en tratamiento	Paciente que ha tomado tratamiento con anterioridad.	Este término engloba a recidivantes, respondedores parciales y respondedores nulos.

Terminología empleada para valorar la respuesta la tratamiento.

Alrededor del año 2000 el tratamiento del IFNα ya no se utilizaba en monoterapia, sino que se asociaba con un fármaco, la ribavirina (RBV), un antivírico análogo de la guanosina que inhibe la replicación del RNA vírico. Con esta terapia combinada se consiguió incrementar los índices de RVS hasta un 40% de los pacientes que no habían respondido al tratamiento previo con interferón. Pero, la terapia combinada INF y RBV no siempre se mostró eficaz, siendo frecuente la interrupción del tratamiento como consecuencia de los efectos adversos (síntomas pseudogripales y alteraciones hematológicas como neutropenia y trombopenia y trastornos neuropsiquiátricos) o los problemas de adherencia al precisar dicho régimen de tratamiento la administración subcutánea de INF tres veces por semana durante 6-12 meses. La introducción posterior del interferón pegilado (pegIFN) mejoró significativamente la adherencia al tratamiento, ya que esta forma farmacéutica solo se administraba una vez por semana.

Este tratamiento en biterapia fue implementado posteriormente con la asociación de un tercer fármaco (triterapia), un antiviral análogo de la proteasa, el boceprevir o el telaprevir. Con estos tratamientos ya se consiguió aumentar la curación de los pacientes hasta el 60% de los infectados con el genotipo 1 y el 80% en los genotipos 2 y 3. Aunque los resultados en la curación eran bastantes buenos, la aparición de efectos secundarios en un porcentaje alto de los tratados hacia que una alta proporción de los pacientes dejase el tratamiento, por lo que finalmente no se consiguió disminuir significativamente la mortalidad en la población.

El gran cambio en el tratamiento de la infección por VHC se produjo en 2015 con la aparición de los nuevos antivirales, los denominados antivirales de acción directa, que han conseguido que un 95% de los pacientes tratados se curen, independientemente del genotipos y del grado de fibrosis hepática, y con mínima aparición de efectos secundarios. Estos tratamientos se han desarrollado partiendo del conocimiento del mecanismo de replicación que utiliza el virus y van dirigidos a tres proteínas que son esenciales en la replicación de este (proteasa, polimerasa y fosfoproteína NS5a). Se administran asociando dos fármacos o en determinadas circunstancias tres, en función de las características del paciente y de la evolución de la enfermedad, o presencia de otros factores de riesgo. Junto con una eficacia claramente demostrada, se han reducido a casi la totalidad los efectos secundarios y presentan una seguridad que permite su empleo en pacientes con enfermedad cirrótica descompensada, insuficiencia renal, trasplantados, dializados, etc.

Los fármacos disponibles actualmente, antivirales de acción directa (AAD) van dirigidos a dianas en puntos concretos del ciclo vital, tal y como podemos observar en la figura. Las tres dianas fundamentales sobre las que se dirigen los AAD son, la proteasa NS3/4A, los inhibidores de la polimerasa análogos de nucleósidos o no nucleósidos y la proteína NS5B del VHC.

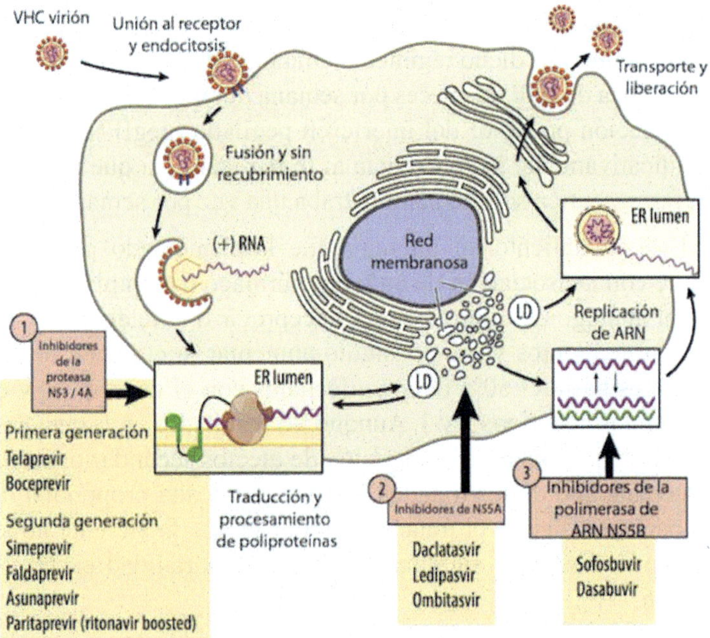

Dianas terapéuticas de los ADD en el ciclo replicativo de VHC.

Estos fármacos no pueden utilizarse en monoterapia por el riesgo de aparición de mutaciones, por lo que al menos deben administrarse en asociaciones de dos o tres. La industria farmacéutica ha desarrollado formas farmacéuticas con estas asociaciones en un único comprimido, facilitando así la adherencia al tratamiento.

Son tres los *grupos de fármacos* en función al mecanismo de acción y con los principales representantes de uso actual:

- *Inhibidores de la proteasa NS3/4A* (terminados genéricamente en –previr): Telaprevir, Boceprevir (de primera generación), y los de segunda y tercera generación: Simeprevir, Paritaprevir, Grazoprevir, Glecaprevir.
- *Inhibidores de la polimerasa análogos de nucleósidos o no nucleósidos* (terminados genérica mente en –buvir): Sofosbuvir, Dasa buvir.
- *Inhibidores de la proteína NS5A* (terminados genéricamente en –asvir): Elbasvir, Ledipasvir, Velpatasvir, Pibrentasvir.

En 2018 la Asociación Española para el Estudio del Hígado (AEEH) y la Sociedad Española de Enfermedades Infecciosas y Microbiología Clínica (SEIMC) presentaron la guía de tratamiento de la infección por el virus de la hepatitis C, en ella se detallan los tratamientos recomendados en pacientes naive o pretratados con sofosbuvir más rivabirina, con o sin INF, en función del genotipo viral, las recomendaciones en casos de pacientes con fracaso de tratamiento con AAD, así como el tratamiento en situaciones especiales.

En la siguiente tabla se resumen las *recomendaciones de tratamiento en pacientes no cirróticos* en base al genotipo viral y a la experiencia previa o no con IFN.

Pacientes	Experiencia tratamiento previo	SOF/VEL	GLE/PIB	LDV/SOF	EBR/GZR
Gen 1a	Naives	12 sem	8 sem	8 - 12 sem *	12 sem (RNA-VHC<800.000 IU/ml)
	Experimentados a IFN	12 sem	8 sem	No	12 sem (RNA-VHC<800.000 IU/ml)
Gen 1b	Naives	12 sem	8 sem	8 - 12 sem **	12 sem
	Experimentados a IFN	12 sem	8 sem	12 sem	12 sem
Gen 2	Naives	12 sem	8 sem	No	No
	Experimentados a IFN	12 sem	8 sem	No	No
Gen 3	Gen 3	Naives	12 sem	8 - 12 sem **	No
	Experimentados a IFN	12 sem	8 - 12 sem **	No	No
Gen 4	Gen 4	Naives	12 sem	8 sem	12 sem
	Experimentados a IFN	12 sem	8 sem	12 sem	No

Gen 5	Gen 5	Naives	12 sem	8 sem	12 sem
	Experimentados a IFN	12 sem	8 sem	12 sem	No
Gen 6	Gen 6	Naives	12 sem	8 sem	12 sem
	Experimentados a IFN	12 sem	8 sem	12 sem	No

Recomendaciones de tratamiento Guía AEEH/SEIMC de tratamiento de la infección por VHC 2018.

** Los pacientes Naives, no cirróticos con una carga viral menor de 6.000.000 UI/ml pueden ser tratados durantes 8 semanas.*

*** En pacientes con factores de mal pronóstico (F3 o presencia de resistencias basales en NS3 o la A30K en NSSA) se recomienda alargar el tratamiento a 12 semanas.*

(SOF: Sofosbuvir; VEL: Velpatasvir; GLE: Glecaprevir; PIB: Pibrentasvir; LDV: Ledipasvir; EBR: Elbasvir; GZR: Grazoprevir).

En la siguiente tabla se resumen las *recomendaciones de tratamiento en pacientes con cirrosis compensada* en base al genotipo viral y a la experiencia previa o no con IFN.

Pacientes	**Experiencia tratamiento previo**	**SOF/VEL**	**GLE/PIB**	**LDV/SOF**	**EBR/GZR**
Gen 1a	Naives	12 sem	12 sem	12 sem	12 sem (RNA-VHC< 800.000 IU/ml)
	Experimentados a IFN	12 sem	12 sem	No	12 sem (RNA-VHC< 800.000 IU/ml)
Gen 1b	Naives	12 sem	12 sem	12 sem	12 sem
	Experimentados a IFN	12 sem	12 sem	12 sem	12 sem
Gen 2	Naives	12 sem	12 sem	No	No
	Experimentados a IFN	12 sem	12 sem	No	No
Gen 3	Naives	12 sem	12 sem	No	No
	Experimentados a IFN	12 sem	16 sem	No	No
Gen 4	Naives	12 sem	12 sem	12 sem	12 sem
	Experimentados a IFN	12 sem	12 sem	12 sem	No
Gen 5	Naives	12 sem	12 sem	12 sem	No
	Experimentados a IFN	12 sem	12 sem	12 sem	No
Gen 6	Naives	12 sem	12 sem	12 sem	No
	Experimentados a IFN	12 sem	12 sem	12 sem	No

Recomendaciones de tratamiento Guía AEEH/SEIMC de tratamiento de la infección por VHC 2018.

(SOF: Sofosbuvir; VEL: Velpatasvir; GLE: Glecaprevir; PIB: Pibrentasvir; LDV: Ledipasvir; EBR: Elbasvir; GZR: Grazoprevir).

En el caso de pacientes en situaciones especiales, los *tratamientos recomendados* por las sociedades científicas (AEEH/SEIMC) deben adecuarse a las características particulares de cada grupo, así está indicado en cada caso.

- *Infección aguda por VHC:* Debe tratarse de la infección aguda por genotipos 1 o 4 en todos los pacientes con pocas posibilidades de curación (no hay datos para sustentar recomendaciones en pacientes con genotipos no 1 no 4, por lo que el tratamiento será el mismo que el de la infección crónica). Los pacientes no infectados por VIH con hepatitis aguda por genotipos 1 o 4 pueden tratarse con LDV/SOF durante 6 semanas, y si hay infección por VIH el tratamiento será EBR/GZR o LDV/SOF en ambos casos durante 8 semanas.
- *Cirrosis hepáticas por VHC y descompensación clínica:* En este grupo de pacientes se valorará que no haya comorbilidades graves que puedan condicionar la supervivencia del paciente. En el caso de ser candidato a trasplante hepático, hay que considerar que el tratamiento antiviral prevendría la infección del injerto e incluso en un porcentaje considerable puede evitarse el trasplante al mejorar la función hepática, esto deberá ser valorado previamente, y en aquellos casos con grave descompensación hepática se recomienda posponer el tratamiento a después del trasplante. La pauta recomendada es VEL/SOF durante 12 semanas, siempre que sea posible se recomienda la utilización de RBV, y en el caso de que no sea posible, se prolongará en tratamiento a 24 semanas. Si el paciente está en lista de espera de trasplante por carcinoma hepatocelular la prioridad debe ser el tratamiento del cáncer, la indicación de tratamiento antiviral deberá individualizarse.
- *Pacientes trasplantados con recurrencia de infección por VHC:* Actualmente son pocos los pacientes que requieren tratamiento en el postrasplante, ya que en la mayoría de los casos ya han recibido tratamiento previo con ADD y no presentan infección activa por VHC, pero en el caso de tener que pautar existen regímenes terapéuticos eficaces y seguros para erradicar la infección. Los tratamientos recomendados en receptores de trasplante hepático son LDV/SOF, GLE/PIB y SOF/VEL.
- *Coinfección por VIH:* Los pacientes coinfectados por ambos virus deben tratarse con la misma pauta que aquellos

sin infección por VIH, en cualquier caso deberán revisarse las interacciones potenciales entre terapia antirretroviral y los ADD actuales ates de iniciar el tratamiento con estos fármacos.

- *Insuficiencia renal:* En pacientes con IRC en estadio CKD 4 o 5, es decir , con aclaramiento de creatinina < 30 ml/min/1,73 m^2, se recomienda, para el caso de infección por genotipos 1 o 4 EBR/GZR o GLE/PIB, en el caso de los genotipos 2 o 3 GLE/PIB, y en situaciones que no pueda usarse una pauta basada en un inhibidor de la proteasa del VHC, utilizar SOF/VEL vigilando la función renal estrechamente ya que SOF y su principal metabolito se eliminan por vía renal. En el caso de pacientes en estadio CKD 3 o pacientes que hayan recibido un trasplante renal, pueden recibir tratamiento con ADD siguiendo las recomendaciones generales.

El objetivo propuesto por la OMS en el año 2016 para el 2030 es el de reducir la incidencia de infección crónica por VHC en un 90% y la mortalidad en un 65%, mediante la implementación de medidas preventivas como la cobertura vacunal, la prevención en la trasmisión de madre a hijo, el screening en todas las donaciones sanguíneas o la accesibilidad de jeringuillas estériles entre los usuarios de estas. Todo esto junto la accesibilidad a los nuevos tratamientos debe ser una prioridad para reducir la alta tasa de mortalidad y las complicaciones derivadas de la infección por VHC.

VACUNAS

Actualmente no existe aprobada ninguna vacuna para el tratamiento de la infección por VHC, y aunque son numerosos los esfuerzos realizados por diferentes grupos de investigación que van aportando nuevos candidatos a potenciales vacunas, los resultados no muestran mejoras significativas en el desarrollo de infección crónica en los ensayos realizados entre los grupos tratados y el grupo de control vacunados con una sustancia placebo. En concreto el ensayo realizado con NCT01436357 que evaluó una estrategia para prevenir la infección por VHC no mostró diferencias entre ambos grupos, tan solo se puedo evidenciar una mayor respuesta inmune en aquellos pacientes que habían recibido la vacuna activa frente al grupo control, pero sin proporcionar una protección eficaz frente a la infección.

Recientemente un equipo de investigación internacional en el que ha participado el Consejo Superior de Investigaciones Científicas (CSIC) ha desarrollado dos vacunas potenciales contra VHC, la DREP-HCV y la MVA-HCV que en ensayos con animales y utilizadas de forma combinada muestran respuestas inmunológicas potentes y duraderas. Este estudio debrá completarse en humanos para testar su efectividad y seguridad.

Aunque los tratamientos para la infección por VHC son muy eficaces, la posibilidad de alcanzar el objetivo de la OMS para el 2030 parece complicado si, a parte de los antivirales de acción directa no se cuenta con una vacuna profiláctica efectiva que puede terminar con este grave problema de salud mundial.

Bibliografía

CAMPS J, ESTEBAN R. HEPATITIS C. *Enferm Infecc Microbiol Clin.* 1995; 13: S31-39.

DI BISCEGLIE AM. HEPATITIS C. The Lancet 1998; 351: 351-355.

ALTER MJ. *Epidemiology of Hepatitis C.* Hepatology 1997; 26 (Suppl. 1): 625- 655.

ZEIN NN. *Clinical significance of hepatitis C virus genotypes.* Clin Microbiol Rev 2000; 13: 223-235.

BRAVO R, SORIANO V, GARCÍA-SAMANIEGO J, GONZÁLEZ J, CASTRO A, COLMENERO M et al. *Prevalencia de genotipos del virus de la hepatitis C en drogadictos españoles con hepatitis crónica C.* Rev Clin Esp 1996; 196: 673- 677.

IWARSON S, NORKRANS G, WEJSTAL R. Hepatitis C: *Natural history of a unique infection.* Clin Infect Dis 1995; 20: 1361-1370.

HOOFNAGLE JH. *Hepatitis C: the clinical spectrum of disease.* Hepatology 1997; 26 (Suppl. 1): S15-20.

THOMAS DL. *Hepatitis C and Human Immunodeficiency Virus infection.* Hepatology 2002; 36: S201-209.

ALTER MJ, KNICZON-MORAN D, NAINAN OV, MCQUILLAN GM, GAO F, MOYER LA et al. *The prevalence pf hepatitis C virus infection in the United States, 1988 through 1994.* N Engl J Med 1999; 341: 556-562.

National Institutes of Health (NIH). *Consensus Development Conference Stament. Management of Hepatitis C:* 2002-June 10-12, 2002. Hepatology 2002; 36(5, S1): S1-S20.

HOOFNAGLE JH. *Course and outcome of hepatitis C.* Hepatology 2002; 36: S21-29.

SEEFF LB. *Natural history of chronic hepatitis C.* Hepatology 2002; 36: S35-46.

PAWLOTSKY JM. *Use and interpretation of virological tests for hepatitis C.* Hepatology 2002; 36: S65-73.

LINDSAY KL. *Introduction to therapy of hepatitis C.* Hepatology 2002; 36: S114-120.

MCHUTCHISON JG, PATEL K. *Future therapy of hepatitis C. Hepatology 2002*; 36: S245-252.

GARCÍA FONCILLAS, J. *Oncogenes y genes supresores en cáncer: oncólogos* Editorial: Aran ediciones. 2008.

GONZÁLES BARÓN, M. *Convivir con cáncer* editorial panamericana. 2007.

APGAR, B.S. (2010) *Colposcopia: principios y practica (2ª ED)* Editorial Masson. 2010.

Europa press. *España contara con su primer registro de nuevas infecciones por VIH en 2011.* 2010

LIZANO – SOBERON, M. *Infección por virus del papiloma humano: epidemiología, historia natural y carcinogenesis.* Instituto Nacional de Cancerológía. 2009.

COX AL, PAGE K, MELIA M, ET AL. LB10. A *Randomized, Double-Blind, Placebo-Controlled Efficacy Trial of a Vaccine to Prevent Chronic Hepatitis C Virus Infection in an at-Risk Population.* Open Forum Infect Dis. 2019; 6(Suppl 2): S997. Published 2019 Oct 23.

PETRUZZIELLO A, MARIGLIANO S, LOQUERCIO G, COZZOLINO A, CACCIAPUOTI C. *Global epidemiology of hepatitis C virus infection: An up-date of the distribution and circulation of hepatitis C virus genotypes.* World J Gastroenterol. 2016; 22(34): 7824-7840.

PETRUZZIELLO A, LOQUERCIO G, SABATINO R, ET AL. *Prevalencia de los genotipos del virus dela hepatitis C en nueve países europeos seleccionados: una revisión sistemática.* J Clin Lab Anal. 2019; 33 (5): e22876.

Grupo de trabajo sobre tratamientos del VIH (gTt) *¿Qué debo saber sobre la coinfección por hepatitis C y VIH?* Barcelona, 2015.

PERAZZO H, CASTRO R, LUZ PM, ET AL. *Effectiveness of generic direct-acting agents for the treatment of hepatitis C: systematic review and meta-analysis.* Bull World Health Organ. 2020; 98(3): 188-197K.

WHO. *Combating hepatitis B and C to reach elimination by 2030.*

LEDESMA F, BUTI M, DOMÍNGUEZ-HERNÁNDEZ R, CASADO MA, ESTEBAN R. *Is the universal population Hepatitis C virus screening a cost-effective strategy?* A systematic review of the economic evidence [published online ahead of print, 2020 Jun 8]. Rev Esp Quimioter. 2020;ledesma08jun2020.

WARLING O, DELWAIDE J. *Hepatitis C in 2020: from the therapeutic victory over the virus C to the effort on screening.* Rev Med Liege 2020, 75(5-6), 366-368

COX AL, PAGE K, MELIA M, ET AL. LB10. A *Randomized, Double-Blind, Placebo-Controlled Efficacy Trial of a Vaccine to Prevent Chronic Hepatitis C Virus Infection in an at-Risk Population.* Open Forum Infect Dis. 2019;6(Suppl 2):S997. Published 2019 Oct 23. doi:10.1093/ofid/ofz415.2493

PETRUZZIELLO A, MARIGLIANO S, LOQUERCIO G, COZZOLINO A, CACCIAPUOTI C. *Global epidemiology of hepatitis C virus infection: An up-date of the distribution and circulation of hepatitis C virus genotypes.* World J Gastroenterol. 2016;22(34):7824-7840.

PETRUZZIELLO A, LOQUERCIO G, SABATINO R, ET AL. *Prevalencia de los genotipos del virus dela hepatitis C en nueve países europeos seleccionados: una revisión sistemática.* J Clin Lab Anal . 2019; 33 (5): e22876.

Grupo de trabajo sobre tratamientos del VIH (gTt) ¿Qué debo saber sobre la coinfección por hepatitis C y VIH? Barcelona, 2015.

PERAZZO H, CASTRO R, LUZ PM, ET AL. *Effectiveness of generic direct-acting agents for the treatment of hepatitis C: systematic review and meta-analysis.* Bull World Health Organ. 2020;98(3):188-197K.

WHO. *Combating hepatitis B and C to reach elimination by 2030.*

LEDESMA F, BUTI M, DOMÍNGUEZ-HERNÁNDEZ R, CASADO MA, ESTEBAN R. *Is the universal population Hepatitis C virus screening a cost-effective strategy? A systematic review of the economic evidence* [published online ahead of print, 2020 Jun 8]. Rev Esp Quimioter. 2020;ledesma08jun2020.

WARLING O, DELWAIDE J. *Hepatitis C in 2020: from the therapeutic victory over the virus C to the effort on screening*. Rev Med Liege 2020, 75(5-6), 366-368

17. Infección por virus oncógenos. Virus lentos.

Fernando Cobo Martínez, José Serrano Sánchez, Mª Teresa León Espinosa de los Monteros, Antonio Francisco Guzmán González y María del Mar Gallardo García

INTRODUCCIÓN

Existen dos mecanismos celulares que condicionan la viabilidad de cualquier organismo vivo complejo: *proliferación y diferenciación.*

Si las células normales sufren alteraciones en estos mecanismos, disponen de recursos alternativos como la eliminación de la célula afectada o apoptosis, en las que se corrigen las posibles consecuencias de un crecimiento anormal. Sin embargo, en algunas infecciones por virus, la célula pierde el control sobre su diferenciación, capacidad de proliferación e incluso sobre la posibilidad de corregir esas disfunciones; así surgen situaciones especiales, frecuentemente patológicas, que suponen una pérdida del funcionalismo celular normal debido a la presencia del virus. De este modo se producirán los siguientes *cambios:*

- *Inmortalización:* Capacidad de proliferación indefinida.
- *Transformación:* Fallos en el control normal de la proliferación celular.
- *Metástasis:* Invasión del tejido normal por tejido tumoral.

La interacción de un virus con la célula hospedadora, determina no solo situaciones de destrucción en el caso de virus líticos, sino también pueden alterar el genotipo y fenotipo celular adaptándose a él, denominándose *virus no lítico.*

TRANSFORMACIÓN ONCOGÉNICA

La transformación celular puede producirse en células espontáneamente, por acción de productos químicos o tras infección por virus DNA y RNA. Algunos genomas virales DNA son capaces de inducir transformación celular: *papovavirus, papillomavirus, adenovirus, herpesvirus*. En el caso de los genomas de virus RNA, el grupo más estudiado capaz de transformar células es el de los retrovirus. Los oncogenes virales son genes celulares que han sido adquiridos por el virus, convirtiéndolo en un virus transductor. Sin embargo, la dirección de esta relación entre los virus y sus células diana no es única, pues también intervienen funciones de las células. Estas pueden ser permisivas para el crecimiento lítico, pudiendo expresarse todos los genes virales con la consecuencia final de muerte celular; o pueden ser células no permisivas, permitiendo solo la expresión transitoria de algunos genes virales, que podrían sobrevivir a una infección y serían transformadas. También existen poblaciones celulares semipermisivas que pueden contener una mezcla de ambas.

Integración

Es la inclusión del genoma de muchos virus en el genoma de las células transformadas. Las secuencias del DNA viral se ligan de forma covalente al DNA de la célula huésped; la cantidad de DNA viral integrado en el DNA celular, varía dependiendo de las células. Asimismo, los lugares de integración tanto en el genoma viral como en el celular no son constantes, pudiendo variar. Hasta ahora se han propuesto dos *mecanismos* para explicar la integración de los virus a nivel celular:

- *Recombinación legítima:* Entre secuencias parcialmente homólogas del hospedador y el virus.
- *Recombinación ilegítima:* Se produce entre secuencias no homólogas.

En el caso de virus RNA, el genoma se retrotranscribe en DNA inicialmente, y el provirus DNA resultante se integra en el genoma de la célula infectada.

Los retrovirus que se encuentran en este estado proviral integrado en las células, lo hacen por un *mecanismo de integración condicionada:*

- El lugar de integración no es específico y no tiene homología con las secuencias virales.

- En el lugar de integración hay una secuencia corta del genoma celular duplicada, lo que produce repeticiones de unos pocos nucleótidos del DNA celular en los extremos del provirus integrado.
- En la secuencia del virus el lugar de integración está determinado, siendo secuencias específicas.

Transformación celular por virus

Los virus tumorales son potentes carcinógenos, capaces de inducir transformación oncogénica realizando modificaciones en el genoma celular. Los cambios que propician esta característica son adición, delección o alteración estructural de genes. Estos cambios aparecen entre las 12-48 horas tras la infección viral y afectan fundamentalmente a la morfología celular, interacción célula-célula o célula-sustrato y a la regulación del crecimiento.

Un *oncogén* se define como un gen efector de la transformación tumoral. En los virus DNA los oncogenes son genes virales genuinos (v-oncogenes) y la oncogénesis implica adición de material genético extraño a la célula. En los virus RNA los oncogenes se derivan de la célula denominándose *proto-oncogenes o c-oncogenes*. En la actualidad han surgido una serie de genes supresores de tumores, que son genes celulares que ejercen funciones de control negativo de crecimiento y multiplicación celular. La interferencia de los virus con estos genes parece ser otra de las causas de algún tipo de oncogénesis viral.

Los virus tumorales tienen varias *características* en común:

- La interacción de un solo virus con una célula susceptible es suficiente para inducir transformación celular.
- La transformación celular se acompaña de la persistencia de todo o parte del genoma viral. Este está generalmente presente como una forma no infecciosa e integrada en el DNA celular.
- La transformación celular se acompaña de la expresión continuada de un número limitado de genes virales; con un solo gen viral se puede mantener a la célula en estado transformado.

La acción de los oncogenes virales recae en las rutas de transducción de señales y en la regulación de los genes de la célula. Estas *rutas* pueden ser alteradas a nivel de:

- Membrana celular: Los receptores interactúan con los factores de crecimiento del exterior de la célula y con componentes de la matriz extracelular.
- Aparato de señales trans-membrana.
- Elementos citosólicos, que comprende proteínas solubles y las pequeñas moléculas de mensajeros secundarios.
- Proteínas nucleares (enlazan DNA, regulación de genes y replicación).

El paso inicial en la señalización transmembrana incluye la interacción de un ligado extracelular (hormona peptídica o factor de crecimiento) con su receptor, para prodlucir la fosforilación proteica en el interior celular. Los componentes del sistema de señales transmembrana incluyen a las kinasas y las proteínas G, que regulan las enzimas ligadas a la membrana.

Las alteraciones citosólicas se basan en las protein-kinasas serina/treonina, que se activan directamente desde la membrana, además de los flujos iónicos a través de la membrana o los de compartimentos intracelulares como el retículo endoplásmico.

Las *proteínas nucleares* incluyen:

- Proteínas que se enlazan en el DNA directamente a elementos reguladores cis.
- Proteínas reguladoras de la transcripción y replicación del DNA.

Propiedades de las células transformadas

La mayoría de los cánceres son enfermedades de múltiples estadios, debidos a cambios genéticos y fisiológicos acumulados durante largos periodos de tiempo, que determinan una pérdida progresiva del control de crecimiento de la célula. Los oncogenes virales actúan como factores dominantes en la inducción de la transformación celular. Pero en determinadas circunstancias, la célula puede revertir estos efectos y volver a la normalidad, aún en presencia del oncogén. Estos determinantes se conocen como genes supresores, oncogenes recesivos o anti-oncogenes.

La existencia de estos mecanismos genéticos de compensación de errores o de control de la expresión de elementos potencialmente transformantes, puede ser otra diana utilizada por los virus para inducir o potenciar su acción oncogénica bloqueando los mecanismos fisiológicos que permiten a la célula revertir a la normalidad.

Cuando las células transformadas pierden la capacidad de regular su crecimiento, proliferan con aumento de las mitosis.

Las células normales solo crecen hasta alcanzar un determinado número óptimo, inhibiéndose por contacto entre las membranas celulares; las células transformadas no tienen esa capacidad de regulación.

Los factores séricos actúan individual o sinérgicamente para estimular la división y diferenciación celular; los principales son el factor de crecimiento epidérmico, factor de crecimiento plaquetario y el factor de crecimiento de fibroblastos. Los oncogenes celulares participan en la respuesta mitógena de las células normales a los factores de crecimiento. En las células transformadas, la producción de factores de crecimiento las hace menos dependientes de factores externos, y crecen con concentraciones bajas de suero; estas, además, pueden hacerse seroindependientes, por las alteraciones en genes que codifican receptores para los factores de crecimiento.

Finalmente, los cambios estructurales y morfológicos en las células transformadas sugieren que las conexiones transmembrana que unen a los elementos del citoesqueleto y la matriz extracelular, se ven alteradas por las acciones de algunos oncogenes virales. Durante la transformación cambian aspectos de la membrana relacionados con los flujos de iones y los niveles de transporte de nutrientes, especialmente la ingesta de aminoácidos y azúcares.

VIRUS ONCOGÉNICOS

Existen dos hechos muy importantes en la oncogénesis, que son consecuencia de la integración del provirus en el genoma celular:

- La capacidad de adquirir y transducir material genético celular.
- La inactivación ocasional de genes celulares por provirus integrados.

Virus tumorales RNA

El ciclo vital de los virus RNA comprende varias *fases*:

- Transcripción-reversa del RNA viral en la doble hélice de DNA.
- Integración en el cromosoma del huésped.
- Expresión del provirus.

Los oncogenes de los genomas retrovirales derivan de las células. Los retrovirus inducen la transformación oncogénica mediante tres *mecanismos*: transducción, activación cis y activación trans. Los cambios celulares que parecen están mediados por oncogenes; estos pueden estar incluidos en el genoma viral en el caso de los retrovirus transductores, o pueden producir la transformación al integrarse en la vecindad como en los activadores cis. La mayoría de los retrovirus transductores han perdido parte de su información a cambio de secuencias celulares, y dependen de otros virus relacionados que colaboran en su replicación. Los cis-activadores retienen el gen viral completo y se multiplican eficazmente de forma individual e inducen tumorogénesis más lentamente.

Oncogenes virales transducidos por virus RNA

Sis: Es el oncogén del sarcoma del simio (SSV), originado desde el genoma de un mono americano. Su secuencia de aminoácidos muestra una gran homología con la secuencia de la cadena B del factor de crecimiento derivado de plaquetas (PDGF). El producto inicial de este gen es una glicoproteína con estructura similar a PDGF-B; esta proteína está asociada a la membrana y solo se secreta un 1% en las células transformadas. Es un factor de crecimiento y produce transformación autocrina.

Erb B: Su secuencia es homóloga a la del receptor del factor de crecimiento epidérmico (EGFR). El mecanismo por el que induce oncogénesis incluyen señales para mitosis, y está asociada a su activación como receptor de EGF, por lo que su localización en la membrana y actividad kinasa son esenciales. La proteína codificada por *erbB* necesita localizarse en la membrana plasmática para ser transformante.

Fms: Es el oncogén del virus del sarcoma felino de McDonough. Deriva del gen del receptor del factor estimulador de colonias de macrófagos (CSF- 1). Las necesidades estructurales para la transformación oncogénica por fms incluyen delecciones y mutaciones puntuales; para ser oncogénico debe localizarse en la membrana celular.

Src: Fue el primer oncogén retroviral encontrado. La proteína que codifica es una tirosina-kinasa y el mecanismo por el que transforma una célula no se conoce. Codifica una fosfoproteína de 60 kd que se enlaza a las membranas citoplasmáticas. Las mutaciones en la región moduladora pueden alterar su capacidad transformadora y el fenotipo celular.

Las células transformadas con src contienen elevados niveles de fosfotirosina. Las proteínas con aumento de la fosforilización de sus tirosinas son los posibles objetivos del src, como la calpactina, la fibronectina y los receptores EGF, varias proteínas citoesqueléticas y algunos enzimas glicolíticos.

Abl: El producto de este oncogén comparte con src su enlace a la cara citoplasmática de la membrana mediante ácido mirístico y la actividad tirosinakinasa. Fue inicialmente identificado en el virus de la leucemia murina de Abelson y en el virus del sarcoma felino de Hardy Zuckerman. Está incluido en la región gag del virus y se expresa como una proteína de fusión. Se ha encontrado en leucemias mieloides crónicas humanas; las células leucémicas tienen una traslocación cromosómica que da lugar al marcador Filadelfia y une las secuencias *abl* del cromosoma 9 a bcr del cromosoma 22.

Ras: De los tres genes ras de mamíferos (*ras*-H, *ras*-K y *ras*-N), H y K se han visto traducidos en retrovirus. Todas las proteínas ras tienen algunas propiedades bioquímicas comunes: enlazan los nucleótidos GDP y GTP, tienen actividad GTPasa y están unidos a la membrana plasmática por su cara interna. Muchos tumores inducidos por carcinógenos químicos contienen genes ras activados.

Mos: Originalmente encontrado en el virus del sarcoma de Moloney como un inserto dentro del gen *env*. Este virus induce rhabdomiosarcomas en ratones y transformación en cultivos de fibroblastos murinos. Tiene homología con las proteín-kinasas dependientes de AMP-cíclico, y con la familia src de tirosinakinasas.

Raf: Se ha encontrado en el virus del sarcoma murino 3611 y acompañando a myc en el virus del carcinoma aviar MH2. Es una serina-treonina kinasa.

Oncogenes codificadores de proteínas nucleares

Se denominan *oncogenes nucleares*, e incluyen:

Myc: Fue el primero en descubrirse y se encuentra en algunos retrovirus aviares. Sufre traslocación en un gen de inmunoglobulina en el linfoma de Burkitt.

Rel: Es un gen del virus de la endoteliosis reticular aviar y puede funcionar como un activador transcripcional, codificando una proteína que se expresa en el núcleo y el citoplasma.

Ski: Es transducido por el retrovirus aviar SKV y ha sido ligado a la diferenciación mitógena.

Fos: Es el oncogén de los virus del osteosarcoma murino FBJ y FBR.

Jun: Es un oncogén en el genoma del virus del sarcoma aviar 17.

ErbA: Aparece como segundo oncogén en el virus de la eritroblastosis aviar (AEV); ante su presencia, los eritroblastos no responden a la hormona tiroidea y no se diferencian.

Virus tumorales DNA

Los virus tumorales DNA son un grupo biológicamente heterogéneo que incluye 6 familias: *hepadnaviridae, herpesvirus, poxvirus, papillomavirus, polyomavirus y adenovirus*. De alguno de estos virus se conocen las proteínas que participan en la inducción de la transformación. Los oncogenes de los virus DNA participan en funciones esenciales para el ciclo de maduración del virus. En general, estos virus pueden interactuar con las células de dos *formas*:

- *Infección productiva:* El virus completa su ciclo de maduración y mata a la célula.
- *Infección no productiva:* El virus transforma a la célula sin completar su ciclo o producir nuevos virus; el genoma viral se suele integrar y expresa funciones tempranas.

La proteínas transformadoras de los virus tumorales DNA son multifuncionales. Aunque los genes de los virus DNA no tienen una total homología con los genes celulares, se observan dominios específicos de las proteínas virales transformantes cuya secuencia presenta homología funcional y estructural con la de las proteínas celulares normales.

Algunas de las proteínas transformadoras de los virus DNA forman complejos con proteínas celulares que normalmente controlan el crecimiento, como la p53 o la Rb (producto del gen del retinoblastoma); polyomavirus, adenovirus y papillomavirus codifican proteínas nucleares con esta capacidad. La proteína a 34,5 de *herpes simplex* también actúa sobre la p53.

Polyomavirus

Sus productos genéticos con papel transformante son denominados antígenos T o tumorales. La región regulatoria no codificante tiene 400-450 bp y contiene además de un origen de replicación de DNA, múltiples lugares de unión para el antígeno principal T, así como para varios factores celulares que median la replicación y la transcripción del DNA. Un promotor temprano está acoplado a un amplificador multifuncional, que permite al virus replicarse en un amplio rango de tipos celulares. Un único transcripto sufre corte por vías alternativas dando lugar a mensajeros para los antígenos T mayor, medio y menor. De forma colectiva comprenden un conjunto de proteínas relacionadas con funciones múltiples y sinérgicas en la proliferación celular y en la transformación.

El antígeno T principal de SV40 juega un importante papel en la infección productiva y la transformación celular. Está principalmente localizado en el núcleo, aunque existen pequeñas cantidades modificadas en el citoplasma asociadas con la membrana plasmática. Interviene en la iniciación de la replicación del DNA viral y en la regulación de la transcripción durante la infección productiva. Una de sus capacidades es la unión a p53 y Rb y la capacidad de inmortalización de líneas fibroblásticas primarias.

La proteína media T del polyomavirus se encarga de la fosforilación de la serina y tirosina a nivel de la membrana donde se une a Src activándola como protein-kinasa; sus acciones son la fosforilación de la proteína principal de la cápside VP1 y de la proteína ribosómica S6, activación de la kinasa de *c-Raf* y transactivación trancripcional. Induce los factores de permisividad celular que necesita el virus para su crecimiento, y regula la fosforilación de VP1 y el ensamblaje de viriones.

Las proteínas T menores inducen la expresión de c-myc y c-fos. Pueden actuar en el citoplasma determinando la pérdida de actina, perdiendo las células su capacidad de adherencia.

Adenovirus

No han sido relacionados con tumores, pero son capaces de transformar células de roedores en cultivo e inducir cáncer en hamsters y ratas. Aún así, no es fácil inducir transformación por adenovirus, al estar relacionada su replicación por la semipermisividad de las células que infectan.

Los genes con capacidad transformante de los adenovirus están localizados en la región temprana E1, que consiste en 2 subunidades E1A y E1B.

E1A actúa estimulando la transcripción de todos los promotores tempranos virales, incluyendo la propia E1A.

E1B codifica proteínas que causan degradación del DNA celular durante la infección productiva; además, estimula el crecimiento celular en medios selectivos con baja concentración de calcio, inducción de aglutinación por lectinas y su expresión en membranas que podría asociarse con la respuesta inmune.

Papillomavirus

Producen tumores epiteliales benignos. Las células escamosas epiteliales de las capas basales del epitelio son las dianas de la infección primaria; la expresión de los genes virales tempranos determina la replicación y el mantenimiento del genoma viral como un plásmido DNA, con alto número de copias, y da lugar a la proliferación concomitante de células para formar la lesión benigna. En la capa externa del epitelio y al activarse los genes virales tardíos, se produce la síntesis de las proteínas de la cápside y el ensamblaje de los viriones, ligado al patrón normal de queratinización y a la diferenciación terminal de las células.

Las propiedades transformantes de estos virus se encuentran en la región temprana del genoma; esta, muestra 8 marcos de lectura abiertos (ORF, E1-E8). E1 codifica dos productos genéticos que controlan la replicación de DNA y el mantenimiento del plásmido. E2 codifica otros dos polipéptidos que modulan la transcripción de la región de control principal. E6 y E7 codifican proteínas que juegan un papel primordial en la inducción del fenotipo transformado en fibroblastos, incluyendo pérdida de adhesividad y tumorogenicidad. La expresión de esta región característica del genoma viral es típica en los tumores cervicales humanos. El producto de E7 tiene homología funcional y estructural con el gen E1A de adenovirus, siendo capaz de inmortalizar líneas celulares primarias de queratinocitos.

VIRUS LENTOS. PERSISTENCIA VIRAL

El material genético de algunos virus puede persistir de diferentes formas, y siempre es posible la recurrencia a la forma aguda o la evolución a cuadros que progresen lentamente y que pueden parecerse o no a los cuadros clínicos primarios. A este fenómeno se le denomina persistencia viral, aunque también se llama de forma incorrecta a los agentes causales de estos cuadros de aparición tardía virus lentos. Las infecciones virales lentas o persistentes se dividen en infecciones crónicas o productivas, cuando el virus está presente y puede recuperarse por métodos biológicos convencionales, e infecciones latentes cuando el genoma viral está presente pero el virus infeccioso solo se produce durante episodios intermitentes de reactivación.

Existen genes celulares que determinan la susceptibilidad a la infección viral, y que ciertas mutaciones en estos genes suceden espontáneamente y son seleccionadas durante la infección persistente; esta capacidad de mutagénesis no existe solo a nivel celular, sino sucede también en los virus.

Mecanismos de persistencia viral

Para que un virus pueda establecer un estado de persistencia debe regular su potencial lítico, debiendo evitar su eliminación por el sistema inmunológico. Los virus no líticos y los líticos con capacidad regulatoria pueden transcribir solo una región de su genoma, sin expresión de proteínas virales.

Los virus líticos también pueden persistir bajo condiciones donde solo una pequeña proporción de células está infectada, permaneciendo el resto no infectadas; esta situación se consigue mediante estados de susceptibilidad limitada o por acción de inhibidores solubles como el interferón.

El papel del sistema inmunológico en el mantenimiento del estado de persistencia viral es muy importante. Los anticuerpos y las células T son los dos sistemas primarios efectores en el control de las infecciones virales; la alteración de su capacidad de control de las infecciones víricas facilitará el estado de persistencia, y los diferentes virus han desarrollado mecanismos que logran engañar a este sistema de control de las infecciones. Mientras en la interacción virus-anticuerpo solo intervienen dos estructuras moleculares complementarias, en el reconocimiento por células T intervienen varias moléculas; la alteración de estas estructuras determinaría un fallo en la eficacia del sistema inmunitario, siendo esta la estrategia que utilizan algunos virus para evitar el control inmunitario. Para evitar la acción de los anticuerpos neutralizantes, los virus utilizan el mecanismo de la variación antigénica (virus *influenza, lentivirus*).

Las células infectadas pueden escapar a la lisis mediada por anticuerpos y complemento, por reducción en la expresión de sus glicoproteínas (paramyxovirus, retrovirus, rhabdovirus, arenavirus, virus *herpes simplex*).

Un mecanismo alternativo es el de la modulación inducida por anticuerpos de antígenos virales (sarampión). Los anticuerpos determinarán una reestructuración celular de receptores que se dirigen hacia un polo de la célula y formando complejos antígeno-anticuerpo son eliminados de la superficie celular, desnudando las células infectadas de glicoproteínas virales y haciéndolas resistentes a la lisis por anticuerpos.

La reducción de la expresión de antígeno de la clase I del CMH en células infectadas por virus ha sido descrita en adenovirus.

Finalmente, la contrarregulación de la expresión en membrana de las moléculas LFA-3 e ICAM-1, puede relacionarse con el escape de las células del linfoma de Burkitt infectadas por virus de Epstein-Barr (VEB) de los linfocitos citotóxicos específicos.

Lugares tisulares de persistencia

Sistema inmunitario

La persistencia viral en los constituyentes de este sistema tiene importantes consecuencias, pues condiciona la diseminación de la infección, la transmisión del virus por transfusiones y el desarrollo de inmunosupresión y leucemias, como en el VIH, CMV y VEB.

Las dianas iniciales del VIH son los fagocitos mononucleares y el subgrupo de células T inductoras-cooperadoras. También se ha descrito la infección de otros tipos celulares incluyendo células de la médula ósea. La interacción del virus y la célula T depende del aislado concreto de VIH, pues algunos pueden producir una infección persistente con citolítica en las células CD4.

El VEB fue inicialmente detectado en cultivos de linfocitos B neoplásicos. La persistencia no está limitada al sistema linfoide, pues se observa también en células epiteliales de la nasofaringe. En los linfomas de Burkitt, los linfocitos malignos evaden el control inmunológico.

El CMV produce en la fase productiva de la infección persistente virus infeccioso en la orina y en la saliva. En los recién nacidos la presencia del virus en los fluidos biológicos puede persistir meses e incluso años. Probablemente estos virus se originan en las células epiteliales ductales y las propiedades alteradas del sistema inmunitario facilitan que la infección no desaparezca. Los linfocitos de los pacientes infectados son incapaces de responder a la transformación blástica cuando se cultivan con antígenos de CMV.

Sistema nervioso

El virus *herpes simplex* ha sido tradicionalmente considerado el ejemplo típico de un virus con latencia. Tras la infección, el virus asciende por vía axonal retrógrada hasta los somas neuronales de los ganglios sensoriales donde se establece el estado latente.

El virus varicela-zóster se comporta también de forma similar, pues se acantona en los ganglios sensoriales; al igual que el virus anterior, tampoco hay expresión de antígenos virales.

Los polyomavirus JC y BK inducen neoplasias cuando se inoculan directamente o periféricamente en el SNC de hamsters. El genoma viral se integra en los cromosomas celulares y se producen antígenos virales.

El virus del sarampión se ha asociado a infecciones persistentes con la panencefalitis esclerosante subaguda. Sería una infección no productiva debido a defectos en la maduración viral. No causa alteraciones metabólicas importantes en las células en estadios tempranos de la infección, lo que permite su supervivencia; además se ha observado que el virus tiene importantes capacidades de modulación en la expresión de antígenos.

Aparato digestivo

Los enterovirus se producen por periodos largos de tiempo desde el intestino, pudiendo reactivarse y producir enfermedad en el SNC; a pesar de ello, se siguen considerando virus agudos. En cambio, en el virus de la hepatitis B se sabe que la enfermedad crónica se acompaña de viremia. El origen de estos virus son hepatocitos infectados u otros orígenes, aunque también se puede integrar en los cromosomas celulares.

Piel

En las verrugas, la producción de papillomavirus es continua, aunque la verdadera infección latente existe en las células malignas transformadas por el virus y en las células indiferenciadas del estrato germinativo de las verrugas. También se ha detectado DNA viral en tejidos epiteliales normales cerca de papilomas laríngeos y genitales y en el epitelio normal de pacientes a los que se le habían extirpado tumores, por lo que es posible que exista infección latente en células normales.

Riñones

En orina se puede aislar CMV, polyomavirus JC y BK. Con la excepción de este último, hay poca evidencia de que los riñones sean un lugar para la latencia.

Bibliografía

LEWIN B. *Oncogenes, expresión genética y cáncer.* Genes, 2 ed. Editorial Reverté, S. A, 1994: 1049-1082.

BENJAMIN T, VOGT PK. *Cell transformation by viruses.* In: Fields. Virology, 2 ed. Raven Press, 1990.

AHMED R, STEVENS JG. *Viral persistence.* In: Fields. Virology, 2 ed. Raven Press, 1990.

REGUEIRO BJ, GARCÍA RIESTRA C, REGUEIRO VARELA B. *Virus oncógenos. Virus lentos y persistencia viral.* En: García-Rodríguez JA, Picazo JJ. Microbiología Médica. Tomo 1. *Microbiología Médica General.* Editorial Mosby/ Doyma Libros, S. A, 1996: 603-621.

18. Fármacos antivirales.

Inmaculada de Toro Peinado, María Huertas Vaquero, Lina Martín Hita, Javier Díaz Navarro y María del Mar Gallardo García

INTRODUCCIÓN

El descubrimiento de nuevos fármacos para la quimioprofilaxis y la quimioterapia antivírica es un área reciente de investigación médica muy activa en la actualidad. En los últimos tiempos se han realizado importantes avances en la elaboración de fármacos nuevos para el tratamiento de diversas infecciones víricas, y en un mejor conocimiento de un óptimo uso.

En el desarrollo de estos fármacos antivirales, se han encontrado una serie de *problemas*:

1. Los virus se replican intracelularmente, y con frecuencia usan la célula huésped para la síntesis de las partículas víricas; por lo que los compuestos antivíricos deben poseer la propiedad de distinguir de forma precisa las funciones celulares y las propias del virus con un elevado nivel de especificidad, y las sustancias antivíricas que carezcan de ello, probablemente serán demasiado toxicas para su uso clínico.
2. Los análisis fenotípicos y genotípicos para determinar la resistencia a los fármacos antivíricos son cada vez más utilizados, empezando a definirse las correlación entre el resultado del laboratorio y diversos contextos clínicos. Se han desarrollado métodos extremadamente sensibles y específicos que miden la concentración de los virus en la sangre , lo que permite valorar el efecto antivírico de una determinada pauta farmacológica en el hospedador, por lo que las determinaciones de la carga vírica han sido de utilidad para identificar la

progresión de la enfermedad en pacientes con determinadas infecciones víricas y en la identificación de lo pacientes en los que la quimioterapia antivírica podría ofrecer mayores ventajas. El empleo clínico de los agentes antivíricos debe acompañarse de una estrecha vigilancia para la detección de posibles efectos adversos.

3. El curso de las infecciones se ve notablemente afectado por la interrelación entre el patógeno, y el sistema de defensa del hospedador, por lo que es determinante el estado inmune, y la capacidad para establecer una respuesta inmunitaria, humoral, celular o ambas. Cuando se evalúan o utilizan compuestos antivíricos es necesario considerar el estado de las defensas del huésped.

4. El uso óptimo de los compuestos antivíricos requiere un diagnostico específico y a tiempo. Y en la mayoría de las infecciones víricas, por ejemplo encefalitis por virus herpes simple, infecciones por citomegalovirus distintas de la retinitis e infecciones por enterovirus, la certeza diagnóstica no puede basarse solo en el cuadro clínico; por ello sería preciso recurrir a técnicas diagnósticas para virus, rápidas y no invasivas. En los últimos años, se han realizado avances importantes en la puesta a punto de estas pruebas, que actualmente se encuentran disponibles para el diagnóstico de diversas infecciones víricas.

CLASIFICACIÓN DE FÁRMACOS ANTIVIRALES SEGÚN SU MECANISMO DE ACCIÓN

Los agentes quimioterapéuticos antivirales *se clasifican en* función su mecanismos de acción, así nos encontramos con:

Agentes virucidas: Se utilizan de modo directo al inactivar a virus intactos para evitar la transmisión de estos, fundamentalmente en superficies de contacto. Algunos ejemplos de estos son los aprobados por el Ministerio de Sanidad para evitar la trasmisión del SARS-CoV-2, como los compuestos de peróxido de hidrógeno a altas concentraciones, combinaciones de sustancias químicas como el ácido peracético, ácido acético y peróxido de hidrógeno, el cloruro de dideciidimetil amonio o el hipoclorito sódico, todos ellos de uso externo y aplicados sobre superficies.

Agentes que impiden la unión del virus a la célula receptora. El virus presenta una proteína de unión con el receptor de la superficie celular, al evitar la interacción impedimos que se continúe con el proceso de replicación viral.

Los *agentes* que pueden actuar en este paso son tres:

- Los anticuerpos neutralizantes que se unen a la proteína de unión vírica, estos son los administrados a través de la vacunación (vacunación pasiva).
- Los antagonistas de receptores, son sustancias de composición proteica o glucídica análogos al recetor celular o a la proteína de unión al virus, se produce una competitividad por los lugares de unión del virus a la célula disminuyendo esta unión.

Inhibición del denudamiento: Para que le virus pueda replicarse en la célula hospedadora, previamente debe introducirse en el citoplasma celular. Para ello el virus debe perder su envoltura. Hay determinadas sustancias que impiden la pérdida de esta envoltura, y consecuentemente impiden la introducción del virus. En el caso concreto de sustancias como la amantadina, rimantadina cuando se utilizan en la infección por el virus de la gripe A se produce una interacción del compuesto antivírico con la proteína matricial M2 del virus, se produce un bloqueo del canal del ion de hidrógeno (H+). Sin la afluencia de H+ se impide la pérdida de la envoltura, por lo que se impide el acceso de la nucleocápside al núcleo, y consecuentemente la replicación viral. Para el VHS son varias las sustancias que ejercen esta función, la tromantadina es un derivado de la amantadina que inhibe la penetración del VHS. En el caso del VIH la pérdida de envoltura es inhibida por la enfuvirtifa una sustancia peptídica que inhibe la acción de la proteína de fusión vírica gp41.

Inhibición de la transcripción del genoma viral:

- Los *inhibidores de la DNA* polimerasa viral: Esta es una de las principales dianas de acción de los antivirales, la mayoría de los fármacos usados para inhibir a la polimerasas son análogos de nucleósidos que antes de ser usados por esta deben fosforilarse para convertirse en formas trifosfato por las enzimas víricas. En la infección por VHS y VVZ la enzima timidina cinasa añade el primer fosfato a la molécula de aciclovir (ACV), y los grupos fosfatos restantes son unidos por enzimas celulares. Estas sustancias se unen a la enzima vírica con mayor afinidad impidiendo la elongación de la de cadena o bien imposibilitando el reconocimiento y emparejamiento adecuado de bases, formándose una secuencia mutada. Junto con el aciclovir (ACV), otras fármacos antivirales que actúan con el mismo mecanismo de acción son: ganciclovir (GCV), valaciclovir, penciclovir, famciclovir, adefovir, cidofovir, vidarabina, zidovudina (AZT), lamivudina (3TC), didesoxicitidina y didesoxiinosina.

- *Inhibidores de la RNA* polimerasa viral: Esta diana de acción no es tan buen objetivo por afectar en ocasiones a la síntesis del ARNm celular. Dentro de este grupo de antivirales se encuentra el sofosbuvir que ejerce una excelente función antiviral frente al VHC, se trata de un profármaco nucleotídico que en su forma trifosfato pasa a la forma activa, la polimerasa NS5B los incorpora al ARN y actúa como terminador de la cadena. La ribavirina también actúa como inhibidor al favorecer la hipermutación y la guanidina y la 2-hidroxibenzilbencimidina actúan inhibiendo la síntesis del ARN de los picornavirus.
- *Inhibidores de la transcriptasa inversa:* Esta enzima característica del VIH también son una excelente diana de acción para los antivirales, ya que al inhbir a esta enzima bloquean la síntesis de la cadena de ADN viral. Dentro de este grupo nos encontramos con:
  - *Análogos de los nucleósidos* (ITIAN): zidovudina, didanosina, zalcitabina, estavudina, lamivudina, abacavir.
  - *Análogos de nucleótidos* (ITIANt): tenofovir.
  - *Inhibidores no análogos de nucleósidos* (ITINN): efavirenz, nevirapina.

Inhibición de la maduración y liberación viral: Cuando el ADN viral se transcribe se forman estructuras no funcionales que deben ser divididas por la proteasa para pasar a formas funcionales, en el caso del VIH la inhibición de la proteasa da lugar a partículas virales deficitarias que no tienen capacidad infectante, como es el caso de indinavir, saquinavir, nelfinavir, ritonavir, amprenavir, lopinavir/ritonavir. En el caso de la infección por el virus de la gripe, el zanamivir y el oseltamivir actúan como inhibidores de la neuraminidasa impidiendo el ensamblaje y liberación del virión, tanto de la gripe A como la B.

Inhibidores de la síntesis de proteínas: Es principio no son una diana muy selectiva ya que el virus utiliza los mecanismos de la célula hospedadora. El interferón alfa (IFNα) y el interferón beta (IFNβ) inhiben la mayoría de las reacciones de biosíntesis en la célula infectada, impidiendo su replicación. El boceprevir y el telaprevir son inhibidores de la proteasa utilizados en el tratamiento de la infección por VHC.

Agentes que aumentan o complementan la respuesta del huésped a la infección (inmunomoduladores). Esta vía de tratamiento constituye uno de los abordajes importantes en el tratamiento de las infecciones virales. El uso del interferón facilita el tratamiento de enfermedades víricas crónica, por otro lado el imiquimod, el resiquimod estimulan las respuestas innatas favoreciendo la liberación de citoquinas protectoras y la activación de respuestas inmunitarias celulares.

FÁRMACOS ANTIVÍRICOS CON ACTIVIDAD FRENTE A LAS INFECCIONES RESPIRATORIAS

Amantadina y rimantadina

Mecanismo de acción

Son sustancias afines, aminas simétricas primarias con actividad antivírica limitada a los virus de la gripe A, inhibiendo su replicación, al interferir en la perdida de su envoltura tras haberse producido la infección en la célula. El compuesto antivírico, interactúa con la proteína matricial M2 del virus de la gripe A, inhibiendo la función del canal iónico de la M2. La sustitución de un solo aminoácido en la proteína M2 es capaz de originar un virus que sea resistente a la amantadina y la rimantadina.

Farmacocinética

Solo existen como preparados orales, y se administran habitualmente a los adultos una o dos veces al día en dosis de 100-200 mg/día.

A pesar de su semejanza estructural, la farmacocinética de ambos compuestos es diferente.

Característica	Amantadina	Rimantidina
Metabolismo	No se metaboliza	Se metaboliza considerablemente, formando derivados hidroxilados
Excreción	Casi totalmente renal	En orina 30-40%

Semivida	12-17 horas	30 horas
Concentraciones plasmáticas máximas	0,4 µg/ml	0,2 µg/ml, pero alcanza una mayor concentración en las secreciones respiratorias

Diferencias entra amantadina y rimantadina.

Efectos secundarios

Aunque son compuestos que suelen tolerarse bien, el 5-10% de los pacientes que toman amantadina sufre efecto secundarios leves; en el contexto de insuficiencia renal o elevadas dosis pueden producirse *reacciones neurotóxicas* que incluyen:

- Mareos.
- Ansiedad.
- Insomnio.
- Dificultad para concentrarse.
- Molestias que suelen desaparecer rápidamente al suspender el tratamiento.
- Crisis convulsivas.
- Convulsiones.
- Agravamiento de la insuficiencia cardíaca, arritmias, aunque no se ha establecido una relación causal.

Debe reducirse la dosis de amantadina a 100 mg/día o menos en los pacientes con insuficiencia renal (tasa de aclaramiento de creatinina de < 50 ml/min), y en el anciano.

En dosis de 200 mg/día, la rimantidina se tolera mejor que la amantidina; los efectos secundarios no han sido más frecuentes, en estudios a gran escala, en quienes tomaban rimantidina que en quienes tomaban un placebo.

Debe utilizarse una dosis de rimantidina de 100 mg/día en los pacientes con tasa de aclaramiento de creatinina < 10 ml/min y en el anciano.

Puede inducirse fácilmente resistencia a la amantidina y a la rimantidina in vitro. La aparición y probable transmisión de la resistencia del virus a estos fármacos se ha apreciado también in vivo, tras su uso para el tratamiento de niños o adultos.

Indicaciones

En estudios amplios en adultos jóvenes y en niños y ancianos se ha demostrado que ambos antivirales son eficaces en la profilaxis de la gripe A, obteniéndose tasas de eficacia del 55-88% en la prevención de infecciones de tipo gripal.

También se ha demostrado su eficacia en el tratamiento de la gripe A tras estudios realizados principalmente en adultos jóvenes y en menor grado en niños. La administración de estos compuestos 24–72 horas después del inicio de la enfermedad ha logrado una reducción de un 50% de la duración de los signos y síntomas, siendo su eficacia sobre los signos y síntomas superior a la de los analgésicos antipiréticos que se utilizan habitualmente. Solo se dispone de informes aislados con respecto a la eficacia de la amantadina la rimantadina en la profilaxis o el tratamiento de las complicaciones de la gripe (por ej. neumonía).

Para la profilaxis, estos compuestos deben administrarse diariamente durante el periodo de riesgo, es decir, mientras dura el brote epidémico. Como tratamiento, la amantadina o la rimantadina suelen administrarse durante 5-7 días.

Ribavirina

Mecanismo de acción

Es un análogo sintético de los nucleósidos que inhibe diversos virus DNA y RNA. Su mecanismo de acción no es totalmente conocido, y puede ser diferente en los distintos *tipos de virus*.

- El 5-´monofosfato de ribavirina bloquea la conversión del 5-´monofosfato de inosina en 5-monofosfato de xantosina e interfiere en la síntesis de los nucleótidos de guanina, así como en la síntesis del DNA y de RNA.
- El 5-´monofosfato de ribavirina inhibe también la formación de la caperuza de RNA mensajero especifico del virus en ciertos sistemas víricos.

Farmacocinética

La administración oral no ha sido eficaz en el tratamiento de las infecciones por el virus de la gripe A. La administración intravenosa ha disminuido la mortalidad entre los pacientes con fiebre de Lassa, demostrando ser particularmente eficaz cuando la administración se realiza en los 6 primeros días de la enfermedad. Se ha comunicado la eficacia clínica en el tratamiento de la fiebre hemorrágica con síndrome renal causado por el Hantavirus y como tratamiento para la fiebre hemorrágica de Argentina.

Efectos tóxicos

La vía oral en grandes dosis (800-1.000 mg/día) se ha acompañado de efectos tóxicos reversibles sobre la hematopoyesis, que no se ha observado con la ribavirina en aerosol, pues al parecer por esta vía su absorción general es escasa. La administración suele tolerarse bien, aunque en ocasiones se asocia con broncoespasmo, exantema o irritación conjuntival. El aerosol se ha autorizado oficialmente para el tratamiento de las infecciones por VSR en lactantes y debe administrarse bajo estrecha supervisión, principalmente en situaciones de respiración asistida en las que puede producirse la precipitación del fármaco.

Debido a que la ribavirina es mutágena, teratógena y promotora de tumores, y tal vez gonadotóxica; su uso está contraindicado durante la gestación, y su administración en aerosol supone un riesgo para las profesionales sanitarias embarazadas.

Indicaciones

En los estudios destinados a demostrar la eficacia de la ribavirina, este compuesto se ha administrado en forma de aerosol de finas partículas. *Se ha utilizado:*

- Para el tratamiento de las infecciones (bronquilolitis) del lactante por el virus sincitial respiratorio (VSR), donde la administración en aerosol continuo durante 3-6 días logró una resolución más rápida de la enfermedad y una desaparición más precoz de los signos de vías respiratorias, incluidos los recién nacidos de alto riesgo con displasia broncopulmonar o cardiopatía congénita. También tiene un efecto clínico beneficioso en los lactantes con VSR que precisan respiración asistida
- En menor grado en el virus parainfluenza en los niños y la gripe A y B en adultos jóvenes.
- Se ha administrado también en aerosol en adultos con infecciones graves por VSR y virus parainfluenza (incluidos enfermos con inmunodepresión, aunque el efecto beneficioso de este tratamiento, si es que existe, no esta claro).
- En los adultos con hepatitis C crónica el tratamiento con ribavirina oral a largo plazo (600 mg dos veces por día) reduce de manera reversible las elevaciones sérica de transaminasa, la inflamación hepática en la biopsia y la fatiga sin afectar de modo significativo las concentraciones séricas de RNA de VHC. El agregado de ribavirina oral

en un ciclo de tratamiento de 24 semanas con interferón, incrementa de manera significativa la frecuencia de la respuesta sostenida bioquímica y virológica después de la suspensión del tratamiento, específicamente en los individuos que presentan niveles basales más altos en sangre de RNA del HCV, en comparación con la monoterapia con IFN. El tratamiento combinado de ribavirina e IFN seguido por el mantenimiento con ribavirina oral se ha utilizado para controlar la infección recurrente por HCV después del trasplante hepático, y otros estudios se encuentran en marcha.

El tratamiento con γ-IFN y ribavirina es relativamente bien tolerado en pacientes con coinfección de VIH y VHC, aunque nuevos efectos, como la pancreatitis y pérdida grave de peso puede resultar de la interacción de ribavirina con drogas antivirales.

La ribavirina se administra frecuentemente combinada con inmunoglobulinas.

Zanamivir y oseltamivir

Mecanismo de acción

La neuraminidasa del virus de la gripe es esencial para que se libere el virus de las células infectadas, mediante el anclaje de los residuos de ácido siálico terminal y destruyendo los receptores reconocidos por la hemaglutinina viral, y posterior diseminación por las vías respiratorias del hospedador infectado. El zanamivir es un análogo del ácido siálico que es un inhibidor potente y específico de las neuraminidasas de los virus influenza A y B. El oseltamivir es otro inhibidor de la neuraminidasa, análogo del estado de transición de la escisión del ácido siálico. Su actividad antineuraminidasa es similar a la del zanamivir. Tanto el zanamivir como el oseltamivir actúan, mediante inhibición competitiva y reversible del lugar activo de las neuraminidasas de los virus de la gripe A y B y tienen un efecto relativamente escaso sobre las enzimas de las células de los mamíferos, por lo que, al tener diferente mecanismo de acción, son fármacos activos frente a cepas del virus de la gripe que son resistentes a la amantidina y la rimantidina.

Farmacocinética

	Mayor biodisponibilidad	Concentraciones plasmáticas	Eliminación	Efectos tóxicos
Zanamivir	Inhalatoria	Bajas		Buena tolerancia
Oseltamivir	Oral	Semivida plasmática 7-9 horas	Renal (sin metabolizar)	Náuseas, molestias digestivas (que disminuyen si se administra el fármaco con alimentos) y vómitos

Farmacocinética.

Indicaciones

El zanamivir inhalado y el oseltamivir oral han sido tratamiento eficaces de la gripe A o B de aparición natural en adultos. En estudios controlados, ambos acortaron la enfermedad en 1-1,5 días de tratamiento. El zanamivir inhalado una vez al día o el oseltamivir vía oral proporcionan también una profilaxis eficaz frente a la enfermedad asociada al virus de la gripe A documentada por el laboratorio. En los estudios realizados hasta el momento, es infrecuente la aparición de virus resistentes a estos fármacos.

FÁRMACOS ANTIVÍRICOS CON ACTIVIDAD FRENTE A LAS INFECCIONES POR VIRUS HERPÉTICOS

Aciclovir y valaciclovir

El aciclovir es un inhibidor muy potente y selectivo de la replicación de ciertos virus herpéticos, como el VHS-1, el VHS-2, el VVZ, y el VEB. Es relativamente ineficaz en las infección del ser humano por citomegalovirus; sin embargo, algunos estudios han indicado su eficacia en la prevención de la enfermedad asociada a CMV en pacientes inmunodeprimidos.

El valaciclovir es el L-valil ester del aciclovir, se convierte por completo en aciclovir tras su administración oral, presentando con respecto a este las siguientes *ventajas farmacocinéticas:* mayor biodisponibilidad oral, concentraciones sanguíneas mas elevados, y puede administrase con menor frecuencia.

Mecanismo de acción

El aciclovir es un fármaco muy selectivo, y esta gran selectividad está íntimamente relacionada con su mecanismo de acción, al exigir que el compuesto se fosforile en primer lugar para formar monofosfato de aciclovir. Esta fosforilación se produce de forma eficaz en las células infectadas por virus herpéticos, gracias a una timidina cinasa que es codificada por el virus. En las células sin infectar existe una escasa fosforilación del fármaco, de forma que este se concentra en las células infectadas (40-100 veces más concentrado que en las células no infectadas). Mediante las cinasas de las células hospedadoras, el monofosfato de aciclovir se convierte a continuación en trifosfalto, potente inhibidor de la DNA polimerasa inducida por el virus, y sin embargo tiene un escaso efecto sobre la DNA polimerasa de las células del hospedador. El trifosfato de aciclovir puede incorporarse también al DNA del virus, con terminación prematura de la cadena.

Farmacocinética

La biodisponibilidad del aciclovir oral es baja (15-21%), y disminuye con el aumento de la dosis. El aciclovir se elimina principalmente sin metabolizarse por el riñón, tanto por filtración glomerular como por secreción tubular. Su semivida es aproximadamente de 3 horas en los adultos normales. El aciclovir penetra relativamente bien en el líquido cefalorraquídeo, donde sus concentraciones se acercan a la mitad de las halladas en el plasma, y se distribuye ampliamente en los líquidos corporales.

En dosis elevadas provoca la rotura cromosómica, pero su administración a mujeres embarazadas no se ha asociado con anomalías fetales. No obstante, es preciso valorar sus riesgos y beneficios potenciales antes de utilizar este fármaco durante la gestación.

El valaciclovir tiene una biodisponibilidad tres a cinco veces superior a la del aciclovir. La curva de concentración - tiempo del valaciclovir, administrado en una dosis de 1 g por vía oral tres veces al día, es similar a la del aciclovir, administrado en una dosis de 5 mg/kg por vía intravenosa cada 8 horas.

Efectos tóxicos

El aciclovir se tolera muy bien, y generalmente carece de efectos tóxicos. Aunque los perfiles seguridad de ambos fármacos son similares, se han comunicado casos de púrpura trombocitopenica/ síndrome hemolítico–urémico en pacientes inmunodeprimidos que habían recibido dosis elevadas de valaciclovir.

El aciclovir tópico puede producir sensación de quemazón transitoria cuando se aplica en lesiones genitales. El aciclovir intravenoso por lo general es bien tolerado, aunque pueden ocurrir inflamación, flebitis, y raras veces erupciones vesiculares en el sito de inyección.

El más frecuente de los efectos tóxicos ha sido la disfunción renal, sobre todo después de administrarlo rápidamente por vía intravenosa o cuando el enfermo no esta bien hidratado.

En algunos casos se han descrito alteraciones del SNC, como letargia y temblores, principalmente en enfermos inmunodeprimidos. Pero no se ha aclarado si estas manifestaciones están relacionadas con el aciclovir, con otros tratamientos simultáneos o con la infección subyacente.

El aciclovir oral se asocia de modo poco frecuente con náuseas, diarrea, rash y cefalea y muy raras veces insuficiencia renal o neurotoxicidad.

Indicaciones

El aciclovir es en la actualidad el agente de elección para el manejo de muchas infecciones producidas por VHS y VVZ, debido a su eficacia, inocuidad y facilidad de administración. El valaciclovir presenta una eficacia similar pero un costo más elevado. El aciclovir se presenta en *preparados* para administración intravenosa y oral y para uso tópico:

- *Intravenoso* es muy eficaz en el tratamiento de las infecciones mucocutáneas por VHS en huéspedes inmunodeprimidos, disminuyendo el tiempo hasta la curación, la duración del dolor y la eliminación del virus. Si se administra de forma profiláctica durante periodos de intensa supresión inmunitaria, y antes de la aparición de las lesiones, reduce la frecuencia de la enfermedad asociada al VHS. Cuando se interrumpe la profilaxis las lesiones recidivan. También es eficaz en el tratamiento de la encefalitis por VHS, diversos estudios ha demostrado que el aciclovir es más eficaz que la vidarabina en esta indicación El virus de la varicela zóster, suele ser menos sensible al aciclovir que el VHS, por lo que deben usarse dosis mayores de este fármaco para tratar las infecciones por el VVZ. En enfermos inmunodeprimidos con herpes zóster, el aciclovir reduce la frecuencia de diseminaciones cutáneas y de complicaciones viscerales, siendo más efectiva que la vidarabina.
  En niños normales con varicela, la administración de 20 mg/kg cuatro veces al día de aciclovir hasta un máximo de 800 mg cuatro veces al día en las primeras 24 horas del

inicio del exantema produjo un discreto efecto beneficioso clínico global. También se conoce la eficacia del aciclovir intravenoso en el tratamiento de los niños inmunodeprimidos con varicela.

- *Administrado por vía oral* en dosis de 800 mg cinco veces al día, tuvo un efecto beneficioso moderado sobre las lesiones locales del herpes zóster, tanto en enfermos inmunodeprimidos como en pacientes con respuesta inmunitaria normal. La combinación de aciclovir con una pauta decreciente de prednisona parece ser más eficaz que el aciclovir solo, en calidad de vida en pacientes inmunocompetentes con herpes zóster mayores de 50 años de edad. Un estudio comparativo entre aciclovir (800 mg vía oral 5 veces al día) y valaciclovir (1g por vía oral 3 veces al día) en pacientes inmunocompetentes con herpes zóster indico que este ultimo fármaco puede ser mas eficaz en relación con la resolución del dolor asociado al zóster. En un estudio controlado con placebo, el aciclovir vía oral, disminuyo las complicaciones del herpes zóster oftálmico.
- Existen pocas indicaciones para el aciclovir tópico, aunque el tratamiento de este tipo ha ofrecido efectos beneficiosos moderados en el tratamiento del herpes simple genital primario y del herpes simple mucocutáneo en los pacientes inmunodeprimidos.

El principal uso del aciclovir:

- Tratamiento de las infecciones genitales por VHS.
- En infecciones primarias genitales, tanto los preparados orales como los intravenosos han reducido la duración de los síntomas, ha disminuido la eliminación del virus ya ha acelerado la curación, al igual que los preparados orales de valaciclovir.
- En infecciones recidivantes, tanto el aciclovir como el valaciclovir oral tuvieron un efecto discreto. La administración oral crónica de aciclovir durante 1-6 años o la administración de valaciclovir durante 1 año reducen de forma importante la frecuencia de recidiva mientras dura el tratamiento, aunque las lesiones reaparecen al suspender el fármaco.
- El valaciclovir ha sido autorizado para el tratamiento del herpes zóster y del herpes simple genital recidivante en adultos inmunocompetente, y esta siendo estudiado para

el tratamiento de otras infecciones por virus herpéticos de diferentes contextos clínicos.

La administración crónica o intermitente de aciclovir en enfermos con SIDA se ha asociado con la aparición de cepas de VHS y VVZ resistente a la acción del fármaco, así como a la aparición de fracasos clínicos; el mecanismo más frecuente de resistencia es un déficit de la timidina cinasa inducida por el virus. Los pacientes con infecciones por VHS y VVZ resistentes al aciclovir con frecuencia responden al foscarnet.

Cidofovir

Mecanismo de acción

Es un análogo fosfonato de la citosina. No requiere la fosforilacion inicial por las cinasas inducidas por el virus: es un fármaco que se fosforila por acción de enzimas de la célula herpes a difosfato de cidofovir, que es un inhibidor competitivo de las DNA polimerasas víricas, y en menor medida, de las DNA polimerasas de la célula hospededora. Tiene actividad inhibitoria contra los herpesvirus humanos, que incluyen EBV, herpesvirus-6 humano (HHV-6) y HHV-8 y otros virus con DNA, entre los que se encuentra el papillomavirus, el polyomavirus, el virus de la varicela y el adenovirus.

Farmacocinética

Tiene una biodisponiblidad oral escasa, por lo que se administra por vía intravenosa. Se elimina principalmente por el riñón y su semivida plasmática es de 2,6 horas. El difosfato de cidofovir tiene una semivida intracelular superior a 48 horas, siendo esto la base de su dosificación, 5 mg/kg dos veces por semana durante las dos primeras semanas y a continuación 5 mg/kg una vez por semana. Se elimina por el riñón por filtración glomerular y secreción tubular activa.

Efectos tóxicos

- El principal efecto tóxico del cidofovir es la nefrotoxicidad por lesión de los túbulos renales proximales, que se manifiesta por una elevación de los valores de creatinina sérica y por proteinuria. El riesgo de nefrotoxicidad puede reducirse con una adecuada hidratación salina, y la administración simultanea de probenicid.
- También pueden aparecer neutropenia, exantemas y tolerancia digestiva.

Indicaciones

Su principal indicación son las retinitis por CMV en pacientes con SIDA. Se ha aprobado para el tratamiento de la retinitis por CMV en pacientes con SIDA que no toleran el ganciclovir o el foscarnet, o en quienes haya fracasado el tratamiento con estos fármacos.

También es activo frente a numerosos tipos de virus herpéticos, entre ellos el VHS, el virus herpético humano tipo 6, tipo 8 y otros virus, como el virus del polioma, los virus del papiloma y los adenovirus.

Administrado intravenosamente es eficaz en infecciones muco-cutáneas por VHS resistentes al aciclovir debido a la ausencia o alteración de la timidina cinasas, así como contra los CMV aislados resistente al ganciclovir por mutaciones del gen UL97. Suele ser activo frente a CMV resistentes al foscarnet aunque se ha descrito resistencias cruzadas al foscarnet y al ganciclovir.

Se ha descrito el efecto beneficioso del cidovofir tópico en pacientes con infección por VIH con infecciones muco cutáneas por VHS; y también para el tratamiento de las verrugas anogenitales.

El cidofovir intravenoso se está estudiando como tratamiento de la leucoencefalopatía multifocal progresiva y del sarcoma de Kaposi.

Se está estudiando una forma oftálmica como tratamiento de la queratoconjuntivits por adenovirus.

Fomivirsen

Mecanismo de acción

Es un oligonucleótido fosforotiato, con una longitud de 21 nucleótidos, que inhibe la replicación del CMV a través de un mecanismo antisentido, mediante la interacción con el RNA mensajero del CMV. Es complementario de los transcritos de RNAm de la principal región precoz inmediata 2 (IE2), que codifica las proteínas que regulan la expresión del virus. Además puede ejercer actividad contra el CMV mediante la inhibición de la adsorción viral a las células, así como mediante la inhibición directa de la replicación del virus; debido a estos diferentes mecanismos de acción el fomivirsen es activo frente al CMV aislados que son resistentes a los análogos de nucleótidos o nucleósidos como el ganciclovir, el foscarnet o el cidofovir.

Efectos tóxicos

La principal toxicicidad es la inflamación ocular, incluso iritis y vitritis, que suele responder a los glucocorticoides tópicos.

Indicaciones

Ha sido aprobado para la administración intravítrea en el tratamiento de la retinitis por CMV en los pacientes con SIDA que no toleran, no responden o presentan contraindicaciones para otros tratamientos.

Ganciclovir

Es un análogo de la desoxiguanosina que difiere del aciclovir en que posee un grupo hidroximetil en la cadena lateral acíclica. Este análogo del aciclovir posee actividad frente a todos los VHS y VVZ, y su característica singular es la potente inhibición en la replicación del CMV.

Mecanismo de acción

Inhibe la DNA polimerasa del CMV y puede incorporarse al DNA del CMV, con la consiguiente terminación de la elongación del DNA del virus. En las células infectadas por VHS y VVZ, el ganciclovir se fosforila por la acción de timidina cinasas codificadas por el virus; en las células infectadas por CMV, se fosforila por acción de una cinasa del virus codificada por el gen UL97. El ganciclovir se encuentra presente en concentraciones diez veces superiores en las células infectadas por CMV que en las células sin infectar.

Farmacocinética

Está disponible para la administración intravenosa y oral. Debido a que su biodisponibilidad oral es baja (5-9%), si se usa esta vía es necesario administrar dosis relativamente elevadas (1 gramo por vía oral tres veces al día). La biodisponibilidad oral se potencia si se administra con los alimentos. Tiene una semivida sérica de unas 4 horas. Su excreción básicamente es renal sin metabolizar, y debe reducirse la dosis en caso de insuficiencia renal. La dosis más empleada como tratamiento inicial – 5 mg/kg por vía intravenosa cada 12 horas durante 14 a 21 días – va seguida por una dosis de mantenimiento de 5 mg/kg por vía intravenosa al día o 5 veces por semana, mientras persista la inmunosupresión.

Indicaciones

- Ha sido autorizado oficialmente para el tratamiento de la retintis por CMV en los pacientes inmunodeprimidos. El ganciclovir oral esta autorizado como alternativa al intravenoso en el tratamiento de mantenimiento de la retinitis por CMV, aunque sea menos eficaz, es mas cómodo. También se ha utilizado intraocularmente, administrado mediante inyección intravítrea o mediante implante intraocular, para tratar la retinitis por CMV. Debido a su toxicidad se ha limitado a pacientes con infecciones por CMV que amenacen la vida o la vista.
- Como tratamiento profiláctico de la enfermedad asociada al CMV en receptores de trasplante de órganos y de médula ósea.
- Se utiliza mucho para tratar otras síndromes asociados al trasplante, como la neumonía, las infecciones esófago-gastrointestinales, hepatitis, etc.

Efectos secundarios

La administración de ganciclovir se ha asociado a una profunda depresión de la medula ósea, sobre todo neutropenia, que limita su uso de forma significativa en muchos pacientes. La toxicidad sobre la médula ósea se potencia si se utilizan simultáneamente otros supresores de la medula ósea como la zidovudina.

Famciclovir y penciclovir

El penciclovir es el 9-4-hidroxi-3hidroximetilbut-1-il guanina, análogo de la guanosina acíclica.

El famciclovir es el diacetil 6-desoxiester del penciclovir.

Farmacocinética

El famciclovir es una prodroga y se absorbe bien por vía oral, con una biodisponibilidad del 77%, se convierte rápidamente en penciclovir mediante desacetilación y oxidación. La semivida sérica del penciclovir es de 7-20 horas. Se elimina principalmente en la orina por filtración glomerular y secreción tubular. El intervalo de la dosis recomendado (cada 8 horas)debe ajustarse en caso de insuficiencia renal.

Mecanismo de acción

El penciclovir es un inhibidor de la síntesis de DNA viral. La actividad y el mecanismo de acción del penciclovir son similares a los del aciclovir, por lo que el penciclovir no es activo frente a los virus resistentes al aciclovir. El penciclovir se fosforila inicialmente por la acción de una timidina cinasa codificada por el virus y a continuación por acción de cinasa celulares, a trifosfato de penciclovir, que inhibe las DNA polimerasas del VHS-1, VHS- 2 y VVZ, así como del virus de la hepatitis B.

Indicaciones

Famciclovir

- En ensayos clínicos con adultos inmunocompetentes con herpes zóster, se ha demostrado que el famciclovir era superior al placebo en la resolución de las lesiones cutáneas y en la eliminación del virus; así como en el acortamiento de la duración de la neuralgia post-herpética, y al menos tan eficaz como el aciclovir.
- También ha sido eficaz en el tratamiento del herpes zóster en los pacientes inmunodeprimidos.
- Los ensayos clónicos han demostrado su eficacia en la supresión de infecciones por VHS genital.
- Es eficaz en el tratamiento de las infecciones muco-cutáneas por VHS en los pacientes con infección por VIH. Penciclovir.
- La aplicación de crema de penciclovir al 1% reduce la duración y los signos y síntomas del herpes labial en los huéspedes inmunocompetentes (0,5-1 día).
- Se está investigando el penciclovir intravenoso como tratamiento de infecciones muco-cutáneas por VHS en pacientes inmunodeprimidos.

Efectos secundarios

El famciclovir oral, generalmente se tolera bien, con algunos casos de cefaleas, náuseas y diarrea. La administración de dosis altas de famciclovir durante al menos 2 años se asocia a un aumento de la incidencia de adenocarcinoma de mama en ratas hembra, la importancia clínica de estas observaciones es incierta.

Foscarnet

El foscarnet (fosfonoformato trisódico) es un análogo del pirofosfato inorgánico que presenta efecto inhibitorio para los herpes virus y el VIH.

Mecanismo de acción

A diferencia de los nucleósidos, el foscarnet no sufre un significativo metabolismo intracelular e inhibe directamente la DNA polimerasa del herpesvirus o la transcriptasa inversa del HIV, bloquea de manera reversible el sitio de unión del pirofosfato de la polimerasa viral de un modo no competitivo, en concentraciones que tiene relativamente poco efecto sobre las polimerasas celulares. Debido a que el foscarnet no precisa fosforilación para ejercer su actividad antivírica, es activo frente a aislados de VHS y VVZ resistentes al aciclovir por un déficit de timidina cinasa, así como frente a la mayoría de las cepas de CMV resistentes al ganciclovir. También inhibe la transcriptasa inversa del VIH y es activa frene a este virus in vivo.

Farmacocinética

Es poco soluble y debe administrarse por vía intravenosa en una bomba de infusión en solución diluida a lo largo de 1-2 horas. Su semivida plasmática es de 3-5 horas y aumenta al reducirse la función renal, dado que el fármaco se elimina básicamente por los riñones. Se calcula que el 10-30% de una dosis se puede depositar en el hueso, donde puede persistir durante meses. La dosis inicial más común es de 60 mg/kg cada 8 horas durante 14-21 días, seguida de una dosis de mantenimiento de 90-120 mg/kg una vez al día.

Indicaciones

Está autorizado para el tratamiento de la retinitis por CMV en pacientes con SIDA y en infecciones muco cutáneas por VHS resistentes al aciclovir. También se ha utilizado en infecciones por CMV resistentes al ganciclovir, aunque se han descritos casos de resistencias al foscarnet en aislados de CMV obtenidos durante el tratamiento. La resistencia al foscarnet es producida por mutaciones puntuales en la DNA polimerasa del HIV y del CMV o en la transcriptasa inversa del VIH.

Efectos tóxicos

La principal toxicidad del foscarnet es renal, con uremia, proteinuria leve y a veces necrosis tubular aguda, por lo que debe vigilarse estrechamente la función renal, sobre todo durante la fase inicial del tratamiento. Dado que el foscarnet se une a los iones metálicos divalentes, las anormalidades metabólicas son frecuentes, puede producir hipocalcemia, hipomagnesemia, hipopotasemia e hipo o hiperfosfatemia. La hidratación salina y la venoclisis lenta parecen proteger al paciente frente a la nefrotoxicidad y las alteraciones electrolíticas. Aunque también se han observado anomalías hematológicas (principalmente anemia), el foscarnet no es en general mielosupresor y puede administrarse junto a otros fármacos mielosupresores como zidovudina.

Idoxuridina

Mecanismo de acción

La Idoxuridina (5 yodo-2´-desoxiuridina) análogo de la timidina, inhibe la replicación de los virus herpéticos y los poxvirus. El mecanismo de acción de la idoxuridina no está totalmente definido. El trifosfato inhibe la síntesis de DNA viral y es incorporado en el DNA viral y en el DNA celular.

Indicaciones

- Se utilizó por vía sistémica para tratar las infecciones por virus herpéticos, pero debido a su toxicidad y a su falta de eficacia demostrada su uso sistémico se ha abandonado.
- La idoxuridina tópica es eficaz para el tratamiento de la queratitis por VHS, sobre todo en las infecciones superficiales, pero ha sido sustituida por la trifluridina y la vidarabina de aplicación tópica.
- La idoxuridina al 40% en el agente dimetilsulfóxido aumenta la penetración tópica y está disponible en Europa para el tratamiento del herpes labial, genital y zóster.

Trifluridina

Mecanismo de acción

La trifluridina (5 –trifluorometil-2´-desoxiuridina) es un nucleósido de pirimidina activo frente al VHS-1 VHS-2 y CMV. El monofosfato de trifluridina inhibe irreversiblemente la timidilato sintetasa, y el trifosfato de trifluridina inhibe las polimerasas de DNA virales y en menor grado, celulares.

Indicaciones

- La trifluridina está aprobada oficialmente para el tratamiento de la queratitis por VHS, que en los ensayos ha demostrado tener mayor eficacia que la idoxuridina tópica pero similar a la vidarabina tópica.
- Este fármaco ha ejercido un efecto beneficiosos en ciertos pacientes con queratitis por VHS que no respondían a idoxuridina o vidarabina.
- La aplicación tópica de trifluridina en infecciones mucocutáneas por VHS resistentes a aciclovir también a sido beneficiosa en ciertos casos.

- La combinación de trifluridina e IFN- alfa inhiben de manera sinérgica la replicación del VHS in vitro y ha sido utilizada para tratar infecciones oculares y muco-cutáneas, por VHS resistente a los fármacos.

Farmacocinética

Su uso se limita al tratamiento tópico, debido a su toxicidad sistémica.

Efectos secundarios

Se incluyen molestias por la instilación, edema palpebral y en raras ocasiones reacciones de hipersensibilidad y queratopatía.

Vidarabina

Mecanismo de acción

La vidarabina (9- beta-D-arabinofuranosiladenina) es un análogo nucleósido de purina con actividad frente a VHS-1, VHS-2, VVZ y VEB. La vidarabina inhibe la síntesis de DNA viral a través de su metabolito 5´-trifosforilado, aunque los mecanismos moleculares de acción no se conocen con exactitud.

Indicaciones

- La vidarabina vía intravenosa a demostrado ser eficaz en el tratamiento de encefalitis por VHS.
- La vidarabina posee eficacia clínica frente a las infecciones mucocutáneas por VHS y herpes zóster en pacientes inmunodeprimidos así como en infecciones neonatales por VHS. Pero ha sido sustituida por el aciclovir debido a su mayor eficacia y más fácil administración.
- La vidarabina no ha sido eficaz en el tratamiento de las infecciones resistentes al aciclovir en pacientes con VIH.
- Una pomada oftálmica de vidarabina al 3% es eficaz en el tratamiento de la queratitis por VHS.

Farmacocinética

Para la aplicación sistémica la vidarabina solo se utilizaba como preparación intravenosa de escasa solubilidad. La absorción sistémica después de la aplicación cutánea es pequeña. La vidarabina absorbida se convierte rápidamente en su metabolito hipoxantina con una actividad 30 o 50 veces menor.

Se ha interrumpido la fabricación del preparado intravenoso, pero está disponible como pomada oftálmica, eficaz en el tratamiento de queratitis por VHS.

Efectos tóxicos

Dosis elevadas de este fármaco se ha asociado a efectos secundarios hematopoyéticos, como anemia, leucopenia y trombocitopenia. También se ha comunicado neurotoxicidad, especialmente en dosis elevadas y en pacientes con insuficiencia renal o hepática.

Después de la aplicación ocular se han observado reacciones de hipersensibilidad, fotofobia, queratitis y aumento del lagrimeo.

OTROS FÁRMACOS ANTIVÍRICOS

Lamivudina

Mecanismo de acción

Es un análogo nucleosídico de la pirimidina, inhibidor de la transcriptasa inversa. La molécula de trifosfato también es un potente inhibidor de la DNApolimerasa RNA- dependiente de VHB. *Indicaciones:*

- Tratamiento de combinación frente a VIH.
- Infección crónica por VHB.
- La lamivudina oral es activa en modelos animales de infección por hepadnavirus.
- Prevención de la supresión de la infección por VHB asociada con el transplante de hígado.

Lobucavir

Mecanismo de acción

Es un ciclobutano sintético análogo nucleosídico con actividad frente a diversos virus. Inhibe la síntesis de DNA viral, se fosforila inicialmente por cinasas inducidas por el virus y su forma trifosfato es un potente inhibidor de las DNA polimerasas del VHS, el CMV y del VHB.

Indicaciones

- En los ensayos clínicos realizados hasta la fecha, el lobucavir oral ha demostrado tener efectos antivíricos en pacientes con infección por CMV y por VHB.

- El lobucavir por vía oral ha demostrado ejercer efectos clínicos beneficiosos contra las infecciones por VHS en los pacientes inmunodeprimidos.
- El lobucavir por vía oral es activo para el tratamiento de los pacientes inmunocompetentes con VHS labial y genital recurrentes.
- El lobucavir está siendo estudiado para su uso en infección por VIH.

Farmacocinética

El lobucavir puede administrarse vía oral o vía intravenosa.

Efectos tóxicos

El perfil de toxicidad preclínica del lobucavir parece ser igual al del ganciclovir. Aunque son poco frecuentes se han observado casos de neutropenia en estudios en seres humanos así como elevación de aminotransferasas.

Los efectos adversos más frecuentes son cefaleas, insomnio y molestias digestivas.

Si bien no es teratogénico para los animales, debe considerarse al lobucavir un tóxico para el aparato reproductor masculino.

Interferones

Los interferones son proteínas sintetizadas por células eucarióticas frente a diversos inductores y que a su vez causan cambios bioquímicos que conducen a un estado antiviral no selectivo en las células expuestas de la misma especie. Fueron reconocidos como potentes citoquinas asociadas con distintas acciones antivirales, inmunomoduladoras y antiproliferativas.

En la actualidad se conocen tres tipos distintos de interferones: IFN alfa, beta, gamma. Cada tipo es distinto desde el punto de vista inmunológico y posee diferentes células productoras, inductores y efectos biológicos, así como características fisicoquímicas diferentes.

Mecanismo de acción

Los interferones no son antivirales directos sino que producen proteínas efectoras en las células expuestas que contribuyen a su estado de resistencia antiviral.

De acuerdo con el tipo de virus y el tipo celular los efectos antivirales del interferón son mediados a través de la inhibición de la penetración viral o la decapsidación, la síntesis o la metilación de RNA mensajero, traducción de proteínas virales o ensamblaje viral o mezcla de varios de estos pasos.

Indicaciones

El uso clínico de interferones ha sido limitado por la falta relativa de potencia, los efectos colaterales y la disponibilidad de agentes antivirales competentes.

- El interferón alfa recombinante y natural, está aprobado en Estados Unidos para el tratamiento de la hepatitis C y B crónica, el condiloma acuminado, el sarcoma de Kaposi en pacientes con VIH y otros procesos malignos.
- El interferón beta está aprobado en casos de esclerosis en placa.
- El interferón gamma recombinante en el tratamiento de la enfermedad granulomatosa crónica.

El interferón alfa recombinante o purificado leucocitario o linfoblastoide tiene un amplio espectro antiviral, es más eficaz frente a los virus de RNA. Se ha demostrado cierta eficacia en la prevención o el tratamiento de infecciones por virus respiratorios (rinovirus, coronavirus, influenza y parainfluenza), papilomavirus, virus herpéticos, virus B y C de la hepatitis y VIH tipo 1.

Farmacocinética

Los interferones no están disponibles para la administración vía oral, debe usarse la vía intramuscular, subcutánea o intravenosa. Después de la inyección intramuscular o subcutánea del interferón alfa la absorción es excelente, el 80%.

Efectos tóxicos

Los interferones están asociados con efectos tóxicos inmediatos o de comienzo tardío asociados con la dosis.

Los efectos adversos por lo general son leves e irreversibles con dosis menores de 5 millones de UI (UM)/día. La inyección intramuscular o subcutánea del interferón en una dosis entre 1 a 2 UM o más se asocia comúnmente con un síndrome tipo influenza que incluye fiebre, escalofríos, cefaleas, mialgias, altalgias, náuseas, vómitos, y diarrea sobretodo al principio del tratamiento.

Algunos de los efectos tóxicos principales que limitan la dosis y la duración de la terapia son la supresión de la médula ósea con granulocitopenia y trombocitopenia. También puede aparecer neurotoxicidad.

Bibliografía

MANDELL GL, DOUGLAS R G, BENNET JE. *Enfermedades infecciosas. Principios y práctica.* 5ª ed. Panamericana; 36: 565-595.

HARRISON, BRAUNDWALD. *Principios de medicina interna.* 15ª ed. McGraw Hill; 1289-1297

MENSA J., GATELL J M, MARTINEZ J. A., TORRES A, VIDAL F, SERRANO R. *Infecciones en Urgencias.* 3ª ed. Antares, 2001.

PÉREZ-OLMEDA, MAYTEA; NÚÑEZ, MARINA; ROMERO, MIRIAM; GONZÁLEZ, JUAN; CASTRO, ANGELES; ARRIBAS, JOSÉ RAMÓN. Pegylated IFN-[alpha]2b plus ribavirin as therapy for chronic hepatitis C in HIV-infected patients. AIDS; 17(7): 1023-1028

RODRÍGUEZ PALOMARES, E. *Farmacología para enfermeras*" McGraw – Hill / Interamericana de México. 2007

Organización Mundial de la Salud. *El uso de medicamentos antigripales contra gripe por A* (H1N1). 2009.

Flu.gov. *Medicamentos y antivirales*. 2010.

http://www.elmundo.es/elmundosalud/documentos/2009/04/antivirales/antivirales.html

GEOSALUD (2009). *Recomendaciones provisionales actualizadas para los proveedores de asistencia medica en el área de obstetricia sobre el uso de medicamentos antivirales en el tratamiento y prevención de la influenza durante la temporada 2009- 2010.*

REINBERG, S. *Según los EE.UU. Los fármacos antivirales deben ser usados con precaución para tratar la gripe*. 2010.

ALVIS, N. DE LA HOZ, F. GÓMEZ, R.D. *Medicamentos antivirales para la epidemia de influenza: efectividad y costo- efectividad del oseltamivir.*2009.

MURRAY P, ROSENTHAL K, PFALLER M. *Fármacos antivirales y control de las infecciones.* Cap. 40. Microbiología Médica 8Ed. 2017: 399-407.

SU X, WANG Q, WEN Y, JIANG S, LU L. *Protein- and Peptide-Based Virus Inactivators: Inactivating Viruses Before Their Entry Into Cells.* Front Microbiol. 2020;11:1063. Published 2020 May 25.

AGARWAL G, GABRANI R. *Antiviral Peptides: Identification and Validation* [published online ahead of print, 2020 May 18]. Int J Pept Res Ther. 2020;1-20.

MURRAY P, ROSENTHAL K, PFALLER M. *Fármacos antivirales y control de las infecciones.* Cap. 40. Microbiología Médica 8ª Ed. 2017: 399-407.

SU X, WANG Q, WEN Y, JIANG S, LU L. *Protein- and Peptide-Based Virus Inactivators: Inactivating Viruses Before Their Entry Into Cells.* Front Microbiol. 2020;11:1063. Published 2020 May 25.

AGARWAL G, GABRANI R. *Antiviral Peptides: Identification and Validation* [published online ahead of print, 2020 May 18]. Int J Pept Res Ther. 2020;1-20.

19. Infecciones por coronavirus: SARS-CoV-2.

María del Mar Gallardo García

INTRODUCCIÓN

Desde la aparición del síndrome respiratorio agudo en 2002, y el descubrimiento de que el agente casual era uno de los miembros de la familia de los coronavirus (SARS-CoV) la comunidad científica ha estado en alerta por la posibles implicaciones que podría suponer la aparición de virus similares a este, y el riesgo de propagarse y generar verdaderos problemas de salud a nivel mundial. Las zoonosis son una amenaza para el ser humano, ya que los saltos interespecies y las recombinaciones de virus entre animales y humanos pueden ocasionar grandes epidemias al encontrarse el ser humano carente de inmunidad previa, como se pudo observar posteriormente con la aparición del virus MERS en 2012.

Con estos antecedentes, las previsiones se han cumplido, y nos hemos encontrado con una pandemia por un nuevo coronavirus (SARS-CoV-2) que ya se puede adelantar, se va a incorporar a la historia de las grandes pandemias documentadas en la humanidad. Desde la aparición de los primeros casos de neumonía no filiada en Wuhan, China, en diciembre de 2019, el número de países afectados no para de aumentar, con un crecimiento exponencial en el número de casos.

El avance en las técnicas de diagnóstico e investigación, y el conocimiento médico tan avanzado, está permitiendo enfrentarse a esta situación de una forma completamente distinta a las situaciones anteriores, aunque los resultados de una pandemia de estas dimensiones ya está ocasionando un gran número de fallecimientos, junto con las consecuencias económicas y sociales derivadas de las medidas establecidas para su contención.

CLASIFICACIÓN Y ESTRUCTURA DE CORONAVIRUS

En los años 60 se descubrieron los primeros coronavirus, se trataba de virus zoonóticos, que causaban enfermedad sólo en el animal del que eran hospedador. No fue hasta la aparición del SARS-CoV en 2002 cuando se empezaron a describir los primeros virus de la familia que infectaban a humanos. Si bien, la mayoría de los coronavirus descritos tras éste se asociaban con enfermedad leve, la irrupción en 2012 del denominado virus MERS-CoV, puso en alerta a la comunidad científica por la implicación de estos en brotes epidémicos graves.

En el año 2019, SARS-CoV-2 se ha incorporado a este grupo de virus, su similitud genética con miembros del grupo de coronavirus, especialmente con aquellos que afectan a murciélagos, ha sido el motivo por el que el Comité Internacional en la Clasificación Taxonómica de Virus (ICTV) lo ha incluido dentro del género betacoronavirus. Se ha informado que SARS-CoV-2 comparte entre un 86,9% y 89% la secuencia de nucleótidos de los genomas de dos de los coronavirus que infecta a murciélagos, bat-SL-CoVZC45 y bat-CoVZXC21. Los estudios recientes muestran una mayor similitud genética de SARS-CoV-2 con las cepas de coronavirus aisladas en murciélagos, que las conocidos que infectan a humanos, incluido el SARS-CoV.

Los coronavirus pertenecen a la familia Coronaviridae (subfamilia coronavirus), incluida dentro del orden Nidovirales. En base a criterios genómicos y antigénicos se han descrito cuatro géneros denominados: alfa, beta, gamma y deltacoronavirus. Los coronavirus que infectan al hombre, y a otros mamíferos son los incluidos en los géneros alfa y betacoronavirus, mientras que los gamma y deltacoronavirus infectan a aves. En la tabla 1 se detalla la clasificación taxonómica de la familia Coronaviridae.

Hasta la aparición del nuevo SARS-CoV-2 se habían descrito:

- Años 60: HCoV-OC43 y -229E (endémicos).
- 2004: HCoV-NL63 (endémico).
- 2005: HCoV-HKU1(endémico).

- 2003: SARS-CoV (epidémico, síndrome respiratorio agudo severo).
- 2012: MERS-CoV (epidémico, síndrome respiratorio del Medio Oriente).

	Género	Especie	Especie a la que infectan
Orden Nidovirales	Alfacoronavirus (α-CoV)	HCoV-229E (humano) HCoV-NL63 (humano)	Humano
Familia Coronaviridae		FeCoV (felinos) PRCoV (porcino) CCoV (canino)	Animales mamíferos
Subfamilia Orthocoronavirinae	Betacoronavirus (β-CoV)	BCoV (murciélagos) HEV(virus de la encefalitis porcino) MHV (murino)	Mamíferos
		HCoV-OC43 HCoV-HKU1 SARS-CoV (severa acute respiratory syndrome) MERS-CoV (Middle eastern respiratory síndrome) SARS-CoV-2	Humano
	Gammacoronavirus (γ-CoV)	IBV (aves) TCoV (Turkey coronavirus)	Aviar
	Deltacoronavirus (δ-CoV)		Aviar

Clasificación taxonómica de los miembros más representativos de la familia Coronaviridae.

Estructuralmente, los virus de la familia Coronaviridae se caracterizan por ser un grupo de ARN virus de cadena positiva (27 a 32 kb) y envueltos, de forma esférica, elíptica y pleomórfica con un tamaño aproximado de 125 nm de diámetro. Al microscopio electrónico se visualiza la característica proteína de superficie S (spike) cuyo aspecto de corona a dado el nombre a esta familia.

El genoma del coronavirus codifica de cuatro a cinco proteínas estructurales: espiga (spike, S), de membrana (M), envoltura (E), nucleocápside (N) y las proteína hemaglutinina-esterasa (HE), esta última presente solo en los β-coronavirus (HCoV-OC43 y HCoV-HKU1).

La proteína S (150kb) está altamente glicosilada, se trata de una proteína de fusión de clase I que facilita la unión a su receptor. Los estudios sugieren que la alta contagiosidad que presentan SARS-CoV-2, respecto a otros miembros de la familia puede deberse a la particular estructura de esta proteína. La interacción entre la proteína S y el receptor es la responsable de la especificidad de especie a la que infectan y el tropismo que presentan frente a los tejidos de este. SARS-CoV y SARS-CoV-2 utilizan el receptor 2 de ACE (enzima convertidora de la angiotensina).

- *Proteína M (25-30kDa)* se encuentra de forma muy abundante en el virión, tiene tres dominios transmembrana, y es la responsable de mantener la estructura de la nucleocápside.
- *Proteína E* es una proteína transmembrana que parece tener actividad como canal iónico, función relacionada con la patogenia de SARS–CoV y probablemente con SARS-CoV-2, junto a esta función, su papel en el ensamblaje y liberación del virus parece crucial. Aunque las funciones de esta proteína aún no son del todo conocidas.
- *Proteína N* se incluye en la nucleocápside, está altamente fosforilada, lo que incrementa su unión al ARN viral. Esta proteína interviene en el empaquetamiento del genoma viral y formación de las partícula víricas.

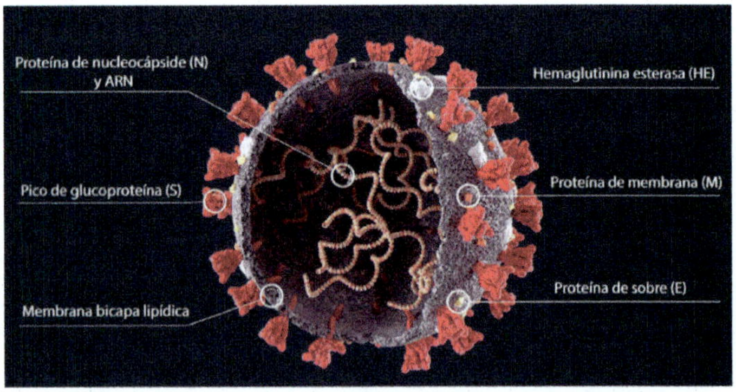

Representación gráfica de SARS-CoV-2 con sus principales componentes.

EPIDEMIOLOGÍA, EVOLUCIÓN DE LA PANDEMIA

Los virus ARN se caracterizan por ser causa frecuente de brotes, probablemente su genoma de tamaño pequeño y la frecuencia de errores que se producen en su replicación viral producen una alta variabilidad y diversidad genómica, y fácil adaptación a otros huéspedes. En coronavirus esa diversidad genética está ya demostrada, por lo que se conoce que son un grupo especialmente implicado en el desarrollo de brotes.

La infección por coronavirus son zoonosis trasmitidas al hombre, en concreto los estudios en SARS-CoV-2 hacen sospechar de un virus que infecta a murciélagos como origen de este virus por su cercanía genética, aunque se piensa, como sucedió en los brotes epidémicos anteriores, que pueda existir un hospedador intermedio que ha facilitado el paso al ser humano. Los estudios sugieren que la transmisión del virus se podría haber producido, de murciélagos a pangolinos y de ahí al ser humano.

Los primeros casos de SARS-CoV-2 se asocian a un mercado de animales silvestres en la ciudad de Wuhan (China). Es posible que durante varias semanas este virus pasara desapercibido en una ciudad de 11 millones de habitantes y al inicio de la temporada estacional de gripe, hasta que se dio la voz de alerta por el aumento de casos graves de neumonía en varios pacientes y se logró aislar al virus. El salto ocasional de un virus animal al hombre (spillover) es habitual entre los coronavirus. Está demostrado que SARS-CoV-2 se transmite de forma eficiente de persona a persona, habiéndose identificado agrupaciones de casos intrafamiliares, y transmisión a personal sanitario, uno de los sectores más golpeados en esta pandemia.

La denominación común del virus así como de la enfermedad que produce ha sido decidida por la OMS, nombrándolo COVID-19, en referencia a Co (corona) Vi (virus) D (disease), mientras que el grupo de expertos del ICTV Coronaviridae incorpora a este nuevo virus a la clasificación taxonómica denominándolo SARS-CoV-2.

Antecedentes del SARS-CoV-2

Virus endémicos

HCoV-NL3 y HCoV HKU1 se describieron en 2004 y 2005, respectivamente, y junto con HCoV-229E y HCoV-OC43 son patógenos establecidos en el ser humano, y se estima que son los responsables de hasta un 35% de las infecciones respiratorias de vías altas, aunque suelen aparecer en formas de brotes epidémicos, se les considera virus endémicos.

El HCoV-OC43 es el mas prevalente y se detecta sobre todo en menores de 5 años. Se identifica frecuentemente en confección con otros virus respiratorios, lo que dificulta en muchos casos su verdadero papel. Además se han descrito cuadros más graves, especialmente en pacientes pediátricos y en inmunodeprimidos donde el cuadro respiratorio evoluciona a procesos de mayor gravedad que requieren de hospitalización.

Virus epidémicos

SARS-CoV

SARS-CoV se describió en 2003 una epidemia única en Guangdong (China), como agente causal del Síndrome Respiratorio Agudo, que causó más de 774 fallecidos y 8.098 casos identificados. Entre un 20-30% precisó de ventilación mecánica y la letalidad global fue del 9%. Las complicaciones se dieron especialmente en pacientes con comorbilidades, así en personas mayores de 60 años la mortalidad fue del 50%. No solo se contabilizaron severas consecuencias para la población a nivel sanitario, sino que la cuantificación a nivel económico establece costes de hasta 40 billones de dólares, especialmente en los países más golpeados, el sudeste asiático y Toronto (Canadá). El brote afectó finalmente a más de 24 países.

Los estudios genéticos han demostrado la relación del virus SARS con los virus que infectaban a murciélagos, con una proximidad genética mayor que la que tenían con los virus descritos hasta la fecha en humanos.

La transmisión del virus se producía solo por contacto directo entre personas infectadas, el virus utiliza el receptor ACE2, infectando células pulmonares, y células del sistema inmune, células dendríticas y macrófagos. En la ilustración 2 se puede ver una ilustración en tres dimensiones del receptor humano, punto de unión con el virus. Como consecuencia de la unión se produce una respuesta inflamatoria mediada por un aumento en la liberación de citoquinas proinflamatorias. Afortunadamente, el brote se pudo contener de forma eficiente, se cree que el alto grado de contacto requerido para su transmisión hizo muy difícil su dispersión, y en junio de 2003 se controló, apareciendo desde ese momento solo algunos casos esporádicos.

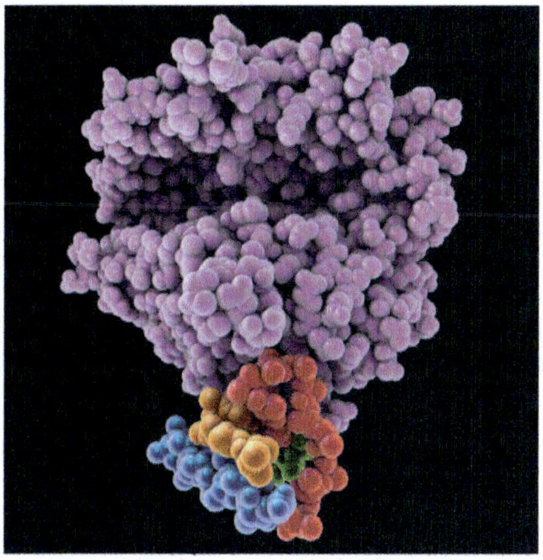

Ilustración en 3D de receptor ACE2.

MERS

El siguiente brote descrito se produjo unos diez años después, en 2012, cuando se notificó en Arabia Saudí una enfermedad respiratoria severa ocasionada por un virus hasta la fecha desconocido, y que se denominó virus MERS. Inicialmente afectó a este país, aunque posteriormente se extendió por países limítrofes. La estimación de casos de la Organización Mundial de la Salud indica que este virus afectó a 2519 personas, de las que 866 fallecieron, con que indica una mortalidad de hasta el 35% de los casos. Genéticamente este nuevo virus se relacionó con dos coronavirus que infectan a murciélagos, HKU4 y HKU5, por lo que se considera éste su origen. Además se aisló en dromedarios cepas de MERS, por lo que se considera que este animal actuó como hospedador intermedio.

En la actualidad este virus sigue ocasionando brotes epidémicos, aunque afortunadamente no se extienden con facilidad, en febrero de 2019 se notificaron a la OMS 52 casos acontecidos en Arabia Saudí, con 17 casos mortales, está comprobado que se produce contacto entre las personas, aunque esta transmisión es discontinua, siendo la mayoría de los infectados personas que estaban en contacto directo o indirecto con dromedarios.

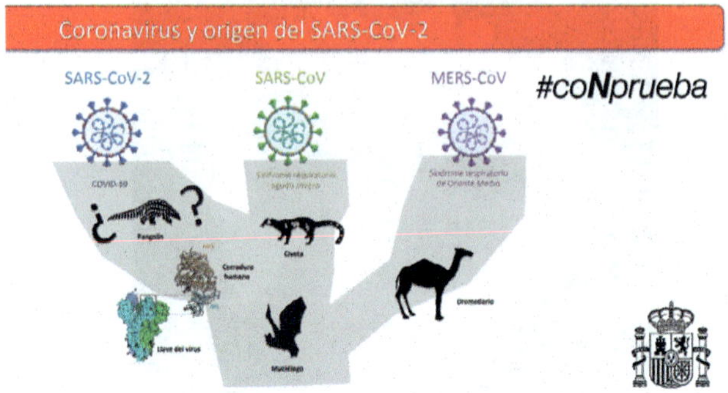

Origen del SARS-CoV-2 y principales coronavirus epidémicos, imagen del ISCIII

SARS-CoV-2

El más reciente coronavirus causante de epidemias es SARS-CoV-2, desde el inicio, su origen se ha relacionado con el mercado de animales vivos de Wuhan. Cuando se comparan los genomas de los coronavirus, el más próximo al SARS-CoV-2 es el aislado en un murciélago en Wuhan en 2013, el genoma RaTG13 de Rhinolophus afines tiene una homologa del 96% con SARS-CoV-2. En otros estudio se han analizado muestras de pangolines (Manis javanica) que llegaron a China por contrabando entre 2017 y 2018, y se ha descrito un grado de similitud de entre el 85% y el 92%. Aunque el virus del murciélago sigue teniendo una homología a nivel de genoma mayor, la similitud entre SARS-CoV-2 y los coronavirus del pangolín era especialmente alta en el dominio RBD de la glicoproteína S, incluidos los seis aminoácidos característica de esa zona en SARS-CoV-2. Esto refuerza la idea de que la optimización de la proteína S para unirse al receptor ACE2 humano es fruto de la selección natural y no de ingeniería genética o de pases sucesivos del virus en un laboratorio.

Otra posibilidad es que el SARS-CoV-2 haya adquirido esas características mientras se transmitía de forma indetectable entre humanos. Todos los genomas de SARS-CoV-2 secuenciados hasta ahora demuestran que tienen un origen clonal a partir de un ancestro común en Wuhan, muy probablemente a principios de noviembre de 2019. La presencia en los pangolines del mismo dominio RBD en la proteína S sugiere que esa característica ya estaba en el virus ante de su salto al humano. Se ha demostrado que la afinidad de RBD por ACE2 es entre 10 y 20 veces mayor que en el caso de SARS-CoV.

El seguimiento en la trasmisión de este virus, a diferencia de los brotes anteriores, se está realizando de forma muy rigurosa y específica gracias a los grandes avances en el diagnóstico microbiológico y epidemiológico. Una de las novedades ha sido la secuenciación genómica en tiempo record del material genético del virus, lo que ha permitido desarrollar diferentes técnicas moleculares de diagnóstico en cuestión de pocas semanas, así como el uso de la secuenciación genómica para identificar clones y estudiar epidemiológicamente la transmisibilidad y difusión del virus prácticamente por todos los países del mundo. La colaboración entre sanitarios y científicos a tiempo real y la difusión de información a través de revistas científicas y otros medios está facilitando avanzar en el conocimiento del virus y su patogenia de forma rápida.

Entre las plataformas que más están aportando información por su carácter colaborativo se encuentra la plataforma GISAUD (www.gisaud.org) una iniciativa que comenzó en 2006, cuando ante los brotes ocasionados por la gripe aviar se detectaron deficiencias para la accesibilidad a la información de los diferentes grupos de investigadores. Esta plataforma promueve el intercambio rápido, abierto y de forma gratuita de toda la información recabada por las aportaciones de investigadores, esto incluye la secuencia genética y datos clínicos y epidemiológicos relacionados con casos de SARS-CoV-2. Desde el comienzo del brote, y en tan solo unas semanas de duración, esta plataforma ha incorporado más de 30.000 secuencias genómicas virales de SARS-CoV-2. La tecnología de secuenciación ha evolucionado en los últimos años de tal manera que es accesible para muchos laboratorios, los datos se están obteniendo a una velocidad sin precedentes y desde laboratorios de todo el mundo. Si inicialmente estos datos se emplearon para diseñar pruebas de diagnóstico, actualmente nos permiten rastrear el brote e identificar posibles opciones de intervención.

En su página se puede acceder de forma interactiva a la cronología de la pandemia, observando cómo las distintas cepas se han ido distribuyendo por el mundo, así como, incorporando nuevas mutaciones, desde la cepa original aislada en Wuhan.

Secuencia de acontecimientos en la pandemia por SARS-COV-2

- 31 diciembre 2019: La Comisión Municipal de Salud de Wuhan notifica a la oficina de la OMS en China de varios casos de neumonía de etiología desconocida detectados en la ciudad de Wuhan, provincia de Hubei (China).

- 1 enero 2020: China decide el cierre del mercado municipal de animales en Wuhan para su saneamiento y desinfección ambiental, al observar que algunos de los pacientes eran comerciantes o vendedores que trabajaban en este mercado. La OMS solicita a las autoridades sanitarias locales que facilite toda la información para evaluar el riesgo.
- 5 enero de 2020: Comunicado oficial de la OMS que informa de la detección del brote. Se notifica que hay 44 pacientes con neumonía de etiología desconocida, 11 de ellos están gravemente enfermos, mientras que los 33 restantes se encuentran en situación estable.
- 7 enero de 2020: Las autoridades chinas identificaron como agente casual del brote a un nuevo virus de la familia Coronaviridae.
- 10 enero 2020: Se obtiene la secuencia genética del virus, y la OMS publica un conjunto de orientaciones técnicas con recomendaciones a los países sobre cómo gestionar la posibilidad de que aparezcan nuevos casos, tomando como base la experiencia que se tenía con SARS y MERS.
- 12 enero 2020: China hace pública la secuencia genética del virus.
- 13 enero de 2020: Confirmación oficial de un caso fuera de China, en Tailandia.
- 20-22 de enero de 2020: Experto de la OMS analizan la situación in situ y el 22 de enero emiten un comunicado en el que se afirma que se ha demostrado la trasmisión entre seres humanos.
- 23-25 de enero de 2020: Se inician las medidas de contención y confinamiento en China.
- 30 enero de 2020: La OMS declara que el brote constituye una emergencia de salud pública de importancia internacional (ESPII). En este informe se señala la existencia de un total de 7818 casos confirmados en todo el mundo, la mayoría en China y 82 en otros 18 países. Es la sexta vez desde el año 2005 que entro en vigor el nuevo reglamento de la OMS, que se declara una ESPII.
- 31 enero de 2020: En España el Ministerio de Sanidad establece protocolo de aislamiento de ciudadanos procedentes de Wuhan, siguiendo recomendaciones de la OMS. Primer paciente registrado en España con COVID-19, es

un paciente procedente de Alemania, donde estuvo en contacto con un infectado, y que ha viajado a La Gomera.

- 26 febrero de 2020: Primer caso de contagio autóctono en España.
- 11 marzo de 2020: Declaración por parte del Director General de la OMS de la situación de pandemia al notificarse en este momento más de 118.000 casos en 114 países.

Evolución de la pandemia, principales indicadores epidemiológicos.

Son muchas las herramientas epidemiológicas que se emplean para detectar, evaluar y generar decisiones en el contexto de una pandemia, así organizaciones como la OMS, el Ministerio de Sanidad o la Universidad Johns Hopkins, entre otras, han ido publicando día a día la evolución de casos y otros índices que nos permiten conocer en qué países se empieza a controlar la diseminación de casos, así como los nuevos países que se están viendo afectados.

El análisis de lo sucedido en primer lugar en China, ya nos indica que el comportamiento de este virus era similar al que tenía SARS-CoV. Todos los estudios apuntan a que una vez iniciado el brote en Wuhan, la fuente principal de infección son los pacientes con SARS-CoV-2, que infectan fundamentalmente por vía aérea, por contacto estrecho a través de las secreciones orales, especialmente si se forman aerosoles.

Se considera que los pacientes con patología más severa contagian más que los que tienen una sintomatología más leve, y números estudios estiman que la trasmisión, medida a través del R0 (número reproductivo básico), es decir, la forma de valorar a cuantas personas infecta una persona con el virus, está entre 2-4, aunque se han detectado algunos brotes originados por un único infectado, que trasmite el virus por encima de lo normal, los denominados supercontagiadores, en donde, el R0 está por encima de 10. En cualquier caso, es evidente que el número reproductivo básico está por encima del de SARS-CoV, lo que justifica la gran capacidad para extenderse a nivel mundial de SARS-CoV-2.

En cuanto a otras vías de transmisión, los estudios actuales muestran que no hay evidencia de transmisión intrauterina o trasplacentaria, aunque son estudios preliminares que además incluyen solo a pocos casos. Por otro lado, se ha demostrado la viabilidad del virus en superficies en periodos que van desde 4 horas a incluso tres días, en función del inóculo y del tipo de material. Se ha sugerido que la trasmisión por contacto a partir de superficies contaminadas puede ser alta, y se sospecha que podría haber sido una de las causas de la alta tasa de contagios entre personal sanitario.

Según los datos aportados por la Universidad Johns Hopkins, España, a fecha 22 de junio de 2020, con 246.272 casos ocupa el séptimo lugar a nivel mundial en número de casos, por detrás de EEUU, Brasil, Rusia, India, Reino Unido y Perú. A nivel mundial se han confirmado, según los criterios definidos por el CDC, 8.986.016 casos. Las estadísticas actuales probablemente reflejan un sesgo hacia los casos más graves, ya que son estos los que con mayor probabilidad han entrado en contacto con el sistema sanitario. Aunque en las últimas semanas son numerosos los países que están realizando estudios de seroprevalencia en la población general, en concreto en España se ha realizado un Estudio Nacional Epidemiológico (ENE-Covid19) que en una primera fase ha detectado una seroprevalencia a nivel nacional en torno al 5%.

Si inicialmente las zonas más afectadas, tras la constatación de la pandemia, se centraron en Europa, a partir del mes de abril y mayo se ha ampliado el número de países afectados, siendo además los que presentan más casos los del continente americano. La tendencia parece mostrar una expansión y afectación global, con la aparición ya de pequeños rebrotes en países como China, Alemania e Irán.

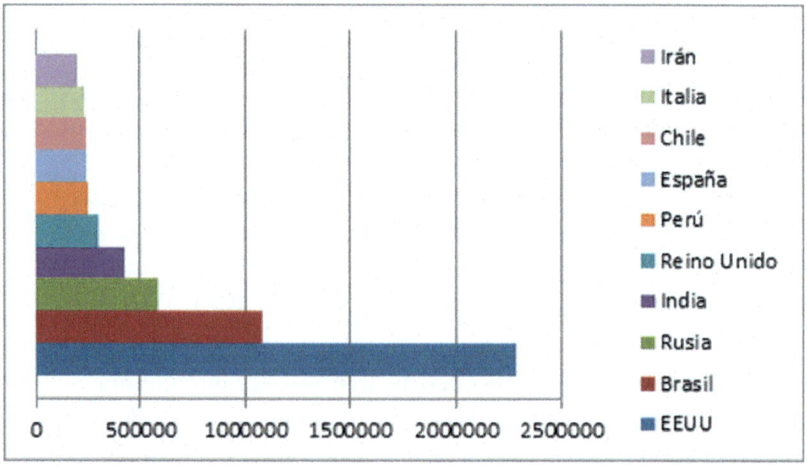

Representación gráfica de números de casos totales de infección por SARS-CoV-2.

A nivel nacional, el Ministerio de Sanidad junto con el Instituto de Salud Carlos III (ISCIII) presenta la evolución de casos en nuestro país, representada en la ilustración 6 a través de la *Tasa de Crecimiento.*

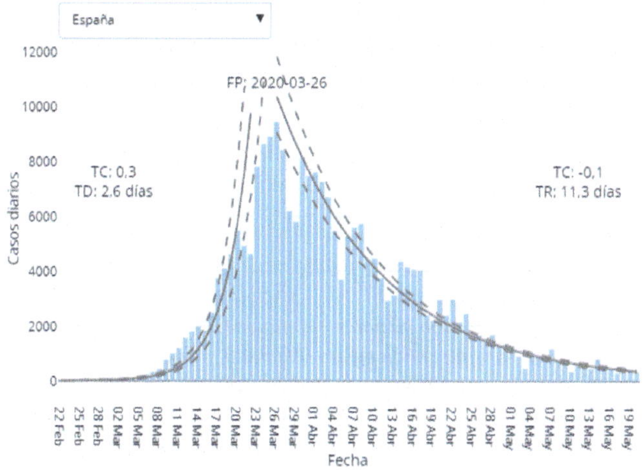

Tasa de crecimiento en España. Curva de crecimiento de la pandemia. TC tasa de crecimiento TD tasa de duplicación FP fecha pico TR tasa de reducción a la mitad. Estimaciones realizadas con los datos agregados notificados por las CCAA al Ministerio de Sanidad.

En: https://cnecovid.isciii.es/covid19/#declaraci%C3%B3n-agregada

En ella se puede observar como el pico de casos se produjo en los últimos días del mes de marzo, aunque la evolución por Comunidades Autónomas ha sido variada, concentrándose la mayoría de casos en poblaciones como Madrid y Barcelona. En la ilustración 6 se puede observar la evolución del número reproductivo básico (R0) en España, desde la aparición de los primeros casos a 24 de mayo. Uno de los criterios establecidos por los epidemiólogos es que el valor umbral de 1 puede indicar cuándo puede ocurrir un brote o por el contrario, cuando al alcanzar valores menores a este umbral, se puede considerar que las medidas establecidas pueden haber funcionado eficientemente. Con fecha 1 de abril, la media nacional de R0 había alcanzado valores menores de 1, aunque al analizar por comunidades autónomas, este índice era variable. Los datos han sido presentados por el ISCIII. En el caso concreto de la pandemia por SARS-CoV-2 se ha seguido la evolución de R0 para establecer las medidas de distanciamiento social, así como para decidir el momento para ir reduciendo estas.

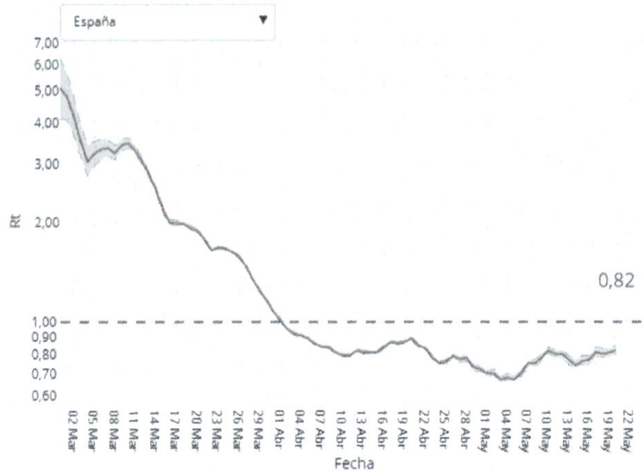

El número de reproducción básico instantáneo (Rt) es el número promedio de casos secundarios que cada sujeto infectado puede llegar a infectar en una etapa de tiempo (t). Estimaciones realizadas con los datos acumulados notificados por las CCAA al Ministerio de Sanidad.

En: https://cnecovid.isciii.es/covid19/#declaraci%C3%B3n-agregada

En cuanto al números de fallecidos, la tasa de mortalidad es variable en función de los países, hecho probablemente asociado a los diferentes criterios establecidos por las administraciones sanitarias para incluir casos de fallecidos por COVID19, junto con las características demográficas, las diferencias en el número de personas evaluadas, o las características de los sistemas de salud de cada país.

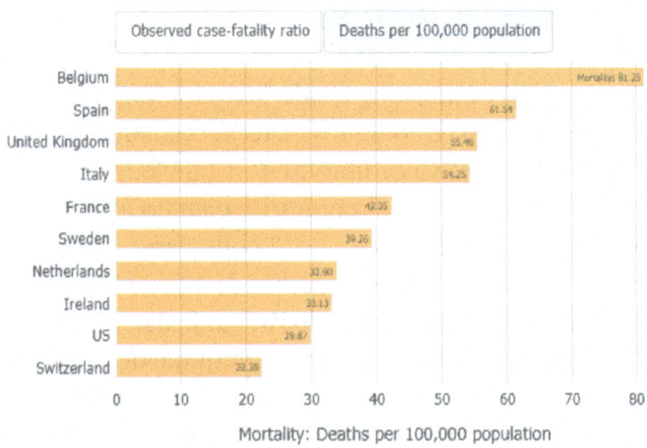

Relación de los diez países con mayor mortalidad por cada 100.000 habitantes. Gráfica tomada de los recursos facilitados por la Universidad Johns Hopkins, en: https://coronavirus.jhu.edu/data/mortality

Según los datos recogidos por la Universidad Johns Hopkins, y a fecha 24 de mayo, los países más afectados en cuanto al número de fallecidos por cada 100.000 habitantes son los que se muestran en la ilustración 8, ocupando España la posición segunda.

Los datos globales presentados por la Universidad John Hopkins a fecha 22 de junio son que COVID 19 ha sido causa de fallecimiento de un total de 468.907 personas, siendo EEUU el primer país en número de fallecimientos con más de 100.000, mientras que España ocupa el sexto puesto con 28.323 fallecidos. Los criterios de inclusión de caso fallecido por COVID 19 implican necesariamente que al fallecido se le haya realizado la prueba de diagnóstico PCR, por lo que numerosos organismos estiman que el número real de fallecidos sea superior. Con los datos de mortalidad incrementada en el periodo de alarma en nuestro país, parece que el número de fallecidos comparado con el mismo periodo de años anteriores ha sido de alrededor de 45.000.

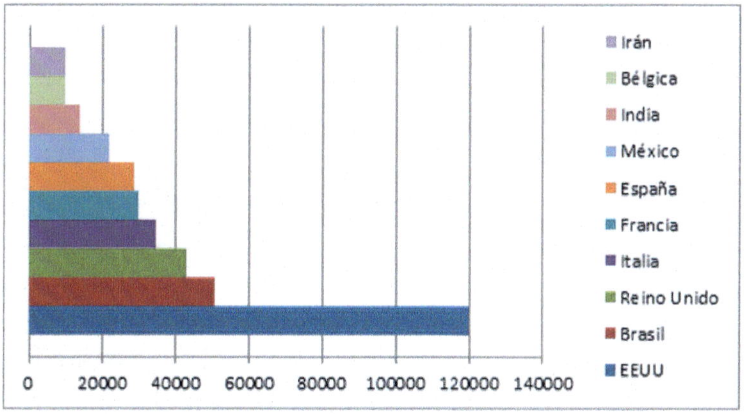

Representación gráfica del número de fallecidos por COVID-19

PATOGENIA

Una de las zonas del genoma más interesantes es la que codifica para la proteína S, porque es la más variable y porque su función es esencial para la entrada en la célula. La proteína S del virus, conformada por subunidades S1 y S2, es la responsable de la fusión entre el virus y la membrana celular del hospedador. En concreto la subunidad S1 se fija al receptor ACE2, receptor de la enzima convertidora de la angiotensina, del mismo modo que ocurría con SARS-CoV. Este receptor se expresa en numerosos tejidos, aunque especialmente en pulmón, corazón, riñón e intestino.

Una vez unida, la subunidad S2 se escinde y es activada por una proteasa transmembrana (TMPRSS2), quedando fusionada la membrana viral y liberado su genoma al citoplasma de la célula del huésped. En este momento la maquinaria del huésped pasa a ser utilizada por el virus para generar poliproteínas y proteasas virales esenciales. La formación de un complejo de replicación junto con la ARN polimerasa dependiente de ARN se emplea para generar ARNm necesario para la síntesis de proteínas estructurales y accesorias, que tras pasar por el retículo endoplasmático al aparato de Golgi, se ensamblan en los nuevos viriones, que por exocitosis se liberan de la célula huésped y siguen infectando. Se completa así el ciclo reproductivo del virus.

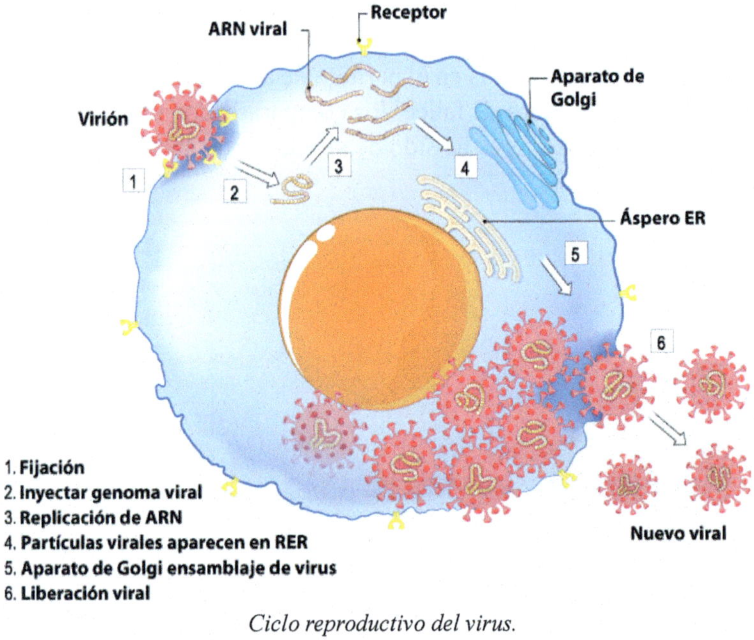

Ciclo reproductivo del virus.

MANIFESTACIONES CLÍNICAS

Se han descrito un amplio rango de manifestaciones en los pacientes infectados por SARS-CoV-2, desde casos leves o moderados, hasta los más severos con desarrollo de enfermedad fulminante. Los estudios señalan que el periodo de incubación se encuentra en el rango de 2-14 días, con una media de 5 días.

Los principales síntomas descritos son fiebre, tos y dificultad para respirar. Sin embargo algunos pacientes pueden presentar dolores, congestión nasal, rinorrea, dolor de garganta o diarrea. Estos síntomas sueles ser leves y presentarse de forma gradual.

Los diversos estudios indican que en torno al 80% de los casos, la sintomatología de los pacientes es leve, un 13% severo y alrededor del 5% crítico, aunque la distribución de esta evolución depende más del rango de edad y de la presencia de comorbilidades. En la tabla 2 se muestran los resultados de un metaanálisis realizado en febrero de 2020 que analiza siete estudios que incluyen en total a 1.576 pacientes infectados, de este trabajo se extraen las manifestaciones más frecuentes, siéndola principal la fiebre, y la presencia de comorbilidades, que en el 21.1% de los casos era HTA. El estudio señala también que la evolución severa se produjo en pacientes con comorbilidades respecto de los que evolucionaron de forma leve.

Enfermedades como la hipertensión, diabetes y enfermedad cardiorrespiratoria se han asociado a la patogénesis de COVID 19, estas enfermedades crónicas suelen asociarse a los trastornos de tipo infeccioso, debido al estado proinflamatorio y a la atenuación de la respuesta inmune innata.

Principales manifestaciones clínicas	Fiebre	91.3%
	Tos	67.7%
	Fatiga	51.0%
	Disnea	30.4%
	HTA	21.1%
Comorbilidades	DM	9.7%
	Enfermedad cardiovascular	8.4%
	Enfermedad respiratoria	1.5%

Manifestaciones clínicas y comorbilidades en COVID 19.

El factor edad también ha sido ampliamente estudiado, la asociación de mayor edad a evolución más grave ha sido clara en la mayoría de los trabajos publicados, así en el estudio presentado por Zhanng Y. sobre 72.314 pacientes, la tasa de letalidad global es de 2,3%, aunque al analizar por grupos de edad, en mayores de 80 años ésta asciende al 14,8%. Otros trabajos elevan la letalidad a cifras de entre 11-15%.

Aunque inicialmente se asoció la infección al desarrollo de patología respiratoria, la evolución de la pandemia ha puesto de manifiesto que determinados casos de pacientes evolucionan de forma severa con clara alteración inmunológica. Hay evidencia que indica que pacientes con COVID-19 presentan una respuesta inmunológica alterada con la denominada tormenta de citoquinas, o también llamado síndrome de liberación de citoquinas. El paciente infectado genera una respuesta inflamatoria sistémica no controlada con liberación de grandes cantidades de citoquinas pro-inflamatorias, destacando Il-1b, IL6, IL-10, IL-12, interferón y quimioquinas (CCl2, CCL3, CCL5, CXCL8, etc). Esta respuesta exacerbada causa el síndrome de distrés respiratorio y fallo orgánico múltiple con evolución a muerte en un porcentaje alto de los infectados.

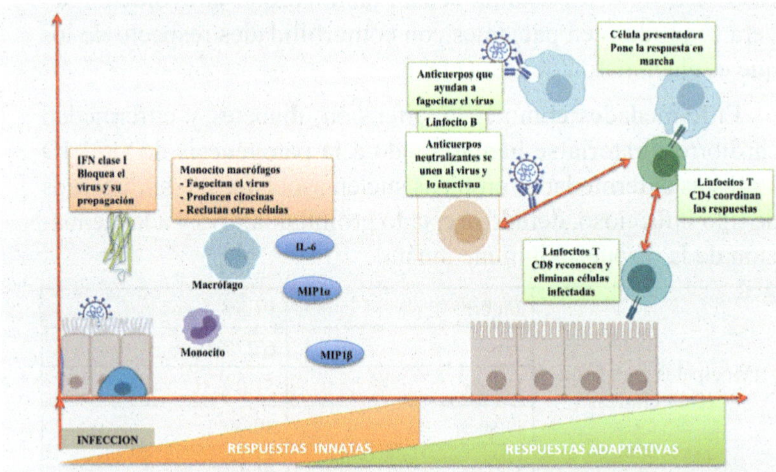

Respuesta innata y adaptativa tras la infección

Esta información proviene del trabajo del Grupo de Análisis Científico del Coronavirus, creado por el ISCIII para dar respuesta científica a algunas de las cuestiones más relevantes en el estudio del coronavirus SARS-CoV-2 y de la enfermedad COVID-19.

Esta respuesta ya está siendo utilizada por la comunidad científica para por un lado detectar aquellos casos que se presupone van a evolucionar de forma más tórpida. La presencia de determinados biomarcadores como IL6, IL-2R, Il-10 y TNT-alpha, junto con linfopenia, niveles altos de ferritina y dímero D, se correlaciona con la gravedad de la enfermedad. Por otro lado, el abordaje terapéutico se ha ampliado, y no solo se trata de minimizar la replicación viral o impedir la entrada del virus a nivel celular, sino que una vez generada esta respuesta proinflamatoria, se requiere de tratamiento con fármacos inmunomoduladores que minimicen esta respuesta.

DIAGNÓSTICO CLÍNICO

El diagnóstico clínico, junto con los resultados del análisis de las muestras a nivel microbiológico son esenciales para proceder lo antes posible a identificar , tratar y aislar al paciente lo antes posible.

La vigilancia permanente del estado pulmonar mediante pruebas de imagen, la medición del índice de oxigenación y el control de los niveles de citoquinas son medidas de gran utilidad para identificar a aquellos pacientes que pueden evolucionar a un estado grave o crítico. El positivo en la prueba de detección del ácido nucléico de SARS-CoV-2 es el método de referencia para el diagnóstico de COVID-19. Sin embargo, ante la posibilidad de que pudiese producirse un falso negativo en la detección por PCR, los casos cuyas características coincidan con las de coronavirus tras realizar el TAC, pueden considerarse positivos a la espera de confirmación en muestras sucesivas.

Los criterios de diagnóstico son los establecidos en los Protocolos de diagnóstico y tratamiento del COVID-19. Un caso confirmado tiene que fundamentarse en antecedentes epidemiológicos (entre ellos, la propagación a través de grupos sociales o geográficos), síntomas clínicos (fiebre y síntomas respiratorios), pruebas de imagen de los pulmones y resultados de la prueba de PCR para SARS-CoV-2 y los anticuerpos específicos en el suero sanguíneo.

Según estos resultados se clasifica a los afectados por COVID-19 según se refleja en la siguiente tabla (tabla 3).

Casos	Características clínicas
Leve	Sintomatología leve, sin indicios de neumonía en la prueba de imagen.
Moderado	Presenta síntomas como fiebre, o sintomatología respiratoria. Indicios de neumonía apreciables en prueba de imagen.
Grave	Presencia en adulto de al menos uno de los siguientes indicios: - Frecuencia respiratoria 30 respiraciones/min - Saturación de oxígeno 93%en estado de reposo - Presión parcial arterial de oxígeno (PaO2)/concentración de oxígeno (FiO2) 300 mmHg

Crítico	Presencia en adulto de al menos uno de los siguientes *indicios:* - Fallo respiratorio que haga necesaria la utilización de dispositivo de ventilación mecánica - Shock - Insuficiencia orgánica que implique ingreso en UCI Estos casos *se subdividen en:* - *Fase temprana:* 100 mmHg < índice de oxigenación 150 mmHg; distensibilidad de sistema respiratorio 30 ml/cmH2O; sin insuficiencia en ningún órgano, salvo pulmones. El paciente tiene muchas posibilidades de recuperarse con un tratamiento de apoyo adecuado, anticitoquinas y antivíricos activos. - *Fase intermedia:* 60 mmHg < índice de oxigenación 100 mmHg; 30 ml/cmH2O > distensibilidad del sistema respiratorio 15 ml/cmH2O; se puede complicar por cualquier anomalía grave o leve en otro órgano. - *Fase tardía:* índice de oxigenación 60 mmHg; distensibilidad del sistema respiratorio < 15 ml/cmH2O; consolidación difusa en ambos pulmones que requiere el uso de la técnica de oxigenación por membrana extracorpórea (ECMO); o insuficiencia de otros órganos vitales. El riesgo de mortalidad es elevado.

Clasificación clínica de pacientes con infección por SARS-CoV-2

La valoración de los pacientes con sospecha de COVID-19 se realizará en los distintos niveles de atención sanitaria, siendo la Atención Primaria en la mayoría de los casos la puerta principal de entrada de casos.

Criterios de valoración desde la Atención Primaria

Los signos y síntomas pueden ser muy inespecíficos, apareciendo con mayor frecuencia: fiebre, tos (productiva o no), disnea, malestar general, mialgia; raramente se puede apreciar: dolor de garganta, congestión nasal, cefalea, náuseas o diarrea (tabla 4).

La *valoración de los signos y síntomas clínicos*, debe incluir:

- Saturación O2 < 95%, respirando aire ambiental (salvo EPOC ya conocida)
- Disnea u otros signos de compromiso respiratorio (cianosis, uso de musculatura accesoria, habla entrecortada)
- Taquipnea: frecuencia respiratoria > 20 rpm.
- Frecuencia cardíaca ≥ 125 lpm.
- Signos de confusión o desorientación.
- Dolor costal pleurítico.
- Vómitos incoercibles o diarrea abundante o número importante de deposiciones (≥ 10 al día).

Criterios clínicos de derivación hospitalaria	Factores de riesgo
Frecuencia respiratoria ≥ 30 rpm	Edad > 60 años con ≥ 1 comorbilidades: - HTA - DM - Enfermedad cardiovascular crónica (cardiopatía isquémica, insuficiencia cardíaca, fibrilación auricular) - Ictus - Enfermedad pulmonar crónica (EPOC, bronquiectasias, fibrosis pulmonar, asma) - Hepatopatía crónica (cirrosis hepática) - ERC (filtrado glomerular estadios 3-5) - Tumor maligno sólido o neoplasia hematológica activa - Inmunosupresión (incluida la farmacología con esteroides a dosis inmunosupresoras o con agentes biológicos)
Saturación basal de O2 < 92%	
Frecuencia cardíaca ≥ 125 lpm	
Hipotensión (PAS < 90 mmHg o PAD < 60 mmHg)	
Disnea intensa (mínimo esfuerzos o reposo)	
Signos de compromiso respiratorio (cianosis, uso de musculatoria accesoria)	
Hemoptisis	
Alteración del estado de alerta: letargia, desorientación, confusión aguda.	
Incapacidad para la ingesta oral por vómitos incoercibles o número importante de deposiciones (≥ 10 al día) que hagan prever deshidratación o alteraciones hidroelectrolíticas.	
Importante afectación del estado general	
Elevada sospecha clínica de neumonía que requiera de realización de radiografía (empeoramiento disnea, persistencia de fiebre > 7 días, frecuencia respiratoria > 22 rpm, modificación y alteración a la auscultación.	Embarazo

Valoración desde la atención primaria.

Criterios de valoración desde la atención hospitalaria

La valoración inicial desde la atención especializada ira orientada a identificar aquellos casos de enfermedad no complicada o con sintomatología leve que pueden derivarse a aislamiento domiciliario, respecto de aquellos con manifestaciones graves que requieran de ingreso hospitalario, con especial atención de los pacientes en los que se pueda sospechar a evolución de mayor gravedad.

Entre los criterios publicados por el Ministerio de Sanidad en su documento de valoración en la atención hospitalaria, se evaluará el nivel de gravedad de las infecciones respiratorias, recogidas en la tabla 5 a continuación.

Nivel de gravedad	Descripción
Enfermedad no complicada	Cursa con síntomas locales en vías respiratorias altas y puede cursar con síntomas inespecíficos como fiebre, dolor muscular o síntomas atípicos en ancianos.
Neumonía leve	Confirmada con radiografía de tórax y sin signos de gravedad. SaO2 aire ambiente > 90%. CURB&%≤ 1

Neumonía grave	Fallo de ≥ 1 órgano o SaO2 aire ambiente < 90% o frecuencia respiratoria de ≥ 30.
Distrés respiratorio	Hallazgos clínicos, radiográficos infiltrados bilaterales + déficit de oxigenación: - Leve: 200 mmHg < PaO2/FiO2 ≤ 300 - Moderado:100 mmHg < PaO2/FiO2 ≤ 200 - Grave: PaO2/FiO2 ≤ 100 mmHg - Si PaO2 no disponible, SaO2/FiO2 ≤ 315
Sepsis	Definida como disfunción orgánica y que puede ser identificada como un cambio agudo en la escala SOFA ≥ 2 puntos. Un Quick SOFA (qSOFA) con 2 de las siguientes 3 variables clínicas puede identificar a pacientes graves: Glasgow 13 o inferior, Presión sistólica de 100 mmHg o inferior y frecuencia respiratoria de 22/min o superior. La insuficiencia orgánica puede manifestarse con las siguientes alteraciones: - Estado confusional agudo - Insuficiencia respiratoria - Reducción en el volumen de diuresis - Taquicardia - Coagulopatía - Acidosis metabólica - Elevación del lactato
Shock séptico	Hipotensión arterial que persiste tras volumen de resucitación y que requiere vasopresores para mantener PAM ≥ 65 mmHg y lactato ≥ 2 mmol/L (18mg/dL) en ausencia de hipovolemia.

Niveles de gravedad de las infecciones respiratorias.

En aquellos casos con criterios de gravedad se realizará una valoración más completa mediante escalas como el PSI y la CURB65 para la toma de decisiones para su ingreso en UCI, en muchos de los casos de gravedad los pacientes en unos 10-15 días desde el inicio de los síntomas han presentado insuficiencia respiratoria. Para valorar el ingreso en UCI se recomiendan los criterios ATS/IDSA mayores y menores (tabla 6).

Criterios mayores:	
- Necesidad de ventilación mecánica invasiva. - Shock con necesidad de vasopresores.	
Criterios menores:	
- Frecuencia respiratoria > 30 RPM - PaO2/FiO2 < 250 - Infiltrados multilobares - Confusión/desorientación - Uremia (BUN > 20 mg/DL)	- Leucopenia < 4.000/mm³ - Trombocitopenia: plaquetas < 100.000 cels/mm³ - Hipotermia (°t central < 36.8) - Hipotensión con necesidad de administración agresiva de fluidos

Criterios de ingreso en UCI

Criterios de valoración en pediatría

Está descrito en los diferentes estudios que el paciente pediátrico con COVID-19 presentan en la mayoría de los casos una sintomatología más leve, sospechándose que en muchos casos podría ser asintomáticos. Se estima en los estudios con mayor número de casos analizados, que solo el 1% eran niños de menos de 10 años y un 1,2% tenían entre 10 y 20 años.

El cuadro clínico suele ser leve con sintomatología de vías respiratorias altas en la mayoría de los casos y presencia de disnea, tos o dolor de garganta. Se han descrito algunos pacientes que presentan manifestaciones gastrointestinales y cutáneas. En aquellos casos que evolucionan a mayor gravedad aparece fiebre y puede evolucionar a neumonía severa, síndrome de dificultad respiratoria aguda (SDRA), sepsis y shock séptico.

Tras la publicación de algunos estudios que han sugerido la posible relación de la infección por SARS-CoV-2 y el síndrome de Kawasaki, la OMS ha señalado que está estudiando un posible vínculo entre COVID-19 y este síndrome inflamatorio multisistémico. Se han descrito un aumento de casos con presentación similar al síndrome de Kawasaki en Italia, Reino Unido y EE.UU aunque su relación con la infección por SARS-CoV-2 aún no está determinada.

La identificación temprana de aquellos casos con manifestaciones graves permite tratamientos de apoyo optimizados inmediatos y un ingreso (o derivación) seguro y rápido a la unidad de cuidados intensivos.

El protocolo presentado por las diferentes sociedades médicas que han colaborado con el Ministerio de Sanidad establece como *criterios de ingreso de los pacientes pediátricos:*

- Edad menor de 1 mes con fiebre (descartar otras posibles causas).
- Edad 1-3 meses: Se valorará cuidadosamente a este grupo de edad. No obstante, si la situación clínica es buena, podrán derivarse a domicilio con seguimiento telefónico diario y normas claras de actuación por escrito. Se ha de valorar cuidadosamente a los menores de un año, al ser el grupo con más incidencia de complicaciones.
- Cualquier factor de riesgo asociada sería valorado por su especialista y con infecciosas, este ingreso podría ser breve e incluso valorable según la situación clínica del paciente. Posible alta si no hay neumonía con tratamiento.
- Hipoxemia (SaO2 < 92%) o dificultad respiratoria moderada/grave que no mejora tras tratamiento broncodilatador.
- Mal estado general, letargia.

- Rechazo alimentación.
- Pausas de apena.

Entre los factores de riesgo con indicación de realizar test diagnóstico y valoración de ingreso está el paciente inmunodeprimido (inmunodeficiencias primarias, trasplante, tratamiento con quimioterapia, inmunosupresores o fármacos biológicos o VIH mal controlado), paciente pediátrico que presente cardiopatías, patología respiratoria crónica (neumopatías crónicas) u otros casos como diabetes mellitus tipo 1, diálisis, drepanocitosis, malnutrición severa, intestino corto, epidermólisis bullosa, encefalopatía graves, entre otras.

Los estudios realizados en España confirman los resultados presentados en series más amplias en China con una tasa de infección global entorno al 2%, y una mayoría de casos con sintomatología leve. En el mes de marzo, en Madrid se confirmaron 41 casos pediátricos con COVID 19, de ellos un 60% requirió de ingreso hospitalario, un 9,7% (4 casos) requirió de ingreso en unidades pediátricas de cuidados intensivos y soporte respiratorio, siendo la evolución de todos los casos favorable.

Criterios de valoración en la mujer embarazada

Hasta el momento, hay una evidencia muy limitada sobre la afectación en mujeres embarazadas de la infección por SARS-CoV-2, los estudios sugieren que no hay una mayor susceptibilidad a la infección y que las manifestaciones y complicaciones se asemejan a las de mujeres no embarazadas. Los casos descritos en niños recién nacidos con infección por SARS-CoV-2 se han asociado a una trasmisión horizontal tras el nacimiento, sin encontrarse evidencia de transmisión vertical.

DIAGNÓSTICO MICROBIOLÓGICO

El diagnóstico microbiológico adquiere un papel crucial en la gestión de una pandemia, de los resultados obtenidos en las determinaciones microbiológicas se toman muchas decisiones, tanto en el diagnóstico del paciente y el abordaje terapéutico de los casos, como en la gestión epidemiológica.

La elección del tipo de técnica vendrá determinada fundamentalmente por el momento en el que se encuentra la enfermedad, considerando los días de evolución desde el contacto, al momento en el que se realiza la determinación. En la ilustración se pueden observar las técnicas microbiológicas empleadas para el diagnóstico de COVID-19.

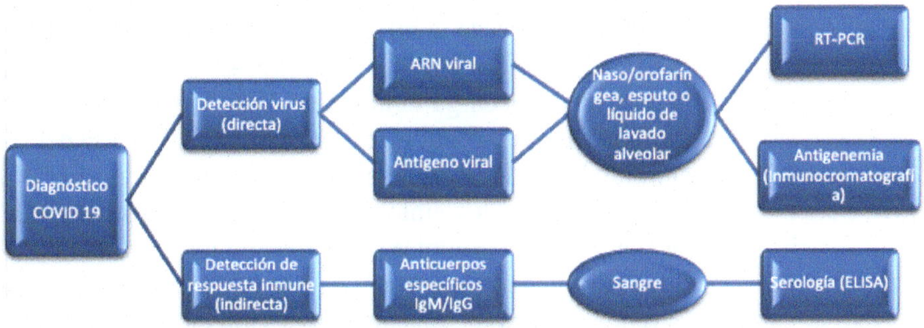

Esquema diagnóstico microbiológico de COVID-19.

Las *pruebas* se clasifican en dos grupos:

Diagnóstico directo: Las pruebas de diagnóstico microbiológico directas van dirigidas a detectar material vírico en las diferentes muestras del paciente.

Se trata de *dos tipos de pruebas:*

- *Detección de material genético viral de SARS-CoV-2 mediante RT-PCR.* La RT-PCR (reacción en cadena de la polimerasa con transcriptasa inversa) es una técnica molecular de detección y amplificación de material genético, en este caso del ARN viral. Se realiza fundamentalmente en muestras obtenidas del tracto respiratorio, en concreto, y como primera opción, muestras nasofaríngeas, aunque también puede emplearse muestras orofaríngeas, o muestras del tracto respiratorio inferior (lavado broncoalveolar), especialmente en aquellos casos en donde la infección ha pasado a neumonía más complicada. Se han desarrollado PCR dirigidos a distintos primers, aunque la OMS recomienda la detección del gen E como screening de primera línea. Para mejorar la sensibilidad y la especificidad de la técnica se suelen realizar PCR dirigidas a la detección de al menos dos secuencias, que en la mayoría de los casos incluye genes de nucleocápside (N), proteína S, RdRp (RNA-dependiente de RAN polimerasa) y genes ORF1ab, obteniéndose así sensibilidades cercanas al 95% y especificidades del 97%. En la infección por SARS-CoV-2 se ha descrito que el periodo de incubación es de 5-6 días, y la duración media de los síntomas de entre 13-16 días. Se considera que la carga viral puede ser máxima alrededor del 7º día desde la infección, y posteriormente va descendiendo a lo largo de las dos o tres semanas siguientes, hasta hacerse la carga viral indetectable. En la mayoría de los individuos con sintomatología por COVID-19 la detección mediante PCR suele ser positiva desde el primer día de aparición de los síntomas. La determinación se mide en función de Ct (número de ciclos de replicación requeridos para generar una señal de fluorescencia), un Ct bajo es representativo de una alta carga viral en el paciente. Se han descrito casos de pacientes en donde la PCR ha persistido positiva más allá de la media, para intentar conocer la capacidad infectiva de estos pacientes se han realizado estudios en donde se ha cultivado las muestras de estos pacientes sin conseguirse crecimiento viral, lo que indica que un resultado positivo de PCR no va a significar necesariamente que la presencia de virus sea viable.

El objetivo de los laboratorios está siendo la de ampliar la capacidad de determinación de muestras en el menor tiempo posible. Aunque los métodos de RT-PCR se utilizan como método estándar se han desarrollado sistemas automatizados múltiples que permiten realizar hasta 1.000 pruebas en un día. Algunas de las pruebas rápidas que se están desarrollando son la amplificación isotérmica mediada por bucle (LAMP) que permite detectar dentro de los 30 minutos posteriores a la reacción de amplificación.

- *Detección antigénica viral*, se basa en la detección de proteínas específicas de SARS-CoV-2 en la muestras, como la proteína N y la proteína S (subunidades S1 y S2). Son técnicas que se realizan en muestras de exudado nasofaríngeo u orofaríngeo, y que deben realizarse en el momento que el paciente presenta una mayor carga viral, alrededor del día 7 desde el inicio de la sintomatología. Aunque no son muchos los sistemas desarrollados, se estima que su sensibilidad no llega a más del 60%, por lo que su utilidad es muy limitada.

Diagnóstico indirecto: Las pruebas de diagnóstico microbiológico indirectas van dirigidas a evaluar la respuesta inmune generada por el paciente infectado por SARS-CoV-2.

La detección de anticuerpos IgM e IgG frente a SARS-CoV-2 se realiza en muestra de sangre, suero o plasma. Los estudios han indicado que la elevación de IgM comienza aproximadamente a los 5-7 días tras la infección, aunque su detección puede ser mejor entre los días 8-14. Algunos estudios sugieren que la elevación de IgG es casi simultánea, o que puede comenzar a elevarse tan solo una semana después de la IgM. Durante las 2-4 semanas posteriores se pueden encontrar elevados ambos anticuerpos, y pasados unos 28 días, la IgM empezará a ser indetectable.

Existen dos *sistemas de detección de anticuerpos:*

- *Sistema de detección de anticuerpos en sangre en forma de inmunocromatografía de flujo lateral.* Se trata de sistemas de determinación cualitativa mediante prueba rápida basados en la reacción antígeno-anticuerpo, que detectan la presencia de IgM, Ig G, o en algunos casos, ambas de forma conjunta. Se realizan en muestras de sangre capilar del dedo del paciente, y la muestra se coloca sobre el sistema directamente. Aunque inicialmente se consideraron como técnica útil por la facilidad de uso, interpretación y rapidez, se pueden obtener resultados en 15-20 minutos, los sistemas empleados en nuestro país han mostrado sensibilidades muy bajas, en el mejor de los casos alcanzan el 80%. En un primer lugar se sugirió su uso a nivel hospitalario para realizar screening al tener un valor predictivo alto, es decir, su positividad confirma el caso, pero posteriormente, al tener que realizar una PCR en los casos negativos, se ha considerado que son más una pérdida de recursos y de tiempo, y se han dejado de emplear.
- *Sistemas automatizados de detección serológica para SARS-CoV-2*, permiten la determinación de IgM o IgG con una especificidad de alrededor del 95%. La gran ventaja de estos sistemas es que permiten realizar un gran volumen de determinaciones simultáneamente, alrededor de 100 determinaciones en un periodo aproximado de 3-4 horas.

Interpretación de las pruebas diagnósticas frente a SARS-CoV-2

El Ministerio de Sanidad en colaboración con el Instituto de Salud Carlos III y la Sociedad Española de Enfermedades Infecciosas y Microbiología Clínica ha desarrollado un documento de interpretación de los resultados que se resumen en la tabla 7.

La interpretación debe estar fundamentada en el tipo de prueba realizada, así como el momento de la enfermedad, la RT-PCR muestra su mayor sensibilidad en durante los 5-7 días tras el inicio de los síntomas y prácticamente desaparece alrededor del día 10, esta prueba es la indicada para determinar los nuevos casos, pasado este periodo son las pruebas serológicas las que pueden ser de utilidad, estas presentan una sensibilidad creciente a lo largo de la infección, que es mayor del 90% a la segunda semana tras el inicio de los síntomas.

PCR	Ag	IgM	IgG	Interpretación
+	-	-	-	Fase presintomática
+	+/-	+/-	+/-	Fase inicial (aprox 1-7 días)
+/-	-	+	+/-	2ª fase (8-14 días)
+/-	-	++	++	3ª fase > 15 días
-	-	+/-	++	Infección pasada (inmune)

Resumen general de la interpretación de pruebas para el diagnóstico de infección por SARS-CoV-2.

En el estudio presentado por Sethuraman N, publicado el 6 de mayo, se describe cómo interpretar los dos tipos de pruebas mayoritariamente utilizadas por los laboratorios de microbiología, la RT-PCR y el inmunoensayo ELISA de determinación de anticuerpos IgM e IgG, y como varían los resultados a lo largo del curso de la enfermedad. En la ilustración 13 se puede observar el curso temporal de la positividad de la PCR y la evolución de las IgG e IgM a lo largo del tiempo.

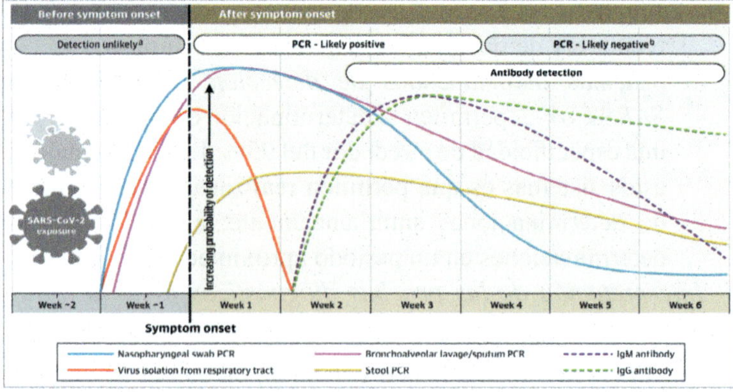

Representación gráfica del curso temporal de la infección por SARS-CoV-2

Una de las principales conclusiones presentadas por el autor es que se confirma que el virus puede estar presente con una alta carga viral una semana antes de la aparición de los síntomas, lo que complica el control de la epidemia, hace esencial un control de los nuevos casos diagnosticados y una investigación y posterior aislamiento de los contactos del caso. Aún queda por determinar el papel que pueden jugar las inmunoglobulinas en cuanto a la potencial inmunidad que puedan generar.

TRATAMIENTO

No existe tratamiento específico para el COVID-19, aunque la experiencia acumulada a lo largo de los primeros meses de pandemia ha sido crucial para, partiendo de fármacos conocidos o en periodo de autorización, establecer protocolos de tratamiento en los pacientes infectados en función de la evolución que presenten y de los indicadores de gravedad.

Según el protocolo establecido por el Ministerio de Sanidad en coordinación con las principales sociedades médicas nacionales, se han establecido una serie de recomendaciones de tratamiento, especialmente en los casos de neumonía o infección que requiera de hospitalización. Los tratamientos con medicamentos en investigación deberán utilizarse solo en caso de ensayo clínico, o en determinadas situaciones especiales, como uso compasivo, con el consentimiento informado y una monitorización clínica continua.

En la tabla se resumen las indicaciones para valorar el tratamiento más indicado en el paciente con COVID-19 en base a las manifestaciones clínicas y hallazgos radiológicos presentes.

Cuadro clínico	RX/TAC tórax	Tratamiento	Actitud
Leve: No hipoxemia, no dificultad respiratoria o leve	No indicada salvo grupos de riesgo	- Sintomático - ATB empírico (si sospecha de coinfección o sobreinfección bacteriana)	Alta a domicilio salvo grupos de riesgo
	Hallazgo de neumonía	- Tratamiento específico frente a SARS-CoV-2 - ATB empírico (si sospecha de coinfección o sobreinfección bacteriana)	Monitorización/ingreso domiciliario

Moderado: Hipoxemia y/o dificultad respiratoria moderada	Normal	- Sintomático - ATB empírico (si sospecha de coinfección o sobreinfección bacteriana)	Ingreso sin tratamiento antiviral
	Cualquier infiltrado	- Tratamiento específico frente a SARS-CoV-2 - ATB empírico (si sospecha de coinfección o sobreinfección bacteriana)	Ingreso valorando tratamiento antiviral
Grave (UCI, UCIP): Hipoxemia severa, dificultad respiratoria grave, mal aspecto	Cualquier infiltrado	- Tratamiento específico frente a SARS-CoV-2 - ATB empírico (si sospecha de coinfección o sobreinfección bacteriana) - Si grave, solicitud de uso compatiso Remdesivir	Ingreso con tratamiento antiviral combinado Valorar solicitar uso compasivo

Indicaciones para valorar tratamiento específico.

Cada uno de los fármacos empleados actúa a un nivel diferente en el proceso de infección viral, por lo que su uso se adecuará al momento de inicio del tratamiento, y a la respuesta del paciente frente a la infección. Algunos de éstos son medicamentos ya autorizados para otras indicaciones, pero otros son nuevos, por lo que su uso se ha basado en la evidencia científica que va apareciendo y puede sufrir modificaciones en base a ésta. Algunos de los fármacos utilizados se habían empleado anteriormente en los brotes por SARS y MERS, por lo que se consideraron inicialmente como los candidatos idóneos para el tratamiento de SARS-CoV-2.

Fármacos antivirales, actúan en una fase temprana de la infección impidiendo que el virus infecte la célula y logre replicarse.

- *Lopinavir/Ritonavir:* Es un inhibidor de la proteasa, actúa evitando que el virus se ensamble y genere copias maduras y completas de sí mismo. Se ha utilizado en el tratamiento del VIH, y se tiene una corta experiencia en el tratamiento por SARS. Aunque aún no hay una evidencia científica clara en cuanto a los beneficios de su uso para SARS-CoV-2, la mayoría de los estudios realizados con grupos control muestran mejora en los días hasta la mejoría clínica, menor estancia hospitalaria y disminución de algunos de los síntomas presentados, especialmente cuando el tratamiento se comienza en una fase temprana de la infección. Su uso asociado a interferón beta 1b parece mejorar la respuesta al tratamiento. En cualquier caso, los efectos adversos descritos de lopinavir/ritonavir incluyen afectación gastrointestinal (naúseas, vómitos) y hepatotoxicidad, y su uso en terapia combinada puede exacerbar la aparición de éstos, por lo que cualquier aparición de elevación de transaminasas o enfermedad hepática previa puede declinar su utilización.

- *Remdesivir:* Es una análogo de nucleótido que interfiere con la polimerización del ARN del virus, este fármaco aún está en fase investigación, por lo que su uso se realiza como uso compasivo solo en casos de pacientes con enfermedad grave. Los estudios que se han realizado, y se siguen realizando, han generado cierta controversia por la disparidad de resultados, aunque inicialmente se planteó como la alternativa terapéutica más prometedora. Si lo primeros estudios señalaban una clara mejoría de los pacientes tratados con remdesivir, respecto a grupos control, posteriormente han aparecido otros trabajos donde el tratamiento antiviral no aporta ninguna mejoría significativa. Son numerosos los ensayos clínicos que se están realizando en la actualidad con el fin de evaluar su actividad y seguridad, y se considera uno de los fármacos que puede incorporarse como tratamiento específico de COVID-19.

Cloroquina e hidroxicloroquina: Son fármacos utilizados para la prevención y el tratamiento de la malaria, y más recientemente se utilizan para el tratamiento de enfermedades inflamatorias crónicas de origen autoinme, como el lupus eritematosos sistémico (LES) y la artritis reumatoide. La acción del fármaco va dirigida a bloquear la entrada del virus en las células del huésped al inhibir la glucosilación de los receptores del huésped. Además tiene efecto inmunomodulador en la atenuación de la liberación de citoquinas.

Inicialmente se ha considerado como una terapia prometedora para el tratamiento de COVID-19, aunque sin clara evidencia científica. Los estudios iniciales indicaban una clara mejoría de los pacientes tratados con cloroquina/hidroxicloroquina, con una mayor eliminación viral y menor tiempo de recuperación, pero posteriormente no se ha considerado que la potencia de estos trabajos sea suficiente y no hay evidencia de una clara mejoría de los pacientes, esto junto con el efecto adverso de cardiotoxicidad que presentan, ha hecho que la OMS suspenda temporalmente los ensayos que se estaban realizando para probar la eficacia de este fármaco en pacientes con COVID-19.

Agentes inmunomoduladores: Este tipo de terapia se emplea como tratamiento adyuvante para COVID-19, su actividad frente a la denominada *tormenta de citoquinas*, o la respuesta amplificada del sistema inmune de algunos de los pacientes que evolucionan con gravedad, parece atenuar las complicaciones derivadas de esta. Hay evidencias de que una de las causas de mortalidad de los pacientes con COVID-19 está relacionada con la respuesta inflamatoria amplificada que provoca daños irreversibles en pulmones y otros órganos vitales.

- *Tocilizumab (TCZ)* es un inhibidor de la IL-6 autorizado para el tratamiento de la artritis reumatoide, y actualmente está valorándose su actividad en varios ensayos clínicos en nuestro país en casos de pacientes con neumonía crítica o grave. Los estudios conocidos hasta la fecha indican una mejoría clínica evidente en los pacientes graves tratados con este inmunosupresor, pero siguen siendo series de pocos casos. En nuestro país se está utilizando con el fin de frenar la fase inflamatoria de la infección por SARS-CoV-2, como fármaco inmunomodulador de primera elección.
- *Sarilumab:* Agente inmunosupresor, inhibidor de la IL-6 , su uso está siendo evaluado en diferente ensayos clínicos, por lo que se recomienda la utilización en el contexto de los ensayos clínicos, con el mismo fin que otros agentes inmunomoduladores.
- *Ruxolitinib:* Agente inmunosupresor, inhibidor de la quinasas asociadas a Janus (JAK)1 y JAK2. Esta quinasas median la transducción de señales de varias citoquinas, por lo que su uso podría reducir la tormenta de liberación de citoquinas pro-inflamatorias responsables de la inflamación sistémica y daño orgánico en los pacientes graves.
- *Siltuximab:* Agente inmunosupresor cuyo mecanismos de acción estriba en la inhibición de la Il-6, por lo tanto, con la misma indicación que los agentes inmunosupresores anteriores.
- *Baricitinib:* Agente inmunosupresor actúa como inhibidor sleectivo de las quinasas asociadas a Januas (Jak1, Jak2), por lo tanto media igualmente en disminuir la respuast proinflamatori.

- *Anakinra:* Antagonista del receptor de IL-1, neutraliza la actividad de la Il-1α e IL-1β, además parece disminuir los niveles de otras citoquinas proinflamatorias como Il-6 e IL-8. Actualemnte su uso está aprobado en e tratamiento crónico de enfermedades inflamatorias, y se están realizando ensayos clínicos para evaluar su efectividad en la infección por SARS-CoV-2 que cursa con inflamación sistémica.
- *Interferón beta-1B e interferón alfa-2B*, estos agentes inmunomoduladores han sido utilizados tradicionalmente en las infecciones virales al aumentar la liberación de enzimas que contribuyen a la inhibición de la replicación viral, entre otros mecanismos que contribuyen a disminuir la acción de virus, como en el tratamiento de la hepatitis B u otros coronavirus. Se han realizado diversos estudio en donde se utiliza IFNb junto con la asociación de lopinavir/ritovir con resultados favorables al disminuir los síntomas y acortar la duración de la eliminación del virus, pero al mismo tiempo ha surgido un estudio que pone en duda su inocuidad y sugiere la posibilidad de que su uso podría incluso ser contraproducente al aumentar la expresión del receptor ACE2, lo que podría contribuir a facilitar la progresión de la infección.

En cualquier caso, y dado que no son tratamientos específicos para SARS-CoV-2, la principales estrategia para hacer frente a este virus pasa por establecer medidas que eviten la trasmisión entre personas, entre ellas destacan las medidas de distanciamiento social (limitar o suprimir eventos con alta congregación de personas, promover el teletrabajo y limitar desplazamientos), y a nivel individual el uso de mascarillas y el lavado frecuente de manos. Mientras tanto, la comunidad científica pone todos sus conocimientos y esfuerzos en el desarrollo de una vacuna eficaz y segura. Son numerosos los trabajos que se están desarrollando, a fecha de junio de 2020, existen 3 vacunas candidatas en fase I y 11 en situación preclínica. La mayoría de vacunas en estudio se basan en desarrollos dirigidos hacia la proteína S al considerarse este antígeno el generador de anticuerpos neutralizantes, lo que conferiría al individuo una protección frente al virus. Las estimaciones más favorables indican que el desarrollo de una vacuna con garantías sanitarias no podrá realizarse al menos antes de 12 a 18 meses.

Bibliografía

SCHWARTZ DA. An *Analysis of 38 Pregnant Women with COVID-19, Their Newborn Infants, and Maternal-Fetal Transmission of SARS-CoV-2: Maternal Coronavirus Infections and Pregnancy Outcomes* [published online ahead of print, 2020 Mar 17]. Arch Pathol Lab Med. 2020;10.5858/arpa.2020-0901-SA.

MALIK YA. *Properties of Coronavirus and SARS-CoV-2.* Malays J Pathol. 2020;42(1):3-11.

ZHENG J. *SARS-CoV-2: an Emerging Coronavirus that Causes a Global Threat.* Int J Biol Sci. 2020;16(10):1678-1685. Published 2020 Mar 15.

LU R, ZHAO X, LI J, ET AL. *Genomic characterisation and epidemiology of 2019 novel coronavirus: implications for virus origins and receptor binding.* Lancet. 2020;395(10224):565-574.

YING LIU, ALBERT A GAYLE, ANNELIES WILDER-SMITH, JOACIM ROCKLÖV. *El número reproductivo de COVID-19 es mayor en comparación con el coronavirus del SARS*, Journal of Travel Medicine, Volumen 27, Número 2, marzo de 2020, taaa021.

RABAAN AA, AL-AHMED SH, HAQUE S, ET AL. *SARS-CoV-2, SARS-CoV, and MERS-COV: A comparative overview.* Infez Med. 2020;28(2):174-184.

FORSTER P, FORSTER L, RENFREW C, FORSTER M. *Phylogenetic network analysis of SARS-CoV-2 genomes.* Proc Natl Acad Sci U S A. 2020;117(17):9241-9243. doi:10.1073/pnas.2004999117

JIN Y, YANG H, JI W, ET AL. *Virology, Epidemiology, Pathogenesis, and Control of COVID-19.* Viruses. 2020;12(4):372. Published 2020 Mar 27.

LINTON NM, KOBAYASHI T, YANG Y, ET AL. *Incubation Period and Other Epidemiological Characteristics of 2019 Novel Coronavirus Infections with Right Truncation: A Statistical Analysis of Publicly Available Case Data.* J Clin Med. 2020;9(2):538. Published 2020 Feb 17.

Protocolo manejo clínico en la atención hospitalaria COVID 19. Ministerio de Sanidad. En: https://www.mscbs.gob.es/profesionales/saludPublica/ccayes/alertasActual/nCov-China/documentos/Protocolo_manejo_clinico_ah_COVID-19.pdf

XU XW, WU XX, JIANG XG, ET AL. *Clinical findings in a group of patients infected with the 2019 novel coronavirus (SARS-Cov-2) outside of Wuhan, China: retrospective case series* [published correction appears in BMJ. 2020 Feb 27;368:m792]. BMJ. 2020;368:m606. Published 2020 Feb 19.

LU X, ZHANG L, DU H, ET AL. *SARS-CoV-2 Infection in Children.* N Engl J Med. 2020;382(17):1663-1665. doi:10.1056/NEJMc2005073

CALVO C, GARCÍA LÓPEZ-HORTELANO M, DE CARLOS VICENTE JC, VÁZQUEZ MARTÍNEZ JL; *Grupo de trabajo de la Asociación Española de Pediatría para el brote de infección por Coronavirus, colaboradores con el Ministerio de Sanidad; Miembros del Grupo de Expertos de la AEP.* Recomendaciones sobre el manejo clínico de la infección por el «nuevo coronavirus» SARS-CoV2. Grupo de trabajo de la Asociación Española de Pediatría (AEP) [Recomendaciones sobre el manejo clínico de la infección COVID-19 por el «nuevo coronavirus» SARS-CoV2. Grupo de trabajo de la Asociación Española de Pediatría. Un pediatra (Barc) . 2020; 92 (4): 241.e1-241.e11. doi: 10.1016 / j.anpedi.2020.02.001

HUNG IF, LUNG KC, TSO EY, ET AL. *Triple combination of interferon beta-1b, lopinavir-ritonavir, and ribavirin in the treatment of patients admitted to hospital with COVID-19: an open-label, randomised, phase 2 trial* [published online ahead of print, 2020 May 8]. Lancet. 2020;S0140-6736(20)31042-4.

CAO B, WANG Y, WEN D, ET AL. *A Trial of Lopinavir-Ritonavir in Adults Hospitalized with Severe Covid-19.* N Engl J Med. 2020;382(19):1787-1799.

SANDERS JM, MONOGUE ML, JODLOWSKI TZ, CUTRELL JB. *Pharmacologic Treatments for Coronavirus Disease 2019 (COVID-19): A Review* [published online ahead of print, 2020 Apr 13]. JAMA. 2020;10.1001/jama.2020.6019.

ZIEGLER CGK, ALLON SJ, NYQUIST SK, ET AL. *SARS-CoV-2 Receptor ACE2 Is an Interferon-Stimulated Gene in Human Airway Epithelial Cells and Is Detected in Specific Cell Subsets across Tissues.* Cell. 2020;181(5):1016-1035.e19.

WU SC. *Progress and Concept for COVID-19 Vaccine Development* [published online ahead of print, 2020 Apr 18]. Biotechnol J. 2020;e2000147.

SETHURAMAN N, JEREMIAH SS, RYO A. *Interpretación de las pruebas de diagnóstico para SARS-CoV-2.* JAMA Publicado en línea el 6 de mayo de 2020.

TAGARRO A, EPALZA C, SANTOS M, ET AL. *Screening and Severity of Coronavirus Disease 2019 (COVID-19) in Children in Madrid, Spain* [published online ahead of print, 2020 Apr 8]. JAMA Pediatr. 2020;e201346.